# 产科误诊剖析与损害启示

CHANKE WUZHEN POUXI YU SUNHAI QISHI

主　编　田春芳

编　者　（以姓氏笔画为序）

吕发辉　任俊旭　赵忠恺

黄志行　康美花　程丽琴

程晓宇　韩志萍

U0293735

河南科学技术出版社

·郑州·

## 内容提要

本书介绍了全国各地医院以产科为主的误诊病例，以及与产科有关的医疗损害案例。全书分为产前、产时、产后、产科与外科、产科与内科、产科 B 超、助产士、新生儿等章节。这些案例有因医疗技术原因和疾病本身复杂性造成的误诊，也有因医师、护士责任心不强而引起的损害。作者对每一误诊病例都给予了精练的分析和评述，每个损害均有法院处理过程及损害启示。读者能从这些真实的案例中认识到误诊误治的原因及其严重后果，并从中吸取深刻教训，以避免类似事件的发生。本书取材真实，内容具体，评述扼要，依据权威，分析准确，可供从事妇产科工作的相关人员阅读参考。

**图书在版编目（CIP）数据**

产科误诊剖析与损害启示/田春芳主编. —郑州：河南科学技术出版社，2020.7
ISBN 978-7-5349-9960-4

Ⅰ.①产… Ⅱ.①田… Ⅲ.①妇产科病－误诊 Ⅳ.①R71

中国版本图书馆 CIP 数据核字（2020）第 067291 号

出版发行：河南科学技术出版社
　　　　　北京名医世纪文化传媒有限公司
　　　　　地址：北京市丰台区万丰路 316 号万开基地 B 座 1-114　　邮编：100161
　　　　　电话：010-63863186　010-63863168
策划编辑：欣　逸
文字编辑：郭春喜
责任审读：周晓洲
责任校对：龚利霞
封面设计：吴朝洪
版式设计：崔刚工作室
责任印制：陈震财
印　　刷：河南省环发印务有限公司
经　　销：全国新华书店、医学书店、网店
开　　本：787 mm×1092 mm　1/16　印张：26.25　　字数：598 千字
版　　次：2020 年 7 月第 1 版　　2020 年 7 月第 1 次印刷
定　　价：88.00 元

# 前　言

马行千里不失蹄，只因步步谨慎；人生一世少错误，就在警钟长鸣。

产科是临床上误诊误治率较高、医疗损害频发的一个科室。究其原因：一是产科患者病情变化快，意外情况多；二是产科床位周转快、工作繁忙，在这种紧张而快节奏的情况下，医护人员未能严格地执行有关的规章制度；三是患者及其家属对产科病情严重性及多变性认识不足，他们往往把产妇和婴儿的安全，甚至将生养一个聪明健康宝宝的美好愿望都交给医护人员，因而缺少对可能发生意外情况的思想准备。这种心理上的高期望值与实际情况的差距，造成医患之间的分歧。如果处置不当，矛盾扩大，则极易形成各类医疗纠纷。

为了避免或减少各种医疗差错和事故发生，笔者收集了全国各地医院产科的一些误诊病例和医疗损害案例，通过对这些误诊病例的分析，对医疗纠纷案例的鉴定与处理过程的了解，从中吸取深刻教训，掌握产科医疗工作与法律的关系，希望从事产科工作的同行朋友们能充分认识到工作的责任和风险。要求每一位医护人员必须具有高度的责任心和熟练的医疗技术，在紧张繁忙的工作中，做到诊断疾病时冷静而迅速，治疗抢救中果断而沉着，绝对不可有半点大意，否则，将会铸成大错、悔恨终身。

古人云："不为良相，则为良医。"愿产科同行朋友们在学术上互相切磋交流，在技术上精益求精，牢记本职工作是神圣与风险同在。"前车覆、后车诫"，永远不要再犯别人犯过的错误，对每个患者多点细心，多点耐心，再多点责任心。此即编写本书之目的。

本书的编写和出版，得到深圳市盐田区产科重点学科的经费支持，南方科技大学盐田医院领导及产科同事们的支持和帮助，以及本人所带的在读和已毕业研究生们的积极参与，在此表示诚挚的感谢！由于产科临床工作繁忙，编写本书都是在业余时间进行的，还有本人经验不足，写作能力有限，对书中可能存在的错漏，敬请专家及读者批评指正。

南方科技大学盐田医院　田春芳

# 目 录

# 第七篇 产褥期感染与产褥期疾病篇

# 第八篇 产科相关手术篇

## 第九篇　产科与相关科室篇

# 第十篇　助产士与新生儿篇

# 第十一篇　产科相关篇

# 第一篇

# 妊娠诊断篇

# 第一章

# 早期妊娠的误诊剖析与损害启示

## 一、早孕误诊为正常盆腔放置节育环致失血性休克误诊剖析

**【病情摘要】**

患者,女,30 岁。1995 年 1 月 16 日来院,主诉 2 日前在本院放置节育环,5：00 左右突然阴道流血,直到就诊时仍流血不止。立即行取环术,环顺利取出,完好无缺。用刮匙清宫,刮出几块黑紫色的肌化组织,考虑可能受孕。为了诊断出血原因将刮出组织送病理检查。清宫后患者不再流血,但患者突然出现神志不清,面色苍白,脉细弱,血压下降到 5.3/2.7kPa(40/20mmHg),呈休克状态。立即补充血容量,输血,输液,输入升压药物等抗休克治疗,患者方得好转,神志清楚,体温、脉搏、呼吸、血压恢复正常,待稳定后出院。2 天后检查结果为:绒毛及蜕膜组织。患者因早期妊娠并放置节育环引起子宫收缩,造成大出血。

**【误诊剖析】**

放置节育环虽然是简单易行的小手术,但为了受术者的安全,术前一定要认真询问病史及避孕史,对本月行经量及天数,应详细问清,排除早期妊娠方可放置节育环。对本次月经量及行经天数较往日明显少的要求放置节育环者,要耐心说服,待月经量正常后再行置环并要进行观察,切勿将先兆流产误认为经血,并要求受术者按时来院检查。

(田春芳)

## 二、保胎时误将缩宫素当黄体酮使用致患者流产损害启示

**【病情摘要】**

区某 3 年前儿子不幸在一起车祸中死亡。中年丧子除了给家庭带来无限的伤痛外,还意味着区某今后将可能再无后嗣。为此,在办完儿子的丧事后,区某希望自己能把握有限的生育时机,尽快再生育一小孩。不久,经计生及有关部门的批准,区某获准再生育一小孩。2001 年 9 月,区某怀孕了,全家欣喜若狂。考虑到自己属高龄孕妇,每天小心翼翼,下班后的全职工作就是呵护腹中的胎儿,唯恐有什么闪失。当然,丈夫更是爱护有加,时时关注妻子的变化,尽量满足妻子的要求。2001 年 12 月 4 日,因接连几天身体不适,区某为检查胎儿是否发育正常,到了某医院妇产科就诊。医师对胎儿进行 B 超检查后,告知胎儿胎心搏动良好,但有先兆流产的危险。区某听后一下子慌了,想到自己年龄已大,要想再次怀孕机会不大,于是要求医师进行保胎治疗。根据区某的要求,妇产科的接诊医师随后给其开具了处方:2 种针剂、3 种片

剂,针剂为绒促性素和黄体酮,分 3 日注射。区某拿到处方后,到医院的药房交费领了药,并到注射室注射了第一天的针剂。随后,区某把剩下 2 天的针剂带回了家,通过其在某医院工作的弟媳江某,请同是护士的杨某代为注射。其间,区某间有腹痛及少许出血现象。12 月 8 日,即注射针剂后的第 5 天,区某发现阴道出血量增多,便叫江某到市某医院反映情况。医院听说后,封存了由江某提供的市某某医院药袋 1 个、发票 1 张、缩宫素空瓶 1 支(批号为 010903,厂家为新天生化,单位为 10U)、绒促性素 2 支,同时派车将区某接到医院检查。经 B 超显示,胎儿已停止发育,必须做人工流产。区某听后,一下子昏了过去。次日,医院对区某实施了清宫手术,同月 14 日出院。其时,医院免除了区某住院时的一切治疗费用。好不容易怀上的孩子,就这样没了,出院后的区某整天啼哭不止,精神恍惚。而区某的丈夫更是勃然大怒,认为医院草菅人命,将缩宫素错作黄体酮用,注射后致使妻子流产。他要求院方给予一个明确答复。12 月 13 日,当地卫生管理部门闻讯后介入调查。在医患双方及区某丈夫单位人员在场的情况下,调查人员对原来封存的物品进行拆封清点,经确认后再次封存交给区某方保管。当日下午,有关人员在医院药房调查时发现,医院在 2001 年 11 月 5 日至 12 月 13 日期间所调拨使用的缩宫素注射液也是由新天生化生产,批号为 010903,每支单位为 10U。据此,区某的丈夫更坚定地认为是医院错发药造成妻子流产,一定要医院承担赔偿责任。

**【法院处理】**

医院认为同一批号和生产厂家的缩宫素注射液,在同一时间内也流向市区的其他地方,不能证明是其独家使用,且区某将针剂拿回注射,不排除针剂有其他来源,所以拒绝了区某的赔偿要求。此后,卫生管理部门虽几次主持调解,但因双方分歧太大,交涉均无结果。

在直接向医院索赔无效的情况下,区某一怒之下向玉林市某区人民法院提起民事诉讼,要求医院方赔偿其误工费、住院伙食补助费、护理费、精神损害抚慰金合计 51 270 元。为证明医院错发药,区某向法庭提供了江某与杨某的证人证言,2 人在庭审中均证实给区某注射的缩宫素是从医院的药袋中拿出来的。其中杨某还证实:2001 年 12 月 5 日,自己为区某注射针剂时,看到医院药袋注明的药物是绒促性素和缩宫素,还曾提出过疑问,既然是保胎为什么还要注射缩宫素?后认为既然是医院开出的药,医院此前也给区某注射了一针,所以后来便也同样给区某注射了。2003 年 2 月 27 日,一审法院经开庭审理后认为,区某到市某某医院就诊,双方已形成了医疗服务合同,医院应提供周到、全面的医疗服务。但医院在开出 3 天的针剂后,仅为区某注射了第 1 天的针剂,其余 2 天针剂则由区某拿回家自行注射,因注射是一种专业性和技术性的工作,医院未履行告知义务,所以在行为上存在过错。根据民事诉讼证据规则,因医疗行为引起侵权诉讼,由医疗机构就医疗行为与损害结果之间不存在因果关系及不存在医疗过错承担举证责任的规定,医院应承担举证责任。但医院未能提供证据证明自己没有过错,因此应承担民事赔偿责任。最后,一审法院做出判决:市某某医院赔偿区某经济损失合计 28 090 元,驳回区某的其他诉讼请求。

一审宣判后,市某某医院不服,向玉林市中院提起上诉。医院认为:医院已为区某提供规范完整的诊疗服务,且对区某诊断、用药、发药均准确。拿针剂回去注射是区某自己要求,对此我国医疗常规未有强制性规定,所以医院同意区某拿针剂回去自行注射没有过错。医院按处方提供发给区某的 3 支针剂为绒促性素和黄体酮,与区某的流产没有因果关系,所以医院方没有过错,不应承担民事赔偿责任。2003 年 6 月 2 日,二审法院对该案进行公开开庭审理。审判委员会除采信医院方的主张外,还根据双方封存的药袋上面注明的药物为绒促性素和黄体酮,认定江某与杨某出庭证实缩宫素针剂是从注明绒促性素和黄体酮的药袋里拿出来的明显与事实不符,现单凭区某事后提供的批号为010903、单位为10U的缩宫素空瓶不能认定医院方错发药。最后,二审法院撤销了一审判决,改判驳回区某要求医院承担民事赔偿责任的诉讼请求。本例区某本身已有先兆流产,如果第一天错打10U的缩宫素,当天就应会有腹痛、流血。就算区某对药不敏感,第二天再打10U,也应会出现腹痛、流血及流产。本案中,如果区某是打了30U的缩宫素,直到第5天才出现问题,显然与打缩宫素后的临床症状表现不符。

**【损害启示】**

在临床医学上,黄体酮和缩宫素是两种作用截然不同的药物:前者用于保胎,后者用于催产。在医护人员施治中不可开错药、发错药、打错针,以免引起医疗纠纷。

(田春芳)

## 三、早孕症状误诊为盆腔炎医治损害启示

**【病情摘要】**

2018年5月19日,家住市区的方女士因出现停经、小腹胀痛症状来到绍兴市区一家医院求诊。在该院妇产科专家门诊内,医师周某给她做了B超及尿检后发现两者都呈阴性,结合其他症状,周某诊断方女士患了盆腔炎,开出了包括甲硝唑在内的抗菌消炎药处方,但方女士服用后,症状丝毫未见减轻。5月24日,方女士再次来到周某处就诊,但B超和尿检仍呈阴性,周某又给方女士配了与上次大致相同的药品。5月31日,症状依旧的周女士第3次来到该院就诊,并提出要看中医,周某告诉她,自己也会看中医,于是给方女士开了氧氟沙星和7剂中药。6月14日,病情仍不见好转的方女士转而到绍兴另一医院求诊,在做了B超检查后医师告诉她已经怀孕55天,上述症状都是由怀孕引起的。闻听此讯,方女士大吃一惊。6月23日,她第4次来到原来那家医院,这次B超检查结果表明,方女士确实已经怀孕两个多月。6月25日,方女士以误诊、误治为由,向该医院提出了赔偿精神损失费等共计100 000元的要求,遭到了医院的拒绝。

**【调解处理】**

医院之所以拒绝赔偿,是因为方女士第1次到医院就诊时,怀孕只有23天,而尿检和B超要到30天以后才能查出是否怀孕,因此医师做出的诊断没有违反医疗常规,不属于医疗事故,而后2次之所以出现诊断差错,主要是由于该患者个体特殊性所致,并不属于误诊。医院认为,这件事方女士也有责任,她第一次来诊断时,主诉有性生活史,但却说自己是未婚(据方女士事后介绍,当时她未办婚酒,按农村习俗称未婚),因此医师在用药时就没有考虑这方面的因素。同时,医院还认为,医师给方女士开处方后,方女士并未在医院药房配药,她到底有没有吃处方上的药,也要打个问号。

**【损害启示】**

早孕的诊断是一个重要的问题,因早孕用错药引发的纠纷此起彼伏,本例在2次B超和尿检均显示无怀孕迹象的情况下,用了对胎儿有影响的甲硝唑和氧氟沙星药物。为了减少纠纷,作者认为在有停经史,无法预测是否怀孕的情况下,应让患者签字同意用药后再行用药。

(田春芳)

## 四、中医科医师早孕按月经失调损害启示

**【病情摘要】**

王某,30 岁,2017 年 11 月中旬因感觉身体有异常,便来到附近的某医院中医科检查自己是否怀孕。一位中医科医师给她把脉后,告诉她是月经不调等病,并按此给她开了药方。此后,王某又去该院中医科检查了 4 次都得到相同的结果。直到 2018 年 1 月 29 日,王某感觉自己有胎动,到某医院,医师通过尿检确认已怀孕很长时间。次日,王某在某医院检查时,证实自己确实已有 5 个月的身孕了。王某想到以后需经过住院引产、补养调理身体等麻烦过程,于是向某医院提出包括住院费、营养费、精神损失费在内的索赔共计 15 000 元,但该医院只同意按自己估算的费用承担 1/3 的责任,即赔偿 3000 元。

**【调解处理】**

据该医院的负责人介绍,出了这件事后她向中医方面的专家咨询后得知,月经不调和早期怀孕在脉象上有相似之处,再加上王某第一次来就诊时曾告知该院中医科医师,她在别的医院检查无怀孕迹象,所以该医院的中医也就按"月经不调"给她开了药;另外,根据该医院的记录,王某在 2017 年 12 月 2 日至 2018 年 1 月 29 日期间再没到该医院检查过,等怀孕到 5 个月了向医院提出索赔,让医院感到怀疑。该负责人说,自己医院的责任是给患者做尿检和 B 超本是举手之劳,该院却没给患者做;在处方上没注明日期,也使患者到底来该院检查了几次成了说不清的事情。所以,该院只准备承担 1/3 的责任。

**【损害启示】**

早期诊断是否怀孕是关键,有三招。

(1)妊娠试验:此试验可最早诊断出妊娠。当受精卵植入子宫后,孕妇体内就产生绒毛膜促性腺激素,作用是有利于维持妊娠。这种激素,在受孕后 10 天左右就可以从尿中检验出来。凡是尿中检查出绒毛膜促性腺激素的,正常情况下是妊娠。因此,化验尿中的绒毛膜促性腺激素称为妊娠试验。尿妊娠试验,一定要采用晨尿,因为晨尿浓缩,激素水平较高。为了提高试验的阳性率,在前一夜还应尽量减少饮水量。收集约 10ml 尿后迅速送医院化验,如时间耽搁过久,可影响化验的正确性,尤其是夏天,更应注意这点。

(2)B 超检查:用 B 超诊断早孕是最正确可靠的方法。最早在妊娠第 5 周,亦就是月经过期一周,B 超就可显示出子宫内有圆形的光环,又称妊娠环,环内的暗区为羊水,其中还可见有节律的胎心搏动。

(3)基础体温测定:这是最简单易行的方法。每天早晨醒后卧床测量体温,这时的体温称为基础体温。一般排卵前体温在 36.5℃ 以下,排卵后孕激素升高,作用于体温中枢,使体温上升 0.3～0.5℃。若已妊娠,高温曲线现象持续 18 天以上。如卵子未能受精,则约 1 周后孕激素下降,体温恢复正常。

(田春芳)

## 五、早孕剧吐发生严重低血钾致患者死亡损害启示

**【病情摘要】**

患者,女,23 岁。因停经 2 月,恶心呕吐 10 天入院。入院后查体:脉搏 110 次/分,血压 95/70mmHg,神志清,脱水貌,颈无力,双肺未见异常,心率 110 次/分,律齐,心尖部可闻及 II 级吹风样收缩期杂音,四肢肌张力降低,腱反射减弱,不能主动行走。妇科检查:子宫近 50 天妊娠大。辅助检查:血清钾 2.4mmol/L,钠 126mmol/L,氯 102mmol/L,二氧化碳结合力 13.8mmol/L,血酮体(一);心电图多数导联 T-U 融合。入院诊断:早孕,妊娠剧吐伴低钾血症。予以 10% 葡萄糖注射液 2500ml,内加氯化钾 5g 静脉滴注,为纠正酸中毒静脉滴注 5% 碳酸氢钠 250ml。于入院 13 小时意识不清,呼吸心搏相继停止。立即气管插管行人工辅助呼吸及药物复苏治疗。心搏恢复,复查血清钾 1.6mmol/L,给予 1750ml 液体,内加氯化钾 9g 静脉滴注,因少尿考虑肾衰竭,共给予呋塞米 100mg,20% 甘露醇 1500ml。维持 2 日,病情恶化而死亡。

**【损害启示】**

(1)碱性药物应用不当:本例为典型低钾血症,患者血钠和二氧化碳结合力降低是继发性的,若补碱补钠,非但不能使血钠上升,反因肾小管 $Na^+$ 与 $K^+$ 交换作用,使血钾进一步丢失。故补入碱性液后,病情急趋恶化。

(2)呋塞米、甘露醇有增加肾排钾作用:应用时需注意,否则尽管静脉补钾较多,也不能纠正低钾血症。

（田春芳）

# 第二章

# 中晚期妊娠的误诊剖析与损害启示

## 一、妊娠前置血管破裂误诊为胎盘早剥剖析

### 【病情摘要】

患者,女,28 岁。因停经 8 个月,阴道出血 2 小时入院。停经 70 天,无诱因阴道有少量出血,经保胎治疗后血止。2 小时前在睡梦中醒来发现阴道出血量约 1/2 痰盂,随后出现下腹痛,伴腰酸。查体:生命体征平稳,血压 135/90mmHg,子宫敏感,放松不满意,未闻及胎心音及胎盘杂音。阴道窥诊:宫口松,容 2 指,宫颈内与胎头间未见肉样组织。结合患者近日有挑水的负重史,诊断:胎盘早剥,胎死宫内。入院观察期间病情平稳,遂行 B 超检查示:胎盘位于胎儿颈部,其下缘可见一粗大血管。即行人工破膜,缩宫素引产,顺娩一死婴。见胎盘完整,脐带附着于胎膜上,距胎盘 3cm 胎膜上有 5 根血管爬行,有一根血管破裂,并有血凝块。最后诊断:低置胎盘、帆状胎盘、前置血管破裂、死胎。

### 【误诊剖析】

(1)本病极少见,不易想到。

(2)妊娠晚期出血多数先诊断前置胎盘和胎盘早剥。

(3)有受重力史,血压稍高,有不规律宫缩,胎死宫内,阴道窥诊未见肉样组织,不考虑前置胎盘诊断。

(4)对前置血管认识不足,帆状胎盘特点是脐带与胎盘实质彼此分离,脐带附着于胎膜上,若胎盘位置较低,则使羊膜上的帆状血管经过子宫颈内口,称之为前置血管。它主要靠先露部可触到搏动的血管,B 超检查在宫颈内口可见粗大的血管及胎盘娩出后检查来确诊。

(田春芳)

## 二、妊娠合并低血钾软病误诊为电解质紊乱剖析

### 【病情摘要】

患者,女,22 岁。因停经 8 个月,四肢无力、恶心呕吐月余,发热 1 周入院。患者已食用粗制棉油 2 个月。呕吐为胃内容物,不思饮食,有多饮、多尿、发热表现。夜间常有小腿腓肠肌痉挛发作,按摩后好转。查体:体温 38℃,心肺无异常,四肢软瘫,双下肢无水肿。宫高 30cm,腹围 90cm,胎心 140 次/分。化验血常规正常,尿蛋白(＋＋),血清钾 3.0mmol/L。诊断:妊娠 8 个月,孕₁产₀。脱水、电解质紊乱。予以 50％ 葡萄糖注射液、5％ 碳酸氢钠、常规剂量补钾等治

疗,病情不见好转,瘫痪反而加重。行心电图检查有心律失常及低血钾表现。经内科会诊考虑为低钾性软病,经大量补钾等对症治疗,并停用粗制棉油后1周痊愈出院。

**【误诊剖析】**

低血钾软病是一种在我国南方地区流行,以四肢对称性软瘫及血清钾<3.5mmol/L为主要表现的疾病。发生在女性患者的妊娠时,容易误诊。其误诊原因有以下几点。

(1)对本病认识少;发生在妊娠中、晚期的胃肠道症状;不明原因的发热,多饮、多尿,纳差;尿常规提示肾实质受损又排除了肾性原因,进一步检查有血清钾降低和心电图异常表现应高度可疑低血钾软病。

(2)妊娠期的反应和并发症与低血钾软病的症状颇相似,二者不易鉴别;如本例认为是由于胎儿的营养需要,母体长期偏食,以及恶心呕吐导致脱水、电解质紊乱、低钾性无力。

(3)患者的妊娠在先,低血钾软病在后,妇产科医师考虑诊断时受"先入为主"思想指导,把低血钾软病表现归因于妊娠。低血钾软病发病急而快,几十小时内达到高峰,而本例起病隐袭,进展缓慢。

(田春芳)

## 三、顺产发生新生儿臂丛神经损伤损害启示

**【病情摘要】**

王某1母亲吴某怀孕后在某某县人民医院做产前检查7次。2014年10月12日,吴某入住某某县人民医院待产,被诊断为:妊娠期糖尿病、宫内妊娠$39^{+3}$周,$G_1P_0$,胎膜早破。2014年10月13日经B超检查,胎儿估重3900g,某某县人民医院在会阴侧切下分娩出一男婴王某1。王某1出生后体重4000g,为巨大儿,经检查,某某县人民医院告知王某1左上肢肌张力差,不能排除新生儿臂丛神经损伤,2014年10月14日转入某省儿童医院新生儿科,被确诊为左侧臂丛神经损伤。在某省儿童医院康复科治疗5个疗程之后,于2015年5月2日转入某开发区脑瘫康复医院继续治疗,共住院6次,224天,王某1仍处于左侧臂丛神经损伤康复期。

**【法院处理】**

2014年12月11日,某省医疗调解委员会做出调字(2014)895号评估意见书,结论为经某省医疗责任保险事故鉴定专家委员会集体讨论认为:某某县人民医院在对孕妇吴某的诊疗过程中存在医疗缺陷,应承担主要责任。本案在审理过程中,经双方同意,委托北京某司法鉴定中心对王某1伤残、护理依赖及某某县人民医院是否有医疗过错及损害后果有无因果关系,以及责任程度进行鉴定。2016年3月16日,北京明正司法鉴定中心做出京正(2015)临医鉴字第295号鉴定意见书。

鉴定意见为:①某某县人民医院在诊疗过程中存在一定的过错,医方的过错与被鉴定人王某1损害后果之间存在一定的因果关系,建议承担主要责任。②被鉴定人王某1目前情况,参照道路交通事故受伤人员伤残评定(GB18667-2002)构成7级伤残,参照劳动能力鉴定职工工伤与职业病致残等级(GB/T16180-2014)构成8级伤残。③被鉴定人王某1目前情况,构成部分护理依赖。

某某县人民医院上诉请求:撤销原判,发回重审。其主要上诉理由是:①一审采信证据违法。王某1一审变更诉讼请求申请及提供证据材料已超过举证期限,其逾期举证的材料某某县人民医院不予质证,不能作为证据采信。另其全部诊疗资料未经质证就作为鉴定材料使用,

故而王某 1 代理人举证的司法鉴定意见书不能作为证据使用。②对王某 1 各项费用计算错误。对医疗费票据、交通费票据,某某县人民医院提出了质疑,一审没有查清事实,完全支持该两项费用不当,关于护理费,住院期间支持 2 人陪护依据不足、标准过高,王某 1 才 2 岁,病情处于发展变化阶段,一审支持 20 年的后期护理期,没有事实依据。山西省孕产期保健手册证明王某 1 母亲吴某自怀孕之后一直在原审被告处做产前检查,共 7 次,其间某某县人民医院未在规定时间内对王某 1 母亲做空腹血糖测试,也从未做过必要的糖尿病筛查及糖耐量检测。某某县人民医院未尽合理的注意义务,未按诊疗常规要求予以规范、充分的产前检查及指导,当发现王某 1 母亲血糖升高后未予以明确诊断及医学干预,存在过错。2014 年 10 月 12 日,王某 1 母亲入住某某县人民医院处,于 2014 年 10 月 13 日在会阴侧切下分娩一男婴,由于某某县人民医院分娩方式选择不当致使新生儿臂丛神经损伤发生。

王某 1 代理人向一审法院起诉请求:①依法判令某某县人民医院赔偿王某 1 医疗费 106 581.73 元、护理费 408 977 元、住宿费 8900 元、住院伙食补助费 29 800 元、营养费 29 800 元、残疾赔偿金 192 552 元、精神损害抚慰金 20 000 元、鉴定费 4350 元、已预交诉讼费 3358 元、其他损失费 12 498 元,共计 816 816.73 元,按 80% 计算为 653 453.39 元,扣除被告已支付费用 121 581.73 元,故要求被告赔偿王某 545 349.89 元;②本案诉讼费、鉴定费由被告承担。一审判决事实清楚、程序合法、适用法律正确,依据《中华人民共和国民事诉讼法》第一百七十条第一项之规定,判决如下:驳回上诉,维持原判。

**【损害启示】**

1. 根据《孕前和孕期保健指南(2018)》要求,共 8 次规范化产检,有必查项和备查项。

(1)必查项目有 11 项:①血常规;②尿常规;③血型(ABO 和 Rh 血型);④肝功能;⑤肾功能;⑥空腹血糖水平;⑦HBsAg 筛查;⑧梅毒血清抗体筛查;⑨HIV 筛查;⑩地中海贫血筛查(广东、广西、海南、湖南、湖北、四川、重庆等地区);⑪超声检查:在孕早期(妊娠 6~8 周)行超声检查,以确定是否为宫内妊娠及孕周、胎儿是否存活、胎儿数目、子宫附件情况。

(2)备查项目有 13 项:①丙型肝炎(HCV)筛查。②抗 D 滴度检测(Rh 血型阴性者)。③OGTT(高危孕妇)。④甲状腺功能检测。⑤血清铁蛋白(血红蛋白<110 g/L 者)。⑥结核菌素(PPD)试验(高危孕妇)。⑦子宫颈细胞学检查(孕前 12 个月未检查者)。⑧子宫颈分泌物检测淋球菌和沙眼衣原体(高危孕妇或有症状者)。⑨细菌性阴道病(BV)的检测(有症状或早产史者)。⑩胎儿染色体非整倍体异常的孕早期(妊娠 $10 \sim 13^{+6}$ 周)母体血清学筛查[妊娠相关血浆蛋白 A(PAPP-A)和游离 β-hCG]。注意事项:空腹,超声检查确定孕周,确定抽血当天的体质量。⑪超声检查:妊娠 $11 \sim 13^{+6}$ 周测量胎儿颈部透明层厚层(nuchal translucency,NT);核定孕周;双胎妊娠还需确定绒毛膜性质。NT 的测量按照英国胎儿医学基金会标准进行(超声医师需要经过严格的训练并进行质量控制)。高危者,可考虑绒毛活检或羊膜腔穿刺检查。⑫绒毛穿刺取样术(妊娠 $10 \sim 13^{+6}$ 周,主要针对高危孕妇)。⑬心电图检查。

2. 结合本例,王某 1 母亲吴某自怀孕之后一直在医院做产前检查,共 7 次,但未在规定时间内对王某 1 母亲做空腹血糖测试,也从未做过必要的糖尿病筛查及糖耐量检测(OGTT)。未按诊疗常规要求予以规范、充分的产前检查及指导,当发现王某 1 母亲血糖升高后未予以明确诊断及医学干预,则存在过错。

(田春芳)

# 第二篇

# 产前诊断与筛查及
# 产科合理用药篇

# 第一章

# 产前诊断与产前筛查的损害启示

## 一、35 周岁未行产前诊断,未查出先天性心脏病、先天性耳畸形缺陷致婴儿死亡损害启示

**【病情摘要】**

2011 年 6 月 13 日,34 岁的吴女士到三甲医院的某 E 医院建档定期产前检查,此后定期在某 E 医院进行产前检查,均未发现胎儿有明显异常。同年 9 月,吴女士又到某 H 医院进行产前胎儿超声检查,未见胎儿异常。同年 10 月 28 日,E 医院提示吴女士高龄孕妇建议产前诊断。2012 年 1 月,吴女士剖宫产娩出一男婴。儿科初步诊断:新生儿高胆红素血症,新生儿先天性心脏病,先天性耳畸形。虽经治疗,但不久患儿因病情加重死亡。

**【法院处理】**

事后,吴女士将 E 医院和 H 医院告上法庭。诉讼中,吴女士表示不申请医疗损害鉴定。一审某区法院依 E 医院、H 医院申请,委托某市医学会进行医疗事故技术鉴定。鉴定专家组认为,医方在超声检查中未能发现胎儿主动脉缩窄(重度)和先天性外耳道畸形是现有超声影像技术条件自身局限性所致,并非医方存在违规及医疗过失行为而导致的漏诊,与 E 医院的医疗行为之间不存在因果关系。H 医院同样不存在违规及医疗过失行为而导致的漏诊。某区法院经审理认为,虽然 E 医院病历档案《产检记录》记载医方提示吴女士高龄孕妇建议产前诊断并经吴女士签名确认,但 E 医院未能详细告知吴女士该院不具备产前诊断资质、初产妇年龄超过 35 周岁的应当接受产前诊断及哪些医院具有产前诊断资质。法院认为,相关行政法规的内容及医院是否具有产前诊断资质的信息,对于当事人双方来说存在着信息不对称,E 医院应详细告知吴女士上述信息。而 H 医院除出具相应的报告外,从未告知吴女士初产妇年龄超过 35 周岁的应当接受产前诊断及哪些医院具有产前诊断资质。如果吴女士在孕期做了产前诊断,将有可能诊断出胎儿畸形,如果符合上述情形医方会提出终止妊娠的医学意见,也就是说可以将出生畸形儿的风险降到更低。法院一审酌定判决,E 医院赔偿吴女士 40 000 元,H 医院赔偿吴女士 20 000 元,驳回其他诉讼请求。

宣判后,E 医院、H 医院不服一审判决,提起上诉。某市中院改判,由 E 医院向吴女士赔偿精神损害抚慰金 40 000 元,H 医院不承担责任。某中院主要审理了三个问题。

对于吴女士是否属于应当进行产前诊断的孕妇,E 医院、H 医院称吴女士怀孕时未满 35 周岁,不属于母婴保健法规定的应当进行产前诊断的情形。某中院认为,从现行法律、行政法

规及行政规章等规范性文件的规定看,均未明确孕妇年龄超过35周岁的时间节点。孕妇从受孕至生产期间任一时间满足年龄超过35周岁这一条件的,医疗机构或者医师均应当要求孕妇进行产前诊断。而E医院认为吴女士属于高龄孕妇建议进行产前诊断,可表明E医院也认为吴女士属于高龄孕妇,属于应当进行产前诊断的情形。而H医院因吴女士仅仅是在该医院进行两项免费检查项目,并非吴女士建册产检的医院,案涉产前诊断的诊断意见应当由建册产检的E医院出具,H医院对此无法定义务,不存在过失。某中院认为,吴女士出生的婴儿存在先天缺陷这一损害不能归责于E医院;婴儿出生后不幸死亡的后果是因其先天缺陷所致,同样不能归责于E医院。某中院认为,吴女士所受损害,是其因信赖E医院提供的孕期保健医疗服务,而E医院未按照诊疗规范尽其告知说明义务,导致其丧失是否继续妊娠的意思决定机会所致损害。据此,E医院应对造成吴女士遭受出生存在先天缺陷婴儿的精神痛苦承担精神损害赔偿责任。

**【损害启示】**

(1)从现行法律、行政法规及行政规章等规范性文件的规定看,均未明确孕妇年龄超过35周岁的时间节点。所以,孕妇从受孕至生产期间任一时间满足年龄超过35周岁这一条件的,产科医师均应当要求孕妇进行产前诊断。如果无产前诊断资质的医院,应详细告知不具备产前诊断资质、初产妇年龄超过35周岁的应当接受产前诊断及哪些医院具有产前诊断资质。

(2)让孕妇明白到上级医院进行产前诊断,而不是产前检查。

(田春芳)

## 二、预产期计算错误,剖宫产一早产窒息儿,医源性脑瘫损害启示

**【病情摘要】**

原告的母亲2006年1月11日去某大学附属某医院进行孕妇及胎儿产前检查,医师在没有认真核实孕周的情况下,凭胎儿体重身长诊断胎儿为$38^{+4}$孕周(正常产)(医师说现在有床位,让原告母亲住院)收至入院。2006年1月13日9:00医方在没有认真核实孕妇孕周等情况,并误将$35^{+6}$孕周(早产)误判为$38^{+6}$孕周(正常产),在无母婴紧急剖宫产指征时,错误地行剖宫术,取出尚未成熟的胎儿(席某),造成原告席某成为医源性早产儿。更加严重的是,早产儿出生后发生窒息等指征,医方没有采取及时的和必要的抢救措施,滞后1小时进入重症监护室仍处于缺氧状态。2006年10月21日,席某入某中医药大学附属医院住院治疗,诊断为脑性瘫痪。2006年11月20日出院,确诊为小脑瘫痪(痉挛型)。由于医方对医源性早产儿抢救不及时,致使早产儿缺氧缺血性脑损害,造成原告席某医源性脑瘫。

**【法院处理】**

2010年9月,经某市中级人民法院二审判决,确定被告某医院对原告的损害后果承担90%的赔偿责任。原告母亲认为,被告应承担全部赔偿责任,医疗事故的发生给我们全家带来了毁灭性的打击,造成原告席某终身脑瘫,至今原告席某不能生活自理,不能独立站立,不能独立穿衣、吃饭,不能上学,我们不得不再向监督权力部门,反映此事不公的事实,能够为民申冤,主持公道。希望法院能重新评查此案,以便此案得到公平审理。诉讼请求:①请求被告承担席某医疗事故中没有赔偿的剩余10%的责任。②请求被告承担在席某医疗事故中所产生的一切医疗康复及相关费用。③判令某大学附属某医院承担诉讼费用。④请求判令承担后期康复

医疗费用。

被告某大学附属某医院辩称:①对住院病历及收据没有异议。②按摩费不是正规发票。③既然原告席某在儿童医院已经住院,就不可能发生交通费。护理费是二级护理,二级护理为一人护理,原告主张的每天2人,我院不同意。要求按原来比例90%进行判决,后续治疗费用尚未发生,不同意给付。

2009年4月15日,某医学会做出鉴定结论为,医方的医疗过失行为违反了产科和早产儿的诊疗规范,以致患儿生后呼吸障碍、脑瘫、脑白质软化等脑损害。医方的过失行为与患儿目前的脑瘫后果有因果关系,应承担医疗事故的主要责任。2010年9月,经某市中级人民法院二审判决,确定被告某医院对原告的损害后果承担90%的赔偿责任。

综上,依照《医疗事故处理条例》第五十条、第五十一条、第五十二条,《最高人民法院关于审理人身损害赔偿案件适用法律若干问题的解释》第十九条、第二十一条、第二十二条、第二十三条、第二十六条之规定,判决如下:被告某大学附属某医院赔偿原告席某医疗费61 299.81元(68 110.90元×90%);护理费16 976.74元(18 863.04元×90%);住院伙食补助费8820元(9800元×90%);按摩费3600元(4000元×90%);用具费540元(600元×90%);教育咨询费8100元(9000元×90%);交通费1800元;上述各项费用共计101 136.55元,由被告某大学附属某医院于本判决生效之日起10日内一次性给付原告席某;驳回原、被告的其他诉讼请求。

**【损害启示】**

根据人民卫生出版社出版的第9版《妇产科学》中早期妊娠的诊断的内容精要,结合本例分析如下。

(1)第9版《妇产科学》中早期妊娠的诊断中认为:根据末次月经推算的预产期有50%不准确,需要妊娠早期超声确认或校正。特别是妊娠$11\sim13^{+6}$周测量胎儿头臀长(CRL)来估计孕龄是最为准确的方法,妊娠>14周则采用双顶径、头围、腹围和股骨长度综合判断孕龄。如果妊娠22周前没有进行超声检查确定或校正孕龄,单纯根据末次月经推算的预产期称为日期不准确妊娠。

(2)结合本例,误将$35^{+6}$孕周,误判为$38^{+6}$孕周,减少3周,剖宫产一早产窒息儿,医方的医疗过失行违反了产科和早产儿的诊疗规范,以致患儿生后呼吸障碍、脑白质软化、脑瘫,与预产期误判后果有因果关系,应承担主要责任。

(田春芳)

## 三、新生儿泌尿系统畸形唐氏综合征未重视致新生儿死亡损害启示

**【病情摘要】**

从2014年4月20日起原告因停经$2^{+}$月前往被告处行产前检查,后按照被告医嘱连续在被告处行了6次产前检查。事后原告发现2014年7月8日唐氏筛查结果为唐氏开放性神经管缺陷阳性;2014年7月23日胎儿彩超检查报告提示:胎儿左肾盂分离间距约3.9mm,右肾盂分离间距约3.0mm;2014年9月23日胎儿彩超检查提示:胎儿左肾盂分离间距约9mm,右肾盂分离间距约5.1mm。但被告对胎儿先天发育畸形视而不见,既没有建议行产前诊断,也没有进行任何风险告知。

2014 年 11 月 4 日,原告因"停经 38$^{+3}$ 周,下腹胀痛半天"前往某区第二人民医院就诊,行盆腔 B 超检查提示:胎儿双肾积水,双侧输尿管扩张,膀胱过度充盈。该院建议原告转上级医院住院生产。为此,原告于 2014 年 11 月 4 日 21:30 分因停经 38$^{+4}$ 周,腹痛半天入被告医院。初步诊断:①孕 38$^{+4}$ 周,G$_5$P$_1$,LOA,先兆临产。②胎儿双肾积水伴输尿管上段扩张。11 月 6 日 14:03 经阴道分娩一活男婴(取名之子)。之子出生后 2 小时出现呼吸浅快,门诊检查示:呼吸快,双肺呼吸音粗,腹胀,腹壁静脉可见,膀胱充盈。诊断:肾积水,新生儿肺炎,尿潴留。建议住院,病重。于 2014 年 11 月 6 日 17:18 收入 NICU 住院治疗。诊断①新生儿低血糖;②新生儿肺炎;③新生儿脑损害。被告给予保暖、抗感染、祛痰、蓝光等治疗,于 2014 年 11 月 15 日之子出院。出院诊断:①新生儿低血糖;②新生儿肺炎;③低蛋白血症;④新生儿心肌损害;⑤低钾血症;⑥新生儿高胆红素血症;⑦动脉导管未闭;⑧卵圆孔未闭;⑨双肾积水;⑩新生儿脑损害? 出院医嘱:①出院带药;②院外继续巩固治疗,保暖、合理喂养、预防感染;③复诊。2014 年 11 月 26 日,因吐奶、呛奶、发热 2 天,尿少 1 天再次入被告医院住院治疗。入院诊断:①肾积水;②新生儿败血症?③颅内感染?④新生儿肺炎? 同日 15:10 死亡。

**【法院处理】**

2014 年 11 月 29 日,原被告双方共同委托重庆法医验伤所进行了尸体解剖,2015 年 5 月 29 日出具了《尸检病理报告》,死亡原因为:双肾聚合分离、输尿管上段狭窄伴输尿管上端、肾盂扩张基础上,并发急性肾盂肾炎、肾脓肿、急性间质性肺炎等引起多器官功能衰竭死亡。死亡后原告曾与被告进行协商,但因被告仅同意一次性补偿 30 000 元未能达成一致。

2016 年 3 月 21 日,经法院委托重庆市法医学会司法鉴定进行医疗过错鉴定,2016 年 4 月 29 日该鉴定所下达了鉴定意见书。鉴定意见为:被告在为之子进行诊疗的过程中存在过错,其过错与之子死亡后果之间存在因果关系,参与度为次要因素。

被告医院辩称:①重庆市法医学会司法鉴定所的鉴定意见书缺乏科学和事实依据,其错误的鉴定意见不应被采信。鉴定机构的鉴定意见认为,答辩人在患儿第一次住院期间,对患儿泌尿系统疾病的诊治缺乏重视,存在过错,且一定程度上延误了治疗时机。事实是,患儿入院后腹部彩超提示双肾积水,入院后尿量尚可,肾功能正常。关于新生儿肾积水的诊断及治疗目前无统一标准,目前多数学者认为出生后应继续观察,动态观察的方法是:出生后进行超声检查核实,如仍有肾盂积水,应给抗生素预防性治疗,以免感染进一步损害肾功能,并于 1 个月后进行肾图检查。对于肾盂轻度扩张(肾盂直径<12mm)、肾功能正常或接近正常的患儿可随访观察。该患儿双肾彩超提示右侧间距约 1.1cm,左侧 1.2cm,且患儿肾功能正常。答辩人根据患儿的状况,积极给予保暖、心电血氧饱和度监测、头孢呋辛抗感染、营养心肌、补液等对症治疗。患儿经过治疗后自主呼吸平稳,体温正常,吃奶一般,无呕吐,小便可。说明医院的诊断明确,治疗有效,所有的诊疗行为均符合规范,何来重视与不重视一说!患儿经过答辩人几天的积极有效救治,病情刚刚平稳、好转,家属就提出要出院。答辩人反复告诫,患儿住院时间短、仍存在感染,出院可能加重病情甚至危及生命,反复向家属交代注意观察尿量、泌尿科随访,多次劝解无效后,家属仍坚持要求出院。并谎称到儿童医院就诊,实际上家属将患儿接回家,放弃了治疗。待 11 天之后,患儿已病入膏肓、回天无术之际又来到答辩人处要求救治。答辩人认为,患儿第一次住院时,家属迫切要求出院,并谎称到儿童医院就诊,出院后又放弃对患儿的救治,延误治疗时机的正是患儿家属自己,而不是答辩人。因此,答辩人认为鉴定意见明显错误不足以采信。②患儿死亡的真正原因是原告自己放弃和延误治疗所致,与答辩人无关。患

儿第一次住院后,经过答辩人的积极有效救治,病情刚刚有所平稳、好转,尚需进一步治疗时家长就迫不及待地提出要求出院,答辩人反复告诫患儿目前仍存在感染,出院可能加重病情甚至危及生命,多次劝说无效,家长仍坚持要求出院。关于这一点,患儿的病历和自动出院或转院告知书,已经清楚、明白地记载着,明明是自己要求出院,但原告在鉴定陈述时,当着鉴定专家和答辩人的面,撒谎称是答辩人让患儿出院的。此外,在答辩人劝说家长不要出院时,原告谎称儿童医院有熟人,当天就会去儿童医院就诊,事实上患儿出院回家后,家长根本未到儿童医院就诊,原告自己放弃了对患儿的治疗。以上也可看出,原告的诚信是令人怀疑的!11 天之后,在患儿已病入膏肓、错过救治时机、回天无术之际又来到答辩人处要求救治,患儿终因医治无效而死亡。答辩人认为,患儿死亡的真正原因,在于家长自己放弃了对患儿的救治,与答辩人的医疗行为无关。关于这个问题,还有两点可以证明:一是,患儿母亲在产前知悉胎儿可能有先天缺陷时,曾要求做引产,但医师考虑胎儿此时已足月没有同意引产;二是,患儿出院时医师反复交代患儿仍存在感染,建议泌尿外科随访,并为患儿开具出院随带的药品,但原告在办理出院手续时没有要这些药品,可见原告此时已经不想再医治患儿了。综上所述,答辩人对患者的救治是积极有效的,所实施的诊疗行为均符合诊疗规范,医患沟通记录翔实;患儿家长在患儿病情刚刚平稳情况下拒绝治疗,坚决要求出院,并放弃对患儿的进一步治疗。因此,患儿死亡的事实与答辩人的医疗行为根本没有因果关系,答辩人主观上也无过错,依据《侵权责任法》第 60 条的规定,答辩人不应当承担赔偿责任。请求法院依法驳回原告的全部诉讼请求,维护答辩人的合法权益。③对委托的法医学会司法鉴定意见认定的鉴定意见中第一款被告无责任无异议,第二款被告有责任有异议。

经审理查明:出生医学证明载明,性别男,出生时间 2014 年 11 月 6 日,母亲姓名,父亲姓名。医院住院病案首页(第一次住院)2014 年 11 月 6 日入 NICU 科,2014 年 11 月 15 日从 NICU 科出院。住院天数 9 天。医院第 2 次入院记录,入院时间 2014 年 11 月 26 日。最后诊断为新生儿肺炎、新生儿败血症、血小板减少症、肾功能损害等。医院死亡记录载明,死亡时间 2014 年 11 月 27 日,死亡原因感染性休克,心力衰竭。2015 年 5 月 29 日,重庆法医验伤所尸检病理报告载明,之子死因双肾集合分离、输尿管上段狭窄伴输尿管上段、肾盂扩张基础上,并发急性肾盂肾炎、肾脓肿、急性间质性肺炎等引起多器官功能衰竭死亡。2016 年 4 月 29 日,重庆市法医学会司法鉴定所司法鉴定意见书鉴定意见为医院在对之子诊疗过程中不存在医疗过错,其医疗行为与之子的不当出生无因果关系。医院在对产妇进行产前检查过程中存在医疗过错,其医疗过错行为与之子的死亡后果之间存在因果关系,参与度为次要因素。

再查明,本案中产生尸检费 14 400 元;鉴定费 8500 元。

另查明,庭审中双方确认患儿第一次住院产生医疗费 21 052.71 元;第二次住院医疗费损失为 12 255.23 元。

本案中,经鉴定,医院进行产前检查的过程中存在医疗过错,其医疗过错行为与之子的死亡后果之间存在因果关系,参与度为次要因素。据此,本院认为,医院在医疗过程中有过错。结合本案情况,本院确认被告应承担 40% 的责任比例,原告方承担 60% 的责任比例。

判决如下:①被告医院在本判决生效后 10 日内赔偿原告 270 497.78 元;②驳回原告的其他诉讼请求。

**【损害启示】**

(1)根据孕期产检规范,当唐氏筛查有明显异常时,建议行羊水穿刺等有创性检查,明确病因,同时结合排畸 B 超。该患者在 B 超反复提示泌尿系统异常时,应充分告知风险,建议产前诊断。

(2)临床工作中唐氏筛查阳性时,应密切行羊水穿刺结合排畸 B 超检查。当肾盂分离时,注意泌尿系统畸形可能。

(吕发辉)

# 第二章

# 产科合理用药的教训剖析与损害启示

## 一、误用麦角致产时子痫教训

### 【病情摘要】

患者,女,27 岁。因第一胎孕 38 周、双胎待产入院。约 2 小时前出现阵阵腹痛,1 小时前腹痛间隔时间缩短。血压 18.7/13.3kPa(140/100mmHg)。心肺正常,下肢水肿(+)。宫高 32cm,腹围 104cm。腹部触及 2 个胎体,纵产式,胎位未能扪清。脐左下方听诊胎心 140 次/分,右上方为 147 次/分。肛查:先露为头,胎头棘下 2cm。宫口开全后行会阴侧切术,顺利娩出一女一男两活婴。胎儿娩出后,误用麦角 0.2mg 肌内注射,注药后约 2 分钟,产妇即感头晕心慌,继而躁动不安,随后有口角及面部肌肉颤动,四肢及全身肌肉发生强烈抽搐,牙关紧闭,面色青紫,神志不清,呼吸出现暂停。立即肌内注射冬眠 1 号半量,但未能控制抽搐,急行乙醚全麻后抽搐停止,当时测血压 22.7/14.7kPa(170/110mmHg),随后胎盘胎膜娩出完整,缝合会阴切口。产妇未再发生抽搐,9 天后母子平安出院。

### 【教训剖析】

麦角不仅对子宫平滑肌有高度选择性和直接兴奋作用,还可以使机体血管收缩,血压升高。它使子宫收缩作用强而久,且优于缩宫素。若用药剂量稍大,即可引起子宫强直性收缩,导致胎儿宫内窘迫,胎盘早剥和子宫破裂。本例发生子痫原因是该产妇合并妊娠高血压疾病,误用麦角后导致血压突然升高,诱发了产时子痫。本例教训:在选用麦角时,无论在什么情况下,都应高度警惕子痫发生,若合并有妊娠高血压疾病、高血压和心血管疾患时,必须慎用。

(田春芳)

## 二、缩宫素用量大、速度快致胎儿死亡教训

### 【病情摘要】

患者,女,30 岁,第一胎。宫内妊娠 $40^{+2}$ 周,阴道流水 1 小时入院。产科检查:宫高 39cm,腹围 106cm,骨盆外测量正常。胎位:左枕前位(LOA),胎心 140 次/分,有规则宫缩。宫口开大 2cm,先露 S−2。诊断:宫内妊娠 $40^{+2}$ 周,LOA,孕 1 产 0,巨大儿,胎膜早破。入院后第一产程进展顺利,胎心良。宫口开全后,宫缩减弱,5～6 次/分,持续 20～30 分钟,强度弱。行阴道检查:骨盆内测量正常,宫口开全。胎位:左枕横位(LOT),先露 S+2,头皮无水肿,颅缝不重叠。即将缩宫素 5U 加入 10％葡萄糖注射液中静脉滴注,40 滴/分,40 分钟后胎

心加快,静脉推注三联(尼可刹米、维生素 C、50%葡萄糖注射液),至宫口开全 50 分钟后胎心听不到,1 小时后,胎儿 Apgar 评分法评 1 分,抢救无效死亡。

**【教训剖析】**

静脉点滴缩宫素剂量过大可使子宫呈痉挛性收缩,导致胎盘灌注量减少,胎儿窒息死亡,甚至有子宫破裂之虞。由于个体对缩宫素敏感值差异很大,应特别警惕过度敏感或过敏病例的发生,故宜从小剂量开始,2.5mU/分,滴注时需专人监护,根据宫缩及胎心情况调节滴量。本例由于医务人员对缩宫素认识不足,用量过大,速度过快,以致引起子宫高张性收缩。还因宫缩持续时间长,影响胎儿氧气交换,导致胎儿宫内窘迫而发生新生儿死亡,应引以为戒。

(田春芳)

## 三、分娩时滥用缩宫素致子宫破裂教训

**【病情摘要】**

患者,女,45 岁,经产妇。因妊娠 40 周,阵发性腹痛半天,转持续性腹痛 3 小时。在当地诊治,肌内注射缩宫素 20U,腹痛突然缓解,出现呕吐,面色苍白,出汗,急转上级医院。入院查体:脉搏 154 次/分,呼吸 46 次/分,血压 7.4/3.9kPa(55/30mmHg),全腹压痛,腹肌紧张,子宫轮廓不清,胎儿肢体触及不满意,全身水肿。化验:血红蛋白 25g/L。诊断:子宫破裂,出血性休克,妊娠中毒症。立即输液,抗休克治疗,行剖宫产术。打开腹腔,见大量血液及胎粪,子宫破裂口整齐,行子宫次全切除术。术后尿少,因心肾衰竭而死亡。

**【教训剖析】**

本例是经产妇,原有妊娠中毒症,分娩时滥用缩宫素,造成子宫破裂,出血性休克。入院后虽做抗休克治疗和子宫次全切除术,但仍抢救无效死亡。妊娠中毒症是威胁产妇健康和生命的疾病之一,应及时转送有条件的医院分娩;该产妇在分娩过程中由阵发性腹痛转为持续性疼痛,这是子宫破裂的先兆,而这时用缩宫素引产是不应该的;产妇在入院时病情已危重,但病程短,感染不严重,术中又发现子宫裂口尚整齐,伤口新鲜,若做子宫破裂口缝合修补术,就可以缩短手术时间。所以,手术方式一定要根据患者的具体情况而定。

(田春芳)

## 四、缩宫素使用不当致新生儿缺血缺氧性脑病、脑瘫损害启示

**【病情摘要】**

因停经 41 周,不规腹痛 8 小时入住某市人民医院。经阴道分娩,出生后诊断为新生儿窒息(重度)、颅内出血、缺氧缺血性脑病待诊、新生儿肺炎等。

据送检病史中产前检查记载的骨盆外测量、宫高、腹围等各项数据,医方为其选择阴道试产无明显不当。第一产程时间为 6 小时 30 分,期间宫缩中等,胎心在 140 次/分以上,破膜后羊水清,未见产程延长、胎儿缺氧表现记载。第二产程中(2012 年 3 月 9 日 7:10)内诊示宫口开全,S+2,产瘤形成 3cm×3cm 大小,小囟位于 1 点,宫缩弱,间隔 4 分钟,孕妇疲劳,予缩宫素 2.5U 入 5%葡萄糖注射液 500ml,静脉滴注,8 滴/分。

**【法院处理】**

2012年7月4日,青岛市医学会出具医疗事故技术鉴定书,鉴定本病例属于乙等医疗事故,医方承担主要责任。原告支付鉴定费2500元。

本案在审理过程中,原告申请鉴定,以确认被告的医疗行为是否存在过错。如果存在过错对其参与度的大小进行鉴定。为此,我院于2013年3月22日委托司法鉴定科学技术研究所司法鉴定中心对被告医疗行为是否存在过错等进行法医学鉴定。

(1)司法鉴定:2014年8月28日,司法鉴定科学技术研究所司法鉴定中心出具了鉴定意见书。该鉴定中心根据现有送检材料,结合该中心专家会诊意见,综合分析认为。

缩宫素是一种常用且强效的加强宫缩药物,临床上对于缩宫素的使用有严格的规定。首先,使用缩宫素加强宫缩必须指征明确;使用前须行阴道检查以排除头盆不称或胎位异常等;使用过程中应有专人密切观察产程进展、监测胎心变化等,并记录;对使用的浓度和滴速亦有明确的规定,并需详细记录。如果缩宫素使用不当,则会造成严重后果。如不必要地、过多地使用缩宫素加强宫缩,可使子宫收缩过强、过频,影响子宫、胎盘血流灌注,可引起胎儿窘迫;子宫收缩过强、过频,使产程加快,胎头下降较快,而软产道在短期内不能充分扩张和适应,阻力较大,可导致颅内出血和肩难产等。

第二产程未见明显头盆不称、胎位异常等记录,而宫缩较稀疏无力,此时医方应用缩宫素加强宫缩符合其实际情况。

送检材料中未见医方应用缩宫素后对药物滴速及根据宫缩调整缩宫素滴速的相关记录,未见用药后可反映胎心频率、节律、曲线变化的监护记录,存在不当。

应用缩宫素20分钟,宫缩30秒,间隔3～4秒,先露位于+3,说明产程进展明显。此时,应可停用缩宫素而经阴道助产甚至自然分娩,但乙方仍按原方案继续应用缩宫素30分钟。因不必要的或过多地使用缩宫素可影响子宫、胎盘血流灌注,引起胎儿窘迫,故认为医方行为存在不当。

医方产程记录显示,应用缩宫素过程中所记录的胎心率无明显减慢或加快,无宫缩加强。但上述记载无法解释新生儿出生后出现严重窒息及较严重缺氧缺血性脑损伤的后果。

医方在出生后紧急给予清理呼吸道分泌物,气管插管吸氧等抢救措施后予以转院治疗,符合当时实际情况。

(2)关于损害后果:新生儿窒息是指婴儿出生不能建立正常的自主呼吸而导致低氧血症、高碳酸血症、代谢性酸中毒及全身多脏器损伤,是引起新生儿死亡和伤残的重要原因之一。可发生于妊娠期,但多数发生于产程开始后。多为胎儿窒息(宫内窘迫)的延续。病因主要有:①孕妇因素,如慢性或严重疾病,妊娠并发症,吸毒、吸烟等;②胎盘因素,如前置胎盘,胎盘早剥、老化等;③胎儿因素,如早产儿或巨大儿,先天性畸形,宫内感染,呼吸道阻塞等;④脐带因素,如脱垂、绕颈、打结、过短或牵拉等;⑤分娩因素,如头盆不称,宫缩乏力,高位产钳,胎头吸引,缩宫药使用不当等。目前我国新生儿窒息诊断多根据Apgar评分。本例新生儿窒息与缩宫素使用不当的相关性大。

新生儿窒息可出现多脏器受损症状,其中以脑细胞最敏感,可发生缺氧缺血性脑病、颅内出血等。

新生儿缺氧缺血性脑病(HIE)诊断:①有明确的可导致胎儿宫内窘迫的异常产科病史,以及严重的胎儿宫内窘迫表现[胎心<100次/分,持续5分钟以上和(或)羊水Ⅲ度污染],或者

在分娩过程中有明显窒息史;②出生时有重度窒息,指 Apgar 评分≤3 分,并延续至 5 分钟时仍≤5 分和(或)出生时脐动脉血气 pH≤7.00;③出生后不久出现神经系统症状,并持续至 24 小时以上,如意识改变、肌张力改变、原始反射异常、病重时可有惊厥、脑干症状和前囟张力增高;④排除电解质紊乱、颅内出血和产伤等原因引起的抽搐,以及宫内感染、遗传代谢性疾病和其他先天性疾病所引起的脑损伤。同时具备以上 4 条则可确诊,第 4 条暂不能确定者可拟诊。

就本例而言,出生后无呼吸,Apgar 评分 1 分钟 3 分(呼吸 0,心搏 2 分,颜色 1 分,刺激反应 0,张力 0),5 分钟 8 分(呼吸 1 分,心搏 2 分,颜色 2 分,刺激反应 2 分,张力 1 分),口周略青。转院后病史记载,反应欠佳,易激惹,头顶部 10cm×6cm 血肿,过颅缝,前囟 1.0cm×1.0cm,饱满,面色尚红润,双侧瞳孔等大同圆,对光反射存在,自主呼吸可,口周无发绀,呼吸节律尚可,温度暖,哭声中等,心率 120 次/分,律整,心音有力,心前区未及明显啰音。四肢肌张力增强,血糖 7.3mmol/L。入院后不久出现抽搐,$SpO_2$ 不能维持正常,予 CPAP 辅助呼吸,持续抽搐,至入院第 3 日仍有频繁抽搐,肌张力低下,转为抑制状态,呼吸困难加重等。本中心阅其出生后 6 天及 10 天影像资料示右颞顶头皮软组织肿胀,双侧大脑半球灰白质分解不清,脑实质广泛低密度影,双侧侧脑室后角内可见高密度影,蛛网膜下腔出血,右侧丘脑区出血。符合新生儿缺氧缺血性脑病、脑水肿、颅内出血的影像学征象。

综上,被鉴定人出生时存在窒息,出生后影像学脑损害的表现明确且较为严重,认为其新生儿窒息(重度)、缺氧缺血性脑病的诊断可以成立。

(3)因果关系:某市人民医院在其母分娩过程中缩宫素使用不当,存在过错。送检材料中未见存在可使血液含氧量降低的慢性或严重疾病。妊娠并发症等记载,亦未见存在诸如前置胎盘,胎盘早剥,老化,脐带脱垂、绕颈,羊水污染等可引起胎儿宫内窒息的自身因素。故认为,医方的医疗过错与被鉴定人新生儿窒息(重度)、缺氧缺血性脑病之间存在因果关系,医疗过错的参与度拟为 60%~80%。

鉴定意见:某市人民医院对被鉴定人的医疗过程中存在过错(如缩宫素使用不当等),与其新生儿窒息(重度)、缺氧缺血性脑病之间存在因果关系,医疗过错的参与度拟为 60%~80%。为此,原告方支付鉴定费 8600 元。

2014 年 11 月 20 日,青岛正源司法鉴定所出具鉴定意见书鉴定意见为:①被鉴定人目前致残程度为一级。②被鉴定人目前缺血缺氧性脑病、脑瘫,后期可行康复性治疗。一般康复治疗以 10 天为 1 个疗程,前 5 天连续治疗,每天 1 次;后 5 天中治疗 3 天,休息 2 天。总的疗程视残疾者的具体情况而异。本例被鉴定人为脑瘫,所需康复时间相对较长,建议以 1 年为限,再视具体情况而定。目前青岛地区康复治疗的市场价格为:电疗 40 元/次,推拿 40 元/(每次 20 分钟),针灸 35 元/次,关节松动训练[小指关节(指关节)、大关节]40 元/次,脑瘫肢体综合训练 30 元/次。③被鉴定人为 2 岁儿童,年龄尚小,目前不适宜配置轮椅;又因被鉴定人正在生长发育中,矫正鞋的费用及更换周期难以确定,建议以实际发生为宜。④后续护理费鉴定,本所不予受理。原告方支付鉴定费 2300 元。

本院认为,公民的生命健康权受法律保护。公民、法人由于过错侵害他人人身的,应当承担民事责任。根据侵权责任法的有关规定,因医疗行为引起的侵权诉讼,该类案件应由患者就医疗机构的医疗行为与损害结果之间是否存在因果关系及存在医疗过错程度等承担举证责任。经原告申请,本院依法委托司法鉴定科学技术研究所司法鉴定中心进行司法鉴定。该鉴定中心经鉴定认为:某市人民医院诊疗过程中存在医疗过错,医疗过错的参与度拟为 60%~

80%。该鉴定结论系法院依法委托有鉴定资质的鉴定机构做出的，具有较高的证明力，对该鉴定结论本院予以采信。参照该司法鉴定结论，同时考虑本案的实际情况，原告主张的医疗费等损失，由被告某市人民医院承担80%的责任为宜。

原告主张的医疗费、护理费、住院伙食补助费、残疾赔偿金、鉴定费、后续治疗费、交通费、租房费用、食宿费用，符合法律规定，本院予以支持。原告主张由被告赔偿精神损害抚慰金100 000元，结合鉴定结论及对原告方身心造成的伤害，本院酌情支持80 000元。

**【损害启示】**

使用缩宫素加强宫缩必须指征明确。缩宫素使用过程中应有专人密切观察产程进展、监测胎心变化等，并记录；对使用的浓度和滴速亦有明确的规定，需详细记录；如果医方应用缩宫素后无根据宫缩调整缩宫素滴速的相关记录，无用药后可反映胎心频率、节律、曲线变化的监护记录，则存在不当。应用缩宫素后若宫缩加强或产程进展明显，应适时停用缩宫素，因为不必要地或过多地使用缩宫素可影响子宫、胎盘血流灌注，引起胎儿窘迫等不良后果。

（田春芳）

## 五、引产指征不强的情况下予以缩宫素引产，造成宫缩过强，产下重度窒息儿损害启示

**【病情摘要】**

7年前，丁先生的爱人到医院生产，由于医师引产方式失当，导致产下患儿。在治病费用问题上，双方发生纠纷，丁先生夫妇将医院起诉到法院。法院最终判令医院赔偿受害人各项费用共计850 000元。

2004年5月14日，27岁的林女士入住洛阳市某医院待产。随后，经注射缩宫素，5月18日5:00，林女士有了产前征兆。丈夫丁先生忙去喊医师，医师正在睡觉。丈夫丁先生说，当医师赶到待产室时，胎儿的头已经露出。因产房还未布置好，他看到医师将胎儿的头推入产道，后又连续推入两三次。当天凌晨6:20，林女士生下体重2800g的儿子小丁。小丁出生后，没有呼吸，经过吸氧、人工呼吸、胸外按压等抢救措施后，青紫症状缓解。然而，在进行CT检查时，却发现小丁颅内出血。后经专家会诊，确认小丁为新生儿重度窒息并心肌损害、HIE（3级）、羊水吸入综合征、产瘤、代谢性酸中毒等。

小丁出生后不会吞咽，不得不通过鼻孔进行喂养。通过医护人员的抢救和护理，小丁在出生20天后，终于发出了第一声啼哭……

**【法院处理】**

林女士夫妇认为，孩子的病，是医院注射催产药量过大及接生延迟造成的，要求医院承担责任。

医院却认为，导致小丁出生后重度窒息的原因是产妇个体对用药敏感度差，造成产程过长，同时产妇在生产过程中大声喊叫，致使母体有效气体交换下降，胎盘供血供氧减少。

医院方面称，由于家属有意见，就与家属商定：以后小丁治疗费用先由医院垫付，等治疗终结后，如果法院最终判定医院在小丁出生及治疗过程中有责任，此费用由医院承担，如果医院没责任，此费用由家属补交。

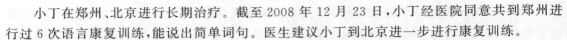

小丁在郑州、北京进行长期治疗。截至 2008 年 12 月 23 日,小丁经医院同意共到郑州进行过 6 次语言康复训练,能说出简单词句。医生建议小丁到北京进一步进行康复训练。

医院认为,其在林女士的生产过程中并无过错,医院虽然同意垫付,但目前原告没有证据证明医院有责任,不能让医院无休止地承担小丁的康复治疗费用。

2009 年 11 月 2 日,小丁的父母作为其法定监护人,向洛阳市涧西区法院提出诉讼。要求医院不仅承担此次小丁在北京治疗的费用,同时还要承担小丁从出生至今的所有医疗费、护理费、营养费及精神抚慰金等共计 27 万余元。

2010 年 6 月 18 日,复旦大学上海医学院司法鉴定意见书认为,医院在林女士引产指征不强的情况下予以引产,而且引产方式欠妥,造成宫缩过强,产程进展过快,导致胎儿宫内窘迫及新生儿出生后高度窒息、重度缺血缺氧性脑病。医院在处理方面存在的过失与该结果有因果关系,应负主要责任。同时认为,小丁目前智力接近同龄正常水平,但仍存在左侧肢体轻度瘫痪,语言功能障碍,属 10 级伤残。

法院判令,医院赔偿小丁医疗费、护理费、交通费、精神抚慰金等费用共计 85 294 元。对于小丁要求医院承担的后期治疗费一事,因该费用尚未发生,待实际发生后另案诉讼。

**【损害启示】**

缩宫素引产适应证包括:妊娠高血压疾病治疗效果不佳、妊娠≥41 周,不伴严重胎盘功能不良者、胎膜早破妊娠 34 周以上估计胎儿已成熟等。根据司法鉴定意见,该医院诊疗过程中主要错误为缩宫素催产指征不强。故在临床工作中,应注意把握各种操作的适应证、禁忌证,减少损害。

(吕发辉)

# 第三篇

## 妊娠并发症及妊娠合并内外科疾病篇

# 第一章

# 妊娠并发症

## 一、产前子痫,术后用药力度不够发生脑出血死亡损害启示

【病情摘要】

2009 年 5 月 4 日,邱某因停经 9 个月、水肿 1 个月,抽搐 3 次入住被告处。体格检查:体温 36.6℃,脉搏 140 次/分,呼吸 20 次/分,血压 160/90mmHg;神志不清,烦躁,呼之不应,发育正常,强迫体位,全身水肿,皮肤无黄染,无肝掌、蜘蛛痣,全身浅表淋巴结无肿大,头颅无畸形,巩膜无黄染,瞳孔等大等圆,对光反射灵敏,外耳道无分泌物,耳郭、乳突无压痛,鼻中隔无偏曲,鼻翼无翕动,鼻窦区无压痛,口唇略苍白、口腔无特殊气味。颈软,气管居中,颈静脉充盈,甲状腺未及肿大,胸廓无畸形,双肺叩诊清音,听诊呼吸音清。心前区无隆起,心界不大,心率 140 次/分,未闻及病理性杂音。腹部隆软,肝脾肋下未及,四肢脊柱无畸形,双膝反射存在。产科检查:腹围 100cm,宫高 36cm,胎心 140 次/分,胎方位 LOA,胎儿估计 2800g,宫缩弱(5 次/20 分)。骨盆情况:经产妇。肛查:宫口未开,先露头,高位 −2,胎膜已破,羊水清。辅助检查:尿常规:尿蛋白(+),心电图:窦性心动过速。初步诊断:$G_2P_1$ 宫内妊娠 $41^{+4}$ 周,产前子痫,心功能不全,胎膜早破,高龄产妇。病程记录载:2009 年 5 月 4 日 15:05 在连硬麻下行剖宫产,娩出一男活婴,重 2850g,Apgar 评 4 分,吸黏液 2ml,予气管插管 1 次,加压吸氧,5 分钟后评 3 分,10 分钟后评 9 分,转儿科医院,羊水清,量 600ml,胎盘完整自娩,手术顺利,出血 200ml。留置导尿畅,色清。术中血压(130～140)/(80～90)mmHg,心率在 100 次/分左右,术中补液 450ml,尿量 150ml,术后安返病房。术后予抗感染,宫缩药加强宫缩,术后血压平稳 3 小时,19:20 血压为 155/100mmHg,予以硝苯地平 10mg 舌下含服,19:50 血压为 165/110mmHg,予以呋塞米 20mg 静推,并予硝酸甘油 20mg 静脉滴注(6 滴/分),患者无不适主诉,21:05 患者出现烦躁。于 21:06 地西泮 10mg 静脉推注,当时血压 167/121mmHg,心率 148 次/分,患者于 21:13 出现抽搐,持续 60 秒,即刻血压降至 52/25mmHg,心率降至 24 次/分,予胸外按压、气管插管等心肺复苏,肾上腺素 1 支静脉推注,多巴胺静脉滴注升压。诊断:$G_2P_2$ 孕 $41^{+4}$ 周,剖宫产术后,产前产后子痫,心功能不全,低蛋白血症,昏迷原因待查,脑血管意外可能。予气管插管呼吸机维持呼吸、升压、抗休克、快速扩容,纠正低蛋白血症、抗感染、保护脑细胞等对症治疗。随访 CVP、肝肾功能、血气分析、心肌酶谱、电解质、血酮、血氨及尿量等。

2009 年 5 月 5 日 0:40 起,邱某因血压仍较低,心率偏快,予加用去甲肾上腺素 21mg 加入 5%葡萄糖注射液 50ml 静脉滴注(1～2ml/小时)并继续多巴胺 10 支加入 0.9%生理盐水

250ml 静脉滴注(20 滴/分)。患者仍处于深昏迷中,血压维持在 106/90～132/101mmHg,心率 112～155 次/分,呼吸 13～25 次/分,气管插管,呼吸机维持中。后一直予多巴胺(逐渐增加剂量至 30 支加入 500ml 补液中快滴)及去甲肾上腺素(5 月 7 日会诊后嘱改用 4mg 加入生理盐水 50ml 静脉泵 5ml/h 维持,后逐渐增加滴速至 10ml/h)维持血压,冰毯冰帽保护脑细胞,呼吸机维持呼吸等生命体征及保肝、保护胃黏膜、抗感染、纠正低蛋白血症、水电解质酸碱平衡紊乱等对症治疗。血压控制在(100～126)/(58～90)mmHg,心率 100～130 次/分,但时有血压下降,予调整升压药剂量和滴速后好转。5 月 9 日,C-反应蛋白 194.0mg/L;纤维蛋白原 10.10g/L;总蛋白 47g/L;白蛋白 19g/L,肌酐 165$\mu$mol/L;尿素氮 3.9mmol/L;尿酸 682$\mu$mol/L;白细胞总数 $9.71\times10^9$/L;中性粒细胞 83.7%;血红蛋白 111g/L,血小板计数 $80\times10^9$/L。5 月 10 日凌晨 2 时 55 分左右,血压下降至(75～52)/(25～42)mmHg,调整升压药滴速后仍无好转。同日,8 时 25 分左右,血压、心率均下降,予间羟胺 1 支静推及 3 支加入多巴胺(多巴胺 3 支加入 5%葡萄糖注射液 500ml 快速静脉滴注)及去甲肾上腺素 10ml/h 维持血压。同日 8:35,血压、心率为 0,予新三联及胸外心脏按压,半小时后血压、心率仍为零,心电图呈一直线,宣告抢救无效,临床死亡。原告方已向被告预交医疗费 3000 元,其余医疗费至今尚未结算。由于双方对赔偿事宜无法协商一致,故原告诉诸本院,并聘请律师代理诉讼,支付律师代理费 18 000 元。

另查明:根据入院记录记载,邱某曾于 2008 年 12 月 21 日至被告处就诊一次,当时血压 120/80mmHg,心电图正常,心率 82 次/分,否认有不适。2008 年 12 月 26 日,其在某卫生院建卡,当时测血压 110/80mmHg,无水肿,后从未再就诊。1 月前起出现下肢水肿,休息后无消退,渐加剧至全身水肿。4 月 20 日因有阴道见红至某医院就诊,予 B 超血常规检查,未测尿常规及血压,予转某大医院就诊,但其未去就诊。2009 年 5 月 1 日以来,胃纳差,时有头晕,无眼花,无恶心、呕吐,无下腹痛及阴道见红。2009 年 5 月 3 日,夜间出现咳嗽,无明显咳痰及气急,23:00 左右有阴道流水伴轻微腹胀痛,未就诊,入睡差。2009 年 5 月 4 日 7:00 家中无诱因突然抽搐倒地,当时牙关紧闭、双眼上翻、呼之不应,无口吐白沫、大小便失禁,持续 5 分钟后清醒,即救护车至被告处。入抢救室时又抽搐一次,半分钟后呈嗜睡状态,测血压 166/100mmHg,呼吸 120 次/分,呼之不应,未及明显宫缩。予地西泮 10mg 静推,25%硫酸镁 20ml 加入 5%葡萄糖注射液 100ml 内快速滴注,又 25%硫酸镁 30ml 于 5%葡萄糖注射液 500ml 慢滴。请眼科会诊示眼底动脉硬化 I 级。内科会诊予 20%甘露醇 250ml 快速静滴。用药途中于 8:30 又抽搐一次,再予地西泮 10mg,呋塞米 20mg 静推,拟"$G_2P_1$ 孕 $41^{+4}$ 周,产前子痫"护送入产房。邱某家属否认孕妇孕期有不良药物及放射线接触史。近期头部无外伤,平素体健,12 年前顺产一女孩,当时产前产后无异常。

再查明:邱某生于 1974 年 6 月 22 日,第一原告系其配偶,两人共生育一子一女,即本案第二、第三原告,第四原告系其母亲,其父亲已死亡。

家属认为:2009 年 5 月 4 日上午 8:00,产妇邱某因怀孕期间血压高、抽搐被诊断为 $G_2P_1$ 宫内妊娠 $41^{+4}$ 周,产前子痫,低蛋白血症入住被告处治疗。当日 14:30 被告为邱某安排剖宫产手术,21:06 被告为邱某注射大量药品,致邱某昏迷。2009 年 5 月 10 日邱某死亡。原告认为邱某死亡与被告的不当医疗行为有直接关系。

**【法院处理】**

被告某医院辩称:被告对邱某的抢救治疗及时,符合诊疗常规,其死亡系子痫脑血管意外,属于严重并发症后果,被告在诊疗过程中尽职尽责,无医疗过错,故不同意原告的诉求。

根据庭审确认的事实,本院认为:公民的生命健康权受法律保护,侵害公民身体造成伤害的,应当赔偿医疗费、误工费、陪护费、营养费及精神损害抚慰金等损失。子痫系妇产科中比较严重的疾病,死亡率较高,但通过产前检查可以发现子痫前期,且可以预防和治疗。本案中,患方邱某在孕期未进行充分有效的产前检查,导致子痫前期未得到发现控制和治疗,其直至发生子痫才至被告处就诊,故患方对自身损害后果应负主要责任。然被告在对邱某的救治过程中亦有欠缺,力度不够,根据本案实际情况,本院酌情确认被告承担20%赔偿责任。原告方赔偿损失的标准按照某市城镇居民标准计算依据不足,原告的赔偿费用本院按照某市农村居民标准予以计算。

**【损害启示】**

据人民卫生出版社出版的第9版《妇产科学》中子痫的内容精要,结合本例分析如下。

(1)第9版《妇产科学》中子痫章节中认为:①子痫前期是子痫最严重的阶段,发作前可有不断加重的严重表现,也可发生于无血压升高或升高不显著,尿蛋白阴性的病例。通常产前子痫较多,产后48小时约占25%。子痫抽搐进展迅速,是造成母儿死亡的最主要原因,应积极处理。②前驱症状短暂,表现为抽搐、面部充血、口吐白沫、深昏迷,随之深部肌肉僵硬,很快发展成典型的全身高张阵挛惊厥、有节律的肌肉收缩和紧张,持续1.0~1.5分钟,期间患者无呼吸动作。此后抽搐停止,呼吸恢复,但患者仍昏迷,最后意识恢复,但易激惹、烦躁。③一般急诊处理子痫发作时需保持气道通畅,维持呼吸、循环功能稳定,密切观察生命体征,留置导尿管监测尿量等。避免声、光等刺激。预防坠地外伤、唇舌咬伤。④控制抽搐硫酸镁是治疗子痫及预防复发的首选药物。当患者存在硫酸镁应用禁忌或硫酸镁治疗无效时,可考虑应用地西泮、苯妥英钠或冬眠合剂控制抽搐。子痫患者产后需继续应用硫酸镁24~48小时。⑤可以20%甘露醇250ml快速静脉滴注降低颅压。⑥脑血管意外是子痫患者死亡的最常见原因。当收缩压持续160mmHg,舒张压110mmHg时要积极降压以预防脑血管并发症。⑦纠正缺氧和酸中毒面罩和气囊吸氧,根据动脉血气pH、二氧化碳分压、碳酸氢根浓度等,给予适量4%碳酸氢钠纠正酸中毒。⑧一旦抽搐控制后即可考虑终止妊娠。

(2)结合本例,发生死亡原因是在孕期未进行充分有效的产前检查,导致子痫前期未得到发现控制和治疗,其直至发生子痫才至被告处就诊,故患方对自身损害后果应负主要责任。医方术后对邱某的救治过程中亦有欠缺,力度不够。

(田春芳)

## 二、子痫前期剖宫产术后第3天,下地晕倒死亡损害启示

**【病情摘要】**

2014年5月8日,董××第4胎孕足月,血压增高入住市某医院。2014年5月9日行剖宫产术,2014年5月11日晨下床后突然晕倒,意识不清,血压测不到,积极抢救后患者血压恢复至94/50mmHg,无意识,无自主呼吸。于2014年5月11日10:00转廊坊市某医院,至11:30分抢救无效死亡。死亡原因为缺血缺氧性脑病。患者死亡后未行法医病理学尸体解剖。

**【法院处理】**

原告认为,医院的医疗行为存在过错,被告否认。诉讼中,本院根据当事人的申请,委托天津某司法鉴定中心,对某医院的诊疗行为是否存在过错,患者董××的死亡后果与被告的医疗行为之间是否存在因果关系及过错参与度进行司法鉴定。

2016年2月1日,天津某司法鉴定中心出具津正(2015)临医鉴字第8号司法鉴定意见书,该意见书分析说明:董××,40岁,高血压病史,第4胎,属于高龄、高危妊娠,入院后医方诊断重度子痫前期,诊断明确,选择剖宫产术式正确,治疗符合诊疗常规。患者入院后医方无三级检诊,未常规进行行术前肝肾功能、凝血功能等检查,未进行风险评估及风险预案的制订,无术前讨论(术前小结),剖宫产术后仅给予二级护理,对此高危患者重视不够,医方存在过错。患者发生突发意识丧失等情况后,医方院内抢救及时、全面。术前谈话内容不充分,对患者的高危状态及手术风险告知不充分,未告知患者剖宫产术前有转院的选择权,医方存在过错。结合医院的等级及设备等因素综合分析认为:医方的过错与被鉴定人董××的损害后果之间存在因果关系,建议医疗过错参与度10%～20%。鉴定意见为:××市某医院对患者董某的诊疗过程中存在医疗过错,与其损害后果之间存在因果关系,建议医疗过错参与度10%～20%。原告垫付鉴定费10 000元。

本院酌定为15%。判决如下:①被告某医院赔偿原告董某丧葬费23 119.50元、死亡赔偿金203 720元、被扶养人生活费140 216元、交通费1000元、鉴定费10 000元,共计378 055.50元×15%＝56 708.33元,并赔偿七原告精神抚慰金6000元,上述赔偿款共计62 708.33元,扣除被告已给付的30 000元后,被告再赔偿七原告32 708.33元,在本判决生效后10日内付清。②驳回七原告的其他诉讼请求。

**【损害启示】**

根据人民卫生出版社出版的第9版《妇产科学》中妊娠高血压疾病的内容精要,结合本例分析如下。

(1)子痫前期(重度)入院后辅助检查必须有血常规、尿常规、随机尿蛋白/肌酐、24小时尿蛋白定量、肝肾功能、凝血功能、电子胎心监护、产科超声检查、脐动脉血流、孕妇超声心动图检查等。

(2)子痫前期(重度)入院后术前必须三级医师查房,进行风险评估及风险预案的制订,有术前小结。

(3)剖宫产术后为一级护理。

(田春芳)

## 三、双胎妊娠、子痫前期,对高危妊娠认识不足,未能及早转至有条件的综合医院损害启示

**【病情摘要】**

原告称,2016年2月16日7:25钟某乙前往被告县妇幼保健院分娩,当日9:50行剖宫产术,术中取出两活女婴。术后3小时,钟某乙出现尿少等症状,于当日19:50转至××市人民医院继续抢救,由于被告县妇幼保健院在转送过程中用了2个多小时,延误了最佳的抢救时

间,造成钟某乙抢救无效死亡的医疗过错事故,被告应承担本事故的全部责任。为了保护原告的合法权益,特向法院提起诉讼,请求:①判令被告赔偿 724 405 元给原告。②本案诉讼费用由被告承担。

**【法院处理】**

被告县妇幼保健院辩称,钟某乙在被告县妇幼保健院分娩过程中,医师的操作是合法合规、及时的,出现病情变化亦多次与家属沟通,已尽告知义务。患者出现病情变化时被告安排医师及时会诊,及时建议转院,不存在延误转诊、延误抢救的事实。患者的死亡与其本身疾病的病理改变有一定的关联。尸体冰冻时间过长,该费用应由其家属负责。广东××司法鉴定所出具的司法鉴定结论,未附有鉴定依据,主观性过强,鉴定结果为同等,定责过高,申请重新鉴定。

经审理查明,2016 年 2 月 16 日 7:25 钟某乙(女,1988 年 3 月 24 日出生)前往被告县妇幼保健院分娩,当日 9:50 行剖宫产术,术中取出两活女婴。术后 3 小时,钟某乙出现尿少等症状,于当日 19:50 转至××市人民医院继续抢救无效死亡。

2016 年 3 月 28 日,县卫生和计划生育局委托××大学法医鉴定中心对钟某乙的死亡原因进行鉴定,被鉴定为:钟某乙符合剖宫产术后并出血,引起各脏器缺血缺氧致急性呼吸、循环衰竭死亡。

2016 年 4 月 25 日,钟某乙尸体被火化,原告支付了冰冻费 5500 元,棺木、运尸等费用 2380 元,二项合计 7880 元。

2016 年 10 月 31 日,本院委托广东××司法鉴定所对被告县妇幼保健院在对钟某乙的诊疗过程中是否存在医疗过错。若存在过错,其过错与钟某乙死亡的损害后果之间是否存在因果关系及过错参与度进行鉴定。被鉴定为:县妇幼保健院在被鉴定人钟某乙的诊疗过程中存在过错,其过错与被鉴定人的死亡之间存在一定的因果关系,为同等责任,参与度建议为 41%～60%为宜。原告为此支付了 10 500 元鉴定费。

本院认为,钟某乙在被告县妇幼保健院分娩过程中,因剖宫产术后并出血,引起各脏器缺血缺氧致急性呼吸、循环衰竭死亡。被告在诊疗过程中,对孕妇产后出血的监测存在记录不详、不准确的过错;被告对子痫前期-子痫的认识不足,在产妇分娩后的病情分析、监护存在不足,未对产妇产后持续尿少及产道出血的原因进行检查,存在过错;被告在产妇术后出现持续产道出血时未监测凝血功能,并查明出血原因,在孕妇产后病情的处置中存在不足;被告在转院过程中的诊疗措施及相关病情观察记录情况不明,存在监护及急救预案不充分。被告在对原告亲属钟某乙的诊疗过程中存在过错,应由被告承担相应的赔偿责任。参与司法鉴定意见,被告对原告的合理损失承担 60%赔偿责任。

庭审中,被告提出广东××司法鉴定所出具的司法鉴定结论,未附有鉴定依据,主观性过强,鉴定结果为同等,定责过高,申请重新鉴定。因该鉴定报告系本院委托鉴定,并不是原告单方委托,且广东××司法鉴定所具有司法鉴定资质,被告没有提供相关证据证实广东××司法鉴定所在鉴定过程中存在《最高人民法院关于民事诉讼证据的若干规定》第二十七条规定的情形之一,故被告提出重新鉴定依据不足,本院不予采纳。

判决如下:①被告县妇幼保健院应于本判决发生法律效力之日起十日内,赔偿 721 572.58 元给原告。②驳回原告的其他诉讼请求。

**【损害启示】**

(1)根据人民卫生出版社出版的第 9 版《妇产科学》中产后出血章节中认为:①产后出血是分娩严重并发症,居我国孕产妇死亡的首位;②子宫收缩乏力、胎盘因素、软产道裂伤及凝血功能障碍是产后出血的主要原因,这些原因可共存、相互影响或互为因果;③处理原则包括针对病因迅速止血、补充血容量、纠正休克等。

(2)根据人民卫生出版社出版的第 9 版《妇产科学》中妊娠期高血压疾病章节中认为:①子痫前期-子痫的基本病理生理变化是全身小血管痉挛和血管内皮损伤。②该病表现为多脏器和系统损害,其中肾功能严重损害可致少尿及肾衰竭。

(3)结合本例,产妇双胎妊娠、子痫前期,未能识别孕产妇的高危风险,未能及早转至有条件的综合医院进行救治,不符合高危妊娠分级管理规定。剖宫产术后出现尿少,是子痫前期引起的肾功能损害还是产后出血引起的血容量不足,未能及早识别处理,以致器官功能衰竭,错过最佳抢救时机。产后 24 小时需严密观察并详细记录出血量,及早识别产后出血、快速查找病因、输血纠正失血性休克及凝血功能障碍,可提高抢救成功率。

(田春芳)

# 四、产前子痫引产大出血孕妇死亡为一级甲等医疗事故损害启示

**【病情摘要】**

4 月 4 日下午,遵义市绥阳县某镇 25 岁的孕妇冯××,突然头晕、并发四肢抽搐病症,家人立即将她送到县某医院。经诊断,冯××患有重度妊娠期高血压疾病、产前子痫。随后,试用期医师黄某负责对冯××进行治疗。4 月 7 日,医师对冯××进行口服药引产,但没有成功;4 月 8 日,住院第 4 天,医师实施人工引产手术,但没有成功;4 月 9 日,孕妇病情加重,医院建议转院治疗。18:00 孕妇病情垂危,家属忙将其转到遵义某大医院抢救。4 月 10 日凌晨,冯××在遵医娩出一死婴,并产后大出血,10:00,经抢救无效死亡。

**【医疗鉴定】**

母子双亡后,4 月 29 日,冯××的丈夫曾某和冯××的父母共同向遵义市医学会医疗事故技术鉴定委员会申请鉴定。

经遵义医学会调查,冯××作为突然发病的妊娠妇女,并被诊断为妊娠期高血压疾病,医师应尽早进行 B 超检查,并采取措施终止妊娠。据了解,绥阳某医院是患者在住院 3 天后采取的引产措施,被认为是终止妊娠不够积极。同时,医学会鉴定认为,在治疗中医师有措施失当,没有及时转院等行为。此外,事故发生后,绥阳某医院的病历原始记录出现涂改迹象。6 月 13 日,遵义医学会做出鉴定:绥阳某医院的医疗过失与冯××病情加重、恶化并最终死亡有一定的因果关系,属于一级甲等医疗事故。

**【法院处理】**

拿到鉴定书,曾某几次到绥阳某医院要求该院赔偿,但商议无果。7 月 10 日,曾某和冯××年迈的父母做出"非常"决定:以房屋为抵押,从银行贷款 10 000 元,聘律师将绥阳某医院告上法庭,并索赔医疗费、精神损失费 15 万多元。该案在县法院开庭审理。法庭上,绥阳某医院向死者家属进行了赔礼道歉和慰问。同时,到庭应诉的绥阳某医院副院长表示,事故发生后,该院已对所有医护人员加强职业道德教育和医疗技术培训。

**【损害启示】**

（1）子痫并发症：子痫发作可在产前、产时、产后，一般以产前发作者较多。子痫有可能发生以下并发症，需引起高度注意。

①颅内出血：脑血管出血是子痫最常见的原因。统计上海市1981—1990年间的因妊娠期高血压疾病死亡患者42例，其中21例死于脑水肿、脑血管病、脑疝，占妊娠期高血压疾病死亡孕产妇的50%。

②肺部感染：子痫患者常因抽搐、窒息、昏迷致大量分泌物吸进气管内，造成肺部感染，故子痫患者应常规给予抗感染治疗。

③心衰肺水肿：重度妊高征患者外周阻力增加，心脏后负荷加重，左心室负荷增加致心排出量降低，心率加快，加之抽搐肌肉痉挛更增加心脏负担，使心脏失代偿，则有肺充血、肺水肿表现。当心脏冠状动脉痉挛时导致心肌缺血，间质水肿或有点状出血及坏死。

④酸中毒：子痫患者抽搐次数多或时间长，可致代谢性酸中毒。

⑤肾衰竭：先兆子痫或子痫患者的肾小球内皮增殖，毛细血管内皮细胞肿胀致管腔狭小而使肾小球缺血，滤过率下降。其发生急性肾衰竭多为肾小管急性坏死或双侧肾皮质坏死者。

⑥胎盘早剥：子痫患者由于急性缺血缺氧导致子宫胎盘血流灌注不足致胎盘不同程度梗死、坏死，易发生胎盘早剥。故如患者有少量阴道出血，应警惕是否有胎盘早剥，尤其后壁胎盘B超不易检测出，要结合临床判断，一旦诊断则应及时结束妊娠，以免DIC的发生。

⑦其他：应注意有无凝血功能障碍及HELLP综合征。

（2）子痫分娩方式选择尤其重要：子痫患者全身血管缺血缺氧，子宫也处在低氧状态，低氧的子宫肌层对缩宫素较敏感，如子痫发作后已临产，无头盆问题，可严密观察产程待其自娩，产程长者需剖宫产。胎龄较小，已胎死宫内，在病情控制后，应以阴道分娩为宜。但对于妊娠已达足月的胎儿，且抽搐后胎儿仍存活者，无宫缩，应以剖宫产终止妊娠为宜。一般在停止抽搐后患者清醒即可以手术，但如有紧急情况，如胎儿宫内窘迫或胎盘早剥等也可在停止抽搐后不失时机地抢救婴儿。剖宫产术也可以迅速娩出胎儿，改善产妇的病理生理变化，并可使胎儿尽快脱离缺氧的不良处境，对产妇和胎儿都是有益的。

（3）产后大出血的处理：有保留子宫和不保留子宫二种。

①宫腔填塞：大出血治疗无效时，为保留子宫或为减少术前失血，可行宫腔填塞。方法：重新消毒外阴后，一手经腹固定子宫底，另一手中、示指或用环钳夹持2cm宽的无菌长纱布条，自宫底及两侧角向宫腔填塞，要塞紧填满，不留空隙，以达到压迫止血的目的。纱条亦有刺激子宫收缩作用。如出血停止，纱条可于24～48小时后取出。填塞后需用抗生素预防感染，取出前应注射宫缩药。

②选择性血管栓塞：局麻下经皮从股动脉插管造影，显示髂内动脉后，注射一种能被吸收的栓塞剂，使髂内动脉栓塞从而达到止血目的。操作稍费时。

③结扎双侧子宫动脉上行支及髂内动脉：妊娠时90%的子宫血流经过子宫动脉，结扎双侧上行支及髂内动脉，出血多被控制。以上措施均可保留子宫，保留生育功能。

④子宫切除：是控制产科出血最有效的手段。各种止血措施无明显效果，出血未能控制，在输血、抗休克的同时，即行子宫次全或全子宫切除术。

（田春芳）

## 五、子痫前期重度、合并 HEELP 综合征,胎儿生长受限剖宫产出生后胎儿死亡损害启示

**【病情摘要】**

原告顾××于 2016 年 3 月 2 日 17:34 因停经 9 个多月,发现血压升高 3 月余,加重 1 天就诊被告××医院,诊断为妊娠期高血压疾病,子痫前期重度,HEELP 综合征,宫内妊娠 $37^{+1}$ 周,胎儿生长受限,脐带缠绕? 不良孕产史。被告××医院于 2016 年 3 月 2 日 22:40 行子宫下段剖宫产术,顾××于 22:57 分娩一男婴,出生时婴儿全身皮肤黄染、局部皮肤脱皮、脐带绕颈 1 周、过度扭转,体重 2195g。该男婴因出生体重低,生活能力低下于 23:00 转入被告×× 医院儿科治疗,诊断为小于胎龄儿、低出生体重儿。2016 年 3 月 3 日 0:04,被告××医院发出病重通知书,告知原告婴儿病情危重,并征得了原告刘某签字确认。2016 年 3 月 3 日 9:30,被告××医院发出病危通知书,告知婴儿病情不稳定,随时可能发生变化,甚至危及生命,预后不明确,并征得了原告刘某签字确认。期间被告××医院(2—3 日)还先后发出了新生儿病情与治疗知情同意书、早产儿、低体重儿用氧知情同意书、病情知情同意书,均征得原告刘某签字确认。2016 年 3 月 4 日 0:46,被告××医院宣布男婴死亡,诊断为新生儿败血症,新生儿肺炎,呼吸衰竭、感染性休克? 小于胎龄儿,低出生体重儿,代谢性酸中毒。2016 年 3 月 8 日,原告顾××出院(住院 6 天),出院诊断为:妊娠期高血压疾病,子痫前期重度,HEELP 综合征,宫内妊娠 $37^{+1}$ 周已分娩,妊娠期高血压疾病性心脏病,低蛋白血症,慢性胆囊炎,胎儿生长受限,低出生体重儿,羊水过少,脐带过度扭转,脐带缠绕(绕颈 1 周),不良孕产史。原告顾××自 2016 年 3 月 2 日至 2016 年 3 月 8 日共支出门诊费及住院费(儿科费用及妇产科费用)共计 19 419.25 元。

**【法院处理】**

原告认为,××医院的过错给原告带来了巨大的精神打击和经济损失,特诉至法院,请求依法判令:①被告××医院赔偿原告医疗费 18 882.5 元、交通费 2648.4 元、参与鉴定的交通费 1574 元、住宿费 114 元、住院伙食补助费 800 元、营养费 800 元、死亡赔偿金 516 560 元、丧葬费 26 480 元、护理费 1600 元、误工费 6000 元、精神抚慰金 50 000 元,共计 625 458.9,按照 50% 的责任计算得出 312 729.5 元,鉴定费 16 000 元应由被告××医院全部承担。以上各项损失总计 328 729.5 元。②被告××医院承担本案诉讼费用。庭审中二原告变更第一项诉讼请求,要求被告××医院赔偿原告各项损失总计 266 183.56 元(即要求被告××医院承担 40% 的责任)。

被告××医院辩称:①原告方诉称顾××于 2016 年 3 月 2 日 11:00 左右因宫内孕 37 周就诊××医院不准确。根据顾××住院病历记载,入院时间为 2016 年 3 月 2 日 17:00,时差 6 个小时。如果有门诊诊疗活动,应举证门诊病历证明。根据顾××住院病历记载,顾××主诉"停经 9 个多月,发现血压升高 3 月余,加重 1 天"入院,并非单纯"宫内孕 37 周",且入院诊断:妊娠期高血压疾病(子痫前期重度),HEELP 综合征,胎儿生长受限,脐带缠绕? 不良孕产史。亦即产妇顾××入院病情是比较严重的,不可回避是胎儿及新生儿不良预后的原因与基础。②原告方诉称,医方于 3 月 2 日 22:00 左右给产妇进行剖宫产手术,分娩出一男婴,医方诊断

为出生体重低及生活能力低下不准确。根据顾××住院病历记载,术前讨论时间是22:10,麻醉记录时间是22:30,手术开始时间是22:40。根据顾××住院病历,术后首次病程记录记载新生儿相关情况:全身皮肤黄染,局部皮肤脱皮,脐带绕颈1周,过度扭转,体重2195g。所以,新生儿并非仅仅是低体重、低能力问题。③原告方诉称,医院将男婴转至新生儿科观察,期间小儿一直正常,医方在3月4日0:46突然告知家属小儿已死亡不准确。根据顾××住院病历手术记录记载:新生儿系高危儿,低出生体重儿,转儿科。医院将男婴转至新生儿科是事实,但是,期间小儿一直正常就绝非事实了。如果一直正常就不会收住儿科。实际情况是:患儿2016年3月2日23:00入院,11分钟后(3日0:04)被告发出病重通知书,告知病情危重,并征得了原告(监护人)签字确认。入院后9个半小时(3日9:30)被告发出病危通知书,告知目前诊断,病情及病情不稳定,随时可能发生变化,甚至危及生命,预后不明确,并征得了原告(监护人)签字确认。期间(2—3日)还先后发出了新生儿病情与治疗知情同意书、早产儿、低体重儿用氧知情同意书、病情知情同意书,也都征得了原告(监护人)签字确认。被告在3月4日0:46突然告知家属小儿已死亡绝非事实。④原告诉称,原告认为医方存在治疗不当,院内感染,延误治疗等过失,与患儿的死亡存在直接因果关系,不能成立。患儿病情严重,是不良预后的主要原因,患方认识不到位及不遵医嘱行为对延误治疗有一定影响。被告按照诊疗规范积极救治无过错,更与患儿不良预后无因果关系。综上所述,本病例诊断明确、治疗规范,医疗行为不存在过错,患者不良预后是疾病自身演变发展的结果,原告提起本案诉讼及赔偿主张没有事实与法律依据,恳请人民法院依法驳回其诉讼请求。

2016年3月22日,原告将被告××医院诉来本院。2016年5月3日,原告向本院提出司法鉴定申请,要求对被告××医院为顾××及其子在诊疗过程中是否存在过错、其过错与顾××之子的死亡后果是否存在因果关系及责任度进行司法鉴定。原被告双方选择了某省司法鉴定所作为鉴定机构。鉴定意见书:导致顾××之子死亡系多因一果,可能与顾××患"妊娠期高血压、子痫前期重度、合并HEELP综合征;与胚胎阶段的发育异常、胎儿生长受限";产妇、胎儿检测,观察;手术时机选择;抗菌药物使用时机;抢救时机等存在因果关系,医方的过错难以区分,存在临界因果关系,即过错参与度为50%。鉴定结论:××医院在对被鉴定人顾××之子的诊断过程中存在过错,与被鉴定人顾××之子存在临界因果关系,其过错参与度为50%。原告为参与鉴定支出交通费1574元、住宿费114元、鉴定费16 000元。

患者在诊疗活动中受到损害,医疗机构及其医务人员有过错的,医疗机构应承担赔偿责任。①被告××医院于本判决生效之日起10日内支付原告顾××253 335元。②驳回原告顾××的其他诉讼请求。

**【损害启示】**

本例作者认为,是产科同行很难的话题,只能按照司法鉴定结果分析:多因一果,与顾××患妊娠期高血压、子痫前期重度、合并HEELP综合征;与胚胎阶段的发育异常、胎儿生长受限;产妇、胎儿检测,观察;手术时机选择;抗菌药物使用时机;抢救时机等存在因果关系,医方的过错难以区分,存在临界因果关系,即过错参与度为50%。

(田春芳)

## 六、孕妇肝功异常，实施剖宫产手术时机不妥，导致死亡损害启示

**【病情摘要】**

2012年12月14日孕妇庞某妊娠35$^{+5}$周因腰部不适，到某市人民医院住院治疗。入院初步诊断：①孕$_2$产$_1$妊娠35$^{+5}$周枕左前；②瘢痕子宫；③先兆流产；④脾脏切除术后。补充诊断：①胎儿窘迫；②早产儿（女）；③肾功能不全；④高钾血症；⑤乳酸酸中毒；⑥支气管炎、Ⅰ型呼吸衰竭。庞某当日在连续硬膜外麻醉下行子宫下段剖宫产手术终止妊娠，产下一女婴。2012年12月15日12:00庞某子宫下段剖宫产手术中出现呼吸急促、高热、腹部刀口渗血，查凝血系列异常、肝肾功能异常、高血钾，血气分析示乳酸偏高等遂转入肾内科。2012年12月15日17:00，庞某病情无明显好转，气促，化验提示Ⅰ型呼吸衰竭，遂转入该院重症医学科。2012年12月19日20:40，庞某抢救无效，临床死亡，未行尸检。共花费治疗费62 409元。

**【法院处理】**

经原审法院委托，某司法科学鉴定中心就某市人民医院对庞某的医疗行为是否存在过错及该过错与庞某死亡有无因果关系进行了司法鉴定，该鉴定中心出具(2014)临鉴字第369号司法鉴定意见书。认为：患者庞某病情符合妊娠并肝功能异常，出现肝衰竭，并发肾功能障碍、电解质紊乱、酸碱失衡，最终因多脏器功能衰竭而死亡的临床特点。因缺乏尸检资料，故鉴定无法从病理学层面确定患者死因和死亡相关因素，以及对全面评价医疗行为具有不利影响。依据现有临床医学资料分析，某市人民医院在对患者诊疗过程中，入院时对患者肝大、化验检查异常结果的充分关注和进一步诊疗不足，实施剖宫产手术时机不妥；生化示肝功能异常情况下应再次邀请肝病科会诊及给予保肝治疗的及时性方面存在缺陷，表明医院存在医疗过错。患者肝功能病情的发展、恶化，与患者死亡结果具有一定因果关系。需指出的是，因患者病情高危，产前无规范产检资料，入院时已到妊娠晚期阶段，故即使规范诊疗，也存在发生不良预后（如死亡结果）的风险性。鉴定意见为：某市人民医院对被鉴定人庞某的医疗行为存在过错，与被鉴定人死亡结果具有一定因果关系。

该鉴定意见书做出后，某市人民医院申请过失参与度鉴定，某司法科学鉴定中心2015年6月30日出具(2015)第62号鉴定补充说明函。该函认为：本案因果关系程度评定需要考虑的因素有①缺乏尸检因素，对病理学层面确定死因和死因相关因素具有不利影响。②缺乏规范产前检查的医学资料，对患者病情及时发现、诊断和治疗具有不利影响；本患者病情具有高危性特点，即使规范诊疗也存在发生不良预后的风险性。③医院的医疗过错，未能充分防范患者肝功能病情的发展、恶化。④医疗水准因素。基于以上因素，鉴定认为医院医疗过错与患者死亡结果的因果关系程度，从法医学立场分析为次要程度范围。

2015年8月11日，原审等受害方申请鉴定人出庭，因申请方未缴纳出庭费，2015年9月6日某司法科学鉴定中心回函该中心不再派鉴定人出庭。同时出具法(2015)第80号(2014)临鉴字第369号司法鉴定意见书及(2015)第62号的鉴定相关问题答复函，该函第4项为：规范产前检查目的是在整个妊娠期全面了解孕妇和胎儿情况，及时发现异常、及时诊治，以保障母婴安全。本患者缺乏产前检查资料，入院时为妊娠晚期尚未足月，增加了治疗难度，且剖宫产后病情进行性加重、恶化也增加了病情的诊疗难度，因此补充说明函中患者病情具有高危性特点，即使规范诊疗也存在发生不良预后的风险性，该不良预后包括死亡结果。

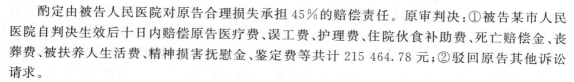

酌定由被告人民医院对原告合理损失承担 45% 的赔偿责任。原审判决:①被告某市人民医院自判决生效后十日内赔偿原告医疗费、误工费、护理费、住院伙食补助费、死亡赔偿金、丧葬费、被扶养人生活费、精神损害抚慰金、鉴定费等共计 215 464.78 元;②驳回原告其他诉讼请求。

**【损害启示】**

根据人民卫生出版社出版的第 9 版《妇产科学》病毒性肝炎的内容精要,结合本例分析如下。

(1)第 9 版《妇产科学》中病毒性肝炎中认为:①本病病情严重时影响凝血因子合成功能,导致凝血因子降低,容易发生产后出血;妊娠晚期合并肝炎易发展为重型肝炎,增加孕产妇死亡率。②对围生儿的影响可增加流产、早产、死胎和新生儿死亡的发生率。肝功能异常时,围生儿死亡率高达 4.6%。妊娠期患病毒性肝炎,病毒可通过胎盘屏障垂直传播感染胎儿。围生期感染的婴儿,免疫功能尚未完全发育,有相当一部分将转为慢性病毒携带状态,以后容易发展为肝硬化或原发性肝癌。③感染 HBV 的生育期妇女应在妊娠前行肝功能、血清 HBV DNA 检测及肝超声检查。患者最佳的受孕时机是肝功能正常、血清 HBV DNA 低水平、肝超声无特殊改变。若有抗病毒治疗指征,可采用干扰素或核苷类药物治疗,应用干扰素治疗的妇女,停药后 6 个月可考虑妊娠;口服核苷类药物需要长时间治疗,最好应用替诺福韦或替比夫定,可以延续至妊娠期使用。④轻症急性肝炎,经积极治疗后好转者可继续妊娠。慢性活动性肝炎者妊娠后可加重,对母儿危害较大,治疗后效果不好应考虑终止妊娠。治疗主要采用护肝、对症、支持疗法。常用护肝药物有葡醛内酯、多烯磷脂酰胆碱、腺苷蛋氨酸、还原型谷胱甘肽注射液、门冬氨酸钾镁等。主要作用在于减轻免疫反应损伤,协助转化有害代谢产物,改善肝循环,有助于肝功能恢复。治疗期间严密监测肝功能、凝血功能等指标。

(2)结合本例,入院时对患者肝大、化验检查异常结果的充分关注和进一步诊疗不足,实施剖宫产手术时机不妥,生化示肝功能异常情况下应再次邀请肝病科会诊及给予保肝治疗的及时性方面存在缺陷,表明医院存在医疗过错。出现肝衰竭,并发肾功能障碍、电解质紊乱、酸碱失衡,最终因多脏器功能衰竭而死亡。患者肝功能病情的发展、恶化,与患者死亡结果具有一定因果关系。

(田春芳)

## 七、产检中对急性脂肪肝的诊断和治疗认识不足,发生产妇死亡损害启示

**【病情摘要】**

原告张诉称,2011 年周某剖宫产一女。2013 年周再次怀孕,并于 2013 年 6 月 30 日与被告省红十字妇幼医院签订孕妇分娩套餐预订协议,约定在该院生产及产前检查。周按医师的要求进行了产前健康检查。2013 年 12 月 8 日,周因咳嗽到省红十字妇幼医院检查诊治,该院做了尿液、血液化验,显示转氨酶超高及多项指标不正常,但该院没有做进一步查因、预防、处置。2013 年 12 月 15 日,周再次复查,该院又没有做各项相关复查化验,仅仅听了胎心。

2013 年 12 月 17 日,周因病情严重并伴腹痛,该院收住院留观,医师在未做任何化验、检

查的情况下就按感冒治疗,静脉注射氨苄西林、清开灵等药物后,周出现严重呕吐。2013 年 12 月 21 日,因被告医院未对症治疗,导致周病情严重恶化,转氨酶超过正常值 4 倍,但该院没有采取任何措施,也没有嘱咐注意事项。2013 年 12 月 22 日,被告医院建议周转院治疗。周家属将其转至中南大学湘雅二医院救治,周被诊断为妊娠期急性脂肪肝、药物性肝损害、母儿 ABO 血型不合等,病情已处于病危阶段。周虽于中南大学湘雅二医院剖宫产下一子,但孩子全身青紫窒息,出生后放在恒温箱多日,并可能留下终身后遗症。周在重症监护室抢救十余日后于 2014 年 1 月 6 日去世。

**【法院处理】**

原告认为,周在与被告签订协议建立诊疗关系时是正常、健康的孕妇,并且一直按照被告医院的要求按时做产前检查,被告医院对周是高龄产妇及周的健康状况和各项身体指标都应该很了解,周最终死亡皆因被告医院诊治不及时、诊疗措施不当所致,被告医院对周的死亡负有不可推卸的责任,现原告诉至法院请求判令:①被告赔偿周死亡赔偿金、丧葬费、交通费等各项请求合计人民币 1 636 466.54 元;②鉴定费用及诉讼费用由被告承担。

被告医院辩称:①医院的医疗行为是否合规应当通过专业的鉴定机构评定,本案已经由省芙蓉司法鉴定中心进行鉴定,鉴定结果为虽然医院存在不足,但与患者死亡仅存在轻微关联;②被告医院具有医疗机构执业许可证和母婴保健技术服务执业许可证,相关医师具有医师执业证和母婴保健证书;③原告系退休人员,不应当要求支付抚养费;④原告要求的医疗费应当剔除孩子的医疗费;⑤被告医院已于 2014 年 1 月 6 日先行为周垫付 50 000 元,应当从赔偿总额中予以核减。

经审理查明:周因怀孕于 2013 年 6 月 30 日初次就诊于被告医院,签订了孕妇分娩套餐预订协议后一直在该院进行孕期检查。2013 年 12 月 8 日,周因有咳嗽感冒症状到该院要求检查,该院肝功能检查显示转氨酶升高,医方嘱其一周后复查,周于 2013 年 12 月 15 日再次来该院复检,但被告医院未进行肝功能复查,到 2013 年 12 月 21 日周病情加重并伴有腹痛再次来该院就诊收住院治疗,2013 年 12 月 22 日上午该院行肝功能检查发现转氨酶进一步升高,疑为妊娠期急性脂肪肝而转中南大学湘雅二医院住院治疗,入院后诊断为妊娠期急性脂肪肝,即行剖宫产术娩出婴儿,而周病情恶化经该院抢救无效于 2014 年 1 月 6 日死亡。

现原告认为,周最终死亡皆因被告医院诊治不及时、诊疗措施不当,遂诉至本院。审理中,经原告申请,本院依法委托省芙蓉司法鉴定中心对省红十字妇幼医院对周的医疗行为是否存在过错,与周的死亡是否存在因果关系及过错参与度进行鉴定。鉴定意见为:医方对患者周孕晚期产检中肝功能异常不够重视,复查不及时,延误了患者妊娠期急性脂肪肝的诊断和治疗,对病情的转归有一定影响,存在医疗过错,与患者死亡存在轻微关联,医疗过错参与度拟为 10%～20%。

另查明,被告医院已于 2014 年 1 月 6 日向原告支付 50 000 元,原告向被告医院出具了借条。

本院认为,根据《中华人民共和国侵权责任法》第五十四条的规定,患者在诊疗活动中受到损害,医疗机构及其医务人员有过错的,由医疗机构承担赔偿责任。本案中,本院依法委托省芙蓉司法鉴定中心进行司法鉴定,该鉴定中心鉴定意见为:医方对患者周孕晚期产检中肝功能异常不够重视,复查不及时,延误了患者妊娠期急性脂肪肝的诊断和治疗,对病情的转归有一定影响,存在医疗过错,与患者死亡存在轻微关联,医疗过错参与度拟为 10%～20%。根据该鉴定意见,本院综合本案情况酌定医院承担 20% 的赔偿责任。

　　关于各项损失的数额,①死亡赔偿金,原、被告对 426 380 元死亡赔偿金没有异议,本院予以认定;②丧葬费,原、被告对 20 014 元丧葬费的金额没有异议,本院予以认定;③交通费、住宿费,原告请求 1000 元交通费,但未提供相应票据,本院酌情支持 600 元,原告提供了 1526 元住宿费的票据,本院予以认定;④医疗费,原告提供了自 2013 年 12 月 8 日以来的医疗费票据共计 260 693 元,被告医院提出周孩子的费用 17 048 元不应计算在赔偿费用之中,结合本案的案情及鉴定意见,本院认为孩子的医疗费用与被告医院的医疗过错具有一定的关联性,对被告的辩称理由本院不予采纳;⑤抚养费,原告要求 241 048.5 元,未超出法定赔偿标准,本院予以支持;⑥赡养费,原告为退休人员,不属于丧失劳动能力又无其他生活来源的成年近亲属,原告要求赡养费本院不予支持;⑦精神损害抚慰金,原告要求赔偿精神损害抚慰金的请求符合有关法律规定,但其请求过高,结合本案的具体情况,本院认为精神损害抚慰金以 50 000 元为宜。综上所述,原告的损失为 1 000 261.5 元,被告对原告的损失承担 20% 的责任,即被告应该赔偿原告 200 052 元,扣除被告医院已向原告支付的 50 000 元,还应赔偿 150 052 元。另原告于本次诉讼过程中支付了鉴定费 4350 元,并提供了鉴定费票据,本院予以认定,鉴定费应由原告负担 2350 元,被告负担 2000 元。依照《中华人民共和国侵权责任法》第十六条、第五十四条,《最高人民法院关于审理人身损害赔偿案件适用法律若干问题的解释》第十七条、第十八条、第十九条、第二十二条、第二十七条、第二十八条、第二十九条之规定,判决如下:被告在本判决生效之日起 10 日内支付原告张死亡赔偿金、丧葬费、交通费、住宿费、医疗费、被抚养人生活费、精神损害抚慰金、鉴定费等,共计 152 052 元。

　　**【损害启示】**

　　根据人民卫生出版社出版的第 9 版《妇产科学》中妊娠期急性脂肪肝的内容精要,结合本例分析如下。

　　(1)第 9 版《妇产科学》中妊娠期急性脂肪肝章节中认为:①患妊娠期急性脂肪肝是妊娠期特有的致命性少见疾病,起病急骤,病情变化迅速。②以明显的消化道症状、肝功能异常及凝血功能障碍为特征。③及时终止妊娠是治疗的关键。

　　(2)结合本例:①医师要重视患者产检过程中的异常结果,并在病历中明确记录异常结果的内容、复诊时间、复诊项目等,同时将结果异常的原因、可能造成的不良后果及复诊的重要性反复告知患者,直至其清楚明了,目的是保证在医患双方任何一方忘记异常结果复查时而另一方可以做到有效提醒,从而确保医患双方的诊疗过程安全。②产检发现肝功能异常时应完善血压、血常规、尿常规、凝血功能、肝炎指标等相关项目的检查检验,同时应注意患者主诉并给予相关查体,从而有助于疾病的鉴别诊断,做到第一时间明确诊断、有目的治疗。

(康美花)

## 八、早产儿持续吸氧 180 小时,发生双侧视网膜全网脱失明损害启示

　　**【病情摘要】**

　　××于 2014 年 9 月 26 日 19:47 在某市妇幼保健院顺产分娩,孩子出生体重 1500g,诊断为早产儿。当日 20:05,婴儿被转入新生儿室,置保暖箱。医嘱:必要时给氧。随后几天中,因婴儿多次出现呼吸困难等症状,该院给予给氧治疗。10 月 6 日上午,婴儿面色红润,反应佳,

体重1290g,该院停止给氧。以后婴儿病情稳定,精神反应佳,并于2014年10月29日10:00出院。后婴儿父母发现孩子视力下降,多次到温州医学院眼视光医院、上海复旦大学附属眼耳鼻喉医院就诊。温州医学院眼视光医院诊断为:早产儿视网膜病变全网脱。父母认为,孩子双目失明与某市妇幼保健院不当给氧有关,于是于2015年5月向甲市基层人民法院起诉,要求甲市妇幼保健院承担赔偿责任。

【法院处理】

受某市基层人民法院委托,浙江省医学会医疗事故技术鉴定工作办公室受理本病例的事故鉴定后,出具了医疗事故技术鉴定书,鉴定结论为:本病例属于二级甲等医疗事故,医方承担轻微责任。鉴定后,法院经开庭审理,主审法官认为依照鉴定结论,某市妇幼保健院只需承担次要责任。于是原告父母认为,先撤回起诉,提高赔偿数额,再向市中级人民法院提起诉讼,这样才有机会上诉到省高级人民法院,案件就能多一分希望。

2015年8月4日,原告另行委托其他律师向某市中级人民法院(以下简称为"一审法院")起诉。一审法院审理认为,××主张医疗事故技术鉴定书的结论不可采纳,申请重新司法鉴定。其理由是某市妇幼保健院的医生擅自在病历第1页添加呼吸窘迫综合征几个字,浙江省医学会依据该涂改的病历做出的事故鉴定不合法。

经查,某市妇幼保健院在××住院病历首页中的出院诊断栏目中写明早产儿,呼吸窘迫综合征,其中呼吸窘迫综合征几个字系该院医师事后添加。但根据××的病情,呼吸窘迫综合征系客观存在,同时医疗事故技术鉴定书系根据全部住院病历记录所做出的结论。因××没有足以反驳的相反证据与理由,故对医疗事故技术鉴定书的证明力予以确认。××申请司法鉴定,不予采纳。

本案病例经过浙江省医学会鉴定构成医疗事故,根据最高人民法院的有关规定应参照《医疗事故处理条例》的规定处理。根据《医疗事故处理条例》中的赔偿项目和标准,并根据当事人自愿处分原则,××医疗事故费用总额为357 178元。《医疗事故处理条例》第四十九条第一款规定,医疗事故赔偿。

根据本案医疗事故等级、某市妇幼保健院的责任程度等因素,原审法院确定由某市妇幼保健院承担30%的赔偿责任,即赔偿107 153.4元,该赔偿费用应一次性支付。据此,参照《医疗事故处理条例》第四十六条、第四十九条、第五十条、第五十一条、第五十二条之规定,判决:某市妇幼保健院与判决生效后三日内支付管××医疗事故赔偿107 153.4元。

二审开庭时,双方争论相当激烈。关于××是否存在呼吸窘迫综合征;主要涉及对甲省医学会医疗事故技术鉴定书的认定医方承担轻微责任的结论是否可以采信。

1. 上诉人出生时不存在呼吸窘迫综合征。一审判决擅自认定上诉人呼吸窘迫综合征系客观存在是错误的。①上诉人的全部病历中均无反映存在该疾病,既无症状也无相应的诊断;②医学会的鉴定结论也仅认定上诉人患有呼吸窘迫症状而不是窘迫综合征;③一审时双方在庭审时都已明确表示上诉人不存在呼吸窘迫综合征的病情,被上诉人的特别授权代理人在法庭上也亲口承认上诉人有呼吸窘迫症状,但尚未达到综合征的程度。而一审法院竟然擅自认定上诉人患有呼吸窘迫综合征是客观存在,完全违背事实。由于上诉人不存在呼吸窘迫综合征,根本无须高浓度长时间大量吸氧治疗。

2. 上诉人双目失明是被上诉人过错行为造成的,被上诉人应承担全部民事赔偿责任。

(1)持续性吸氧是错误的:根据医学常识,评分9分的健康"早产儿"一般无须吸氧。但被告却对原告采取了高浓度长时间持续吸氧达 180 小时(9 月 28 日 20∶10 至 10 月 7 日 20∶30),见医嘱单第一页的长期医嘱及见病程及护理记录中持续性吸氧描述。退一步说,原告系早产儿,即使有吸氧指征,但也应间歇供氧,并且在供氧期间进行血氧饱和度监测,以有效避免血氧浓度高及缺氧,从而避免因吸氧过量而发生早产儿视网膜病变。但是被告却没有进行血氧饱和度监测,违背了诊疗常规。

(2)被上诉人未尽基本的注意义务:持续性吸氧期间,医师没有进行任何的辅助眼底检查,可及时发现或避免早产儿视网膜病变的发生。而被告医院根本没有进行必要的眼底检查,诊疗行为严重违反医疗原则。其过错医疗行为直接造成上诉人的双眼视网膜脱落。上诉人在住院过程中,被上诉人没有进行眼科的检查,也没有告诉上诉人家属对上诉人××的眼睛及时进行眼科检查。因为可供治疗的时间只有 2 周,如果错过了这个时间段,就很难治愈了。本案被上诉人的行为不但导致上诉人视网膜病变,而且也没有对管××的眼进行检查,导致××错过了治疗时期。直至视网膜病变达到第五期的时候才被家属发现,但为时已晚。因此,被上诉人应负全部责任。

(3)被上诉人未依法履行告知义务:对于长时间持续性吸氧对新生儿造成的严重视力伤害,医师之前未履行告知义务,之后也未行任何的说明义务及医疗建议,无形中剥夺了上诉人有效的救治康复的良机。对此,医学会的鉴定中也予说明,没有告知家属眼科检查等,与患儿 ROP 的病变发展和失明的后果有一定的因果关系。

(4)其他:《条例》第 2 条规定,本条例所称医疗事故,是指医疗机构及其他医务人员在医疗活动中,违反医疗卫生管理法律、行政法规、部门规章和诊疗护理规范、常规,过失造成患者人身损害的事故。在没有共同侵权及过失相抵的情况下,以上定义的过失造成四字已经明确了医疗机构的过失行为,对患者的人身损害起了主要的、决定性的作用。所以定义本身已将医疗机构排除在次要责任之外,哪里还有轻微的责任呢?

二审法院终审判决认为:①关于××是否存在呼吸窘迫综合征和呼吸窘迫症状的事实问题。根据××的病历,其出生后曾出现呼吸不规则,吸气时剑突下稍凹陷,吸气时剑突下及肋缘凹陷,张口呼吸、鼻翼翕动、双吸气、发绀等临床表现,这些均是呼吸窘迫的表现,故鉴定书在分析意见中认为××存在呼吸窘迫症状是客观的。但对照医学上对呼吸窘迫综合征的描述,上述临床表现尚不足以认定××患有呼吸窘迫综合征,故原审法院认定××患有呼吸窘迫综合征不妥,××对此提出的异议成立。②涉及对浙江省医学会医疗事故技术鉴定书的认定问题。《最高人民法院关于民事诉讼证据的若干规定》第七十一条规定:人民法院委托鉴定部门做出的鉴定结论,当事人没有足以反驳的相反证据和理由的,可以认定其证明力。因此,对上述鉴定书的证明力,可结合相关医学文献、双方当事人的意见进行审查认定。对浙江省医学会的鉴定结论,某市妇幼保健院没有异议,××对属于二级甲等医疗事故的结论无异议,但对医方承担轻微责任的结论有异议。

经审查,鉴定书的分析意见符合客观事实,当关于医方承担轻微责任的鉴定结论,不能作为本案责任认定的依据,具体理由如下。

(1)首先,××系早产儿、低体重、有呼吸窘迫的表现,其双眼原来就存在着发生发展早产儿视网膜病变的理论基础。而某市妇幼保健院经管医师在为××治疗、给氧的过程中,对血氧浓度未监测,没有采取相应的调整措施,也是致病的重要因素。故可认定,××双眼视网膜病变是多种因素共同作用所致,某市妇幼保健院的医疗过失行为是原因之一,其在给××的氧疗过程中存在过错,与××双眼视网膜病变存在因果关系。

(2)其次,××属于早产儿视网膜病变的高危人群,某市妇幼保健院对给氧引起早产儿低体重视网膜病情变化认识不足,住院过程中没有眼科检查及眼科会诊记录,也没有告知家属进行必要的眼科检查,故某市妇幼保健院对此存在过错。早产儿发生视网膜病变后,如能及时发现和治疗,可以避免失明的后果。2004年4月,国家卫生部出台的《早产儿治疗用氧和视网膜病变防治指南》也载明,早产儿视网膜病变严重时可导致失明,早期筛查和治疗可以阻止病变的发展。某市妇幼保健院对管××发生发展视网膜病变未给予充分注意,以致××的双眼视网膜病变未能得到及时发现、诊断和治疗,造成双目失明的严重后果。对此,甲市妇幼保健院存在明显过错。

综上分析,某市妇幼保健院应对××由于延误治疗而导致双目失明的损失后果承担全部赔偿责任。鉴定书鉴定结论认为某市妇幼保健院承担轻微责任,与该院在诊治过程中存在的过失行为,以及相关医学文献关于早产儿视网膜病变可以早期发现早期治疗的内容不符,对其证明力本院不予采纳。

**【损害启示】**

根据《早产儿治疗用氧和视网膜病变防治指南》精要,结合本例进行小结。

(1)严格掌握氧疗指征,对临床上无发绀、无呼吸窘迫、$PaO_2$ 或 $TcSO_2$ 正常者不必吸氧。对早产儿呼吸暂停主要针对病因治疗,必要时间断吸氧。

(2)在氧疗过程中,应密切监测 $FiO_2$、$PaO_2$ 或 $TcSO_2$。在不同的呼吸支持水平,都应以最低的氧浓度维持 $PaO_2$ 50～80 mmHg,$TcSO_2$ 90%～95%。在机械通气时,当患儿病情好转、血气改善后,及时降低 $FiO_2$。调整氧浓度应逐步进行,以免波动过大。

(3)如患儿对氧浓度需求高,长时间吸氧仍无改善,应积极查找病因,重新调整治疗方案,给以相应治疗。

(4)对早产儿尤其是极低体重儿用氧时,一定要告知家长早产儿血管不成熟的特点、早产儿用氧的必要性和可能的危害性。

(5)凡是经过氧疗,符合眼科筛查标准的早产儿,应在出生后4～6周或矫正胎龄32～34周时进行眼科 ROP 筛查,以早期发现,早期治疗。

(6)进行早产儿氧疗必须具备相应的监测条件,如氧浓度测定仪,血气分析仪或经皮氧饱和度测定仪等。如不具备氧疗监测条件,应转到具备条件的医院治疗。

(7)结合本例没有掌握早产儿吸氧指征,不可长达180小时持续吸氧。另外,吸氧后要有眼科检查及眼科会诊记录。另外,应有告知家长早产儿吸氧的危害知情同意。

(田春芳)

# 九、产妇住院后,超期妊娠胎死宫内损害启示

**【病情摘要】**

原告袁某于2012年12月2日入住被告处待产,次日8时开始分娩,至16:30胎儿死亡。在该期间内,被告未根据原告袁某超期妊娠,胎儿偏大的情况,告知原告袁某及家属应采取剖宫产手术。原告支付医疗费1125.46元。2013年6月5日某司法鉴定中心补充意见认定,被鉴定人袁某,阴道前壁轻度膨出;压力性尿失禁。可以选择手术治疗,医疗费用10 000元整。

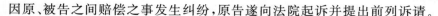

因原、被告之间赔偿之事发生纠纷,原告遂向法院起诉并提出前列诉请。

**【法院处理】**

一审法院认为,本案属医疗过错损害赔偿纠纷。原告袁某到被告处待产,开始分娩时胎儿存活,之后胎儿死亡。依据司法鉴定补充意见书,被告应根据原告袁某超期妊娠、胎儿偏大的情况,告知原告可做剖宫产手术。因未采取有效措施,导致胎儿死在腹腔,而产生后遗症。被告的不作为的医疗行为,对上述结果的产生存在过错。其胎儿的死亡给原告造成了精神损害,依法被告应承担赔偿责任。原告要求被告赔偿因胎儿死亡精神损害抚慰金和因被告擅自处理胎儿尸体精神损害抚慰金共 40 000 元,依据本案的实际情况,原告在待产期间也可自己要求剖宫产,因原告未提出剖宫产要求,对其结果的发生也应承担相应的责任,本院酌情考虑20 000 元。被告还应赔偿原告袁某后续治疗费用 10 000 元和退赔原告已交的医疗费 1125.46元,给付原告已垫付的鉴定费 400 元,交通费 90 元,邮寄费 40 元;原告袁某即使不正常分娩,仍需住院治疗、护理。故本院对二原告其他诉讼请求不予支持。依据本案事实,被告反诉要求原告支付拖欠医疗费 2230 元,于法不符,本院不予支持。依据《中华人民共和国民法通则》第一〇六条第一款、《最高人民法院关于确定民事侵权精神损害赔偿责任若干问题的解释》第八条、第十条之规定,遂做出如上判决。

**【损害启示】**

根据人民卫生出版社出版的第 9 版《妇产科学》中死胎的内容精要,结合本例分析如下。

(1)第 9 版《妇产科学》中死胎章节中认为:①妊娠 20 周后胎儿在子宫内死亡,称为死胎。胎儿在分娩过程中死亡,称为死产,也是死胎的一种。②发生原因是:胎盘及脐带因素,如前置胎盘、胎盘早剥、血管前置、急性绒毛膜羊膜炎、脐带帆状附着、脐带打结、脐带脱垂、脐带绕颈缠体等,胎盘大量出血或脐带异常,导致胎儿缺氧。胎儿因素,如胎儿严重畸形、胎儿生长受限、双胎输血综合征、胎儿感染、严重遗传性疾病、母儿血型不合等。严重的妊娠并发症,如妊娠期高血压疾病、抗磷脂抗体综合征、糖尿病、心血管疾病、各种原因引起的休克等。子宫局部因素,如子宫张力过大或收缩力过强、子宫畸形、子宫破裂等致局部缺血而影响胎盘、胎儿。③即使经过全面、系统评估,仍至少有 1/4 的病例无法明确病因。对于不明原因的低危孕妇,37 周之前死胎的再次发生率为 7.8‰～10.5‰;37 周之后的再次发生率仅为 1.8‰。有并发症的高危孕妇,死胎的再次发生率明显增加。

(2)结合本例,超期妊娠、胎儿偏大,病死率明显增高,应告知原告巨大儿可做剖宫产手术。因未采取有效措施,导致胎儿死在腹腔,存在过错。

(田春芳)

## 十、羊水偏少,过期妊娠,剖宫产胎儿突然无心搏死亡损害启示

**【病情摘要】**

2009 年 5 月 13 日,原告因临产入住××县妇幼保健院,该院对产妇及胎儿进行了 7 次检查,均一切正常。5 月 14 日,被告又做了 2 次术前检查,仍然正常。在此情况下,被告准备行剖宫产术,原告于当日 8:30 被推入手术室,8:43 行连硬外麻醉,9:00 进行常规听胎音,胎儿突然无心搏,立即行 B 超检查,证实胎儿已死亡,当日原告被迫转入××市一医院行引产术,经××市医学会鉴定,认定被告对原告的医疗行为有违反诊疗常规之处,其违规医疗行为与胎

死腹中的后果之间存在因果关系,构成4级医疗事故,被告负次要责任。为此,原告请求法院依法判令被告赔偿原告医疗费、误工费、护理费、住院伙食补助费、交通费、精神损害抚慰金等经济损失47 292元。

**【法院处理】**

被告××县妇幼保健院辩称:①本案虽经鉴定构成医疗事故,但被告方责任程度仅为次要责任,只能承担次要民事赔偿责任;②本案系医疗事故损害赔偿纠纷,其要求赔偿的法律依据应为《医疗事故处理条例》,被告认为原告所提出的各项诉讼请求,均应依照《医疗事故处理条例》的规定,并结合相关事实证据和本案实际情况审查确定,精神损害抚慰金因本案中不存在造成患者死亡或者残疾的情形,依据《医疗事故处理条例》规定不属于精神损害赔偿范围。

本院认为,被告××县妇幼保健院作为一个专业妇幼保健医院,应当具备为产妇安全分娩时所必需的医疗设备和技术条件,对孕妇分娩出现的各种应急情况采取应对的医疗措施。

原告张××在入院后B超提示羊水偏少,未引起被告××县妇幼保健院的重视,对过期妊娠的危害性认识不足。被告在接受原告入院分娩后,对原告腹内胎儿情况的诊断及手术不当,致使胎死宫内。其违规医疗行为与原告张××胎死腹中之间有间接因果关系,对原告造成医疗费2203元、误工费4850元、护理费2500元,住院伙食补助费1520元、交通费1239元的损失和其他经济损失15 000元及精神损害,被告应承担相应的民事赔偿责任。但因被告对此次医疗事故存在一定的过错,并且造成胎死宫内的严重后果,致使原告的精神受到了一定的损害,原告张××要求赔偿精神损害抚慰金20 000元的请求,本院予以支持,本案经本院主持调解无果。

据此,依照《中华人民共和国民法通则》第一〇六条第二款、第一三十一条,最高人民法院第十七条第一款,最高人民法院第八条第二款、第九条第一款(三)项之规定,判决如下:①原告张××的医疗费2203元、误工费4850元、护理费2500元,住院伙食补助费1520元、交通费1239元、其他经济损失15 000元,由被告××县妇幼保健院赔偿10 000元,余额由原告张××自负;②由被告××县妇幼保健院赔偿原告张××精神损害抚慰金20 000元。本案受理费980元(原告已预交),减半收取490元,由被告××县妇幼保健院负担,上述给付款项共计30 490元,限被告××县妇幼保健院在本判决发生法律效力后5日内给付原告张××。

**【损害启示】**

根据人民卫生出版社出版的第9版《妇产科学》中过期妊娠的内容精要,结合本例分析如下。

(1)第9版《妇产科学》中过期妊娠认为:①过期妊娠对围生儿影响,除胎儿过熟综合征外,胎儿窘迫、胎粪吸入综合征、新生儿窒息及巨大胎儿等围生儿发病率及死亡率均明显增高。②对母体的影响:产程延长和难产率增高,使手术产率及母体产伤明显增加。③处理中认为:妊娠40周以后胎盘功能逐渐下降,42周以后明显下降,因此,在妊娠41周以后,即应考虑终止妊妊娠,尽量避免过期妊娠。④妊娠41周后无任何并发症(妊娠期高血压疾病、妊娠期糖尿病、胎儿生长受限、羊水过少等),也可密切观察,继续等待。一旦妊娠过期,则应终止妊娠。终止妊娠的方式应根据胎儿安危状况、胎儿大小、宫颈成熟度综合分析,恰当选择。

(2)结合本例,B超提示羊水偏少,未引起重视,对过期妊娠的危害性认识不足,对腹内胎儿情况的诊断及手术不当,致使胎死宫内。其违规医疗行为与胎死腹中之间有间接因果关系。

(田春芳)

## 十一、过期妊娠发生新生儿胎粪吸入综合征致死损害启示

**【病情摘要】**

2012年10月3日,原告在被告某妇幼保健院建立孕产妇保健档案,此后在被告医院处进行了多次产前检查。2013年5月8日9:50,原告因分娩入住被告保健院,经入院体格检查及辅助检查,初步诊断:宫内妊娠$42^{+3}$周、$G_1P_0$、LOA。2013年5月9日,原告在被告保健院分娩一子。新生儿分娩后因新生儿肺炎、新生儿窒息等在被告妇幼保健院新生儿科住院治疗,2013年5月10日13:40新生儿死亡。

**【法院处理】**

本案审理过程中,原告提出司法鉴定申请,申请事项为被告某妇幼保健院对原告及两原告之子的诊疗行为是否具有过错,如有过错与两原告之子的死亡后果是否存在因果关系及医疗过错的参与度。本院就上述司法鉴定事项依据相关程序选取了某医科大学司法鉴定所对上述内容进行司法鉴定。后因上述司法鉴定事项需要确认新生儿的死亡原因,原告又申请对其子的死亡原因进行司法鉴定。经本院依法委托后,某医司法鉴定中心出具了司法鉴定意见书,鉴定意见为结合病史、死亡过程及尸体解剖和镜下所见,符合新生儿胎粪吸入综合征致死。上述司法鉴定意见书向双方进行送达后,原告提出书面异议,司法鉴定中心对此做出相应的异议答复。为进一步进行医疗过错、因果关系和参与度的司法鉴定程序,本院组织双方对新生儿的死亡原因进行确定,双方均表示对司法鉴定中心做出的关于新生儿死亡原因的司法鉴定意见没有异议,同意作为医疗过错、因果关系和参与度司法鉴定的检材。本庭将死亡原因的鉴定意见及双方的意见依法向某医科大学司法鉴定所进行了回复。此后鉴定所做出司法鉴定意见书,鉴定意见为:①根据现有资料,被告某妇幼保健院对原告病史、超声检查结果、常规检验结果、2013年5月7日胎心检测的结果重视不够,在其濒临过期妊娠、胎儿较大、脐带绕颈一周,并且呈贫血临界的状态下临产,没有尽到该等级医院应有的谨慎注意义务,未果断采取恰当的措施及时终止妊娠,存在医疗过失;另术后清宫缺乏充分理由。②现有资料不排除被告某妇幼保健院的医疗过失有加重子宫内缺氧的可能,建议医疗过失参与度为16%~44%。上述司法鉴定意见书向双方送达后,原告提出书面异议,某医科大学司法鉴定所就其提出的异议内容出具了书面答复函。

对于责任认定问题,从查明的事实分析,原告自怀孕后即在被告某妇幼保健院建立孕产妇保健档案,被告保健院对原告进行了多次的产前检查。根据某医科大学司法鉴定所出具的司法鉴定意见,被告某妇幼保健院的过失行为为对原告病史、超声检查结果、常规检验结果及2013年5月7日胎心检测的结果重视不够,在其濒临过期妊娠、胎儿较大、脐带绕颈一周,并且呈贫血临界的状态下临产,没有尽到该等级医院应有的谨慎注意义务,未果断采取恰当的措施及时终止妊娠。被告某妇幼保健院作为具有妇产医学专业知识的医院,在进行多次检查的基础上对原告的病史及部分检查结果未予以足够重视,亦在明知濒临过期妊娠、胎儿较大、脐带绕颈一周,并且呈贫血临界的状态下临产的情况下未尽到相应的谨慎注意义务,从而导致了本案的损害后果。鉴于此,综合分析被告某妇幼保健院存在的过错及对损害后果的原因,本院酌定被告某妇幼保健院对原告之子死亡的相关损失承担40%的赔偿责任。

**【损害启示】**

根据人民卫生出版社出版的第 9 版《妇产科学》中"过期妊娠"的内容精要,结合本例分析如下。

(1)第 9 版《妇产科学》中过期妊娠章节中认为:正常妊娠 38 周后,羊水量随妊娠推延逐渐减少,妊娠 42 周后羊水迅速减少,约 30% 减至 300ml 以下,羊水粪染率明显增高,是足月妊娠的 2~3 倍,若同时伴有羊水过少,羊水粪染率达 71%。正常生长及巨大胎儿胎盘功能正常者,能维持胎儿继续生长,约 25% 成为巨大胎儿,其中 5.4% 胎儿出生体重＞4500g。胎儿过熟综合征,过熟儿表现出过熟综合征的特征性外貌,与胎盘功能减退、胎盘血流灌注不足、胎儿缺氧及营养缺乏等有关。典型表现为皮肤干燥、松弛、起皱、脱皮,尤以手心和脚心明显,身体瘦长、胎脂消失、皮下脂肪减少,表现为消耗状头发浓密,指(趾)甲长、新生儿睁眼、异常警觉和焦虑,容貌似小老人。因为羊水减少和胎粪排出,胎儿皮肤黄染,羊膜和脐带呈黄绿色。胎儿生长受限小样儿可与过期妊娠共存,后者更增加胎儿的危险性,过期妊娠死产儿为生长受限小样儿。对围生儿影响除上述胎儿过熟综合征外,胎儿窘迫、胎粪吸入综合征、新生儿窒息及巨大儿,围生儿发病率及死亡率明显增高。对母体影响产程延长和难产率增高,使手术产率及母体产伤明显增加。

(2)结合本例,对胎心检测的结果重视不够,在其濒临过期妊娠、胎儿较大、脐带绕颈一周,并且呈贫血临界的状态下临产,没有尽到该等级医院应有的谨慎注意义务,未果断采取恰当的措施及时终止妊娠,存在医疗过失。

(田春芳)

# 第二章

# 妊娠合并内外科疾病篇

## 一、门诊产检未及时发现妊娠期糖尿病，致39周胎死腹中损害启示

**【病情摘要】**

马某，女，32岁。于2010年8月19日到合肥市某医院检查，诊断为妊娠40天。自2010年8月22日开始在某医院做围生期保健检查，至2011年4月3日共检查11次，每次某医院医师均告知胎儿和申请人正常。2011年4月3日马某已怀孕39周，已到预产期，经B超检查，医师估计胎儿4000g，医师告诉马某肚子痛了再来住院生产。2011年4月5日和6日马某感觉胎动较平时少，2011年4月7日去某医院，经B超检查诊为胎死腹中，羊水过多。2011年4月8日马某住进某医院做引产，4月12日引产娩出一死男婴，体重5490g。马某于4月17日出院，出院诊断为妊娠糖尿病、妊娠高血压疾病（中度），5月12日胎儿尸检结果为：宫内缺氧窒息。马某出院后复印病历时，才知道2011年1月20日检查时空腹血糖15.46mmol/L，2月24日尿糖（卌），但医师根本未予重视，此后也未予任何治疗。

马某认为，2011年1月20日自己已患妊娠糖尿病，妊娠糖尿病可以导致巨大儿和新生儿猝死，但因为某医院医师对患者严重不负责任，漏诊并姑息治疗，导致马某妊娠糖尿病持续发展，最后导致胎儿巨大，胎死腹中的后果，给马某带来巨大精神伤害和无法弥补的损失，并致遗留糖尿病迁延不愈的后果和遗留终身糖尿病的隐患，严重侵害了原告健康，同时增加了再次怀孕的危险性。再有，在2011年4月3日，马某妊娠已39周，在巨大儿、血压高、妊娠糖尿病的情况下，应及时结束妊娠，但某医院未予正确处理，仍让马某自然分娩，延误了诊治，最后导致宫内缺氧，胎死腹中的后果。为此，要求医院赔偿医疗费、住院伙食补助费、营养费、护理费、误工费、交通费合计28 843.5元，并要求赔偿精神损害抚慰金218 520元。

**【法院处理】**

本案在审理过程中委托了某司法鉴定中心进行医疗过错司法鉴定。鉴定结论认为医院存在以下问题：①马某在怀孕35周之前数次在医院检查反映出血糖、尿糖增高的情况，医院没有对其糖尿病及时做出诊断，以至于不能及时采取相应的处理措施。②马某3月17日、18日、24日胎心监护异常，表现为无反应型，医师没有引起重视，没有及时收住院并适时终止妊娠。医院的问题与马某的损害后果的关系：妊娠期糖尿病属高危妊娠，发生巨大儿、畸形儿和死胎的风险高，故应及时诊断，及时处理，一般在35周前应住院严密监护。在马某妊娠期糖尿病的诊治及产前监护过程中医院存在过失，与其损害后果的出现有较为密切的关系，医疗过失参与度为E级（E级责任程度为大部分）。法院判决：医院赔偿医疗费、住院伙食补助费合计

5712.67 元,赔偿精神损害抚慰金 71 217 元。

本案的争议焦点,是对于胎儿死亡这种损害后果,如何确定损失数额?本案原告主张胎儿虽未出生,还不属于法律规定的"人",不具有法律规定的民事权利能力,但因为胎儿已经足月妊娠,如果不是医院诊疗不当,完全可以正常出生,成为一个具有民事权利能力的"人"。因此,原告可以请求精神损害抚慰金。另外,本案马某属于高龄妊娠,怀孕生育子女对其本人具有一定的危险,马某冒着生命危险怀孕生育子女,但因为医师的过失使其痛失一个健康的男孩,胎儿死亡给产妇带来巨大的痛苦。基于以上两点原因,在确定精神损害抚慰金时应该参照死亡赔偿金数额支付精神损害抚慰金。根据《最高院关于审理人身损害赔偿案件适用法律若干问题的解释》的规定,死亡赔偿金按上年度居民可支配性收入计算,赔偿 20 年。根据上年度居民可支配性收入是 15 637.8 元,按 20 年计算,死亡赔偿金为 312 756 元,因责任程度为 E 级,故原告按照死亡赔偿金的 70% 主张的精神损害抚慰金。被告主张胎儿不是"人",不能计算死亡补偿金,而且胎儿死亡的后果并不严重,也不同意支付精神损害抚慰金。最终法院判决被告赔偿原告精神损害抚慰金 7 万余元。

虽然根据法律规定,出生后死亡的,责任人要赔偿死亡赔偿金,同时要支付精神损害抚慰金,胎儿死亡不承担死亡赔偿金。但在确定此类案件赔偿数额时,应该充分考虑足月妊娠胎儿死亡对孕产妇的巨大伤害,在确定精神损害抚慰金额时应当考虑死亡赔偿金的数额。本案原告的主张理由是正当的,法院支持 7 万余元的精神损害抚慰金赔偿是公正的。

【损害启示】

根据人民卫生出版社出版的第 9 版《妇产科学》中糖尿病的内容精要,结合本例分析如下。

(1)第 9 版《妇产科学》中糖尿病认为:妊娠合并糖尿病对母儿的影响及其程度取决于糖尿病病情及血糖控制水平。病情较重或血糖控制不良者,对母、儿的影响极大,母儿的近、远期并发症较高。

①对孕妇的影响:高血糖可使胚胎发育异常至死亡,流产发生率达 15%～30%。发生妊娠期高血压疾病的可能性较非糖尿病孕妇高 2～4 倍。未能很好控制血糖的孕妇易发生感染。羊水过多发生率较非糖尿病孕妇多 10 倍。因巨大胎儿发生率明显增高,难产、产道损伤、手术产概率增高,产程延长易发生产后出血。1 型糖尿病孕妇易发生糖尿病酮症酸中毒。由于妊娠期复杂的代谢变化,加之高血糖及胰岛素相对或绝对不足,代谢紊乱进一步发展到脂肪分解加速,血清酮体急剧升高,进一步发展为代谢性酸中毒,是孕妇死亡的主要原因。妊娠期糖尿病(GDM)孕妇再次妊娠时,复发率高达 33%～69%。

②对胎儿的影响:巨大胎儿发生率高达 25%～42%。胎儿生长受限(FGR)发生率约21%。妊娠早期血糖高可使胚胎发育异常,最终导致胚胎死亡而流产。合并羊水过多易发生早产,并发妊娠期高血压疾病、胎儿窘迫等并发症时,常需提前终止妊娠,早产发生率为10%～25%。胎儿窘迫和胎死宫内可由妊娠中晚期发生的糖尿病酮症酸中毒所致。胎儿畸形未控制孕前糖尿病孕妇,严重畸形发生率为正常妊娠的 7～10 倍。是围生儿死亡的重要原因。

③对新生儿的影响:新生儿呼吸窘迫综合征发生率增高。易发生低血糖,严重时危及新生儿生命。

④分娩时机:无须胰岛素治疗而血糖控制达标的 GDM 孕妇,若无母儿并发症,在严密监测下可等待至预产期,到预产期仍未临产者,可引产终止妊娠。PGDM 及需胰岛素治疗的GDM 孕妇,若血糖控制良好且无母儿并发症,严密监测下,妊娠 39 周后可终止妊娠。血糖控

制不满意或出现母儿并发症,应及时收入院观察,根据病情决定终止妊娠时机。

⑤分娩方式:糖尿病不是剖宫产的指征。如怀疑巨大胎儿、胎盘功能不良、胎位异常等产科指征者,妊娠期血糖控制不佳,胎儿偏大(尤其估计胎儿体重 4250g 者)或者既往有死胎、死产史者,应适当放宽剖宫产手术指征。

(2)结合本例,怀孕 35 周之前数次在医院检查反映出血糖、尿糖增高的情况,医院没有对其糖尿病及时做出诊断,胎心监护异常,表现为无反应型,为 3 类胎监,医师没有引起重视,没有及时收住院并适时终止妊娠。妊娠期糖尿病的诊治及产前监护过程中医院存在过失,与其损害后果的出现有较为密切的关系。

(田春芳)

## 二、糖尿病孕妇发生死胎损害启示

**【病情摘要】**

原告王××、李××诉称:2013 年 5 月 27 日 8:39,原告王××在××县第一人民医院急救中心妇产科办理入院手续,原告王××预产期为 2013 年 5 月 22 日,医院给王××做了入院全部检查,医师告诉原告王××及家属,胎儿一切正常,各方面条件良好,等待正常分娩。22:25 原告王××觉得肚子十分疼痛,下体有黄色液体流出并伴有少量血丝,家属到护士站告知当班医师,医师查看后告知液体是正常分泌物,未采取任何措施。23:25 王××觉得肚子剧烈疼痛,家属再次到护士站告知当班医师,医师告知原告王××的血糖比较高,需要第二天早上检测血糖后才能决定能否顺产,王××及家属提出要求剖宫产,医生说半夜没有手术医师,无法进行剖宫产手术。2013 年 5 月 28 日 1:30,护士到病房检测胎心,查看王××的子宫口后就离开了。3:30 原告王××的肚子疼痛难忍,家属第三次到护士站叫医师查看原告王××,护士来查看后说可能羊水破损,只是用纸将原告王××的臀部与床单隔离,未采取任何措施。5:10 原告王××疼痛难忍,家属第四次到护士站叫医师查看原告王××,护士用轮椅推着原告王××到产房旁,接着打电话给医师,医师赶到产房后将原告王××推入产房,直到 9:25 原告产下一名女婴,医师告知已死亡。原告王××在被告××县第一人民医院住院,医师应当积极地询问产妇原告王××的情况,不是原告王××及家属多次到护士站找医师要求检查处理,被告县第一人民医院未积极采取相应治疗措施,导致胎儿未出生就死亡,被告县第一人民医院漠视患者的健康和生命,严重损害患者及其家属的身心健康,为了维护我们的合法权益,特向法院起诉请求判令:①由被告县第一人民医院向原告王××、李××公开道歉;②由被告县第一人民医院赔偿医疗费 7825.80 元、陪护费 2018 元、住院伙食补助费 900 元、营养费 900 元、鉴定费 4000 元、十月怀胎误工费 35 000 元、十月怀胎所需费用 30 000 元、精神抚慰金 166 608 元、胎儿处理费 19 452 元、交通住宿费 5000 元,合计 271 703.80 元。③诉讼费由被告县第一人民医院负担。

**【法院处理】**

被告县第一人民医院辩称:患者王××认为我院医师未采取措施是不符合事实,没有依据的。患者王××于 2013 年 5 月 27 日 10:15 入院,检测微量血糖 13.1mmol/L,考虑妊娠期糖尿病,并且已告知患者王××患妊娠期糖尿病的病情,患者王××入院后给予吸氧、胎心监测、产程监护等措施。患者王××的预产期已过 5 天不是剖宫产手术指征,根据患者王××入院检查和胎心监测等综合评估,患者无剖宫产手术指征,选择顺产分娩是正确、合理的治疗方案。患者王××患妊娠期糖尿病不是剖宫产手术指征,糖尿病伴微血糖病变及其他产科指征存在时方选择剖宫产,不需要胰岛素治疗的糖尿病孕妇在母儿并发症的情况下,严密监测到预产期,未自然临产者可采取措施终止妊娠(引产自然分娩)。患者王××入院时预产期已过5天,已有临产先兆,有微弱不规律宫缩,胎心率在正常范围,骨产道及软产道正常,宫颈成熟度好(宫颈 Bishop 评分为7分),先露已入盆,居"-1"位,估计胎儿重3600g,综合评估结果:有阴道分娩条件,无剖宫产指征,决定阴道分娩。患者王××入院时胎心监测评分为7分(基线率在正常范围,缺乏变异扣1分,无加速扣2分),已有宫缩,胎心监测未发现有减速的情况,无胎儿宫内窘迫的依据,考虑患者王××是高危孕妇,入院后二次胎心监测评分为7分和8分,均未出现减速的情况。糖尿病胎儿偏大,在考虑巨大儿时有剖宫产指征。产妇王××入院检查和B超均估计胎儿体重3600g,产妇骨盆宽大,入院时先露估"-1"位,宫颈成熟度好,故决定分娩方式为阴道分娩,产后证实为巨大儿,与产前估计的胎儿体重存在误差。在产科实际工作中,估计胎儿准确体重是不容易的,准确率差异性很大。虽然接诊医师对胎儿体重估计有误差,但是对产妇的产道和胎儿相称评估是正确的。医护人员未按每2小时检查一次胎心与胎死宫内的不良后果没有因果关系,虽然医护人员未及时进行胎心监测确实存在工作缺陷,但是不是漏测一次胎心就必然导致胎死宫内这一不良后果。目前监测胎心使用的多普勒测胎心率,只能监测听诊时刻的胎心情况,对于急性胎儿宫内窘迫依靠胎心听诊来发现是无法实现的,即使正好监测到胎心率减慢而行急诊剖宫产术挽救新生儿生命,估计成功率也不高。某大学司法鉴定中心(2013病理)鉴定第73号法医病理鉴定意见书的鉴定意见:王××之女系肺羊水吸入致急性窒息死亡。在临床工作中,产程观察要捕捉到急性胎儿宫内窘迫是非常困难的,胎儿一旦发生宫内窘迫,死亡率极高,胎儿死亡顺利引产后,检查脐带无绕颈,但有扭曲,不排除脐带扭转因素导致急性胎儿窘迫可能。患者王××孕期未行饮食控制,入院前后检查说明患者王××近三个月的血糖水平均高于正常,使胎儿处于不安全环境的情况一直未发现,患者及家属对自身疾病认识不足,对患者孕期营养、健康认识存在偏差,整个孕期管理不完善是事实。患者在我院产科住院分娩期间,我院的处理是积极的,是遵照医疗原则和医学指征执行的,不应该承担任何责任。

在诉讼过程中,2013年9月24日原告向本院提出医疗行为是否存在医疗过错及过错行为与损害结果是否存在因果关系的鉴定申请,经原告与被告协商确定鉴定机构为昆明医科大学司法鉴定中心。2013年10月17日,本院委托昆明医科大学司法鉴定中心进行鉴定,2014年5月21日本院收到昆明医科大学司法鉴定中心函告知因该案的鉴定材料不完整,昆明医科大学司法鉴定中心不能对委托事项进行鉴定,决定不予受理该案件。

经质证,原告对昆明医科大学司法鉴定中心函的真实性无意见,认为是双方在场拆封封存病历,但是不是全部病历,缺少主观病历资料,不能做出鉴定,客观病历资料与××县第一人民医院复印的病历资料是一致的,全部封存病历是不真实的。被告××县第一人民医院对昆明医科大学司法鉴定中心函的真实性无意见,认为是双方在场拆封封存病历,是原告的原因造成不能做出鉴定,造成的后果应由原告自己承担。

本院认为:昆明医科大学司法鉴定中心函,原告王××、李××和被告县第一人民医院对证据的真实性无意见,本院予以采信。

被告××县第一人民医院未向本院提交证据。

经庭审举证质证,结合本院采信的证据,本院确认以下事实。

原告王××、李××系夫妻关系。2013年5月27日,王××因"停经9月余,阵发性腹痛9小时余"到县第一人民医院就诊,当天9:05行B超检查报告单显示,王××为晚孕:单活胎头位。10:15××县第一人民医院产科以王××"G2P0孕40⁺⁵周,头位先兆临产,2013年5月27日14时补充诊断:妊娠期糖尿病"收住院,初步诊断:①G2P0孕40⁺⁵周,头位先兆临产;②妊娠期糖尿病。可供选择的治疗方案或初步治疗方案:拟阴道试产。进一步治疗及检查方案:监测胎心。2013年5月28日9:25王××产下一女婴(死胎)。分娩记录"王××阵缩开始2013年5月28日00:00出血,胎膜破裂(自然)2013年5月28日3:40,子宫口开全时间2013年5月28日7:00,胎儿娩出2013年5月28日9:25,自然产钳助产手术,胎盘娩出2013年5月28日9:30,婴儿性别女,死胎,妊娠周数40⁺⁶周,脐带绕颈无,扭曲,身长51cm,体重4250g"。2013年5月28日6:04B超检查报告单显示,王××为晚孕:单胎头位(死胎)。2013年6月4日,家属李××与县第一人民医院委托昆明医科大学司法鉴定中心对王××之女的死亡原因鉴定,2013年7月7日,某大学司法鉴定中心做出王××之女(新生儿)系肺羊水吸入致急性窒息死亡的鉴定意见,支付鉴定费4000元。2013年6月14日,王××出院,住院18天,支付医疗费6418.31元。2013年6月28日,王××到云南省第二人民医院治疗,支付医疗费10元。2013年7月11日,王××到某县人民医院治疗,支付医疗费10元。在诉讼过程中,2013年9月24日,原告向本院提出医疗行为是否存在医疗过错及过错行为与损害结果是否存在因果关系的鉴定申请,经原告与被告县第一人民医院协商确定鉴定机构为某医科大学司法鉴定中心。2014年5月21日,本院收到某医科大学司法鉴定中心函告知因该案的鉴定材料不完整,某医科大学司法鉴定中心不能对委托事项进行鉴定,决定不予受理该案件。

本院认为:《中华人民共和国侵权责任法》第五十四条规定:"患者在诊疗活动中受到损害,医疗机构及其医务人员有过错的,由医疗机构承担赔偿责任。"本案中,被告县第一人民医院对患者原告王××诊疗活动中,2013年5月27日9:05B超检查报告单显示,患者原告王××的胎儿估计体重3619.82g,2013年5月27日14:00补充诊断:妊娠期糖尿病,2013年5月28日6:04,B超检查报告单显示,王××为晚孕:单胎头位(死胎)。2013年5月28日9:25王××产下一女婴(死胎),胎儿体重4250g。被告县第一人民医院在进一步治疗及检查方案:监测胎心,但是,被告县第一人民医院的医务人员未按照医疗操作规程定期对患者原告王××进行监测胎心。被告××县第一人民医院对患者王××诊疗活动中存在诊断不清,相关监测不到位,护理存在不足,未采取及时有效治疗措施的过错,是造成患者王××的胎儿胎死腹中的主要原因,被告县第一人民医院在王××的诊疗活动中存在过错与王××的胎儿胎死腹中损害后果存在因果关系。被告县第一人民医院有过错,应依法承担赔偿责任。《中华人民共和国侵权责任法》第二十六条规定:"被侵权人对损害的发生也有过错,可以减轻侵权人的责任。"患者王××患有妊娠期糖尿病,胎儿出生时脐带绕颈无,扭曲,患者王××及胎儿存在患有其他疾病及胎儿发育缺陷的可能性,故适当减轻被告县第一人民医院的侵权责任。对于原告请求被告县第一人民医院公开道歉的诉讼请求,因本案系医疗损害责任纠纷,并未侵害原告的人格权益,本院不予支持。

对于原告要求赔偿十月怀胎所需费用30 000元的诉讼请求,因不符合法律规定,本院不予支持。对于原告要求赔偿胎儿处理费19 452元的诉讼请求,因没有提交证据证实开支相应胎儿处理费19 452元,本院不予支持。

对于原告要求赔偿精神抚慰金 166 608 元的诉讼请求,因原告即将出生的胎儿突然死亡,给原告造成了较大的精神伤害,本院根据本案的实际情况酌情认定精神抚慰金 50 000 元。

依据相关法律规定和结合原告的诉讼请求,本院确认原告的损失为:医疗费 6438.31 元;误工费 2070 元(住院 18 天,按照原告的年收入 42 000 元,每天 115 元计算);护理费以原告诉请的 2018 元予以认定;住院伙食补助费以原告诉请的 900 元予以认定;营养费以原告诉请的 900 元予以认定;精神抚慰金 50 000 元;鉴定费 4000 元;交通费本院根据本案的实际情况酌情认定 2000 元,上述费用合计 68 326.31 元。据此,依照《中华人民共和国侵权责任法》第二条、第三条、第六条、第十五条第一款第(六)款、第十六条、第二十六条、第五十四条、《中华人民共和国民事诉讼法》第六十四条第一款规定,判决如下:①由被告县第一人民医院于本判决生效之日起 10 日内赔偿原告王××、李××的损失费用 18 326.31 元的 80%,合计 14 661.05 元;②由被告××县第一人民医院于本判决生效之日起 10 日内赔偿原告王××、李××精神抚慰金 50 000 元;③驳回原告王××、李××的其他诉讼请求。

**【损害启示】**

根据人民卫生出版社出版的第 9 版《妇产科学》中糖尿病的内容精要,结合本例分析如下。

(1)第 9 版《妇产科学》中糖尿病章节中认为:①妊娠合并糖尿病终止妊娠的时机:无胰岛素治疗的妊娠期糖尿病如果血糖控制正常,可以期待至妊娠 40 周终止妊娠;糖尿病合并妊娠及需胰岛素治疗的妊娠期糖尿病,若血糖控制良好且无母儿并发症,严密监测下,39 周后可终止妊娠,血糖控制不满意或出现母儿并发症,应及时收入院观察,根据病情决定终止妊娠时机;糖尿病伴微血管病变或既往有不良孕产史者,需严密监护,终止妊娠时机应个体化。或者需要用胰岛素治疗的,建议 39 周终止妊娠,有严重并发症或者并发症需要提前终止妊娠的,需要促胎肺成熟后终止妊娠。②妊娠合并糖尿病分娩方式:妊娠期糖尿病不是剖宫产的指征,决定阴道分娩者应该制订这个产程中的分娩计划,产程中密切监测孕妇的血糖、宫缩、胎心变化,避免产程过长;选择性剖宫产的手术指征有糖尿病伴微血管病变及其他的产科指征,如怀疑有巨大儿(尤其估计胎儿体重≥4250g)、胎盘功能不良、胎位异常等这些产科指征者,如果是妊娠期血糖控制不好、胎儿偏大或者是既往有死胎、死产史者,应适当放宽剖宫产手术指征。

(2)结合本例:①患者妊娠期糖尿病超预产期 5 天先兆临产才入院,推断患者产检意识淡薄或被告医院围产保健未做到位,由此提醒广大患者及医务人员一定要对妊娠并发症加强产前检查力度。②患者血糖控制差,就应考虑到巨大儿、胎死宫内的可能,有剖宫产指征,应建议患者剖宫终止妊娠;若患者拒绝,则应将试产风险反复告知并签字备案。

(康美花)

## 三、孕妇入院诊断艾滋病,复查又否定艾滋病损害启示

**【病情摘要】**

2011 年 4 月 1 日,吴青(化名)入住张家口市某医院妇产科待产后,经过急诊九项血检,艾滋病抗体初筛 HIV 血检呈阳性。在剖宫产手术后,医师对吴青采取了隔离治疗,并告知吴青及其家属其为艾滋病患者,禁止母乳喂养,需要人为回奶。这一消息如炸弹般在吴青家中引起轩然大波,并很快传播到周围的亲朋和乡邻。吴青的丈夫是村支书,消息传开后,其工作和形象受到极大影响。因为人为断奶,新生儿不能母乳喂养,体质虚弱,夜里啼哭不止,给吴青夫妇

也带来了极大的精神压力。夫妻关系发生变化,吴青不断受到丈夫的猜疑指责,甚至提出离婚。4 月 4 日,经市疾控中心复检,排除了吴青患艾滋病的可能。风波虽过,但吴青差点因此与丈夫离婚,孩子也人为断了奶,她认为医院误诊艾滋病的事实构成侵权,并造成了一定的经济损失。为此,向某人民法院提起诉讼,请求依法判令该医院公开道歉并赔偿其经济损失及精神损失 50 000 元。

**【法院处理】**

法庭上,被告某医院辩称,其在诊疗过程中没有任何违反法律、诊疗常规的行为,且已经适当履行了医疗合同的相关义务,没有造成患者的任何人身损害。患者在进行治疗过程中,根据国家卫生部的规范作为 HIV 抗体的检验是必需的,被告是初筛单位,在初筛阳性或者疑似的情况下,须告知患者采取措施,并报本市疾控中心确诊。

被告给原告开了回奶药以后,又给原告退了药,没有给原告造成损害后果,不应当承担赔偿责任。本案被告依照诊疗常规对原告采取的一系列措施均是只针对原告个人而为,没有向任何第三人公布,没有损害原告的名誉,所以应驳回原告的诉讼请求。

法院认为,吴青到被告医院待产,医务人员在未确诊之前即告知产妇及其家属原告身患艾滋病,并且采取病房隔离处理、开取回奶药等诊疗措施,违反了其应负的注意义务,属于医疗行为过失。给原告产后的特殊的身体及心理造成了很大的压力和不良影响,被告应当赔偿原告一定精神损失费。因误诊艾滋病的时间比较短,尚未造成大的经济损失和社会影响,故对原告要求被告在报纸上赔礼道歉和赔偿经济损失的主张不予支持。综上法院遂做出判决,被告医院赔偿吴青精神损害赔偿金 30 000 元,驳回吴某的其他诉讼请求。

**【损害启示】**

(1)艾滋病是国家重点防范的一种传染病,为了防止此病的传播,国家建立了严格的监控措施,对艾滋病的检测和诊断都规定了严格的操作规程,医院对艾滋病的诊断一般非常重视,误诊的可能性很小。但由于此病具有潜伏性,并且其发病的病症与某些疾病的病症极为相似,往往会发生初诊医师做出怀疑为艾滋病病毒感染的诊断结果与确诊实验室最终结果相矛盾的情况。

(2)结合本例,原告被医院误诊后村里的流言纷纷,已经严重影响了正常工作及生活,且在未确定是否确实为 HIV 阳性的情况下,原告被人为回奶,导致孩子没有母乳,造成了一定的经济损失和精神损失。对于这一特殊群体,医务人员应该更具责任意识,尽量防止误诊并做好保密,以免在无意识的情况下侵犯了他人的合法权利,违反法律。

(田春芳)

## 四、女子孕检风疹病毒阳性,出生儿听力筛查不通过,患先天性心脏病、双耳重度聋儿损害启示

**【病情摘要】**

2007 年下半年,28 岁的黄某在新婚不久后怀孕,因患感冒用药,她担心影响胎儿选择了药物流产。次年她再次怀孕,却又因劳累意外流产。2009 年 1 月,黄某第三次怀孕,并做好迎接新生命的准备。当年 2 月 26 日,黄某因全身突发红斑、低热,往武汉一家医院就诊,化验报告

单显示血液中含风疹病毒。当时,接诊医师开了医院自制的一种袋装颗粒药。患者喝几天后症状没了。之后就一直到该医院做孕检,在生产前一共做了 14 次。围生保健手册不仅有每次孕检情况的记录,还有书面风险告知。当年 10 月 14 日,黄某入住该院产下女儿童某,入院情况记载:怀孕初期出现全身红斑,经检查考虑为风疹,未予以特殊治疗。

刚出生的童某,听力筛查多次都没通过,长到 6 个月大时,确诊为双耳重度聋。又过不久,经心脏彩超检查,童某还患有先天性心脏病。孩子 5 岁以前,基本都在医院度过。孩子治疗期间,就怀疑这些先天性残疾与黄某怀孕期患风疹有关。但医院的回答是,可能与遗传、基因突变等有关。夫妻俩坚持找其他医院医师咨询得知,风疹是由风疹病毒引起的急性呼吸道传染病,一般病情较轻,病程短,但这种病极易引起暴发传染,孕妇早期感染后,病毒可通过胎血屏障感染给胎儿,从而导致婴儿先天性缺陷,如先天性胎儿畸形、死胎、早产等。

夫妻俩又马不停蹄为女儿筹款治病,在童某 3 岁半时终于成功植入人工耳蜗。尽管装了人工耳蜗,但为了让童某开口说话,仍需艰难辅助。

**【法院处理】**

夫妻俩认为医院侵犯自己生育选择权和知情权,索赔 378 万余元,其中包括人工耳蜗等残疾辅助器具费近 300 万余元。

2012 年 9 月,某区法院先委托北京一家司法科学证据鉴定中心,鉴定该孕检接生医院的诊疗行为与患儿的出生残疾是否有因果及过错关系。鉴定意见书:妊娠早期感染风疹病毒具有使胎儿发育畸形及生长受限的高度风险性。从医学专业和学术立场观点,对于妊娠早期感染风疹病毒的孕妇,原则上建议终止妊娠(治疗性流产)。由于本案孕妇在孕早期未能终止妊娠,以致患儿出生并出现先天性风疹综合征。该孕检接生医院未对孕妇风疹病毒感染继续妊娠的风险性进行告知和记载,后期妊娠也未进行对症性检查建议和治疗措施,存在医疗过错。意见书同时认为,该医疗过错与童某目前先天性疾病无直接的因果关系,但与童某出生的结果之间存在因果关系;从法医学立场分析,该医疗过错与童某出生结果的因果关系程度,介于次要、共同因果关系范畴。具体民事赔偿责任和程度,请法庭结合审理结果裁定。

法院做出一审判决,审理认为该孕检接生医院的医疗行为存在违反产前诊断义务、侵犯其生育知情权和选择权为由提起诉讼,将责任归结于该医院有失公平。对于该医院在孕妇黄某孕期就产前检查和诊断方面存在过错,客观上给原告造成一定的精神损害,理应承担精神损害赔偿责任。

法院终审确定黄某夫妇的损失为 165 万余元。依据鉴定意见,确定由医院承担 15% 的赔偿责任,判决由医院赔偿黄某夫妇损失 24 万余元,同时维持某区法院 50 000 元精神抚慰金的一审判决,合计赔偿 29 万余元。

**【损害启示】**

根据人民卫生出版社出版的第 9 版《妇产科学》中 TORCH 综合征的内容精要,结合本例分析如下。

(1)TORCH 是由一组病原微生物英文名称的首字母组合而成,其中 T 指弓形虫,O 指梅毒螺旋体、微小病毒,R 指风疹病毒,C 指巨细胞病毒,H 主要指单纯疱疹病毒。TORCH 综合征指由 TORCH 感染所致的围生儿的症状和体征,如流产、死胎、早产、先天畸形等,即使幸存也可遗留中枢神经系统等损害。孕妇感染后多无症状或症状轻微,但可垂直传播给胎儿,引起宫内感染。

（2）风疹病毒感染胎儿器官发生过程中的后遗症较为严重。妊娠12周之前孕妇感染风疹病毒，90％以上发生宫内感染。妊娠13～14周感染者宫内感染率为54％，而妊娠中期末感染者宫内感染率为25％。妊娠20周以后感染者一般不会导致出生缺陷。先天性风疹综合征可包括一个或多个脏器损害：①眼部缺陷先天性白内障、青光眼、小眼和色素性视网膜病等；②先天性心脏病动脉导管未闭、肺动脉狭窄、室间隔缺损、房间隔缺损、法洛四联症等；③感音神经性聋：是最常见的单个缺陷；④中枢神经系统病变，如小头畸形、脑膜脑炎、发育迟缓、智力低下等。远期后遗症有糖尿病、性早熟和进行性全脑炎等。

（3）风疹是由风疹病毒引起的急性呼吸道传染病，一般病情较轻，病程短，孕妇早期感染后，病毒可通过胎血屏障感染给胎儿，从而导致婴儿先天性缺陷，如先天性胎儿畸形、死胎、早产等。第9版《妇产科学》中指出，化验血清特异性抗体IgG和IgM阳性，但不常规筛查，仅对有感染症状，或与感染者有密切接触者进行综合评估，不能化验IgG和IgM阳性就终止妊娠。

（4）本案妊娠早期感染风疹病毒具有使胎儿发育畸形及生长受限的高度风险性，未对孕妇风疹病毒感染继续妊娠的风险性进行告知和记载，告知义务不足，导致孕妇无法进行知情和选择，存在医疗过错（15％比例）。

（5）另外，产科医师应了解"不当出生"这一概念最早源于美国，是指怀孕妇女到医院进行产前检查，因医疗机构未尽合理注意义务，使得应当检查出来的胎儿存在的先天性缺陷而未能检查出来，或未尽告知义务，从而导致缺陷儿出生。缺陷儿的父母针对医疗机构的过失提出的损害赔偿诉讼被称为不当出生之诉。从1967年美国出现第一例不当出生诉讼案至今，此类纠纷涉及的法律问题，目前仍存在诸多争议。

（田春芳）

## 五、胎盘植入子宫破裂误诊为急性阑尾炎开腹损害启示

**【病情摘要】**

2015年1月29日，原告因腹痛到被告门诊处就诊。门诊病历记载：患者因腹痛，呕吐10小时伴尿痛2小时就诊。现病史：上腹痛，呕吐1次胃内容物，解一次稀便，无发热，无下腹痛，无下体流血、流液，怀孕$6^+$月，既往有剖宫产史。初步诊断：腹痛呕吐查因，泌尿系感染，中期妊娠。后经妇科会诊，诊断：腹痛查因，肾绞痛，腹水查因，中期妊娠。同日16:47转入住院治疗，初步诊断：腹痛查因：急性阑尾炎？肠梗阻？中期妊娠；左肾结石。期间被告认为原告符合手术指征，对原告行剖腹探查术，探查见腹腔内有暗红色积血及血块，子宫增大如孕5月大小，右侧宫角部紫蓝色，表面见血块及少数胎盘组织样物附着，活动性渗血，考虑胎盘植入子宫破裂，即向原告家属交代病情，需行剖宫取胎术，必要时需行子宫切除术，家属及原告同意行剖宫取胎但拒绝子宫切除术。手术顺利取出与妊娠月份相符之男死胎，手取胎盘后干纱布轻擦宫腔2次，见子宫底部及右侧宫角肌层菲薄，右侧宫角破裂口长约3cm，剪除部分宫角部菲薄组织，碘伏消毒宫腔，用1号可吸收线连续缝合子宫宫角部浆肌层及子宫压迫止血和吸收性明胶海绵填塞及温盐水纱块压迫后观察近1小时，切口渗血稍好转，见子宫缝合处无明显渗血后再予泰绫止血，纱布填塞，向家属交代再次妊娠出现子宫破裂可能性大，建议行结扎术，患者家属拒绝，遂予关腹。术后诊断：胎盘植入，子宫破裂（孕$_5$产$_1$孕$19^+$周），剖宫取胎术后，瘢痕子

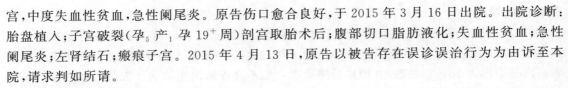

宫,中度失血性贫血,急性阑尾炎。原告伤口愈合良好,于 2015 年 3 月 16 日出院。出院诊断:胎盘植入;子宫破裂(孕₅ 产₁ 孕 19⁺ 周)剖宫取胎术后;腹部切口脂肪液化;失血性贫血;急性阑尾炎;左肾结石;瘢痕子宫。2015 年 4 月 13 日,原告以被告存在误诊误治行为为由诉至本院,请求判如所请。

**【法院处理】**

诉讼过程中,本院根据原告的申请依法委托某司法鉴定所就被告在原告的治疗过程中是否存在过错,如存在过错,其过错与原告的损害后果之间是否存在因果关系及过错参与度进行鉴定,发生鉴定费 10 500 元,已由被告预交。该鉴定所于 2016 年 6 月 22 日出具了(2016)医鉴字第 183 号法医学司法鉴定意见书,认为被鉴定人邓因腹痛,呕吐一次入院,完善相关检查后考虑腹痛查因:急性阑尾炎? 行剖腹探查术,探查见腹腔积血,子宫底有一裂口,胎盘植入,阑尾充血水肿而行阑尾切除、剖宫取胎术、破裂子宫修补术,术后予抗感染、补液、对症支持等治疗,病情稳定伤口愈合出院。术后病检提示:阑尾慢性炎症,胎盘植入。具体本案,分析认为。

(1)医方根据患者病史、临床表现、体格检查,结合血常规提示白细胞升高。诊断:腹痛查因:急性阑尾炎? 有一定依据,但应进一步完善阑尾 B 超检查,结合妊娠期阑尾炎的特点进行鉴别诊断,并针对腹腔积液的原因进一步检查,明确积液性质,认为医方在术前检查存在不足。

(2)因患者腹痛症状不缓解,且出现右下腹压痛、反跳痛,局限性腹膜炎体征,具手术指征,医方行剖腹探查术,并根据剖腹探查结果:腹腔积血,子宫底破裂。及时请妇产科医师上台行剖宫取胎术,子宫破裂修补术,符合医疗规范。因患者胎盘植入,手术当时可能出现大出血,难以止血,需切除子宫止血,医方告知必要时需切除子宫并无不妥,考虑子宫破裂,瘢痕子宫再次妊娠,有再次发生子宫破裂风险,建议行结扎手术符合规范。

(3)子宫破裂表现为腹痛、腹胀,常见于妊娠晚期和分娩时,孕 19 周发生子宫破裂,临床少见,医方根据患者临床症状首先考虑外科常见病急性阑尾炎不违反医疗规范。

综上所述,根据现有资料分析认为,患者发病时仅孕 19 周,发生子宫破裂临床少见,且患者具有急性阑尾炎的一定临床表现,要求术前明确诊断子宫破裂有很大困难。虽然医方在术前检查、诊断方面存在一定不足,但患者具有实施剖腹探查术指征,医方根据探查结果阑尾充血水肿,宫底破裂,胎盘植入,实施阑尾切除术、剖宫取胎并行子宫破裂修补术符合医疗规范。术后病理诊断慢性阑尾炎,粘连性胎盘。据此认为,虽然医方在被鉴定人的诊疗过程中存在一定不足,但临床具有手术指征,且医方的医疗行为未造成损害后果。综上,某医院在对被鉴定人的诊疗过程中存在一定不足,但医方的医疗行为未造成损害后果。

原告对上述鉴定意见书发表意见如下:我方不认可该鉴定意见,理由如下:①被告对原告实行的是阑尾手术,其要求原告签署的手术知情同意书都明确记录是施行阑尾手术而不是探查术,而鉴定意见第 6、7 页指出医院行剖腹探查术没有违反诊疗规范显然与实际情况不符,我方要求其鉴定的是阑尾手术误诊误治,而鉴定机构没有就该问题发表直接明确的意见,被告在施行相应手术时不但没有告知原告是因为不能确诊病情需要剖腹探查,而且是明确书面告知施行的是阑尾手术,说明医院是根据对阑尾的诊断来施行的切除阑尾的手术,在其对阑尾炎的诊断缺乏充分依据的情况下就直接施行该手术属于误诊情形,被告答辩时也称其对阑尾炎的诊断在病历记录中打有问号,也就是说是存疑诊断,既然是存疑诊断就不应做出阑尾炎切除手术的决定。根据鉴定意见显示在鉴定过程中被告医院又解释为是为了进一步确诊具体病情必须进行剖腹探查,我方认为剖腹探查进一步查明病情这种诊断方法本身并没有问题,但是被告医院应当在行剖腹探查术前明确告知原告是为了进一步查明病情要保障患者的知情权和选择权,显然医院在这方面构成对患者知情权和治疗检查方案选择权的侵犯,医方在此明显存在医疗过错。②鉴定意见的结论性意见认为医院在诊疗过程中存在一定不足,但其医疗行为未造成损害后果。我方认为该结论性意见与客观事实不符,实际上被告医院在未征得原告知情同意和选择的情况下直接行其单方决定的剖腹探查术已为原告腹部留下很长的手术瘢痕,手术瘢痕的遗留也是对原告造成的实际损失后果,原告也可以选择在医院无法诊断具体病情的情况下选择其他的辅助诊断方法,并不一定要接受剖腹探查术。综上所述,认为鉴定意见偏离我方鉴定请求,同时分析意见及最终的审查意见也与实际情况不符,我方请求法庭综合全案情况审查判断医院的诊疗行为有无过错及过错程度。

被告对上述鉴定意见书发表意见如下:鉴定意见书中说明医院对患者未造成损害后果,我方对此鉴定意见书没有异议,患者在手术知情同意书中均有签字,不存在侵犯知情权的情况,知情同意书中已将手术存在的风险一一告知患者。鉴定意见中原告的情况属于罕见病,想要临床即诊断出子宫破裂几乎不可能。对于原告提出的诊疗不足的情况,临床诊断是以其症状、体征、化验为主要诊断依据,鉴定意见书中表示可以进行B超检查,但在B超检查后还是需要进行手术,更需要进行剖腹探查术,对于最终的手术结果没有任何影响,鉴定意见书中说明原告的情况具有手术指征。

本院认为,本案的争议焦点是被告对原告的诊疗行为是否存在过错,该医疗过错行为是否对原告造成损害后果。针对上述争议焦点,本院依法委托某司法鉴定机构进行医疗损害鉴定并由该所出具了法医学鉴定意见书,上述鉴定为本院依法委托并经双方当事人协商一致选定鉴定机构做出,相关鉴定参与人具备鉴定资格且无违反法定程序的情形,鉴定结论建立在详细分析本案病历资料及相关临床医学知识的基础之上,对医患双方的争议做出回应并说明了理由,故本院对上述鉴定意见书予以采纳,被告在对原告的诊疗过程中存在一定不足,但医方的医疗行为未造成损害后果,因此原告要求被告承担赔偿责任,本院不予支持。至于原告主张被告手术前未告知行剖腹探查术,但从被告提供有原告签字的手术知情同意书、阑尾手术知情同意书中均记载需在全麻醉下进行剖腹探查手术,因此原告主张被告存在误诊误治,并无依据,被告也已经履行了告知义务,原告以此为由要求被告承担赔偿责任,亦无法律依据。

综上所述,依照《中华人民共和国民事诉讼法》第六十四条第一款,《最高人民法院关于民事诉讼证据的若干规定》第二十七条、第二十九条的规定,判决如下:驳回原告的全部诉讼请求。

**【损害启示】**

(1)阑尾炎是外科常见疾病,临床表现为:①腹痛初期由中上腹或脐周疼痛,数小时后腹痛转移并固定于右下腹,原中上腹或脐周疼痛即消失或减轻,但无典型的转移性右下腹疼痛并不能除外阑尾炎。②在早期可有恶心、呕吐等消化道症状。③发热。④麦氏点有压痛和反跳痛。⑤血常规提示白细胞总数增多,中性粒细胞增高。超声检查见阑尾肿胀,体积增大,阑尾壁增厚,纵切面呈腊肠样,横切面呈靶环形成等改变,手术切除是急性阑尾炎的主要治疗方法。子宫破裂是子宫体或子宫下段的破裂,发生原因有梗阻性难产,瘢痕子宫,子宫收缩药物使用不当,产科手术损伤等,子宫破裂常发生于妊娠晚期或分娩时,表现为腹痛,腹胀。

(2)结合本例虽无损害结果,但根据患者病史、临床表现、体格检查,结合血常规提示白细胞升高。诊断腹痛查因:急性阑尾炎？如果进一步完善阑尾 B 超检查,结合妊娠期阑尾炎的特点进行鉴别诊断,则比较完美。在不能明确诊断的剖腹探查术前,要明确告知手术是为了进一步查明病情,并给患者知情选择权,才更完美。

（田春芳）

# 第四篇

# 胎儿异常及胎儿附属物异常篇

# 第一章

## 胎儿异常

### 一、双胎之小婴行倒转术未成功,转剖宫产后发生宫内窒息损害启示

**【病情摘要】**

2012 年 8 月 27 日 1:30,冯某因停经 9$^+$ 月,阴道流液 1 小时入住某市妇幼保健院。入院诊断:G$_4$P$_1$36$^{+6}$ 周孕宫内双活胎先兆早产、胎膜早破。5:20 病历记载冯的主治医师刘进行了查房,但 5:18 刘医师才完成一台手术。7:00 冯开始出现规律宫缩,8:40 娩出一活女婴。第一胎娩出后,第二胎为左横位,妇幼保健院行徒手倒转术失败,请麻醉科会诊,行硬膜外麻醉后,再次行倒转术为头位。因孕妇宫缩差,予缩宫素加强宫缩。9:50 测胎 2 胎心波动在 90～136 次/分,胎头不下降,考虑有胎儿窘迫,急诊行剖宫产术。10:19 分娩出一活男婴(即宋某),Apgar 评分 1 分钟、5 分钟、10 分钟为 7、7、8 分,断脐清理呼吸道后转儿科治疗。宋某因早产窒息复苏后 16 分钟于 2012 年 8 月 27 日 10:35 入住某市妇幼保健院新生儿科。入院诊断:新生儿窒息,新生儿羊水吸入综合征? 早产儿,适于胎龄儿,双胎之小双,高血糖。入院后予以各项治疗,因宋某早产和缺氧后神经系统并发症出现早,经治疗后不明显,建议转上级医院治疗。家属同意后于 2012 年 8 月 28 日转入四川大学华西第二医院治疗,经治疗后于 2012 年 9 月 19 日出院。出院诊断:新生儿缺氧缺血性脑病,心肌损伤,新生儿贫血,新生儿肺炎,早产儿,适于胎龄儿,低蛋白血症,呼吸暂停,新生儿高 TSH 血症,新生儿窒息(轻度)。

2012 年 9 月 24 日宋某因发现抽搐就诊于四川大学华西第二医院,查体无异常发现,行脑电-睡眠监测结论为:正常小婴儿脑电图。2012 年 10 月 10 日复诊,下肢肌张力稍高,监测到多次家长指认的发作不能确认为癫痫事件。2012 年 11 月 15 日,宋某因反复抽搐,睡眠差 1 月余入住解放军军医大学新桥医院。入院诊断:运动障碍,小头畸形,癫痫脑病? 入院经治疗后于 2013 年 2 月 5 日出院。出院诊断:运动障碍、小头畸形、癫痫脑病。2013 年 3 月 15 日,宋某因间断抽搐 6 月余入住北京大学第一医院。入院诊断:癫痫(痉挛发作),智力运动发育落后。在北京大学第一医院疾病诊断书中明确建议继续生酮饮食治疗。2013 年 3 月 28 日出院,出院诊断:癫痫,痉挛发作,婴儿痉挛症,围生期脑损伤,智力运动发育落后,体格发育落后。2013 年 4 月 16 日,宋某因反复抽搐 7 月余入住解放军军医大学新桥医院。入院诊断:癫痫,运动障碍,小头畸形。2013 年 5 月 4 日出院,出院诊断:癫痫、运动障碍,小头畸形,呼吸道感染。至庭审辩论终结前,宋某除在上述医院陆续治疗外,还前往某市妇女儿童中心医院、某县人民医院等处就诊。

**【法院处理】**

原审庭审中,经宋某代理人申请,该院委托重庆市医学会司法鉴定所鉴定:①市妇幼保健院在宋之母冯某的生育过程及生育后对宋某的诊疗行为是否存在过错;②若有过错,与宋某的损害后果有无因果关系及其参与度;③宋某伤残等级;④宋某的护理依赖程度。2013年9月22日,重庆市医学会司法鉴定所向该院回函,表示目前无法对宋某伤残等级、护理依赖程度进行司法鉴定,需等其达到正常能够生活自理年龄后才能鉴定。在征求当事人意见后,该院委托重庆市医学会司法鉴定所对某市妇幼保健院是否存在医疗过错、是否存在因果关系、过错行为的参与度进行鉴定。2013年11月11日,重庆市医学会司法鉴定所出具司法鉴定意见书,对某市妇幼保健院的诊疗行为分析说明如下。

(1)虽然冯某具有高龄(38岁)、双胎妊娠、胎膜早破、早产等高危妊娠因素,但该双胎为头头先露,并不是剖宫产的绝对手术指征,所以某市妇幼保健院选择阴道试产并未违反产科医疗常规。

(2)在第一胎娩出后,产科未有效固定第二胎胎头,致使胎位由头位转为左横位,在胎位转为左横位后,内倒转术常规应为臀牵引,不应转为头位分娩方法,其内倒转方法不正确,导致了第二产程延长、胎儿宫内窒息,故产科在对产妇的处置过程中存在过错。

(3)宋某转入新生儿科后,医方没有行血气分析,了解患儿的通气功能、换气功能及机体的酸碱状态,虽然患儿在新生儿血氧饱和度维持在88%~92%,但不能排除新生儿存在酸碱失衡进一步加重神经系统损害的可能性,故新生儿科存在过错。

对于该鉴定结论,宋某原审中质证意见为为:①对送检的病历有异议,病历存在不完整、篡改及造假情况。例如,冯某病历中缺乏产程记录;刘某主治医师8月27日5:20查房记录系伪造;8月27日8:26刘某查房记录7:00开始出现规律宫缩与妇产科临床护理记录单上显示的宫口开大4cm不一致;8月27日8:26分娩记录记载刘某主任……防止心衰发生是虚假的,刘某是在大双出生后才出现在产房的;8月27日9:55刘某医师查房记录不真实,没有进行胎心监测,从8:04大双出生后到手术前,医方一直在给冯某做倒转术,没有固定、绑胎监;病历中忽略了生产中做两次外倒转的事实;宋某入院记录和新生儿记录Apgar评分相互矛盾等。②鉴定报告只评估了第二胎胎头固定、内倒转、新生儿血气分析三个医疗行为,遗漏了院方阴道试产术、宫缩观察、胎儿监护、外倒转、新生儿窒息复苏等一系列行为。并且鉴定报告评估了医方没有行血气分析,但在鉴定结论中并没有分析行血气分析和损害后果间的因果关系。故鉴定不完善、不全面。③鉴定报告在因果关系的评估上明显依据不足。鉴定人认为双胎可能发生一些并发症,同时认为这些可能的并发症就是患儿神经系统损害的可能原因,但这个结论并没有事实依据。分析意见中提到的一些疾病,本案都没有相关病情证据。鉴定结论称宋某现在情况是由多种原因造成,但并没有说清楚各自原因力的比例。④鉴定报告中判定医疗行为是按照《产科规程》,但是鉴定结论是按照《法医临床学鉴定规范》,鉴定报告是采用了两个鉴定方法。综上鉴定报告不能采信。

对于宋某代理人对病历及鉴定报告的异议某市妇幼保健院在原审中做出如下说明:病历是按照卫生部门的规定提供的,宋某一方陈述的产程记录指的是分娩记录、剖宫产术记录、临床护理记录单,不存在伪造或者篡改病历情况;刘某医师当时在医院,是采用电话方式查房;胎监是一个连续的过程,医师是根据具体情况才打印结果,所有没有打印结果并不代表没有监测,这个在妇产科临床护理记录单中有显示;至于倒转术的告知问题,冯某在阴道分娩手术上签字,并且明确了分娩风险,所以整个手术过程中医师的决定并不需要告知患者。

原审庭审中,经宋某代理人申请,该院通知重庆市医学会司法鉴定所本次鉴定的鉴定人出庭。重庆市医学会回函表明本案 2 名司法鉴定人均系兼职鉴定人,目前均还在医疗机构执业,担负医疗任务。而出庭前后需要近 2 天时间,其所在机构不允许。另外,主要鉴定人×××教授每周 1、3、4、5 均有门诊任务,且年龄较大(78 周岁),身体状况不适于长途乘车,故重庆市医学会司法鉴定所以书面形式答复当事人及法院的质询问题。大致内容如下:①关于产程记录的问题:产程记录是必需的,但采取何种方式记录,各地对此要求和规定不同。本次送检的病历虽然未见单独的产程记录,但医方在妇产科临床护理记录单中对产程的相应情况做了记录,我们应予以认可,因此虽然无单独的产程记录,医院的病历也是相对完整的,对鉴定意见无影响。②关于脑瘫产前检查能否检查出来,或者某项指标异常能否做出提示及脑瘫是否是脑损伤造成的问题:脑瘫在产前检查中不能被检查出来,一般是在出生后脑发育早期出现运动发育落后、肌张力异常等表现,并排除进行性疾病所致的中枢性瘫痪及正常小儿暂时的运动发育落后的情况下才可以诊断。脑瘫的致病因素很多,在产前检查中某些指标异常可以向产妇预先做出提示小孩出生后有患脑瘫的高危因素。脑性瘫痪是脑损伤造成的,但并不是有脑损伤就一定会造成脑性瘫痪。③关于大双娩出后小双剖宫产问题:从 8:04 大双娩出后,要等到新生儿出来及宫缩后才能处理小双。8:55 行硬膜外麻醉,是为了松弛子宫便于行内倒转术。9:10 分输入复方氯化钠及缩宫素,此时大双娩出、宫口已开全,宫缩不好的情况下,适用小剂量缩宫素是可以的,此时胎心为 125 次/分,没有胎儿窘迫。即使此时有胎儿窘迫,适用小剂量缩宫素也是可以的。9:50 监测胎心波动,胎头不下降,考虑有胎儿窘迫,10:05 决定行剖宫产手术至 10:19 行剖宫产手术分娩小双,整个过程前后 29 分钟,该过程适当。但从 8:55 行麻醉至 10:08 进入手术室,该过程医方内倒转方法不正确,故有过错。④关于小双出生后新生儿评分与小双入院记录中的肌张力记录问题:Apgar 评分的意义在于 1 分钟评分反映窒息严重程度,5 分钟评分除反映窒息严重程度外,还可以反映窒息复苏的效果及帮助判断预后。胎龄小的早产儿,成熟度低,虽无窒息,但评分较低。小双的入院记录中描述的娩出后无肌张力、全身皮肤青紫,描述的应是小双出生当时的情况,因为有上述表现后,医方立即置于预热辐射台上,清理呼吸道,吸出少量红色水样物质,才进行的评分,因此双方并不矛盾。⑤关于患儿损害后果原因的问题:我所鉴定意见中产妇高龄(38 岁)、双卵双胎、早破水、早产及胎儿自身可能存在的发育不良、胎儿宫内窘迫均可以是造成患儿神经系统损害的原因,是多种原因造成的。根据所提供的资料,在目前的医学科学技术条件下,无法明确哪种原因造成患儿的损害后果,上述各种因素均可能参与了损害后果的形成。如果是由轻度窒息引起的缺氧缺血造成的脑损害,在临床实践中其损害后果不可能如此严重,其病程应是逐渐好转的,不会如本例所出现的进行性加重的表现,其严重的损害后果不能完全排除还存在其他上述因素的参与,因此医方的过错在患儿的损害后果中起到的作用是相对次要的。⑥关于是否存在伪造或篡改病历问题:病历是否存在伪造或造假,不属于法医临床鉴定的范畴,我所也不具备该能力。⑦关于外倒转和内倒转问题:如果当事人陈述属实,一个医师是不能很好地完成倒转术的,需要另外有人帮助固定胎头位置。病历中没有外倒转记录、没有绑胎监,对鉴定意见无影响。⑧关于对被告医疗行为评价的问题:鉴定书中主要针对过错的医疗行为和原告提出的属于法医临床鉴定范畴的问题做出评价,所以对阴道试产术前准备、宫缩观察、胎儿监护、外倒转、新生儿窒息复苏术等行为没有做出明确的评价不影响鉴定意见的形成。⑨关于鉴定意见的问题:本案中产妇高龄、双卵双胎、早破水、早产、胎儿宫内窘迫这项因素都是客观存在的,都是可以引起脑瘫的高危因素,因此我所的鉴定意见是有依据的。⑩关于宫口的问题:对于经产妇来说,一般宫口开大4cm可以进产房。护理记录上记录7:00宫口开大4cm,7:25进入产房,进行了宣教、胎监,说明医院做好了生产准备。⑪关于地塞米松使用问题:因孕妇为孕36周先兆早产,对于早产的孕妇使用地塞米松可以促使肺成熟;但对于孕妇来说,多疗程应有可能对胎儿神经系统发育产生一定影响。⑫关于鉴定规范:需明确的是,鉴定书第6页中描述的是按照《法医临床学检验规范》对宋某进行检验。其上的大标题也是描述的检验规范,不是鉴定规范。指的是对宋某体格检查采用的方法,并不是我们得出鉴定意见的鉴定规范。鉴定医疗行为是否存在过错,是按照产科常规来鉴定的。综上所述,该鉴定所认为做出的鉴定结论医院承担次要的责任是相对合理的。

在重庆市医学会第二次函复意见中,重庆市医学会司法鉴定所表明:①建议过错参与度为40%左右,但不同司法鉴定机构,不同鉴定人意见可能不一致,法院可根据情况自由裁量过错的参与度。②关于脑性瘫痪的致病因素较多,约有1/3的病例目前临床上难以确定病因。一般将病因分为出生前因素:主要由宫内感染、缺氧、中毒、接触放射线、孕妇营养不良、妊娠高血压疾病及遗传因素等引起的脑发育不良或脑发育畸形;出生时因素:主要为早产、过期产、多胎、低出生体重、窒息、产伤、缺氧缺血性脑病等;出生后因素:各种感染、外伤、颅内出血、胆红素脑病等。本例患儿存在多种致病因素,医院的医疗过错行为是其致病因素之一,宋某代理人所提供的其他医院的病历资料中并没有看到多家医院对脑瘫的原因分析,并排除产妇高龄(38岁)、双卵双胎、早破水、早产等致病因素的相关资料。Apgar评分是临床评价出生窒息程度的经典而简易的方法,这是在《儿科学》教材采用的方法,因此我所判断宋某轻度窒息是有依据的。血清磷酸肌酸激酶、肌酸激酶同工酶、乳酸脱氢酶及谷草转氨酶等在心肌损害早期均可增高。但正常新生儿,尤以经产道分娩的新生儿在生后3天内这些酶的活性亦增高。这些酶的半衰期很短,正常在生后24小时达高峰,后即迅速下降,故生后3天内测得的这些酶的活性差别很大,不能作为临床诊断和判断心肌受损程度的指标。患儿虽有心肌酶谱增高,提示有心肌损害,但不能据此判断为严重的缺氧性心肌损害。根据医方新生儿科病历及四川大学华西第二医院病历资料,患儿的缺氧缺血性脑病为轻度到中度,如果仅是轻度到中度的缺氧缺血造成的脑损害其预后应是好或者可能有些后遗症,但不会像目前患儿这样的严重的后遗症。患儿目前严重的损害后果尚有其他致病因素的参与。因此,我所认为医院的过错仅是造成患儿损害的因素之一,医方应承担次要责任。在鉴定意见书中,我所对医方产科及新生儿科的诊疗行为均做出了评价,不仅考虑了产科常规,也考虑儿科常规,鉴定意见书中已明确了儿科的过错,并非原告所述未考虑儿科常规,也不存在适用规范不当的问题。③宋某代理人对病历真实性有异议,法院应在鉴定前告知我所。如告知了,我所会请法院明确后才鉴定,否则不会受理该鉴定,因此请法院明确争议问题后再委托其他鉴定机构重新鉴定。

某市妇幼保健院上诉称:①原审认定事实错误,具体表现为:原审认定某市妇幼保健院的医疗行为"违反国家卫生法律、法规、规章和相关诊疗规范的规定"没有事实依据及法律依据;某市妇幼保健院提供的产科和儿科病历客观、真实、完整,原审认定某市妇幼保健院提供的部分病历系伪造,并据此怀疑病历其他部分的真实性,缺乏合法、充分的事实依据,是错误的;重庆市医学会司法鉴定所作出的鉴定结论是正确的,原审认定涉案病历无法反映真实的诊疗过程,根据该病历做出的鉴定结论,本院不予采信是错误的;原审法院将病历真实性、完整性的举证责任由某市妇幼保健院承担,属违法分配举证责任,违反"谁主张、谁举证"原则,该证明责任应由宋某一方承担。②原审适用法律错误。原审适用《中华人民共和国侵权责任法》第五十七条、第五十八条及《最高人民法院关于民事诉讼证据若干问题的规定》第二条推定某市妇幼保健院存在过错,并承担本案的全部赔偿责任属适用法律错误。③重庆市医学会司法鉴定所的鉴定结论认定某市妇幼保健院过错参与度为40%属过重,我院只应承担10%的责任。④宋某请求赔偿金额2 368 422元缺乏事实依据和法律规定,请求依本案实际情况及正式票据予以核定宋某实际发生的各项费用。综上,请求撤销原判,并依法改判。

本院经审理查明:1. 某市妇幼保健院提供病历记载如下内容:①2012年8月27日2:09首次病程记录病史特点第(5)项记录冯某"14年前顺产一活男婴"、第(8)项记录冯某"已婚未产式"。②2012年8月27日2:13对冯某超声检查报告单载明,检查部位为胎儿及附属物,描述为:胎位1头位,双顶径8.5cm,股骨长6.5cm,胎儿心率138次/分,节律齐;胎位2头位,双顶径9.0cm,股骨长6.7cm,胎儿心率137次/分,节律齐。③2012年8月27日5:20刘某医师查房记录,内容主要为"据目前孕妇病史特点,请示刘某主治医师并向其汇报病史后,刘某主治医师指示……"对该记录市妇幼保健院认为,刘某医师当晚在为另一患者进行剖宫产手术,通过电话听取邓成敏医师的汇报并做出明确指示,是临床上运用通信手段进行会诊。宋某认为电话查房违反《执业医师法》,要求医师亲自诊查之规定,该记录涉嫌伪造。④2012年8月27日8:26分娩记录记载"刘某医师到产房查看孕妇后指示,孕妇系双胎,第一胎娩出后应于腹部固定另一胎"。⑤2012年8月27日9:55刘某医师查房记录记载"刘某副主任医师指示:第一胎娩出后,第二胎转为左横位,行徒手内倒转失败,请麻醉科会诊,硬膜外麻醉后,再次徒手内倒转为头位,孕妇宫缩差,予缩宫素加强宫缩,严密观察,于9:50监测胎2胎心波动在90~136次/分"。⑥某市妇幼保健院医嘱执行单载明"8月27日1:40医嘱为胎监20分钟,8月27日1:42杨红梅执行医嘱,8月27日11:19黄丽执行医嘱。"⑦某市妇幼保健院麻醉记录单载明"对冯某麻醉开始时间为8:55,结束时间为11:05。对冯某手术开始时间10:16,结束时间11:00"。⑧市妇幼保健院儿科抢救记录载明"患儿冯某之子,男,出生后16分钟,新生儿,因早产儿窒息复苏后16分钟入院于2012年8月27日10:35。查体:早产儿貌,刺激哭声弱,口周青紫,可见吸气性三凹征,呼吸节律不规则,可见屏气及双吸气"。⑨关于某市妇幼保健院对冯某生产小双(即宋某)过程中的胎心监测。该院妇产科临床护理记录单中有吴亚玲护士书写的从8:15—10:05的胎心记录,并有打印时间为9:11′46″、9:21′46″的胎心监护仪连续监测纸质打印记录(即胎监图纸)。其中临床护理记录单书写记载,9:40胎心110~132次/分、9:50胎心90~136次/分、10:00胎心90~137次/分。对以上胎心监测记录,某市妇幼保健院认为,在冯某待产、生产过程中对胎儿胎心的监测采用绑胎监连续监测胎心记录(此方式可打印胎监图纸)和超声多普勒听诊记录两种方式。在实施倒转术时不能采用胎监监测胎心,使用的是多普勒听筒听诊,妇产科临床护理记录单中9:50胎心记录是用多普勒听筒听诊后记录的。对以上胎心监测记录,宋某代理人认为胎监监测胎心记录没有医嘱予以对应,医师做倒转术时与胎监监测胎心不能同时进行,该胎监图纸是虚假的。多普勒听诊胎心记录应为×次/分,不会有×次-×次/分的记录形式,该记录是虚假的。

2. 某市妇幼保健院在原审中"关于对冯某进行产科倒转术的情况说明"书面陈述,9:55刘某医师查房记录漏记徒手外倒转治疗措施,刘某主任医师8:00左右(病区交班前)到达产房内,由邓医师、辛医师上台接生,同时刘某主任医师外固定孕妇腹壁,因大双娩出后孕妇腹壁极度松弛,第二胎转为横位。

3. 重庆市医学会司法鉴定所听证记录载明:"问:胎二 9:50 胎监 90～136 次/分后 90 次/分的胎心持续多长时间?医方答:当时胎监取了,用多普勒监测的,一般听 1 分钟。问:几个人接生?旁边有人没?患者答:一个人接生,没有其他人。问:怎么没有待产记录?医方答:没有专门的待产记录,记录在护理记录中,代替待产记录。问:有人固定没?医方答:没有专门的固定。问:内倒转一般转为臀位,这个怎么转为头位?医方未作回答"。

4. 诊疗过程。2012 年 8 月 27 日 1:30 分,冯某入院时的值班医师是邓某,在生产过程中,刘某、辛某参与了本次医疗行为。从冯某入院到交予产房至大双娩出时的较长一段时间内,邓某在处置冯某的生产过程,刘某及辛某是大双娩出时,即 8 月 27 日 8:00 左右到达产房参与医治的。此时,大双已近娩出(8:40 娩出),刘某、辛某没有参与之前的诊治过程。在冯某进入产房至大双娩出的过程中,医务人员没有有效固定小双(即宋某)胎头,大双出生后,小双转为横位。胎儿转为横位后,刘某医师行徒手外倒转术未成功,即行徒手内倒转术仍未成功。医方请麻醉科会诊,行硬膜外麻醉,再次徒手内倒转胎儿为头位。后因孕妇宫缩差,胎儿胎心波动,胎头不下降,胎儿窘迫,经行剖宫产术,小双于 8 月 27 日 10:19 出生。因宋某病情(新生儿窒息等)危重,出生 16 分钟后转入某市妇幼保健院新生儿科抢救。同日 11:00,该院对宋某病情下达病危通知。宋某入院 30 小时后,因病情危重于 2012 年 8 月 28 日转上级医院进一步诊治。

本院认为,本案为医疗损害责任纠纷,根据双方当事人的诉辩意见,本案的争议焦点为:①某市妇幼保健院提供的涉案病历是否真实、完整,是否伪造病历资料;重庆市医学会司法鉴定所的鉴定意见书能否采信?②某市妇幼保健院的本次诊疗行为是否存在过错,宋某目前的神经系统损害后果与该院的过错行为是否存在因果关系,某市妇幼保健院是否应当对宋某的损害后果承担全部赔偿责任?③宋某因本次医疗事故所受到的损失如何计算?

关于焦点"①",本院认为某妇幼保健院提供的病历记载遗漏重要诊疗行为、病历记载内容不规范、不准确、不完整。理由如下:依照《中华人民共和国执业医师法》第二十三条医师实施医疗、预防、保健措施,签署有关医学证明文件,必须亲自诊查、调查之规定,医师查房是医师诊断病情的重要医疗手段和方式,应当亲自诊查。本案中刘某主治医师并未亲自诊查,该院的病历记载为刘某医师查房记录,记录内容为邓某向刘某医生电话汇报冯某病情后刘某的电话指示,该过程记载为查房记录不规范。②病程记录中,首次病程记录 14 年前顺产一活男婴与已婚未产式相矛盾,属记录错误。没有相关的交接班记录、病情讨论记录,整个病程记录不能准确反映出刘某、辛某两位医师参与诊治的具体时间及内容,病历记载不完整。③8:04 大双娩出,胎儿(小双)转为横位后,医方医务人员行徒手外倒转术未成功,即行徒手内倒转术仍未成功,于 8:45 行硬膜外麻醉,再行徒手内倒转为头位,至 10:16 实施剖宫产,其间历时 2 小时 12 分,此为重要治疗过程。但医方病历中未记载外倒转术过程及时间,病历记载不完整。④关于胎心监测过程及方式。某市妇幼保健院提供冯某生产小双(即宋某)胎监图纸,记录时间显示为 2012 年 8 月 27 日 9:11′46″和 9:21′46″。从两个时间点确定的图纸移动速度,可推算出从 9:03～9:30 医方用胎监监测小双胎心。这与该院在鉴定会听证中陈述"当时胎监取了,用多普勒监测的"存有矛盾。对此,医方辩称,倒转术操作过程不是持续不停地,期间有间断,医方实施倒转术时用多普勒监测胎心,暂停时用胎监监测胎心。但从院方提供病历分析,硬膜外麻醉开始于 8:55,硬膜外麻醉后再次徒手内倒转为头位(注:此后再无倒转术记录,系最后一次内倒转术),则最后一次徒手内倒转术开始于 8:55。以医方辩称"实施倒转术时用多普勒监测胎心,暂停时用胎监监测胎心"理由为前提可推论出,在病历中有 9:03 后胎监图纸的情况下,内倒转术在 9:03 前已完成且 9:03 后医方应用胎监监测胎儿胎心,这与医方陈述当时胎监取了,用多普勒监测的自相矛盾。因此,医方的该辩称理由不成立;另,胎监执行一般应有医师医嘱相对应,病历中仅载明 8 月 27 日 1:40 一次胎监医嘱,胎监医嘱与冯某生产小双(即宋某)胎监图纸不能对应。同时,医嘱执行单中记录有黄丽护士于 8 月 27 日 11:19 执行胎监 20 分钟,因小双(即宋某)已于 10:19 娩出,该记录是错误的。基于以上原因,院方对胎儿(即宋)胎心监测的过程、方式在病历中反映不明确、不准确。时间显示为 2012 年 8 月 27 日 9:11′46″和 9:21′46″的胎监图纸,与医方病历、医方在重庆市医学会司法鉴定所听证记录及庭审中陈述存在矛盾,应当不予采信。综上,某市妇幼保健院提供的涉案病历记录不规范、不完整、不准确,不能全面地反映整个诊疗过程,重庆市医学会司法鉴定所根据该病历做出的鉴定结论应不予采信。

关于焦点②,本院认为某市妇幼保健院在本次诊疗活动中存在重大过错,宋某目前的神经系统损害后果与其过错行为存在直接的因果关系。理由如下:冯因怀孕早产于 2012 年 8 月 27 日 1:30 入住某市妇幼保健院,冯某为 38 岁高龄产妇,入院时诊断为双活胎先兆早产,冯某的生产情况具有特殊性与危险性。冯某入院后某市妇幼保健院的医务人员应当针对冯某的具体情况做好充分的待产准备与诊疗方案,密切观察冯某产程进展及胎儿胎心变化,做好各项准备工作,在职责范围内力保冯某顺利生产。但实际情况是,从冯某于 8 月 27 日 1:30 入院至 8:04 分娩出大双的较长时间内,仅有一名医师在处置冯某的生产。在此过程中,对多胎妊娠患者可能出现的症状预判不足,准备不充分,没有对胎儿(宋某)采取必要的、有效的固定,胎儿(宋某)转为横位,冯某出现难产症状,医方违反产科诊疗常规,对此存在过错。医方行硬膜外麻醉,再行内倒转术时,常规应为臀位牵引,不应转为头位分娩方法,其内倒转方法不正确,违反医疗技术常规。造成第二产程延长,胎儿胎心监测不准确,胎儿(即宋某)宫内窒息。因新生儿窒息,宋某在出生 16 分钟后即转儿科抢救。医方对此存在过错。宋某由医方产科转入新生儿科后,医方没有对宋某行血气分析,了解患儿的通换气功能及机体的酸碱状态,违反医疗常规。虽然患儿在新生儿科血氧饱和度维持 88%～92%,但不能排除新生儿存在酸碱失衡进一步加重神经系统损害的可能性,医方存在过错。据此,应认定某市妇幼保健院在冯某的生产过程中,准备不充分,产程观察不及时,对冯某生产过程中可能出现的风险估计不足,未尽到相应的诊疗注意义务,产程处理措施不当,儿科抢救时未进行血气分析。综合以上事实,某市妇幼保健院在本次诊疗行为违反产科诊疗常规,存在重大过错。宋某目前的病情为脑性瘫痪(重型)、脑发育障碍、继发性癫痫(婴儿痉挛),其目前的损害后果与某市妇幼保健院诊疗过程中的过错行为存在直接的因果关系。同时,在某市妇幼保健院没有充分证据证明冯某自身存在过错或胎儿(即宋某)存在先天性不足的情况下,某市妇幼保健院应当对宋某目前的损害后果承担全部赔偿责任。

关于焦点③,本院认为,鉴于宋某的病情状况,其治疗、康复的过程较长,期间所产生的医疗费及相关费用具有不确定性,故对尚未发生、确定的费用,宋某可待实际发生、确定后另行主张。对实际发生并可确定的费用可计算至 2015 年 10 月 14 日(注:二审中宋某提交票据截止日,某市妇幼保健院对该时间截止点无异议)。对残疾赔偿金及精神损害抚慰金可评残后另行主张。依照《中华人民共和国民事诉讼法》第一百七十条第一款第(二)项、《中华人民共和国侵权责任法》第十六条、第五十四条、第五十七条、第五十八条第(一)项、最高人民法院《关于审理人身损害赔偿案件适用法律若干问题的解释》第十七条、第十九条、第二十一条、第二十二条、第二十三条、最高人民法院《关于民事诉讼证据的若干规定》第二条之规定,并经本院审判委员会讨论决定,判决如下。

(1)撤销某市东坡区人民法院(2013)眉东民初字第 2727 号民事判决。

(2)某市妇幼保健院在本判决生效之日起 30 日内赔偿宋某医疗费、护理费、营养费、交通费、鉴定费及其他费用共计 233 979.73 元。

(3)驳回宋某代理人的其他诉讼请求。

本案一审受理费 2904 元、二审受理费 27 813 元,共计 30 717 元,由某市妇幼保健院负担。

**【损害启示】**

根据人民卫生出版社出版的第 9 版《妇产科学》中多胎妊娠的内容精要,结合本例分析。

(1)第 9 版《妇产科学》中多胎妊娠章节中认为:①如果双胎妊娠计划阴道试产,无论何种胎方位,由于大约 20% 发生第二胎儿胎位变化,需做好阴道助产及第二胎儿剖宫产的准备。②第一胎儿为头先露的双胎妊娠可经阴道分娩。③第一胎为头先露,第二胎为非头位,第一胎儿阴道分娩后,第二胎儿需要阴道助产或剖宫产的风险较大。④第一胎儿为臀先露,易发生胎膜早破、脐带脱垂;若第二胎儿为头先露,有发生胎头绞锁的可能,应放宽剖宫产指征。⑤双胎妊娠阴道试产,第一胎儿娩出后,胎盘侧脐带必须立即夹紧,助手应在腹部固定胎儿为纵产式,通常在 20 分钟左右第二个胎儿娩出。

(2)结合本例:①在第一胎娩出后,产科未有效固定第二胎胎头,致使胎位由头位转为左横位,在胎位转为左横位后,内倒转术常规应为臀牵引,不应转为头位,其内倒转方法不正确,导致了第二产程延长、胎儿宫内窒息,广大产科医务人员应引以为戒,再次强调双胎分娩(无论顺产还是剖宫产)固定宫底的重要性。②第一胎儿娩出至实施第二胎儿剖宫产,历经 3 次倒转,历时 2 小时 12 分(双胎胎儿娩出时间间隔通常在 20 分钟左右),宫内窒息风险大大增加。若 1 次倒转不成功,即积极选择剖宫产,胎儿结局可能不至于此。

(康美花)

## 二、妊娠期急性脂肪肝,但化验结果未归急诊剖宫产致产妇死亡损害启示

**【病情摘要】**

四原告诉称:2013 年 11 月 20 日某某在某医院建档并规律产检,诊断为双胎妊娠,胎儿发育正常,产妇情况良好。2014 年 3 月 29 日 1:00,某某入住某医院,进行剖宫产手术,分娩 2 子,转入海军总医院新生儿重症监护室。某某术中子宫有活动性出血,后病情十分危重,转入北京大学某医院 ICU 进行治疗,但仍于 2014 年 4 月 15 日死亡。我们认为,某医院在对某某进行手术前,未完善相关术前准备,未制订完善的手术方案,未能恰当评估手术适应证、禁忌证,其诊疗行为存在明显过错,与患者死亡之间存在因果关系,为维护我们的合法权益,诉至法院。

**【法院处理】**

某医院辩称,我方不同意四原告的全部诉讼请求。①某某死亡的主要原因是妊娠期急性脂肪肝,即便我方在诊疗过程中存在某些过错和瑕疵需要承担责任,但作用轻微,参与度应在

10%～20%，我方仅能在该范围内承担民事责任。②妊娠期急性脂肪肝属于产科罕见、疑难特殊的病例，且患者某某半夜来诊，处于临产状态，胎儿宫内窘迫，必须紧急手术，否则会造成胎死腹中的严重后果。紧急情况下的抢救行为不同于一般医疗行为，在此紧急情况下，我方的诊疗行为符合法律规定的免责条款。③四原告主张的赔偿项目没有异议，但相关赔偿依据和计算方法有异议。④四原告主张的精神损害抚慰金数额过高。⑤关于鉴定费和诉讼费，我方认为应根据责任比例予以承担。

经审理查明 2014 年 3 月 29 日某某因"胎孕 $38^{+6}$ 周，双胎妊娠，阴道流水伴不规律腹痛 $2^+$ 小时"待产于某医院，诊断为：①孕 4 产 0 孕 $38^{+6}$ 周头位/头位先兆临产；②胎膜早破；③双胎妊娠；④胎儿宫内窘迫。后急诊行剖宫产术，娩出两男活婴，因产后大出血，失血性休克，多脏器功能受累，转至北京大学某医院，后于 2014 年 4 月 15 日死亡，死亡原因为产后出血、弥散性血管内凝血、妊娠期急性脂肪肝。后经北京市尸检中心检查，结论为剖宫产、子宫切除术后产妇因出血性休克继发垂体出血、坏死，双侧肾上腺坏死，合并双侧化脓性小叶性肺炎、肺脓肿，多器官功能衰竭死亡。

庭审中，经四原告申请，本院委托北京中衡司法鉴定所（以下简称中衡鉴定所），就某医院和北医某院对某某的医疗行为是否存在过错、如存在过错，明确过错医疗行为与死亡的损害后果之间的因果关系，如存在因果关系，明确某医院和北医某院的各自过错参与度。后中衡鉴定所于 2015 年 1 月 15 日做出（2014）临床鉴字第 096 号司法鉴定意见书，其中"分析说明"部分载明：根据案件相关资料及双方陈述意见，并会同相关临床医学专家，经认真分析讨论，达成一致意见如下。

1. 关于某医院对被鉴定人诊疗行为的评价及与被鉴定人损害后果的因果关系分析如下。

（1）医方在对被鉴定人的诊疗过程中，有急诊剖腹产指征，但是存在产前高危风险评估不充分、手术时间欠妥问题。被鉴定人某某 22 岁，既往身体健康，孕 $20^+$ 周在医方进行定期产检，生产前共产检 10 次。2014 年 3 月 24 日门诊检查血常规血小板为 $9.3\times10^9$/L［正常（10～30）$\times10^9$/L］，提示体内血液指标存在异常。2014 年 3 月 29 日 1:20，被鉴定人因孕 $38^{+6}$ 周、双胎妊娠、不规律收缩 1 小时入院，一般体格检查未见异常，行胎心监护检查，因双胎之一的胎儿胎心基线变异常、宫口大指尖伴羊水黄绿色等情况，说明胎儿存在宫内窘迫而短时间内又不能结束生产，需行剖宫产手术，被鉴定人有急诊剖腹产指征。经知情同意后决定行剖宫产，但医方在手术前，针对双胎孕妇存在的血小板减少问题，在入院病历、术前小结、术前风险告知中没有任何关于该项高危因素的风险评估，术前准备不足，医方决定行急诊手术前，常规化验血常规及凝血，血常规提示血小板 $6.8\times10^9$/L，凝血功能异常，但医方未见血液化验结果就行麻醉、手术，手术时机不当，违反诊疗常规，存在医疗过错。术中血常规回报血小板减少至 $6.8\times10^9$/L，凝血化验结果提示凝血功能异常、纤维蛋白原低至无法监测水平，出血已经不可避免。如果产前能够充分评估出血风险、备好血液制品，纠正凝血功能异常，虽生产过程中出血可能不可避免，但是预后可能会有所改观。因此，医方术前未行高危风险评估、术前准备不足、手术时机不当，存在医疗过失，与被鉴定人死亡有关联性。

（2）产后出血发生时，医方针对被鉴定人出现的凶险出血状况，先后输注血液制品、输液、肌内注射宫缩加强剂、宫腔填塞、子宫血管结扎、子宫切除等，以上行为符合诊疗常规，但是存在子宫切除过晚的问题。产后出血是产科诊疗过程中常见的并发症，导致产后出血的原因之一为凝血功能障碍。针对凝血功能异常所导致的产后出血，原则上应补充血容量，包括晶体和胶体、补充凝血因子、纠正凝血功能异常,在药物治疗无效的前提下,可以实施宫腔填纱、子宫供血血管结扎或栓塞、子宫切除等措施挽救生命。回顾医方对被鉴定人的抢救过程,先后使用子宫收缩药物,开放静脉输液通路,输入包括红细胞悬液、血小板、纤维蛋白原等血液制品,定期复查血液指标,宫腔填纱,向家属交代病情,如果非手术治疗无效需行子宫全切,请上级单位专家来院参加抢救,结扎子宫动脉及髂内动脉,并共同完成了子宫切除手术,整个救治过程共输注红细胞悬液 20U、血浆 2000ml、血小板 1U、纤维蛋白原 12g、凝血酶复合物 400U、晶体液 6700ml、胶体液 2500ml,总共入液量达 11 200ml。但是存在手术切除子宫过于迟延的问题,根据病历记录:2:50、2:58,双胎新生儿出生,胎盘娩出后子宫发生活动出血,经使用收缩子宫药物、凝血物质、纤维蛋白原、血小板、宫腔填纱后,出血情况并没有完全缓解,于 6:20 向家属交代病情,说明切除子宫可能,但是真正实施手术为 10:30,如果尽早实施子宫切除手术、减少失血量,尽快纠正失血所造成的多脏器衰竭、存在挽救患者生命的可能性。

(3)医方在对被鉴定人的诊疗过程中,针对胎心监护提示胎儿宫内窘迫,有急诊剖腹产手术适应证。医方对被鉴定人血小板减少高危因素重视不足,术前常规检查血常规及凝血四项,但未见血液化验结果回报行急诊手术,不符合诊疗常规,存在医疗过失;行剖腹手术后,针对产后出血保守治疗无效、估计失血达 3000ml 的情况下,从交代子宫切除到真正实施手术,存在延误,与被鉴定人的损害后果有一定因果关系。

综上,妊娠期急性脂肪肝是妊娠晚期特有的少见疾病,起病急骤,发病凶险,病情变化迅速,死亡率高。该病易发生于妊娠晚期,初产妇,多胎、妊娠期高血压疾病等是妊娠期急性脂肪肝的高危因素。鉴于该病以上特点,结合某医院的诊疗过失,建议双方共同承担责任。

2. 北医某院对被鉴定人诊疗行为的评价及与被鉴定人损害后果的因果关系分析:北医某院作为妇产科危急重症病例转诊医疗机构,在接收外院转诊过来的危重患者后,行全院相关科室会诊……纵观以上救治过程,北医三院的诊疗行为符合诊疗常规,不存在医疗过错。最后在鉴定意见中载明:①某医院在对被鉴定人的诊疗过程中,存在医疗过失,与被鉴定人损害后果有部分因果关系。②北医三院在对被鉴定人的诊疗过程中,未见违反诊疗常规,无医疗过错,与被鉴定人损害后果无因果关系。四原告垫付鉴定费 15 300 元。

庭审中,某医院针对《司法鉴定意见书》提出书面异议,主要内容为:①妊娠期急性脂肪肝是否属于少见疑难病症。②医方的医疗行为是否属于抢救行为。③为何没有说明和评价子宫切除过晚的原因和责任。④确定原有疾病参与度与责任程度。后中衡鉴定所针对该书面异议,予以如下回复:①妊娠期急性脂肪肝是妊娠晚期特有的少见疾病,起病急骤,发病凶险,病情变化迅速,死亡率高(50%)。如能做到早期诊断早期治疗,可降低母亲死亡率。被鉴定人于孕 20+ 周在医方进行定期产检,产前共产检 10 次。2014 年 3 月 24 日门诊检查血常规血小板为 $9.3 \times 10^9/L$[正常(10~30)×$10^9$/L],提示血液指标存在异常。医方在手术前,针对双胎孕妇存在血小板减少问题,在入院病历、术前小结、术前风险告知中没有任何关于该项高危因素的风险评估,术前准备不足。②手术前之必须进行常规、血型、凝血项目的检查。医方决定行急诊手术前也进行了各项化验,结果提示血小板 $6.8 \times 10^9/L$、凝血功能异常,但医方未见血液化验结果就行手术,手术中发生大出血,止血困难,大出血是造成被鉴定人死亡的主要原因。③6:20 医方在手术知情同意书上写明建议切除子宫,被鉴定人家属签字确认,未见拒绝切除子宫的签字。实施子宫切除的时间却在 10:30,医方存在手术迟延的问题。在此过程中,并未见被鉴定人及家属拒绝切除子宫的签字。④某医院在对被鉴定人的诊疗过程中,存在医疗过失,与被鉴定人损害后果有部分因果关系,部分因果关系的参与度理论系数为 50%(40%～ 60%),本案建议医疗过错参与度为 60%。

庭审中,四原告认为鉴定机构建议的过错参与度过低,其主张某医院应当承担 70% 的责任,而某医院则认为其责任程度为轻微责任,并申请鉴定人出庭接受质询。后中衡鉴定所主任医师常玲、主任法医师郭秀改(以下简称出庭人员)出庭接受质询。质询中,双方主要围绕以下几个问题:①某医院认为,常某是专家组成员,又是第一鉴定人,属于鉴定人身份和专家身份混同,违反了《司法鉴定程序通则》的规定。出庭人员对此解释,《司法鉴定程序通则》中并未明确规定鉴定人与专家不能是同一人,本例鉴定中,常某既是中衡鉴定所的鉴定人,同时也是妇产科专家,鉴定时还有 2 位外聘专家,这是业内推崇的鉴定方法。②某医院认为,应当适用《人体损伤致残程度鉴定标准》确定责任程度,本案中患者原有疾病急性脂肪肝是导致其死亡的主要原因,其医院的作用轻微,应承担 B 级责任,而非鉴定机关认定的对等责任,且鉴定机关不应认定具体的 60% 的过错参与度。出庭人员对此解释,根据鉴定协会规定,目前不能在鉴定意见中明确过错参与度,只能明确责任程度,即无责任、轻微责任、对等责任、主要责任、全部责任,本例综合案情,对照《人体损伤致残程度鉴定标准》是 D 级,即对等责任,具体分析内容在鉴定意见书中已经明确陈述,同时若司法机关有要求,鉴定机关可以建议过错参与度系数,本例建议参与度系数为 60%。③医某院认为,本例患者在产检时并未配合院方的治疗,建议其住院,但其自行离开,导致后期检查无法跟上,且患者再次入院是半夜急诊,如不紧急手术,必定会造成胎死腹中的严重后果,属于抢救行为。出庭人员对此解释,本例患者有急症剖腹产手术指征,但并未到需立即进行手术的程度,院方应对患者家属针对患者血小板问题进行交代,让患者家属选择是等化验结果回来再进行手术或者是直接进行手术。④某医院认为不存在切除子宫过晚的问题,病危通知书不等同手术同意书,其不能仅依据 6:20 下达的病危通知书便进行子宫切除术,之所以在 10:30 才进行手术,是患者家属一直要求保留患者子宫,故其一直采取止血措施,后来在 10:00 再次告知患者家属必须切除子宫,患者家属在手术同意书上签字后才进行手术。出庭人员对此解释,双方在听证会上对于切除子宫事宜存有巨大争议,患方家属方认为签字了但为何不及时切除子宫,院方则认为是患方家属不同意切除子宫,而根据鉴定材料中的客观病历材料显示,院方在 6:20 向患者家属出具了病危通知书,提到要切除子宫,患者家属签字,此即表明患者家属对院方要采取的措施是同意的,如果拒绝要有明确的意见,在其他客观病历材料中,均没有显示患者家属拒绝院方切除患者子宫的内容,而手术同意书上并未显示时间。

质询后,某医院向中衡鉴定所支付了鉴定人出庭费用 2000 元。经查,《司法鉴定程序通则》中规定:司法鉴定机构受理鉴定委托后,应当指定本机构中具有该鉴定事项执业资格的司法鉴定人进行鉴定。委托人有特殊要求的,经双方协商一致,也可以从本机构中选择符合条件的司法鉴定人进行鉴定。司法鉴定机构对同一鉴定事项,应当指定或者选择二名司法鉴定人共同进行鉴定;对疑难、复杂或者特殊的鉴定事项,可以指定或者选择多名司法鉴定人进行鉴定。司法鉴定机构在进行鉴定的过程中,遇有特别复杂、疑难、特殊技术问题的,可以向本机构以外的相关专业领域的专家进行咨询,但最终的鉴定意见应当由本机构的司法鉴定人出具。

庭审中,四原告和某医院分别申请姜×(北京市通州区某医院副主任医师)和吕××(海军某医院妇产科主任医师)作为专家辅助人出庭陈述意见,其中姜某的主要意见为:首先,某医院忽视了患者在产前检查时提示的血小板减少、凝血机制有问题的高风险因素,属于漏诊;其次,产后大出血是要尽快切除子宫,但某医院并未及时切除子宫,延误了救治时机;吕××的主要意见为:首先,有关剖宫产手术时机问题,鉴定机关忽视了患者自身的原发性疾病,即急性脂肪肝的病情危重性和临床不常见性,即使院方诊断了急性脂肪肝,也不能等到病情稳定了再进行手术,否则结果会更不好,有可能危及大人和孩子;其次,关于切除子宫时间过晚问题,现有诊疗规范没有明确规定何时应当切除子宫,某医院在采取了结扎、填纱等措施后才切除,不存在切除时间过晚的问题。

庭审中,经核实,某医院在对患者进行剖宫产手术时,已取得患者的血常规结果,但尚未取得患者的凝血报告。某医院对此解释系考虑到患者胎儿宫内窘迫,为了抢救胎儿才决定急诊剖宫产手术,且亦备上了血液制品。另庭审中,某医院主张患者家属曾要求院方保留患者子宫,故其一直采取止血的非手术治疗措施,不存在子宫切除过晚的问题,但四原告对此不予认可,表示从未拒绝院方切除子宫。经查,某医院在 2014 年 3 月 29 日 6:20 向患者家属出具病危(重)知情通知书(以下简称《病危通知书》),主要内容为:入院后完善检验,急诊行剖宫产,术中出血较多,量约 3000ml,给予积极止血、填纱对症治疗,血红蛋白进行性下降,凝血六项提示DIC,随时可能出现生命危险,子宫全切。梁某在该通知书中的近亲属签名处签字确认,申某在该通知书中的关系人签名处签字确认,但申某表示该签字系事后补签。另查,本例病案材料中还有一份关于全子宫切除术的手术同意书,主要告知内容为:于 2:50 剖宫产助娩 2 子,新生儿娩出后子宫收缩欠佳,血液不凝,给予纤维蛋白原及新鲜冰冻血浆输入,现患者子宫收缩欠佳,经子宫动脉栓塞及髂内动脉结扎,子宫仍有持续性出血,现出现 DIC 危及患者生命,向患者及家属交代病情,行子宫全切术。梁××、申××分别在该同意书中的患者意见及签名和近亲属意见及签名处签字。另经核实,该手术同意书上仅记载了手术时间为 2014-03-29,但没有记载具体时间点。庭审中,某医院未就其主张的患者家属在 2014 年 3 月 29 日 6:20 下达病危通知书后至同日 10:30 分进行子宫次全切除术期间明确表示拒绝进行子宫切除术一节向本院提供其他证据。

本院认为,患者在诊疗活动中受到损害,医疗机构及其医务人员有过错的,由医疗机构承担赔偿责任。

本案的争议焦点在于某医院的医疗过错行为及相应责任程度的认定。对此,本院认为:首先,某医院主张中衡鉴定所在进行本例司法鉴定时,鉴定人身份与专家身份混同,违反了《司法鉴定程序通则》的程序性规定,但根据《司法鉴定程序通则》规定内容,并未明确禁止鉴定人身份与相关专业领域的专家身份混同,故对于某医院的该项抗辩意见,没有法律依据,本院不予采信。因此,中衡鉴定所作为具备鉴定资质的鉴定机关,其针对本案所出具的《司法鉴定意见书》,程序合法,可以作为本案定案证据使用;其次,根据中衡鉴定所出具的《司法鉴定意见书》内容,其明确某医院存在的医疗过错行为主要为有急诊剖腹产指征,但存在产前高危风险评估不充分、手术时间欠妥问题及切除子宫过于迟延问题。某医院对此均不予认可,本院对其相关抗辩意见,分别论述如下:关于有急诊剖宫产指征,但存在产前高危风险评估不充分、手术时间欠妥问题某医院主张其行为系抢救行为,而根据中衡鉴定所的鉴定意见及本院查明的事实,患者某某在生产前已在某医院进行常规产检 10 次,某医院应当对某某的血液指标存在异常予以充分的认知,在某某急诊入院后,虽有急诊剖宫产指征,但并非紧急到必须立即进行手术的程度,而其在对某某进行剖宫产手术时,并未取得相关凝血报告,此足以说明其未尽到合理的诊疗义务,其所申请的专家辅助人意见,不足以证明其尽到了合理的诊疗义务,故其行为不符合法律规定的医疗机构因实施抢救行为而免责的法律要件。因此,本院对某医院的此项抗辩意见,不予采信。关于切除子宫过于迟延问题,某医院主张患者家属存在拒绝进行子宫切除的情形,但根据本案查明的事实,从某医院向患者家属下达病危通知书至实施子宫切除术期间,没有证据显示患者家属存在拒绝进行子宫切除的事实,故对于某医院的该项抗辩意见,本院亦不予采信。

综上,对于某医院主张承担轻微责任的抗辩意见,没有事实和法律依据,本院不予采信,而四原告主张某医院应承担70%的责任程度,因其提交的包括专家辅助人意见在内的证据,均不足以证明其主张,本院对其该项主张亦不予支持,有关具体责任程度,本院采信中衡鉴定所出具的参考系数,即认定本例责任程度为60%。

判决如下。

某医院于本判决生效后十日内向原告赔偿医疗费人民币148 627.70元、误工费人民币1664.88元、住院伙食补助费人民币510元、死亡赔偿金人民币829 417.20元、丧葬费人民币23 266.80元、精神损害抚慰金人民币150 000元,以上共计人民币1 153 486.58元。

**【损害启示】**

根据人民卫生出版社出版的第9版《妇产科学》中"妊娠期急性脂肪肝"的内容精要,结合本例分析如下。

(1)第9版《妇产科学》中"妊娠期急性脂肪肝"章节中认为:①妊娠期急性脂肪肝是妊娠期特有的致命性少见疾病。起病急骤,病情变化迅速,多见于妊娠晚期,初产妇,妊娠期高血压疾病、双胎和男胎较易发生。②以明显的消化道症状、肝功能异常及凝血功能障碍为特征。③注意与病毒性肝炎、HELLP综合征、妊娠期肝内胆汁淤积症进行鉴别诊断。④及时终止妊娠是治疗的关键。

(2)结合本例:①患者入院后,虽有急诊剖宫产指征,若非紧急到必须立即进行手术的程度,一般均应取得血常规、凝血功能检查报告后方可实施手术,但应将等待手术过程中出现的风险反复告知患者并签字,若患者不同意等待化验结果而选择直接进行手术,则应反复告知结果未归即刻手术的风险并签字。②再次提醒医务人员术前要进行高危风险评估、术前准备要充足、手术时机选择要恰当。③若病情需要,切除子宫的建议要当机立断,家属同意或拒绝,签字要清楚、明了,时间具体到分钟。

(康美花)

## 三、超声提示胎儿NT略厚,医院告知不足,产下一唐氏综合征儿损害启示

**【病情摘要】**

李女士于2011年6月怀孕,同年9月份到某医院建档并进行产前检查。B超示NT值偏高,提示胎儿发育异常,建议进一步检查,但主治医师认为不需进行进一步检查,她遵医嘱,未行其他检查。此后,她按时就诊,但医院未依照法律规定对她进行产前筛查,导致她于2012年2月产下一唐氏综合征(即21-三体综合征)患儿,属于畸形儿。

唐氏筛查为产前诊断中最重要的检查之一,医院未进行此项筛查导致李女士产下唐氏综合征患儿,严重侵犯了李女士的优生优育权,造成巨大损失。于是李女士和丈夫起诉要求医院

赔偿医疗费、特殊抚养费、精神损害抚慰金等共计50余万元。

患儿所患21-三体综合征是一种由遗传因素所导致的出生缺陷类疾病，即受父母本身遗传基因的影响，属于目前医学尚无法改变的因素，与医院的诊疗行为没有因果关系。而医院方面的诊疗行为也没有过错，符合诊疗常规。由于医院不具备进行唐氏综合征筛查的资格，李女士于孕13周首次产检时，医院已向其告知应于孕15~18周到外院进行唐氏综合征筛查，并向其发放了孕期产前检查告知单，贴于门诊病历手册上，上面有详细的孕期检查项目。并且在李女士在孕18周产检时，医院再次向其告知应当进行唐氏综合征筛查，但李女士未按医嘱到外院进行检查，所以医院拒绝赔偿。

**【法院处理】**

经李女士申请，一审法院委托的鉴定机构对医院产前检查是否存在过错等进行了司法鉴定。鉴定意见书认为，医院粘贴在病历上的产前检查单，虽有唐氏筛查的内容和时间，但告知方式不够严谨、内容不够具体，应认为医方告知义务不到位，存在一定缺陷。

李女士于2011年9月8日的超声检查报告单已提示胎儿NT略厚，建议进一步检查，但医院未行进一步检查，追踪NT值增厚情况，不排除错过补救时机，不利于21-三体征者的早期检测，应认为医方注意义务不到位，存在不足。

在2012年2月21日及26日的超声检查已提示羊水量偏少，在孕妇未进行唐筛和曾有胎儿NT略厚的情况下，医方应对胎儿进一步的产前B超等详细检查、诊断，以明确羊水量偏少的原因及可能出现的不良后果等相关风险，向孕妇及家属充分告知，医方存在不足。

鉴定结论认为，医院在对李女士的医疗行为中存在医疗过失，其医疗过失与患儿出生的后果之间存在部分因果关系，参与度建议为25%。

一审法院根据司法鉴定意见书认为，医院在对李女士的诊疗行为中存在过错，该过错侵害了李女士夫妇的知情权、选择权，影响了其是否选择终止妊娠，并最终导致了孩子的畸形出生。

孩子的畸形出生，使李女士夫妇用于孩子抚养的相关费用有所增加，而且孩子的畸形出生势必造成其严重的精神损害，医院应承担相应的侵权责任。2014年8月，一审法院判决该起医疗纠纷医院按25%的比例赔偿李女士夫妇医疗费、抚养费等共计14万余元。医院上诉被市二中院驳回。

**【损害启示】**

(1)NT增厚的常见原因是异倍体(染色体畸变)，包括21-三体、特纳综合征、Patau综合征、Edward综合征，以及先天性心脏病，主要是间隔缺损，还有其他疾病，种类繁多。NT值在11~14周检查，通过B超检查，如果NT明显增厚(标准：一般还是采取10~13周是NT＞2.5mm，NT值越大三倍体发生率越高)，考虑有胎儿畸形可能。这是一种筛查手段。NT增厚，需首先排除是否有染色体畸变，这种可能性为15%；如果检查后没有发现染色体畸变(通过无创DNA、羊水穿刺、绒毛膜穿刺等检查确定)，那么胎儿完全正常的可能性为90%~95%。还有3%的可能性为心脏疾病、5%的可能性会胎死腹中。

(2)结合本例，超声检查报告单已提示胎儿NT略厚，建议进一步检查，但医院未行进一步检查，追踪NT值增厚情况，错过补救时机，不利于21-三体征者的早期检测，应认为医方注意义务不到位，存在不足。

(田春芳)

## 四、产前对胎儿体重评估不足致新生儿臂丛神经损伤损害启示

**【病情摘要】**

2012 年 3 月 28 日,原告母亲聂某到被告医院待产,当日下午 2 时,会阴侧切产下原告小轩。小轩出生时外观无明显畸形,右上肢活动欠佳,肌张力差。2012 年 3 月 30 日,小轩到江西省儿童医院住院治疗,诊断为右臂丛神经损伤。2012 年 7 月 24 日至 27 日,小轩到复旦大学附属儿科医院行臂丛神经探查修复术和神经松解术。

**【法院处理】**

小轩的损伤经鉴定构成五级伤残。江西某司法鉴定中心认为:被告医院在为原告小轩提供的诊疗过程中存在产前考虑欠全面,对胎儿体重评估不足,产程中存在操作不当,对新生儿臂丛神经损伤的认识不足,未及时请相关科室会诊,使之尽早进行治疗等问题,存在过错,其过错与原告右产瘫存在因果关系,其过错参与度评定为 40%～60%。

法院认为,医疗机构应当为患者提供科学、规范的诊疗措施。被告医院在诊疗过程中存在产前考虑欠全面,对胎儿体重评估不足,产程中存在操作不当,对新生儿臂丛神经损伤的认识不足等过错,经鉴定其过错参与度为 40%～60%,符合过错责任划分中同等责任划分范围,故被告医院应赔偿原告合法损失的 50%,即 134 629 元。据此,法院做出了上述判决。

**【损害启示】**

(1)早期识别巨大儿:①孕妇宫高＋腹围＞140cm;②胎儿腹围＞36cm,双顶径＞10cm。如果达到以上标准必须按巨大儿进行处理。

(2)巨大儿处理要点:①估计胎儿体重≥4000g 且合并糖尿病者,建议剖宫产终止妊娠;②估计胎儿体重≥4000 g 而无糖尿病者,可阴道试产,但需放宽剖宫产指征。产时应充分评估,必要时产钳助产,同时做好处理肩难产的准备工作。分娩后应行宫颈及阴道检查,了解有无软产道损伤,并预防产后出血。

(3)巨大儿处理注意事项

①注意巨大儿常见的因素:孕妇患糖尿病、父母肥胖、经产妇、过期妊娠、羊水过多等。

②注意巨大儿的临床估计和超声估计:胎儿体重的准确率分别为 67% 和 66%。临床估计和超声估计胎儿体重的平均误差分别为 296g 和 194g。

③注意分娩方式的选择:由于巨大胎儿易发生头位难产和肩难产,因此巨大胎儿的剖宫产率高。但并不是所有的巨大胎儿均需要选择性剖宫产手术。从医学和经济学的角度考虑,对于非糖尿病的孕妇,选择性剖宫产是不合理的;但对于妊娠期糖尿病并发巨大胎儿的孕妇,可以考虑选择性剖宫产。

④注意妊娠期糖尿病患者:新生儿出生体重＞4000g 者,肩难产的发病率为 14%;而非糖尿病新生儿的出生体重＞4500g 时,肩难产的发病率才达 15%。因此,在妊娠期糖尿病孕妇中,估计胎儿体重＞4000g 时,或非糖尿病胎儿的估计体重＞4500g 时,可考虑选择性剖宫产术。

⑤注意阴道分娩的处理:估计胎儿体重在 4500g 以上者,不主张阴道分娩。胎儿体重在 4000～4500g,若产道条件较好,且孕妇有自产的意愿,可进行阴道试产。临产后,要仔细观察产程,认真绘制产程图,防止宫缩乏力、头盆不称等产程异常。由于胎头较大,因此产程进展较

缓慢。若出现头盆不称,或产程延长,可放松剖宫产指征。若宫口开全,第二产程延长,胎先露在＋2以下,可行产钳助产。胎头分娩后注意肩难产如发生应及时处理。

⑥注意肩难产的60秒诊断:胎儿在胎头娩出后,前肩被嵌顿在耻骨联合上方,用常规的助产方法不能娩出胎儿,称为肩难产。根据定义,肩难产缺乏客观的指标。常用通过记录胎头娩出到整个胎儿娩出之间的时间来诊断肩难产。在正常情况下,从胎头娩出到胎体娩出的平均时间为24秒;肩难产的情况下,平均时间为79秒。60秒是诊断肩难产的分界点,当胎头娩出后,60秒内胎儿尚未完全娩出,诊断为肩难产。

⑦注意有肩难产可能的因素:肩难产的发病率与胎儿体重成正比,非糖尿病孕妇的胎儿体重＞4500g者,糖尿病孕妇的胎儿体重＞4000g者,肩难产的发生率急剧升高。B超测定胎儿胸径大于胎儿双顶径1.3cm,胸围大于头围6cm或肩围大于头围4.8cm时,有肩难产的可能。巨大胎儿合并产程减速期延长或第二产程＞1小时,肩难产率由10％上升到35％,故将巨大胎儿如有第二产程延长可作为肩难产的预示信号。困难的阴道助产,阻力较大,或宫口开全后胎头双顶径仍滞留在中骨盆平面。上次妊娠有肩难产史者,再次妊娠时发生巨大胎儿的机会增加;其他,孕妇肥胖、过期妊娠、多产等均是肩难产的高危因素。

⑧注意肩难产的紧急求援方案:通知上级医师、麻醉医师、儿科医师到场,同时先试行牵引,忌用暴力;若膀胱充盈,立刻导尿;若经产妇分娩胎头时未行会阴切开者,行会阴侧切术。

屈大腿法:产妇双腿极度屈曲,贴近腹部,双手抱膝,减少骨盆倾斜度,使腰骶部前凸变直,骶骨位置相对后移,骶尾关节稍宽松,嵌顿耻骨联合上方的前肩自然松解,同时适当力量向下牵引胎头而娩出胎儿前肩。

压前肩法:助手在产妇耻骨联合上方触到胎儿前肩部位并向后下加压,同时助产者牵引胎儿,二者相互配合,持续加压与牵引,注意不要用暴力。

四肢手法:产妇的手和膝部着地(不同于胸膝位),83％的肩难产获得成功。从诊断肩难产到分娩成功之间的时间为1~6分钟,平均为2.3分钟。其中50％胎儿的体重＞4000g,21％的胎儿体重＞4500g。可能的原因有:通过改变产妇的体位,由于胎儿的重力的作用使胎儿的前肩解除嵌顿;改变体位的过程中,胎儿的体位发生改变,相当于内倒转;手膝体位扩大了骨盆的径线。处理肩难产的过程中,在屈大腿法,压前肩法均失败后,可考虑选择该法。当产妇局部麻醉之后,可以考虑首选本法。

断锁骨法:以上手法均失败后,可剪断胎儿锁骨,娩出胎儿后缝合软组织,锁骨能自愈。

(韩志萍)

## 五、骨盆出口狭窄并巨大儿,试产改剖宫产,出生后脑损伤、缺氧缺血性脑病损害启示

**【病情摘要】**

胡某系胡某某、慈某之子。自2013年9月25日起,胡某之母慈某在某妇幼保健院进行产前检查,其中,2013年12月13日超声报告记载胎盘低置状态;2014年1月30日、3月6日、3月21日、4月5日超声报告记载胎盘前置。2014年4月6日,慈某被某妇幼保健院收入院,入院后体格检查为宫高35cm,腹围107cm,骨盆出口横径8cm,经上述体格检查及辅助检查后,

确定诊疗计划为:骨盆出口8cm,估计胎儿3700g,可经阴道分娩,故慈某先行顺产,后某妇幼保健院处医师以胎头下降停滞为手术指征,行子宫下段横切口剖宫产手术,胡某娩出,体重4070g,术后诊断为:胎头下降停滞、低置胎盘、巨大儿、胎膜早破、新生儿窒息(轻度)、妊娠期糖尿病、亚临床甲状腺功能降低。因胡某患新生儿轻度窒息即转儿科治疗,期间出现间断性抽搐,于2014年4月8日转至解放军北京军区某医院(以下简称军区某医院)治疗,2014年5月1日出院,出院诊断为新生儿窒息、新生儿缺氧缺血性脑病、新生儿肺炎、新生儿心肌损伤、新生儿贫血、新生儿头颅血肿、糖尿病母亲婴儿、巨大儿、新生儿颅内出血、新生儿颅骨骨折、新生儿低钙血症、新生儿败血症。因胡某出现左眼内聚等病情,故于2014年5月24日至2014年6月8日再次到军区某医院住院治疗,出院诊断为双枕区脑损伤、缺氧缺血性脑病恢复期、鹅口疮、上呼吸道感染。后又因胡某左眼向内斜视,先后于2014年7月28日至8月12日、2014年10月9日至10月24日到军区某医院住院治疗,出院诊断均为双侧枕区脑损伤、缺氧缺血性脑病恢复期。据胡某的住院病案记载,胡某先后四次实际住院天数共计70天。

**【法院处理】**

在本案审理期间,经胡某代理人申请,法院委托北京某司法鉴定所就以下事项进行鉴定:①对某妇幼保健院的诊疗行为是否存在过错;②如果存在过错,对某妇幼保健院医疗过错行为与患者损害后果之间是否存在因果关系及责任程度;③对患者的治疗行为是否完结,如果需要继续治疗,后续治疗期限及护理依赖期限。

2015年12月16日,北京某司法鉴定所出具鉴定意见书,分析说明部分摘录如下:对于院方产科的评估意见:①慈某在院方的产科门诊超声诊断曾提示胎盘低置状态,并且在剖宫产手术过程中,术中证实为低置胎盘;产前检查显示胎儿双顶径9.6cm,股骨长7.6cm,腹围35.5cm(双顶径>10cm、股骨长度≥8.0cm、胎儿腹围>36cm应考虑巨大儿),说明胎儿较大;产妇骨盆出口为8cm(正常值平均9cm),说明骨盆出口不够宽敞;加之妊娠期糖尿病有可能导致胎儿巨大;院方应在分娩前组织经验丰富的临床医师进行会诊,准确地评估出胎儿宜行剖宫产的判断;避免因长时间试产而导致的取头困难、头颅血肿、窒息及后续颅脑损伤等结果的发生。②孕妇产前多次超声检查仅产前2013年12月13日提示胎盘低置,后虽多次超声检查,但均未能发现胎盘低置,医院门诊对此次胎盘低置结果的后续考虑欠佳,以致事实手术中证实确为胎盘低置更适宜剖宫产,如果能在分娩前准确发现胎盘位置异常,会为接诊医师提供尽早剖宫产的依据。③产前对产妇的病情告知不够详细,应及时多次与家属进行详细病情告知,并征求家属意见,尽量以书面文字形成沟通记录。

综上,院方产前对胎儿的体重大小及骨盆出口是否可以顺产的评估不够准确;产前超声检查曾发现产妇为低置胎盘后未引起主治医师的足够重视;产前与患者及家属的沟通不足,未能充分了解家属迫切渴求幼儿的意愿,该鉴定所出具最终鉴定意见如下。

(1)医院的诊疗行为存在一定的过错,该过错与被鉴定人的损害后果之间存在一定的因果关系;建议院方的过错对被鉴定人的损害后果负主要责任。

(2)被鉴定人胡×的治疗行为是否完结及针对遗留神经系统病症是否需要护理及期限,因现有病历材料不够全面,且治疗行为是否完结全国尚无统一的参考标准,无法给出鉴定意见。在胡×、某妇幼保健院领取上述司法鉴定意见书后,胡×又申请就其是否构成伤残、伤残等级、赔偿指数、护理期、营养期进行鉴定,经摇号确定的北京某司法鉴定所接受法院委托进行鉴定,该鉴定所出具不予受理司法鉴定通知书答复,因被鉴定人胡×年龄尚小不适宜进行上述鉴定项目故不予受理。某妇幼保健院在收到医疗过错鉴定意见书后向鉴定机构提出以下质询意见：①鉴定人认为，本例宜行剖宫产的依据为低置胎盘、胎儿巨大、骨盆出口为 8cm 不够宽敞，但根据本例相关产前检查数据，上述诊断哪条符合剖宫产指征？②诊断产妇骨盆出口狭窄的标准是多少厘米？本例是否构成骨盆出口狭窄？③根据分娩前的评估，胎儿体重在多少克以上则符合剖宫产的指征？本例胎儿分娩前的估算是否符合该标准？④低置胎盘是否为严格的剖宫产指征？胎头已入盆的情况下，进行阴道试产是否违反规范？依据何在？⑤试产过程中胎头下降停滞系本例行剖宫产的指征，胎头下降停滞是否与低置胎盘之间有必然因果关系？经某妇幼保健院申请，该鉴定机构指派法医师闫某、武某出庭接受质询，鉴定人出庭费用共计人民币 2000 元已由某妇幼保健院垫付。在庭审中，针对胡某所提出的质询意见，鉴定人做出相应答复。胡某对鉴定意见及鉴定人当庭答复表示认可，某妇幼保健院对鉴定意见及当庭答复表示不认可，并申请重新鉴定。针对慈某生育胡某时是否符合阴道试产指征的问题，某妇幼保健院提交了《难产》和中华妇产科杂志等证据用以证明慈某产前检查情况符合阴道试产指征，胡某认为仅为杂志文章，非客观规范要求且不具有法律效力。

判决如下：①北京市某妇幼保健院赔偿胡×医疗费人民币 71 407.31 元、住院伙食补助费人民币 7000 元、护理费人民币 22 553.33 元、营养费人民币 9950 元、交通费人民币 3000 元，以上各项共计人民币 113 910.64 元的 70%，即人民币 79 737.45 元，于判决生效之日起七日内执行清。②北京市某妇幼保健院赔偿胡某精神损害抚慰金人民币 3000 元，于判决生效之日起七日内执行清。③驳回胡某的其他诉讼请求。如果未按判决指定的期间履行给付金钱义务，应当依照《中华人民共和国民事诉讼法》第二百五十三条之规定，加倍支付迟延履行期间的债务利息。

二审中，当事人没有提交新证据。本院结合现有证据及一审庭审记录查明如下事实：针对某妇幼保健院就鉴定意见书向鉴定机构提出的质询意见，鉴定人当庭答复如下。

（1）作为剖宫产考虑的情况，患者是妊娠期糖尿病，具有剖宫产的条件，B 超中有低置胎盘的报告，骨盆出口为 8cm，推断为胎儿巨大，综合三个因素都应该是符合剖宫产的指征。

（2）鉴定书中没有提及骨盆出口狭窄等词语，从临床专家和文献的记载，骨盆出口直径不能 <9cm，胎儿是一个巨大儿，孕妇又是糖尿病，综合第一个问题的答复，客观上分析骨盆出口不够宽敞，关于骨盆出口是否狭窄我们没有评价，正常的胎儿出生骨盆的出口也不能 <9cm。

（3）院方在孕期估算胎儿体重方面不准确，忽略了宫高加腹围 ≥140cm，双顶径 ≥9.5cm 的数据，这是一个巨大儿的数据，在巨大儿的临床医疗上首选是剖宫产，本案中孕妇宫高加腹围产前是 142cm，双顶径是 9.6cm，产妇有糖尿病且胎儿巨大，正常分娩极大可能难产，医院应该有产前的预估或者是先决，医院在分娩前的估算是不准确的，对胎儿的体重我们不予评价，院方估算胎儿 3700g 是不准确的，事实上胎儿是 4070g。

（4）低置胎盘会造成孕妇大出血或者危险的因素，低置胎盘并不是唯一剖宫产的指标，是一个及早做剖宫产的考虑因素，院方产前几次的 B 超检查，有前置胎盘、低置胎盘的诊断，根据聘请的专家和相关文献的内容，本案中胎盘位置过低是因素之一，如果在产前有经验的医师做一个会诊，根据孕妇的情况会提早做剖宫产，能起到一个决定性的意见，可以避免胎儿在生产过程中造成窒息、颅脑损伤等情况。越早发现前面谈到的几个问题比最后试产不成的情况下才做决定效果要好得多，预防和避免这种情况效果是最好的，早预防就不会有胎头入盆的情况。

（5）低置胎盘与胎头下降停滞无必然因果关系，胎头下降停滞不是剖宫产的指征，低置胎盘不是导致停滞的因素，低置胎盘对胎儿顺利产出存在了不利的影响。

一审过程中，为证明慈某产前检查情况符合阴道试产指征，某妇幼保健院提交了部分妇产科方面的文章并对相关内容进行了标注。本院摘录如下：在《妊娠合并糖尿病诊治指南（2014）》（载于《中华妇产科杂志》2014年8月第49卷第8期）一文中记载：糖尿病本身不是剖宫产指征。决定阴道分娩者，应制订分娩计划，产程中密切监测孕妇的血糖、宫缩、胎心率变化，避免产程过长。择期剖宫产的手术指征为糖尿病严重微血管病变，或其他产科指征。妊娠期血糖控制不好、胎儿偏大（尤其估计胎儿体质量＞4250g者）或既往有死胎、死产史者，应适当放宽剖宫产指征。在《前置胎盘的临床诊断与处理指南》（载于《中华妇产科杂志》2013年2月第48卷第2期）一文中记载：阴道分娩：边缘性前置胎盘、低置胎盘，出血少，枕先露；部分性前置胎盘，宫颈口已扩张，估计短时间内可以结束分娩者，在有条件的医疗机构，备足血源的同时可在严密监测下行阴道试产。

本院经审理查明的其他事实与一审查明事实一致，本院予以确认。上述事实，有住院病案、诊断证明、收入证明、劳动合同、出租车票据、鉴定意见书、医疗费票据及费用清单、鉴定费票据、脑电图检测报告、庭审笔录及当事人的陈述等证据在案佐证。

本院认为，本案的争议焦点为一审依据司法鉴定意见做出判决是否正确。对此，本院分析如下：司法鉴定是人民法院对案件诉讼过程中所遇到的专门技术、专门知识问题，委托有鉴定权的机构或鉴定人依法检验或判断的活动。在医疗损害责任纠纷案件中，进行司法鉴定的目的是为法院审理案件提供科学依据，解决诉讼中的专门性问题，切实维护医患双方权益。本案审理中，因涉及对某妇幼保健院的医疗行为是否具有过错，如果存在过错，该行为与患者损害后果之间是否存在因果关系等事项进行判断，而上述事项属于医学专业范畴，应由具备相关专业知识的人员提供参考依据。基于此，一审法院应胡×一方申请，在征得双方当事人同意后，通过摇号确定由北京某司法鉴定所作为本案的鉴定机构，程序合法。该鉴定机构依据经过双方质证的检材，通过召开听证会等方式，对某妇幼保健院产科、儿科的诊疗行为发表评价意见并进而出具鉴定意见，鉴定意见书由具备司法鉴定人执业资格的四名鉴定人签字确认，现无证据表明本案鉴定机构或鉴定人员在鉴定过程中存在违规操作情形。某妇幼保健院因对司法鉴定意见存有异议，向法庭提交了部分妇产类文章，本院认为，上述文章内容系作者对妇产科某一专业领域相关学术研究成果的总结，在临床实践中具有一定的参考价值。然而应当指出的是，从性质上看，文章属学术指南而非法律规范；从语言表述方式上看，文章多采用建议而非绝对肯定语气，如对糖尿病产妇或有低置胎盘情形的产妇，在分娩方式的选择上，文章指出要密切监测孕妇的血糖、宫缩、胎心率变化，避免产程过长，是否剖宫产要结合其他产科指征，某些情形下还应适当放宽剖宫产指征，对于低置胎盘，估计短时间内可以结束分娩者可在严密监测下行阴道试产等。并且，上述文章系分别针对某一类专业问题展开的论述，未充分考虑其他情形对研究结论的影响，而实际医疗过程中因存在患者个体差异明显、临床情形复杂多变等特点，在确定诊疗方案时应充分考虑患者的实际状况，而非机械适用教科书理论。具体到本案，在产妇慈×同时存在妊娠期糖尿病、低置胎盘、宫高加腹围等指标偏高、骨盆出口不够宽敞等因素的情形下，某妇幼保健院在慈某生产时负有更高的注意义务，在诊疗过程中应详细了解产妇身体状况，合理确定并适时调整诊疗方案，预测和控制诊疗过程中的风险。因某妇幼保健院对相应风险预计不足，对治疗方案调整不及时，确已给胡某造成损害后果，其仅以相关文章论述来证明自己的医疗行为无过错,依据明显不足。本案司法鉴定意见书依据的材料客观、翔实,检验过程科学、合理,某妇幼保健院提供的证据不足以推翻司法鉴定意见。一审判决依据司法鉴定意见确认某妇幼保健院的过错程度及应承担的赔偿数额,具有事实与法律依据。

综上,某妇幼保健院的上诉请求不能成立,应予驳回;一审判决认定事实清楚,适用法律正确,应予维持。驳回上诉,维持原判。

**【损害启示】**

根据人民卫生出版社出版的第 9 版《妇产科学》中巨大儿的内容精要,结合本例分析如下。

(1)目前尚无方法准确预测胎儿大小,通过病史、临床表现及辅助检查可以初步判断,但巨大胎儿需待出生后方能确诊。

(2)病史及临床表现均表明孕妇多存在妊娠期体重增加迅速,常在妊娠晚期出现呼吸困难,腹部沉重及两肋部胀痛等症状。

(3)腹部检查腹部明显膨隆,宫高>35cm。触诊胎体大,先露部高浮,若为头先露,多数胎头跨耻征为阳性。听诊时胎心清晰,但位置较高。

(4)超声检查测量胎儿双顶径、股骨长、腹围及头围等各项生物指标,可监测胎儿的生长发育情况。利用超声检查预测胎儿体重,但预测巨大胎儿的体重还有一定的难度,目前尚无证据支持哪种预测方法更有效。巨大胎儿的胎头双顶径往往会>10cm,此时需进一步测量胎儿肩径及胸径,若肩径及胸径大于头径者,需警惕难产发生。

(5)妊娠期对于有巨大胎儿分娩史或妊娠期疑为巨大胎儿者,应监测血糖,排除糖尿病。若确诊为糖尿病应积极治疗,控制血糖。于足月后根据胎盘功能及糖尿病控制情况等综合评估,决定终止妊娠时机。

(6)分娩期估计胎儿体重>4000g 且合并糖尿病者,建议剖宫产终止妊娠;估计胎儿体重>4000g 而无糖尿病者,可阴道试产,但产程中需注意放宽剖宫产指征。产时应充分评估,必要时产钳助产,同时做好处理肩难产的准备工作。分娩后应行宫颈及阴道检查,了解有无软产道损伤,并预防产后出血。

(7)对妊娠期发现巨大胎儿可疑者,不建议预防性引产。

(8)结合本例,宫高 35cm,腹围 107cm,相加之和 142cm,产前检查显示胎儿双顶径 9.6cm,股骨长 7.6cm,腹围 35.5cm,产妇骨盆出口为 8cm(正常值平均 9cm),说明骨盆出口不够大,胎儿大,产前对胎儿的体重大小及骨盆出口是否可以顺产的评估不够准确,加之妊娠期糖尿病有可能导致胎儿巨大,本例宜行剖宫产,可避免因长时间试产而导致的取头困难、头颅血肿、窒息及后续颅脑损伤等结果的发生。

(田春芳)

# 六、巨大儿肩难产死亡损害启示

**【病情摘要】**

患者李某,妊娠期在东营某医院产前检查、护理。2018 年 9 月 17 日下午李某到医院妇产科专家门诊就诊,B 超显示有异常情况,医师建议立即住院,患者要求暂观察。患者因停经 $40^{+2}$ 周,阴道流液伴下腹疼痛 30 分钟于 9 月 18 日 6:40 入院,复查 S/D 值 3.7~4.4,医师估计胎儿体重 4400g。9:45 患者李某宫口开全,于 10:52 胎头娩出,发生肩难产,立即给予对症治疗,于2分钟后娩出一男婴,羊水Ⅲ度污染,新生儿无活力,立即进行心肺复苏,11:52宣布患儿死亡,体重5400g。

患者认为,妊娠期间一直在该医院检查、护理,多次B超检查,医院对胎儿的大小评估偏差较大,是造成难产的主要原因。后期一次检查显示胎儿后腹围突然增大,医师没有尽到重视义务,生产前家属多次询问医师也没有得到合理的意见,家属认为医师对生产方式的建议不当。由此产生医疗纠纷。

**【调解处理】**

医疗纠纷发生后,医院积极与患者协调处理,建议进行尸检查清死亡原因,遭到患者拒绝,经医患双方多次调解无果后,医患双方当事人协商选择到市人民调解中心调解。

2018年10月10日,医患双方共同到市人民调解中心申请调解。经过审查,市人民调解中心正式受理本案,并迅速组成3人调解小组具体负责。医患双方分别陈述诊疗过程、矛盾纠纷、诉求等情况,调解小组据此制作详细调查笔录。调解小组根据纠纷调查情况,从医学专家库中抽取了3名妇产科、儿科专家组成医学专家评估小组,负责对此案进行专家评估责任认定。10月12日,医学专家评估小组通过查阅病历材料、听取医患双方陈述、询问答疑等程序,调查取证、全面分析,最终得出专家评估意见:①医院的诊疗行为没有违反医疗卫生管理法律、行政法规、部门规章和诊疗规范;②医院诊疗行为与患儿人身损害后果之间存在一定因果关系;③医院在此次纠纷中的责任表现在:对患者的自身情况评估不足,对胎儿体重评估存在较大偏差,对难产的预估欠到位,医院提供不出手术协议及患方签字的手术协议,只有阴道分娩知情同意书,存在对手术剖宫产的急迫性强调不足。患者在孕期未能做到定期产检,对自身存在的妊娠高血压及血糖高重视不够,对长时间S/D比值增高认识不足,患儿存在长时间宫内缺氧情况,且可能因母亲高血糖,存在体重异常增加及器官发育异常,难以承受经阴难产的打击,是导致死亡的原因之一。综合分析,医疗行为在此次纠纷中负有主要责任。最终医患双方达成谅解,签订了人民调解协议,医院向患者一次性赔付699 800元。

**【损害启示】**

根据人民卫生出版社出版的第9版《妇产科学》中巨大儿的处理的要求。

(1)妊娠期对于有巨大胎儿分娩史或妊娠期疑为巨大胎儿者,应监测血糖,排除糖尿病。若确诊为糖尿病应积极治疗,控制血糖。于足月后根据胎盘功能及糖尿病控制情况等综合评估,决定终止妊娠时机。

(2)分娩期估计胎儿体重>4000克且合并糖尿病者,建议剖宫产终止妊娠。估计胎儿体重<4000g而无糖尿病者,可阴道试产,但产程中需注意放宽剖宫产指征。产时应充分评估,必要时产钳助产,同时做好处理肩难产的准备工作。分娩后应行宫颈及阴道检查,了解有无软产道损伤,并预防产后出血。本例没有按照巨大儿的手术指征进行处理,如果及时剖宫产,纠纷不会发生。

(3)对妊娠期发现巨大胎儿可疑者,不建议预防性引产。因为预防性引产并不能改善围生儿结局,不能降低肩难产率,反而可能增加剖宫产率。

(4)注意有肩难产可能的因素识别:①巨大胎儿,肩难产的发病率与胎儿体重成正比,非糖尿病孕妇的胎儿体重>4500g者,糖尿病孕妇的胎儿体重多4000g,肩难产的发生率急剧升高;②B超测定胎儿胸径大于胎儿双顶径1.3cm,胸围大于头围6cm或肩围大于头围4.8cm时,有肩难产的可能;③巨大胎儿第二产程>1小时,肩难产率由10%上升到35%,故将巨大胎儿如有第二产程延长可作为肩难产的预示信号；④困难的阴道助产,阻力较大,或宫口开全后胎头双顶径仍滞留在中骨盆平面；⑤上次妊娠有肩难产史者,再次妊娠时发生巨大胎儿的机会增加；⑥孕妇肥胖、过期妊娠、多产等均是肩难产的高危因素。

（田春芳）

## 七、可疑巨大儿个体化告知不足,会阴侧切不及时,臂丛神经损伤损害启示

**【病情摘要】**

马×于 2013 年 7 月 31 日以孕 1 产 0 妊娠 40 周,单胎,头位;可疑巨大儿;可疑脐带绕颈 1 周为初步诊断入住被告××××医院产科。于 2013 年 8 月 1 日 13：26 侧切分娩一女婴,即王××,产后因黄疸进行性加重转入新生儿病房救治。出院诊断为：新生儿病理性黄疸,左侧臂丛神经损伤,左侧锁骨骨折,头颅血肿,颅内出血。王××先后在被告处及某中医药大学附属医院进行康复治疗,到某大学附属华山医院及附属儿科医院治疗。马×认为被告存在如下过错：产前检查不到位;暴力接产;院方没有履行风险告知义务;院方伪造病历。故起诉来院,请求判令被告赔偿。

**【法院处理】**

被告某医院辩称,在分娩之前及分娩过程中被告反复告知马×家属有臂丛神经损伤的可能,但马×坚持要求阴式分娩。被告反复交代病情和评估肩难产发生的可能性后做好了肩难产接生的充分准备,也正是因为我们做会阴切开非常及时,才避免新生儿重度窒息、死胎、死产等后果,因此对此出现的不良后果被告没有责任。王××所做的康复治疗没有明显治疗效果,故康复治疗没有必要进行,且住院期间不产生交通费。原告于 2015 年 12 月 7 日被鉴定为 5 级伤残,故被告不应承担后续治疗费和康复费。精神损害赔偿金我方申请按 50 000 元的标准按比例承担赔偿责任。

在审理中,经原告申请,本院委托某司法科学证据鉴定中心对被告在马某的生产过程中是否存在过错,与原告损害后果是否存在因果关系,以及过错参与度进行鉴定,如被告医疗行为存在过错,则鉴定原告伤残等级。该中心于 2015 年 12 月 7 日出具司法鉴定意见书,鉴定意见书阐述：依现有送检材料,某医院在对被鉴定人马某的医疗行为,入院临床诊断具有依据,根据临床和超声检查估算结果,胎儿体重达到巨大儿标准尚未达到必须剖宫产终止妊娠要求,故医院给予经阴试产未违反临床诊疗原则;根据送检法院确定的事实,入院后医院向患者方进行阴式分娩的一般性告知,但对于本案可疑巨大儿前提下的个体化风险告知存在不足,对患者方选择分娩方式及不良后果的认识具有一定的不利影响。此外,医院在分娩前未能提前行侧切、充分做好防范难产处理,且结合患儿出生后损伤结果,提示当时医院助产操作存在不当特点。以上说明医院的医疗行为存在过错,与患儿现有的损害结果存在一定因果关系。

鉴定结论为：某医院在对被鉴定人马某的医疗行为中存在医疗过错,与被告鉴定人王××的损害结果存在一定因果关系,该因果关系程度从法医学立场分析介于同等至主要因果关系程度范围;被鉴定人王某左上肢现功能障碍状况评定为五级残疾。

综上所述、被告××××医院给付原告王××合计 382 873 元,于本判决书发生法律效力

后十日内付清。如果未按本判决指定的期间履行给付金钱义务,应当依照《中华人民共和国民事诉讼法》第二百五十三条之规定,加倍支付迟延履行期间的债务利息;驳回原、被告其他诉讼请求。

**【损害启示】**

(1)巨大儿标准尚未达到接近时,若经阴道试产不可为了减少侧切率,分娩前一定提前切、充分做好防范难产处理,按巨大儿助产操作。

(2)行阴式分娩的孕妇除一般性告知外,还要对可疑巨大儿的个体化风险再次告知。

(3)医疗机构承担侵权责任的条件有三:①在医疗机构就诊的患者存在损害后果;②医疗机构对患者的诊疗行为存在过错;③医疗机构的过错与患者的损害后果之间存在因果关系。

(田春芳)

## 八、胎儿体重估计误差较大,巨大儿肩难产,致新生儿死亡损害启示

**【病情摘要】**

2013 年 3 月 15 日,原告褚某因停经 $39^{+5}$ 周,腹痛 $5^+$ 小时,见红 $3^+$ 小时到被告处就诊。经诊断"羊水少,$39^{+5}$ 周妊娠待产 $G_1P_0$ LOA",收入院待产。入院后被告对原告进行各项辅助检查,予以监测胎心变化,观察产程进展。同时讲明羊水过少可能出现的意外及并发症,就此双方签订了经阴分娩协议书。2015 年 3 月 17 日,原告褚某行会阴侧切术+负压胎头吸引术,胎头娩出后肩娩出困难,嘱孕妇屈大腿以 LOA 娩出一男婴(钟某),出生时脐带绕颈一周,出生后清理呼吸道,将新生婴儿转至抢救台保温吸氧,1 分钟某评分 4 分,正压人工呼吸,新生儿无自主呼吸,行气管插管,插管未成功,持续正压人工呼吸,亦给予对应治疗,约 20 分钟时呼吸减慢,心率下降,仍插管困难等,考虑新生儿呼吸衰竭,于 19:40 护送至某医学院附属医院儿科抢救。入院诊断:新生儿呼吸衰竭,新生儿肺出血,新生儿胎粪吸入综合征,新生儿窒息(轻度),新生儿皮下气肿,巨大儿。经抢救无效,终因呼吸衰竭死亡。

**【法院处理】**

原告认为,被告在原告褚某分娩及抢救新生儿过程中存在医疗过错,遂委托某司法鉴定中心对被告医疗行为是否存在过错。若有过错,该过错与新生儿死亡是否存在因果关系及参与度进行鉴定。经鉴定:被告在原告褚某分娩及抢救新生儿过程中存在过错,参与度拟为 70%～90%。经质证,被告对原告自行委托所做出的鉴定意见不予认可,同时书面申请进行重新鉴定,经审查本院准许后,依法进行了委托鉴定。某法医司法鉴定所依本院委托,参照相关规定,于 2015 年 7 月 20 日做出(2015)临鉴字第 00 号司法鉴定意见书,其鉴定意见:某医院的医疗行为存在过错,该过错与褚某之子出生后的死亡后果之间存在因果关系,参与度 60%～70%。

上述损失合计 619 573.4 元(不包含精神抚慰金),按责任 65% 赔偿原告各项经济损失402 722.71 元,被告赔偿原告精神抚慰金 20 000 元,总计 422 722.71 元。

**【损害启示】**

根据人民卫生出版社出版的第 9 版《妇产科学》中巨大胎儿的内容精要,结合本例分析如下。

(1)第 9 版《妇产科学》中巨大胎儿章节中认为:①妊娠期对于有巨大胎儿分娩史或妊娠期

疑为巨大胎儿者,应监测血糖,排除糖尿病。若确诊糖尿病应积极治疗,控制血糖。于足月后根据胎盘功能及糖尿病控制情况等综合评估,决定终止妊娠时机。②分娩期估计胎儿体重＞4000g,且合并糖尿病者,建议剖宫产终止妊娠;估计胎儿体重＞4000g而无糖尿病者,可阴道试产,但产程中需注意放宽剖宫产指征。产时应充分评估,必要时产钳助产,同时做好处理肩难产的准备工作。分娩后应行宫颈及阴道检查,了解有无软产道损伤,并预防后出血。③对妊娠期发现巨大胎儿可疑者,不建议预防性引产。因为预防性引产并不能改变围产儿结局,不能降低肩难产率,反而可能增加剖宫产率。

(2)结合本例,在诊疗过程中对胎儿体重估计与实际体重误差较大,而在入院时未考虑剖宫产结束分娩;在分娩中出现胎心减慢,并未行胎心监护以明确是否有胎儿宫内窘迫,亦未考虑剖宫产结束分娩;虽给予吸氧后继续试产,但再次出现胎心减慢的情况下,仍未考虑改变分娩方式,且患者存在羊水偏少,而未放宽剖宫产指征;在抢救新生婴儿方面,因新生儿出生后无自主呼吸,医方虽给予气管插管,但插管未成功,医方在气管插管技术或熟练程度方面存在缺陷,以致新生儿死亡后果的发生,过错参与度60%～70%。

(韩志萍)

## 九、医院分娩前后评估体重相差900g,致分娩性臂丛神经损伤损害启示

**【病情摘要】**

2012年11月11日,张女士在某医院产下一名男婴,出生时是顺产,体重4100g。当时发现婴儿左上肢不能活动,刺激无反应,被立即转往解放军某军区总医院治疗,被诊断为左侧分娩性臂丛神经损伤,经该院观察并行高压氧、针灸、营养神经等治疗,2012年11月27日婴儿出院。2013年4月15日,张女士又带着孩子到解放军某军区总医院治疗,也被诊断为左侧分娩性臂丛神经损伤入院治疗,并于2013年4月23日全麻进行了手术。出院后,医院要求定期复查,并表示有做二次手术可能性。张女士称,儿子的左侧分娩性臂丛神经损伤是某医院在医疗过程中存在过错所致,并最终导致伤残,但至今未得赔偿。为维护儿子的合法权益,他们夫妇代替儿子起诉,要求医院赔偿医疗费、精神损失费等各种损失66万余元。

**【法院处理】**

某医院辩称,该院的医疗行为符合医疗规范,不存在任何过错,张女士儿子的臂丛神经损伤是肩难产并发症,与医院的诊疗行为没有因果关系,医院不应承担损失,故不同意原告的诉讼请求。

入院后,该院经检查估计胎儿体重为3200g,因此张女士选择顺产。分娩后,胎儿实际体重为4100g,属于巨大儿,产前评估的胎儿体重与产后胎儿的实际体重误差达900g。某医院在产前向张女士家属交代分娩风险及分娩方式选择时,正是以其有误差的胎儿体重3200g的估计结果进行交代后,家属才选择了自行分娩的,最终导致原告出生后左侧分娩性臂丛神经损伤。

**【损害启示】**

根据人民卫生出版社出版的第9版《妇产科学》中巨大胎儿的内容精要,结合本例分析如下。

(1)第9版《妇产科学》中巨大胎儿章节中认为:目前尚无方法准确预测胎儿大小,通过病

史、临床表现及辅助检查可以初步判断,但巨大胎儿需待出生后方能确诊。①从病史及临床表现可以看出孕妇存在高危因素,妊娠期体重增加迅速,常在妊娠晚期出现呼吸困难,腹部沉重及两肋部胀痛等症状。②腹部检查腹部明显膨隆,宫高>35cm。触诊胎体大,先露部高浮,若为头先露,多数胎头跨耻征为阳性。听诊时胎心清晰,但位置较高。③超声检查测量胎儿双顶径、股骨长、腹围及头围等各项生物指标,可监测胎儿的生长发育情况。利用超声检查可预测胎儿体重,但预测巨大胎儿的体重还有一定的难度,目前尚无证据支持哪种预测方法更有效。巨大胎儿的胎头双顶径往往会>10cm,此时需进一步测量胎儿肩径及胸径。若肩径及胸径大于头径者,需警惕难产发生。

(2)结合本例,该院医师评估经验不够,分娩前后体重相差900g,致分娩性臂丛神经损伤而赔款。

(田春芳)

## 十、巨大儿分娩方式告知不足,导致臂丛神经损伤损害启示

**【病情摘要】**

原告诉称,其于2013年6月21日在被告妇产科顺产出生,出生时有重度窒息史,经抢救复苏后转入新生儿科,发现其右上肢无法活动。因病情严重转入湖南省儿童医院治疗,诊断为右侧臂丛神经损伤。经鉴定,原告的右上肢损伤为钝性暴力所致,已经构成4级伤残。被告作为医疗机构应当严格按照诊疗、护理规范为患者治病,被告在原告之母住院时诊断原告为相对头盆不称(巨大儿),按照医疗常规应采取剖宫产手术,被告却采取顺产措施。而在顺产过程中,被告不尊重医疗规范,暴力拉扯、挤压原告的右上肢及附近部位,致右侧臂丛神经受损,右上肢完全丧失功能,侵害了原告的生命健康权。请求人民法院依法判决被告赔偿原告经济损失及精神损害赔偿金共计790 706元。

被告辩称,原告母亲李××于2013年6月21日到我院住院分娩。入院诊断:孕₂产₁宫内孕单活胎临产,巨大儿?完善血常规,凝血全套,血型,血糖,肝肾功能等检查。根据患者为经产妇,骨盆外测量值正常,跨耻征(一),估计胎儿体重4000g左右,且宫口已开大8cm,无剖宫产指征,故予在持续胎心监护下观察试产,并将分娩的风险向患者及家属交代清楚,对方表示理解并在分娩同意书上签字。8:30破膜、宫颈全消,10:00宫口开全,10:28胎头娩出,胎肩娩出困难,考虑肩难产,立即采用屈大腿法,耻骨联合上方压前肩法等措施,于10:30娩出一活男婴,体重4300g,后发现右上肢肌张力差,考虑肩难产致右臂丛神经损伤,转新生儿科进一步治疗。原告右臂丛神经损伤是肩难产中的常见并发症。尽管新生儿出现了臂丛神经损伤,但并不是医护人员违反了医疗操作规范所造成。建议人民法院做出公正裁决。

经审理查明:2013年6月21日6:45,原告之母李××入住被告妇产科待产。被告的病历记载:李××,女,29岁,因停经38⁺⁶周,下腹痛3小时于2013年6月21日入院。体查:体温36℃,脉搏84次/分,呼吸20次/分,血压120/80mmHg,神清合作,心肺阴性,腹隆如足月。专科检查:宫高36cm,腹围95cm,LOA可扪及规律宫缩30/5～6分,宫口开大8cm,前可扪及一羊水囊;辅助检查:(2013年6月3日)本院B超示宫内晚孕,单活胎,头位,双顶径91mm,羊水指数116mm,羊水透声可。入院诊断:孕₂产₁宫内孕单活胎临产,相对头盆不称?(巨大儿)。7:00,被告医务人员与原告之父蒋××签署阴道分娩同意书,内容如下:医师说明了下列

阴道分娩过程中的有关问题:①产程中医师将对胎儿实行监护,但监护的可信度不能达到100%,故仍有可能因各种原因出现胎儿窘迫、新生儿窒息,成活率难以估计;②产时可能发生新生儿产伤,包括骨折、臂丛神经损伤等并发症(手写加"肩难产等并发症");③尽管通过B超等多项检查,但仍不能完全排除胎儿畸形;④产妇在分过程中,随时可能发生羊水栓塞、胎盘早剥、脐带脱垂及产后出血、软产道损伤等并发症;⑤经阴道试产后因母胎病情需要,仍有剖宫产或阴道手术助产可能;⑥相对头盆不称,产程停滞,巨大儿,肩难产骨折,臂丛神经损伤,新生儿窒息发生率增高(此条手写)。我对以上几个方面已了解,自愿阴道分娩。蒋××在自愿人一栏签名。病历记载:10:28胎头娩出,胎肩娩出困难,采用两腿屈曲法,于耻骨联合上方适当加压协助娩育。10:30胎儿娩出。

原告出生时被诊断为:有重度窒息史,巨大儿(肩难产),双下肢及左上肢肌张力好,右上肢肌张力差,立即转入新生儿科继续治疗。原告在被告处住院治疗7天(2013年6月21日至6月28日)花医疗费7112.86元,因病情危重于2013年6月28日转湖南省儿童医院住院治疗,入院诊断:①新生儿缺血缺氧性脑损伤;②右侧臂丛神经损伤;③左侧听力受损;④蛛网膜下腔出血;⑤挤压综合征;⑥软组织挫伤;⑦尿布疹红斑;⑧双眼结膜炎;⑨先天性卵圆孔未闭。出院时,上述第①、②项好转,④、⑤、⑥、⑦、⑧项痊愈,③、⑨项未愈。原告在该院住院治疗15天,花医疗费13 561.75元,在湖南省妇幼保健院花门诊费545.7元。

**【法院处理】**

××市柳子司法鉴定所于2013年7月27日、2014年3月8日出具的(2013)湘永柳第956号鉴定意见书及补充意见书认定:原告所受主要损伤为右侧臂丛神经损伤(全干型);损伤特征符合钝性暴力作用所致。建议:伤后医疗费参考医院医疗发票,伤后一人护理180天。蒋某某所受损伤目前的伤残等级可相当于《职标》4级伤残。本案在审理过程中,依原告方的申请,委托××市柳子司法鉴定所鉴定下列事项:被告诊疗行为与蒋某某右臂丛神经损伤的后果之间是否存在因果关系,其诊疗过程是否存在过错。如存在过错,对原告损伤的参与度是多少。2014年1月10日,该所出具的5号法医学鉴定意见书认定:医院方对蒋某某的助产分娩过程中行为存在不足,与其右臂丛神经损伤存在一定的因果关系,建议医院方在本案中的参与度为20%。原告为此支出鉴定费1100元。原告方对此鉴定结论不服,申请重新鉴定。经本院审判委员会讨论决定,同意原告申请重新鉴定。经本院委托,湖南省芙蓉司法鉴定中心于2014年8月20日出具了法医临床鉴定意见书,认定医方在为孕产妇李××实施分娩助产过程中对孕妇存在巨大儿和产程中出现活跃延长及胎头下降延缓现象重视不够,影响对分娩方式的选择,没有尽到肩难产的风险防范义务,存在医疗过错;与患儿蒋某某臂丛神经损伤存在因果关系,医疗过错参与度拟为40%(供法庭参考)。

本院认为:医院在为患者提供医疗服务时,应当承担善良管理人的注意义务,在实施医疗行为时极尽谨慎、勤勉义务,避免损害发生。患者在治疗活动中受到损害,医疗机构及其医务人员有过错的,由医疗机构承担赔偿责任,医务人员在诊疗活动中应当向患者说明病情和医疗措施。需要实施手术、特殊检查、特殊治疗的,应当及时向患者说明医疗风险、替代方案等情况,并取得其书面同意,未尽到上述义务,造成患者损害的,医疗机构应当承担赔偿责任。

本案当中,顺产和剖宫产两种助产方式的利弊,医院应作为告知义务书面通知患者及其家属,使其能够结合自身需求独立、成熟地判明两种助产方式的风险和利弊,而医院没有将剖宫产的利弊告知对方,使之丧失了选择的权利,违反了法定的告知义务;采取顺产方式如果出现肩难产,其并发症——臂丛神经损伤发生的概率要远高于剖宫产。被告医务人员也在病历资料中写有"因胎儿较大,阴道分娩有……肩难产……必要时行剖宫产术"等诊疗计划。因此,被告在初步诊断原告是巨大儿后,对此重视不够,未复查B超估算胎儿重量,而2周前的B超检查结果不能反映足月后胎儿宫内的生长发育情况,产程中医方对活跃期延长及胎头下降延缓现象没有引起重视,影响对分娩方式的选择。

胎儿娩出时体重4300g,为巨大儿,发生肩难产概率高,对巨大儿应首选剖宫产终止妊娠,因此医院方没有尽到肩难产的风险防范义务,存在医疗过错,故应承担侵权的民事责任。××市柳子司法鉴定所5号鉴定结论认定,被告的医疗行为存在不足,与原告右臂丛神经损伤存在一定的因果关系,建议医院方在本案中的参与度为20%,湖南省芙蓉司法鉴定中心的鉴定结论也认定医院方存在医疗过错与原告臂丛神经损伤存在因果关系,医疗过错参与度拟为40%。虽然两家鉴定机构不存在上下级之分,鉴定结论的效力也不存在大小之分,但后者医疗过错参与度40%的结论更接近于案件的客观事实。因此,应采信后者中医院方过错参与度40%的结论。纵观全案,原、被告应按6:4比例分担原告的经济损失。

根据《最高人民法院关于审理人身损害赔偿案件适用法律若干问题的解释》、参照湖南省道路交通事故损害赔偿项目计算标准(2014—2015年度)之规定,原告的合理经济损失核定如下:医疗费合计65 618.31元;残疾赔偿金,虽然原告及其父母均为农村户口,但原告父母自2011年起租住在城区,开店经营,有固定的职业,因此原告的残疾赔偿金应按照城镇居民人均可支配收入的标准计算,为327 796元(20年×23 414元/年×70%);住院伙食补助1860元(62天×30元/天);护理费,因原告未举证证实其需要长期护理依赖,其主张的66 212元护理费损失过高,本院参考鉴定结论中伤后一人护理180天确定护理时间为180天,故其护理费损失为17 811.6元(2968.6元/月×6个月);交通费9908.5元;住宿费9271元;营养费2000元;鉴定费5300元,其他费用1156元,鉴定人员出庭费400元。原告主张的购治疗仪花费1400元,因没有医嘱属治疗之必需,故该项费用不应计入损失项目之中。此外,由于被告的医疗过错,造成原告4级伤残的后果,给原告今后的学习、生活、就业造成极大的不便,精神上遭受损害,被告应当给予原告精神损害赔偿,赔偿数额根据被告的过错程度,承担责任的经济能力及本地平均生活水平等因素确定。

综上所述,依照《中华人民共和国侵权责任法》第六条、第十六条、第五十四条、第五十七条、《最高人民法院〈关于审理人身损害赔偿案件适用法律若干问题的解释〉》第十七条第一、二款、第十九条、第二十一条第一、二款、第二十二条、第二十三条、第二十五条第一款、《最高人民法院〈关于确定民事侵权精神损害赔偿责任若干问题的解释〉》第八条第二款、第十条第一款之规定,判决如下:

(1)被告××医院在本判决生效之日起10日内赔偿原告蒋某某受伤所造成的医疗费、护理费、残疾赔偿金等经济损失441 121.41元的40%,计176 448.56元(含已支付的50 000元)。

(2)被告××医院在本判决生效之日起10日内赔偿原告蒋某某精神损害抚慰金20 000元。

(3)驳回原告蒋某某的其他诉讼请求。

如果未按本判决指定的期间履行给付金钱义务,应当依照《中华人民共和国民事诉讼法》第二百五十三条的规定,加倍支付迟延履行期间的债务利息。

案件受理费 8900 元,由原告蒋某某负担 5340 元,由被告××医院负担 3560 元。

**【损害启示】**

根据人民卫生出版社第 9 版《妇产科学》巨大儿中有关内容精要及中华人民共和国《侵权责任法》及《执业医师法》中的有关规定及内容精要,对于存在巨大儿可能应充分评估后给出分娩建议,充分告知患者肩难产及臂丛神经等可能存在并发症。

结合本例分析:该医院在为原告分娩服务时,产前已经做了巨大儿预测,亦都告知了患者可能存在肩难产的风险。但本案当中,顺产和剖宫产两种分娩方式的利弊,医院应作为告知义务书面通知患者及其家属,使其能够结合自身需求独立、成熟地判明两种分娩方式的风险和利弊,而医院没有将剖宫产的利弊告知对方,使之丧失了选择的权利,违反了法定的告知义务;采取顺产方式如果出现肩难产,其并发症——臂丛神经损伤发生的概率要远高于剖宫产。因此,被告在初步诊断原告是巨大儿后,对此重视不够,未复查 B 超估算胎儿重量,而 2 周前的 B 超检查结果不能反映足月后胎儿宫内的生长发育情况,产程中医方对活跃期延长及胎头下降延缓现象没有引起重视,影响对分娩方式的选择。

此外,胎儿娩出时体重 4300g,为巨大儿,发生肩难产概率高,对巨大儿应首选剖宫产终止妊娠,因此医院方没有尽到肩难产的风险防范义务,存在医疗过错。综上所述,该院在对患儿的医疗行为中存在过错;医院应对原告受到损害的后果与其医疗过错行为因果关系需承担责任。

(黄志行)

## 十一、剖宫产巨大儿,发生子宫收缩乏力产后出血,输血不足致脑垂体功能减退损害启示

**【病情摘要】**

原告孟于 2009 年 7 月 9 日因孕$_1$产$_0$、$37^{+6}$ 周急诊入住市中医院。正常办理入住手续后,接诊医师未给予任何相关产科检查,也没有备血情况下行子宫下段剖宫产术,结果孟娩出重达 4500g 巨大儿(4000g 以上为巨大儿)。据市中医院手术记录,明确诊断孟为产后出血。二次开腹拆除子宫缝线,孟家属在绝望的情况下向其他医院专家求助,最后在其他医院以止血药物和手术缝合方法的帮助下,使孟得以保住子宫。术后孟持续发热,市中医院也未能按照诊疗操作规程为孟明确原因,未进行正确治疗。孟因市中医院手术前对胎儿体重估计误差太大,孟娩出的新生儿为巨大儿,导致产后出血。由于术前没有备血,术中急需输血延误输血时机,子宫收缩药准备不足,孟家属外购药耽误抢救时机。术中出血 4000ml,输血 2300ml,输血量远远没有达到身体所需,且输血不及时。至术后第一日 8:00 前没有输血记录,尤其红细胞在正常值 30% 以下,此时血液携氧能力大幅下降,生存困难。现孟垂体功能减退,并继发卵巢功能减退而闭经和甲状腺功能低下。经鉴定,市中医院存在过错,孟认为市中医院的行为已经严重损害孟的合法权益。故诉至法院,请求判令:①市中医院赔偿孟各项经济损失人民币 402 111.83元,其中包含医疗费 30 541.47 元、护理费 1951.20 元、误工费 7500 元、交通费 1603.80 元、住院伙食补助费 1200 元、营养费 20 000 元、残疾赔偿金 140 062.70 元、被抚养人生活费 24 557.49 元、后续治疗费 211 760 元、鉴定费 5000 元、复印费 47 元,费用合计 444 223.66

元×50％＝222 111.83元及精神损害抚慰金180 000元；②诉讼费和律师代理费由市中医院承担。

**【法院处理】**

被告市中医院辩称：市中医院对孟的医疗行为系按照规定操作，医疗行为没有过错，不同意孟的全部诉讼请求。

本案经原审法院审理认定：2009年7月9日孟因停经9个月余，阵发性下腹痛伴阴道流水3小时入市中医院处住院，入院诊断为：孕$_1$产$_0$妊娠37$^{+6}$周头位临产、妊娠期糖尿病、相对头盆不称。入院当日，市中医院为孟行子宫下段剖宫产术，娩出4500g一男婴。术后，孟心率较快，阴道流血量多，伴血块，再次开腹，孟出血约4000ml，后关腹，送ICU病房治疗。孟于2009年7月19日出院，共住院10日。出院诊断为：孕$_1$产$_1$妊娠37$^{+6}$周头位、妊娠期糖尿病、相对头盆不称、产后出血（宫缩乏力性子宫出血）、重度失血性贫血、失血性休克、巨大儿、电解质紊乱、低钾血症、低钙血症、低蛋白血症。孟在市中医院支出医疗费23 965.92元。孟在市中医院出院后于当日入住市妇产医院进行治疗，入院诊断为：子宫复旧不良、产褥期感染、子宫下段切口血肿，经治疗孟于2009年8月2日出院，共住院14日，花费医疗费共计733.30元。孟出院后陆续到中国医科大学附属第一医院、吉林大学中日联谊医院、吉林大学第一医院、吉林大学第二医院、北京协和医院、市妇产医院、市中医院就诊，共支出医疗费6699.93元。孟于2010年1月7日委托吉林常春司法鉴定所进行鉴定，该鉴定所于2010年9月26日做出吉常司鉴所（2010）法临鉴字第9B-9号鉴定意见：①市中医院在孟生产过程中有医疗过错，其医疗过错与孟甲状腺和卵巢功能低下有因果关系；②孟因医疗过错所致甲状腺功能低下达6级伤残；③孟医疗依赖费用每年约需4400元人民币。孟支出鉴定费5000元。原一审中，市中医院对该鉴定持有异议，提出重新鉴定书面申请，孟提出对其所需营养费鉴定申请。经市中级人民法院司法技术辅助办公室委托由孟、市中医院共同选择的吉林中正司法鉴定所进行鉴定，吉林中正司法鉴定所于2011年4月12日做出吉中司鉴所（2011）法临鉴字第19号鉴定意见：①市中医院对被鉴定人孟的诊疗过程中存在医疗过失行为；②该医疗过失行为与孟垂体功能减退之间存在对等的因果关系；③医疗过失行为的参与度为50％；④孟腺垂体功能减退评定为6级伤残；⑤孟甲状腺功能障碍的医疗依赖费用建议为2400元/年，年限至本地人口平均寿命；性腺功能障碍的医疗依赖费用建议为2000元/年，年限至一般妇女绝经期年龄，参考年龄为50岁；肾上腺功能障碍的医疗依赖费用建议为1200元/年，年限至本地人口平均寿命。市中医院支出鉴定费7080元。吉林中正司法鉴定所同时做出吉中司鉴所（2011）法临鉴字第20号鉴定意见书：被鉴定人孟的营养费以人民币20 000元为宜。孟支出鉴定费1080元。

原审审理中，市中医院提出重新鉴定的书面申请，经市中级人民法院司法技术辅助办公室委托由孟、市中医院共同选择的华东政法大学司法鉴定中对以下事项进行鉴定：①市中医院对孟的诊疗过程中是否存在医疗过错；②如果存在医疗过错，是否与孟产后所患垂体功能减退存在因果关系；③如果存在因果关系，医疗行为参与度是多少；④是否构成伤残，伤残等级是多少；⑤是否存在医疗依赖，费用是多少；⑥是否需要营养费，如果需要，费用是多少。华东政法大学司法鉴定中心于2014年11月28日做出华政（2014）法医医鉴字第87号鉴定意见：①市中医院在对被鉴定人孟的诊疗过程存在过错；该过错与被鉴定人目前的垂体功能减退有因果关系，过错参与度酌情为50％。②被鉴定人孟目前垂体功能减退，评定为6级伤残。③被鉴定人孟垂体功能减退，甲状腺、性腺及肾上腺功能低下，需要药物维持，存在医疗依赖。甲状腺功能障碍需口服甲状腺素类药物维持,其所产生费用建议 2400 元/年;性腺功能障碍需口服雌性激素类药物,建议费用为 2000 元/年;肾上腺功能障碍需口服皮质激素等药物维持,建议费用为 1200 元/年。④被鉴定人孟术后出血较多,需一定的营养补充,营养期酌情给予术后 180日。市中医院支出鉴定费 10 000 元。孟在此次鉴定中,市中医院垫付差旅费 10 000 元,孟在上海鉴定过程中支出检查费、住宿费、餐费、邮寄费等合理费用 9866.15 元,剩余 133.85 元。孟在审理中,认为本案应当适用《道路交通事故受伤人员伤残评定标准》,并认为华东政法大学司法鉴定中心在鉴定时遗漏了对孟性腺、肾上腺和甲状腺损伤伤残的评定。经本院向华东政法大学司法鉴定中心进行鉴定咨询,华东政法大学司法鉴定中心于 2015 年 7 月 2 日补充鉴定意见:①被鉴定人孟因垂体缺血性坏死致卵巢萎缩,按照《道标》4.3.7.a 之规定,女性双侧卵巢缺失或完全萎缩,评定为 3 级伤残。据 2011 年 2 月 25 日吉林大学第二医院盆腔彩超所见:右侧卵巢 3.8cm×1.7cm,左侧卵巢 2.7cm×1.7cm,未达完全萎缩状态,故构不成 3 级伤残。未见有其他相应条款。②甲状腺功能损害按照《道标》未见有相应条款。③肾上腺功能损害按照《道标》未见有相应条款。④综上,被鉴定人孟目前的损害程度,按照《道标》未见有相应条款,故无法对其进行伤残等级评定。原审另认定:孟系城镇居民,孟经多次鉴定垂体功能减退均为 6 级伤残,故孟的第一次鉴定时间即 2010 年 9 月 26 日为定残之日,孟此时为 29 周岁。再认定:原初一审法庭辩论终结时系 2011 年 5 月 18 日。2009 年度吉林省城镇居民人均可支配收入为 14 006.27 元。2009 年度吉林省城镇居民人均消费性支出为 10 914.44 元。2009 年度居民服务和其他服务业职工日平均工资 65.04 元。

　　原审法院认为:本案争议系医疗损害责任纠纷,孟与市中医院之间系侵权法律关系,依照《中华人民共和国侵权责任法》第五十四条的规定:患者在诊疗活动中受到损害,医疗机构及其医务人员有过错的,由医疗机构承担赔偿责任。本案中,依据孟、市中医院举证的吉林常春司法鉴定所、吉林中正司法鉴定所及华东政法大学司法鉴定中心做出的鉴定意见,均认为市中医院对孟的诊疗行为存在过错,故市中医院应当赔偿孟医药费等合理经济损失。

　　(1)关于市中医院如何承担赔偿责任的问题:孟要求市中医院按照全部责任予以赔偿,市中医院不承认存在过错,但尊重华东政法大学司法鉴定中心做出的鉴定意见。关于华东政法大学司法鉴定中心做出的华政(2014)法医医鉴字第 87 号鉴定意见的效力问题,该鉴定系孟、市中医院共同参与、由法院委托的鉴定机构做出的,程序合法,内容客观公正,原审法院予以采信,故原审法院酌定市中医院应当承担 50% 的赔偿责任。关于孟对该鉴定持有异议,要求对过错参与度进行重新鉴定的主张,孟在提起诉讼时,明确要求市中医院承担 50% 的赔偿责任。虽然孟在审理中,对过错参与度要求重新鉴定,但孟未提供充分的证据证明华东政法大学司法鉴定中的鉴定意见依据不足,且经过孟向华东政法大学司法鉴定中心针对鉴定意见提出书面质询,并由华东政法大学司法鉴定中心进行书面答复后,未发现华东政法大学司法鉴定中心的鉴定意见缺乏依据,故原审法院对孟要求对过错参与度重新鉴定的请求不予支持。

　　(2)关于孟要求对其在市中医院住院病历的真实性进行鉴定的问题:因孟在诉前委托鉴定时对该病历无异议,在原审及二审审理中孟均没有对该病历提出异议,且在本次案件审理中,关于鉴定的材料已经经过孟、市中医院的签字认可,故孟的主张不成立。孟认为手术记录和麻醉记录记载不一致,该病历不真实,但是未提供证据证明该病历记录不真实,故原审法院该鉴定请求不予支持。

　　(3)关于市中医院要求孟、市中医院在上海鉴定过程中支付的费用由孟、市中医院共同负担的主张:因市中医院在对孟治疗过程中存在过错,且要求到省外鉴定亦是市中医院提出,故在鉴定过程中支出的费用应当由市中医院负担,故原审法院对市中医院该项主张不予支持。

**【损害启示】**

根据人民卫生出版社第 9 版《妇产科学》巨大儿中有关内容精要及中华人民共和国《侵权责任法》中的有关规定及内容精要,结合本例分析如下。

第 9 版《妇产科学》中指出:巨大儿分娩后,产妇可能存在子宫收缩乏力,产后出血的风险较一般产妇大。结合本例分析,该院在为原告提供分娩服务时,未做充分评估及准备,再做出巨大儿诊断,并建议剖宫产分娩后,术前未做充分备血,导致患者产后大出血,并继发脑垂体功能减退损害。综上,该院在对原告的医疗行为中存在过错;医院应对原告受到损害的后果与其医疗过错行为因果关系需承担责任。

(黄志行)

## 十二、产程监测评估不到位,未及时发现胎儿宫内窘迫,出生时呈重度窒息,5 年后脑瘫损害启示

**【病情摘要】**

2009 年 10 月 11 日 20:20 秦××因怀孕即将生产入住被告××市妇幼保健院产科,10 月 12 日 14:13 产下男婴(即丁某),于 10 月 27 日出院。出院后丁某因发热,在被告医院住院治疗 5 天无好转,于 2009 年 11 月 29 日转至昆明市儿童医院住院治疗 5 天。2009 年 12 月 9 日在某妇女儿童医院住院治疗 3 天。原告于 2014 年 2 月 11 日、2 月 13 日经被告医院及××市第一人民医院均诊断为"脑萎缩"。经区卫生局委托,××市医学会于 2014 年 4 月 24 日做出曲医会医鉴字(2014)10 号医疗事故技术鉴定书,结论:本案属一级乙等医疗事故,医方负主要责任。原告家属支付鉴定费 2000 元。被告××市妇幼保健院对此鉴定结论不服,向区卫生局提出再次鉴定的申请,经××市卫生局委托,云南省医学会于 2014 年 8 月 14 日做出云医会医鉴字(2014)56 号医疗事故鉴定书,其中分析意见:①××市妇幼保健院在为丁某之母秦××所做诊断正确,入院后经相关检查评估,为秦××采取阴道分娩方式正确。但医院对秦××的产程监测评估不到位,致使未及时发现胎儿宫内窘迫的情况、未及时采取有效的措施,存在过失;丁某出生时呈重度窒息,医院在抢救复苏过程中处置不当,也存在过失。②××市妇幼保健院的上述过失与丁某脑瘫损害后果有因果关系。③被告××市妇幼保健院的上述过失对丁某脑瘫损害后果负有主要责任。结论:丁某病例属于一级乙等医疗事故,××市妇幼保健院承担主要责任。丁某在××市妇幼保健院生产及治疗期间其家属支付了医疗费 16 601.73 元(含门诊费),在某妇女儿童医院治疗家属支付医疗费 1825.5 元,在某省级儿童医院治疗家属支付医疗费 3725.54 元(含门诊费),在××市中医院治疗家属支付医药费 23.5 元,以上共计医疗费 22 176.27 元。

**【法院处理】**

根据曲医会医鉴字(2014)10 号医疗事故鉴定书及云医会医鉴字(2014)56 号医疗事故鉴定书,被告××市妇幼保健院对丁某之母秦××的产程监测评估不到位,致使未及时发现胎儿宫内窘迫的情况、未及时采取有效的措施,存在过失;丁某出生时呈重度窒息,医院在抢救复苏

过程中处置不当,也存在过失;被告的上述过失与原告的脑瘫损害后果有因果关系,被告××市妇幼保健院对此损害后果负有主要责任。丁某病例属于一级乙等医疗事故,××市妇幼保健院承担主要责任。

关于丁某住院伙食补助费、陪护费的主张,丁某住院发生在 2009 年,住院伙食补助费每天按 50 元计算,陪护费按 2009 年农、林、牧、渔业在岗职工平均工资计算。护理期限,结合本案实际按 15 年计算。丁某病例属于一级乙等医疗事故,护理费按生活完全不能自理等级,其标准为统筹地区上年度(2013 年)职工月平均工资 3373 元的 50% 计算。原告造成的损失本院予以确认的有医疗费 22 176.27 元、残疾生活补助费 454 680 元(15 156 元/年×30 年×100%)、住院期间陪护费 1138.25 元(39.25 元×29 天/天×1 人)、护理费 303 570 元(3373 元/月×50%×12 个月×15 年)、住院伙食补助费 1450 元(29 天×50/天)、精神损害抚慰金 45 468 元(15 156 元/年×3 年)、鉴定费 2000 元,以上共计 830 482.52 元。丁某主张的参加医疗事故处理的近亲属所需交通费、住宿费 2000 元、误工费 2415.7 元,无依据证据,本院不予支持。

丁某诉称,于 2009 年 10 月 12 日在被告医院出生,由于被告在出生的诊疗过程中的过失行为,在成长过程中一直体弱多病,不像其他正常同龄人,2014 年 2 月 9 日,经被告医院门诊诊断为"脑瘫"。针对原告"脑瘫"的损害后果,经××市医学会鉴定:本案属一级乙等医疗事故,医方负主要责任。后被告不服,再次由云南省医学会鉴定,鉴定意见:××市妇幼保健院对秦××的产程监测不到位,存在过失;在抢救复苏过程中处置不当,也存在过失;××市妇幼保健院的过失行为与丁某的脑瘫损害后果有因果关系,丁某病例属于一级乙等医疗事故,××市妇幼保健院承担主要责任。①依法判决被告赔偿原告医疗费、住院伙食补助费、陪护费、残疾生活补助费、精神损害抚慰金、后期护理费、鉴定费共计 2 186 705.03 元;②判决被告赔偿参加医疗事故处理的原告近亲属所需交通费、住宿费、误工费共计 4415.7 元;判决被告承担本案诉讼费。

被告书面答辩:①被告对于丁某及其母亲秦××与被告之间存在的医疗服务关系,以及医疗事故鉴定情况不持异议。②原告诉请由被告对其损失承担全部赔偿责任不能成立。③丁某诉称赔偿的部分项目、费用没有充分的事实和法律依据,不应支持。主张的(后期生活)护理费 1 655 494 元没有法律和事实依据,不应支持。按照 2014 年度的相关标准计算主张残疾生活补助费、精神抚慰金等费用,有违法不溯及既往的效力原则,也不符合司法实践常例,不能成立。丁某方必须提供充分证据证实其主张的医药费、住院伙食补助费、陪护费、家属交通、住宿、误工费全部由鉴定的脑瘫损害后果所致,否则即不能成立。综上所述,丁某诉请由被告医院承担全部赔偿责任没有事实和法律依据,其所提各项具体诉请中部分法律依据不足、事实依据不充分,只有部分能成立,恳请人民法院依法审理并做出公正判决。

丁某为支持其主张,提交以下证据:①法定代理人身份证、户口本、出生医学证明各 1 份,用以证明原告及其法定代理人主体资格,为城镇户口;②医疗费发票、门诊收费收据共 40 份,用以证明因为被告的医疗过失行为导致已经产生的医疗费用为 22 271.23 元;③××市妇幼医院病情证明单、××市第一人民医院疾病证明书,用以证明原告经被告及××市第一人民医院确诊为脑瘫;④曲医会医鉴字(2014)10 号、云医会医鉴字(2014)56 号《医疗事故鉴定书》各 1 份,用以证明经 2 次医疗事故鉴定,原告病例属于一级乙等医疗事故,被告医院承担主要责任;⑤工作证明、登记卡片、银行储蓄明细单、辞职申请、雇佣协议、租房协议各 1 份,用以证明原告父母 2009 年以前在城镇工作,居住已达一年以上,且收入来源于城镇;⑥个体工商户营业执照、税收缴款书3份、地税局机打发票记账联3份,用以证明原告法定代理人现从事批发与零售行业,应参照2014年云南省批发与零售行业在岗职工平均工资标准计算护理费;⑦税务发票联3份,用以证明原告方支付鉴定费2000元;⑧××市妇幼保健院病历70页、昆明市儿童医院病历共23页,用以证明原告医疗费主张的依据。

经质证,被告对上述证据①、④、⑦无异议,但认为户口本显示为2013年7月30日就地农转城,2013年7月30日前均是农村户口;对证据②的真实性、合法性无异议,关联性无相关病历资料,由原告方进一步举证证明,医疗费发票的记载中当事人有丁某与秦××,若是书写错误,我方无异议;对证据③的真实性、合法性无异议,不能证明原告主张的证明对象,检查结论为"脑萎缩"而非"脑瘫",这是两个不同的概念;对证据⑤的真实性无异议,银行明细清单与本案无关,但不能证明原告按城镇标准计算;证据⑥与本案无关联性,不能证明原告的主张;对证据⑧的真实性、合法性无异议,但不能证明原告的主张。

被告为支持其答辩意见,向本院提交如下证据:①法人证书、组织机构代码、法人身份证明书、居民身份证各1份,用以证实被告主体资格;②产科住院病历、待产(产程)记录、产程进展图、缩宫素引产术知情同意书、分娩记录、新生儿出生记录、抢救记录、新生儿护理记录各1份,用以证明被告医院产科按照自己医疗水平,医疗规范认真履行了诊断、治疗告知及抢救义务;③新生儿住院病历、新生儿陪护记录单及儿科护理单、静脉输液记录单、医嘱单、三测单,用以证明被告医院新生儿科严格按照医疗规范履行了诊断、治疗、告知及抢救等义务。

经质证,原告对证据①无异议;对证据②、③真实性无异议,但在打缩宫素时并没有告知家属,对其证明对象不予认可。

通过各方当事人对上述证据的质证,本院认为,原告所举证据①、④、⑦被告对其真实性无异议,本院予以确认;证据②结合证据⑧,对其真实性、合法性、关联性,本院予以采信;证据③被告对真实性、合法性无异议,本院予以采信,依据检查结论原告为"脑萎缩"而非"脑瘫";证据⑤、⑥对其真实性,本院予以采信,对其证明对象本院不予采信。

被告所举证据原告对其真实性未提出异议,本院予以采信。

综上所述,依照《医疗事故处理条例》第五十条、《最高人民法院关于审理人身损害赔偿案件适用法律若干问题的解释》第二十一条之规定,判决如下。

(1)由被告××市妇幼保健院赔偿原告丁某医疗费、残疾生活补助费、陪护费、护理费、住院伙食补助、医疗事故鉴定费共计人民币785 014.52元的70%,即549 510.16元。

(2)由被告××市妇幼保健院赔偿原告丁某精神损害抚慰金人民币32 000元。

(3)驳回原告丁某的其他诉讼请求。

**【损害启示】**

根据人民卫生出版社出版的第9版《妇产科学》中胎儿窘迫的要求,结合本例分析如下。

(1)急性胎儿窘迫主要发生在分娩期,多因脐带异常、胎盘早剥、宫缩过强、产程延长及休克等引起。

产时胎心率变化是急性胎儿窘迫的重要征象,应在定期胎心听诊或进行连续电子胎心监护,胎心听诊应在一次宫缩之后持续60秒。产时电子胎心监护的结果判读应采用三级判读系统。当出现胎心率基线无变异并且反复出现晚期减速或变异减速或胎心过缓(胎心率基线<110次/分),即3类电子胎心监护图形时,提示胎儿窘迫。出现胎粪污染时,可考虑连续电子胎心监护,如果胎心监护正常,不需要进行特殊处理;如果胎心监护异常,存在宫内缺氧情况,

会引起胎粪吸入综合征,造成不良胎儿结局。缺氧初期为胎动频繁,继而减弱及次数减少,进而消失。单纯的胎动频繁不属于胎动异常。

(2)慢性胎儿窘迫主要发生在妊娠晚期,常延续至临产并加重。多因妊娠期高血压疾病、慢性肾糖尿病等所致。胎动减少为胎儿缺氧的重要表现,应予警惕;临床常见胎动消失 24 小时后胎心消失。若胎动计数≥10 次/2 小时为正常,<10 次/2 小时或减少 50%者提示胎儿缺氧可能。

(3)本例打缩宫素时并没有告知家属,在产科使用中要严格让家属签名。及时发现胎儿宫内窘迫的情况、及时采取有效的措施,发生重度窒息,医院在抢救复苏过程中要产科、儿科合作,科学处置。

(田春芳)

## 十三、缩宫素引产中未持续胎心监护,未及时发现胎心异常变化时间点,致新生儿死亡损害启示

**【病情摘要】**

原告因停经 9$^+$ 月于 2013 年 12 月 26 日到某医院住院待产,经院方检查诊断为宫内妊娠 41 周,ROA。院方给予缩宫素引产,但胎心率降至 50～60 次/分,发现胎儿宫内窒息,行剖宫产手术,娩出一女婴,无活力,阿氏评分 1 分钟 4 分、5 分钟 4 分、10 分钟 4 分。经过抢救,2013 年 12 月 27 日转入某大学儿童医院门诊,同日 23:20 入住该院新生儿科,于 2014 年 1 月 3 日 13:30 出院,2014 年 1 月 3 日某大学儿童医院出具《居民死亡医学证明书》宣布原告之女因多脏器功能衰竭死亡。

**【法院处理】**

原、被告间发生医疗纠纷,原告提出司法鉴定申请。要求对某大学儿童医院对原告之女的医疗行为是否存在过错,过错与原告之女的死亡是否有因果关系及过错参与度进行司法鉴定。依法委托司法鉴定所进行鉴定。2014 年 9 月 23 日鉴定所出具(2014)临鉴字第 560 号司法鉴定意见书。该鉴定意见书载明:……故诊断 41$^{+1}$ 周妊娠明确。向孕妇及家属交代病情,告知延期妊娠待产及经阴分娩风险,如胎儿窘迫、胎心突然消失、胎死宫内、产程停滞、产伤、软产道损伤、产后出血及试产失败等,且孕妇悬垂腹,经阴分娩有一定困难,其表示理解,要求经阴试产。因目前无宫缩、胎心好、无头盆不称等分娩不利因素,有引产指征,告知孕妇宫颈条件可,可静脉滴注缩宫素引产,告知风险,如宫缩过强、过频、强直性子宫收缩、先兆子宫破裂、胎儿宫内窘迫、急产、软产道损伤、羊水栓塞、产后出血及引产失败等,其表示理解,要求静脉滴注缩宫素,经予 0.5%缩宫素静脉滴注,密切观察宫缩及胎心、胎动变化。待宫缩规律后,行 CST。2013 年 12 月 27 日 21:45××主治医师查房记录,孕妇静脉滴注缩宫素后发动有效宫缩,于 20:00 查宫口开大 7cm,胎心 140 次/分,停滴缩宫素。于 21:30 听诊胎心慢,57 次/分,立即吸氧、改变体位,胎心即恢复至 150 次/分,后胎心不稳定,在 60～150 次/分波动,于 21:39 听诊胎心 110 次/分。阴道检查:宫口开大 7cm,无宫缩时宫口缩小到 3cm,先露 S$^{-2}$。目前诊断:①胎儿窘迫,②41$^{+1}$ 周妊娠。因胎儿窘迫,估计短时间分娩困难,建议立即剖宫产结束分娩。向孕妇及家属讲明病情,交代剖宫产的必要风险,其表示理解,同意手术。术前检查无手术禁

忌,立即行术前准备。2013 年 12 月 27 日 23:40 术后首次病程记录,产妇因胎儿窘迫,41$^{+1}$ 周妊娠去手术室行剖宫产术。术中探查见羊水清,吸净约 50ml,扩大切口,以 ROA 位助娩一女婴,脐带绕足 2 周,紧,立即松解,清理呼吸道,断脐交台下,因新生儿无活力,立即给予气管插管,通畅气道,正压通气……10 分钟 Apgar 评 4 分。抢救过程中请产科×××主任,麻醉科×××主任参加并指导抢救。新生儿转至儿童医院监护室。患儿于某大学儿童医院门诊病历摘录:2013 年 12 月 27 日窒息复苏后呼吸困难 1 小时。患儿系 G$_4$P$_2$,孕 41$^{+1}$ 周因胎心减慢,剖宫产娩出,羊水清,脐带、胎盘情况不详,Apgar 评 1 分钟及 5 分钟均 4 分(具体不详),患儿自生后既无自主呼吸,无反应,无发绀及呻吟,当地医院即给予气管插管,复苏囊正压通气,胸外按压处理。患儿心率上升达 140 次/分,肤色转红润,但仍无自主呼吸,无反应,肌张力低为进一步诊治转院来我院。PE 无反应,气管插管,管径 3.5mm,深度 9cm,无自主呼吸,前囟平坦,双侧瞳孔散大约 5mm,对光反射消失。复苏囊正压通气下,双肺呼吸音对称,无啰音,心率 140 次/分,律齐,心前区无明显杂音,腹软,肝脾不大,肠鸣音存在,肌张力低新生儿反射消失。RX:转诊入院,诊断:新生儿缺血缺氧性脑病;新生儿呼吸衰竭;新生儿窒息(重度);窒息复苏后。2014 年 1 月 3 日 5:30 皮肤发绀,无呼吸 5 分钟。患儿系因新生儿缺氧缺血性脑病(重度),多脏器功能障碍新生儿窒息(重度)等于我院治疗 7 天。患儿一直呈昏迷状态,家长于今 13:30 办理出院,放弃治疗。5 分钟前发现患儿皮肤发绀,无呼吸。PE 刺激无反应,皮肤发绀,双瞳孔等大等圆,直径约 5mm,对光反射消失,未闻及呼吸音,心跳 0 次/分,肛门括约肌松弛,四肢松软,于 15:25 宣布临床死亡。诊断:死亡。于 2014 年 8 月 27 日,在某司法鉴定所召开由医、患双方参加的与委托事项有关的听证会。会上听取医患双方各自陈述,咨询了相关临床医学专家,会后进行了会诊并留阅相应文字材料。该案无尸检,因此病理死亡诊断无法最后确认。受理本案委托后,鉴定人仔细阅读送检材料,召开听证会,咨询了相关临床专家。会后查阅了相关文献资料,补充了相关鉴定材料。但婴儿夭亡后未进行尸检,对其确切死亡原因无法确定,故现仅根据提供的送检材料、医患双方的陈述等做如下分析:被鉴定人的母亲因"停经 9$^+$ 月",于 2013 年 12 月 26 日到某医院住院待产,经院方检查诊断为"41 周妊娠,ROA"。院方给予缩宫素引产,但胎心率降至 50～60 次/分时,发现胎儿宫内窒息,行剖宫产手术,娩出一女婴,无活力,阿氏评分 1 分钟 4 分,5 分钟 4 分,10 分钟 4 分,经过抢救,转儿童医院继续治疗。抢救无效家属放弃治疗,新生儿死亡。这一基本临床诊疗过程,有病历记载,事实清楚。

**【损害启示】**

胎儿窘迫指胎儿在子宫内因急性或慢性缺氧危及健康和生命的综合征,分为急性和慢性胎儿窘迫,急性胎儿窘迫多发生于分娩期。胎儿急性缺氧常见于胎盘、脐带因素,母体严重血液循环障碍致胎盘灌注急剧减少,缩宫素使用不当及孕妇应用麻醉药及镇静药过量,抑制呼吸等。胎儿对宫内缺氧有一定的代偿能力,当产时子宫胎盘功能失代偿时,会导致胎儿缺血缺氧。胎儿监护出现的基线变异减少或消失、反复晚期减速。如果缺血缺氧持续,则发展为代谢性酸中毒。乳酸堆积并出现胎儿重要器官尤其是脑和心肌的进行性损害,如不及时给予干预,则可能造成严重及永久性损害,如缺血缺氧性脑病甚至胎死宫内等。该患者在产程过程中出现胎心减慢,产程进展缓慢,考虑急性胎儿窘迫存在,若短时间内不能经阴道分娩,应及时行剖宫产术终止妊娠,避免胎死宫内、新生儿重度窒息及新生儿缺血缺氧性脑病等并发症。临床工作中我们要提高胎监图形的识别,及时发现异常胎监图形,及时处理产程,减少产时产后并发症及新生儿不良结局。

（韩志萍）

## 十四、多次缩宫素催产无效，要求剖宫产被拒，胎儿窘迫，未及时剖宫产，发生新生儿死亡损害启示

**【病情摘要】**

张××在怀孕期间一直在被告处进行产检，始终告知一切正常，并听从主治医师安排于2013年9月2日8:00入院待产，入院后被告多次监测并告知原告胎儿情况良好。此后几日医师采取了缩宫素静脉滴注助产等措施，在连续几天无明显效果的情况下，家属与主治医师沟通要求剖宫产，但被拒绝。

2013年9月7日4:00，原告张××因腹部疼痛难忍被护士送入分娩室，但始终没有任何值班医师予以紧急处理，直至7:18被告工作人员才进行胎心监测，并发现胎心异常，8:00交接班后才有主治医师询问情况，同时告知家属急需马上进行剖宫产，家属当即签字同意，然而在签字2个多小时后经原告家属催促，被告工作人员才将原告推入手术室，当日10:58经剖宫产分娩一女性活婴。但是，仅仅时隔1小时左右，医护人员即通知家属孩子因抢救无效死亡。

**【调解处理】**

原告认为，由于被告工作人员严重不负责任，并采取错误的生产诊治措施，没有尽到基本的注意和告知义务，使孩子存活短短几十分钟就离开人世，原告的身心遭到严重的损害。现诉至法院，请求法院判决被告赔偿原告医疗费16 289.4元、护理费16 660元、住院伙食补助费1300元、交通费1000元、营养费5000元、死亡赔偿金449 120元、丧葬费23 203.5元、精神抚慰金50 000元，以上共计562 572.9元；本案诉讼费由被告承担。

被告××医院辩称，原告张××因分娩自2013年9月2日至9月29日在我院住院，于9月7日经剖宫产娩出一女婴，后经抢救无效死亡，对不幸的后果我们深表同情，对我们的工作失误，向原告表示歉意。发生纠纷后，经某省医疗纠纷调解委员会组织专家对医疗行为及损害后果进行评估，认为我院对产妇张××的诊疗过程存在缺陷，应给予相应的赔偿。据此，我院同意在核定原告的损失后以40%的过错责任参与度进行赔偿。原告预交了医疗费用12 000元，但根据一日清单实际发生13 341元，原告尚欠我院1341元，我院同意将1341元的40%一并予以赔偿，希望原告尽快到我院结算。

经审理查明，原告张××与刘××系夫妻关系。2013年9月2日至9月29日张××因妊娠40周在被告处住院分娩，9月7日10:58经剖宫产娩出一女婴，经抢救11:18死亡。

另查明，2013年9月18日某省医疗纠纷人民调解委员会出具医疗责任保险该事故鉴定专家评估意见反馈函，认为，医院在对产妇张××的诊断过程中存在医疗缺陷。被告××认为其在本案中的过错参与度为40%，原告无异议。

本案的争议焦点为原告因被告的诊疗行为遭受的损失状况。

被告对原告提交的上述证据均无异议。

本院认为，患者在诊疗活动中受到损害，医疗机构及其医务人员有过错的，由医疗机构承

担赔偿责任。对原、被告一致无异议的被告在本案中 40% 的过错参与度及本案中 1300 元的住院伙食补助费、5000 元的营养费、449 120 元的死亡赔偿金、23 203.5 元的丧葬费、50 000 元的精神损害抚慰金等损失状况，本院予以确认。关于本案的医药费，原、被告认为，除原告主张的 16 289.4 元外，尚有未结算的 1341 元也同意在本案中一并处理，即本案的医疗费损失为：16 289.4＋1341＝17 630.4 元。关于护理费，被告对原告提交的上述证据无异议，本院予以采信，据此认定本案的护理费损失为 16 660 元。关于交通费，由于原告未提交相应证据，本院对其主张不予支持。综上，被告应当赔偿原告的损失为：(1300＋5000＋449 120＋23 203.5＋50 000＋17 630.4＋16 660)×40%＝225 165.56 元。依照《中华人民共和国侵权责任法》第十六条、第十八条、第二十二条、第五十四条、《中华人民共和国民事诉讼法》第六十四条第一款、《最高人民法院关于审理人身损害赔偿案件适用法律若干问题的解释》第十七条第三款、第十八条、第十九条、第二十一条、第二十三条、第二十四条、第二十七条、第二十九条、第三十一条、《最高人民法院关于确定民事侵权精神损害赔偿责任若干问题的解释》第八条第二款、第十条的规定，判决如下：①被告于本判决生效后 10 日内赔偿原告张××各项损失共计 225 165.56 元；②驳回原告张××其他诉讼请求。

**【损害启示】**

根据人民卫生出版社出版的第 9 版《妇产科学》中胎儿窘迫的内容精要，结合本例分析如下。

(1)第 9 版认为，急性胎儿窘迫应采取果断措施，改善胎儿缺氧状态，尽快终止妊娠。根据产程进展，决定分娩方式。①三类电子胎心监护图形，但宫口未开全或预计短期内无法阴道分娩，应立即行剖宫产。②宫口开全骨盆各径线正常者，胎头双顶径已达坐骨棘平面以下，一旦诊断为胎儿窘迫，应尽快行阴道助产术结束分娩。

(2)缩宫素催产常规 3 次无效，应剖宫产。

(3)胎儿窘迫，签字后常规 30 分钟内新生儿娩出。

(4)结合本例采取了缩宫素静脉滴注助产等措施，在连续几天无明显效果的情况下，家属与主治医师沟通要求剖宫产，被拒绝是错误的。发现胎心异常，8:00 告知家属急需马上进行剖宫产，家属当即签字同意，然而在签字 2 个多小时后经原告家属催促工作人员才将原告推入手术室，当日 10:58 才剖宫产分娩一女性活婴，共 3 小时，时间太久了。

（田春芳）

## 十五、脐带绕颈 3 周，胎动减少 2 天，羊水浑浊未收入院胎死宫内损害启示

**【病情摘要】**

2014 年 2 月 10 日下午，原告因怀孕 37 周、胎动减少 2 天而赴被告某县人民医院东院检查。B 超显示：宫内妊娠，单活胎，头位；考虑婴儿脐带绕颈 3 周及绕胸 1 周；羊水稍浑浊，行胎监测未见异常。初步诊断：①$G_2P_1$ 宫内孕 $37^{+3}$ 周，单活胎，头位；②脐带绕颈。但其医嘱却是：①一周后复查；②自数胎动；③不适随诊。2 月 12 日复检诊断发现胎死宫内一天并入院医治，当天进行引产手术，2 月 13 日娩出一死胎，2 月 20 日出院，共计住院 9 天，住院期间由医院

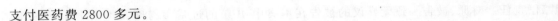

支付医药费 2800 多元。

**【法院处理】**

2014 年 5 月 27 日,经双方当事人申请某市医学会鉴定,本案胎儿的死亡与医方处理不当的因果关系为主要参与度。

原审另查明,原告王某为城镇居民,无业,曾经做过宫外孕手术,患有盆腔炎。

2014 年 8 月 6 日,原告向原审法院提起诉讼,请求判令:①被告某县人民医院赔偿其人身伤害赔偿金 50 000 元及精神损害抚慰金 50 000 元,并承担原告人工受孕费用 100 000 元;②诉讼费由被告负担。

原审法院认为:根据某市医学会"医鉴 2014-034"鉴定书的鉴定结果,被告某县人民医院于 2014 年 2 月 10 日对原告王某进行检查后,未对原告进行收住入院,进行相关处理后再次复查胎心监测,决定是否终止妊娠,其处理方式违背医疗规范,是导致胎儿死亡的主要原因,导致原告王某人身受到损害,精神上遭受重创。对于原告的损失,被告某县人民医院应承担赔偿责任。原告诉请被告某县人民医院承担原告人工受孕的费用,没有法律依据,不予支持。原告王某为城镇居民,无业,误工费标准应按城镇职工平均工资标准计算。扣除医院已经支付的 2800 多元医药费,原告王某的损失为:误工费 1082.29 元(43 893 元/年÷365 天×9 天),住院伙食补助费 270 元(30 元/天×9 天),护理费 810 元(90 元/天×9 天),交通费酌情认定 100 元,营养费 5000 元,精神损害抚慰金 30 000 元,合计 37 262.29 元。

综上,原审法院依照《中华人民共和国侵权责任法》第五十四条,《最高人民法院关于审理人身损害赔偿案件适用法律若干问题的解释》第十七条,《最高人民法院关于确定民事侵权精神损害赔偿责任若干问题的解释》第八条之规定,判决如下:被告某县人民医院赔偿原告误工费 1082.29 元,住院伙食补助费 270 元,护理费 810 元,交通费 100 元,精神损害抚慰金 30 000 元,营养费 5000 元,共计 37 262.29 元。限判决生效后十日内履行。如果未按判决指定的期间履行给付金钱义务,应按照《中华人民共和国民事诉讼法》第二百五十三条之规定,加倍支付迟延履行期间的债务利息。本案案件受理费 4300 元,减半收取计 2150 元,由原告负担 1150 元,被告某县人民医院负担 1000 元。

上诉人某县人民医院不服上述判决,称:①因双方当事人对某市医学会医鉴 2013-034 鉴定书的鉴定结果所确定的责任均无异议,但原审判决上诉人承担全部赔偿责任不公;②上诉人垫付的门诊检查及住院费 2800 元、法医鉴定费 1800 元也未按责任分担;③误工费、护理费、住院伙食补助费计算天数有误,被上诉人王某实际住院只有 8 天,原审计算 9 天;④原审认定营养费没有法律依据及认定精神损害抚慰金 30 000 元过高。请求二审撤销原判,依法改判。

被上诉人王某答辩称:①原审认定某县人民医院承担全部责任是正确的;②原审认定营养费过少,孕期及后续的营养费也应该赔偿;③原审认定精神损害抚慰金过少。请求二审驳回上诉,维持原判。

在本院组织的证据交换期间,被上诉人王某未向本院提交证据,上诉人某县人民医院向本院提交如下证据:证据 1 某县人民医院医务科出具的医疗发票,拟证明被上诉人王某在该院引产的医疗费 2591.48 元全部由其承担;证据 2 某市卫生局医疗事故技术鉴定费收据发票,拟证明该医疗事故技术鉴定费 1800 元。

经庭审质证,被上诉人王某发表如下质证意见:上诉人提交的证据不属于新证据,对证据医疗费 2591.48 元的真实性有异议,住院期间的具体医疗费其不清楚;对证据鉴定费的真实性没有异议,但当时双方商量按法院划分的责任承担。

经审查认为,上诉人提交的证据并不是一审庭审结束后新发现的证据,不属于二审新证据,本院不予采纳。

某市医学会衡医鉴 2014-034 号医疗损害鉴定书认定:被上诉人王某入院时 B 超发现胎儿脐带绕颈、羊水浑浊,胎心监测提示重度变异减速 2 次,根据《妇产科学》第 8 版,该情况提示胎儿宫内缺氧,应收住入院,进行相关处理后再次复查胎心监测,决定是否终止妊娠。因此认为,上诉人某县人民医院未给予上述处理违背医疗规范。根据经验和一般认识,若能够给予上述处理,多数胎儿可能得到挽救,即本案胎儿的死亡与上诉人某县人民医院上述处理不当的因果关系为主要参与度。原审依据该鉴定书,判定上诉人某县人民医院承担全部赔偿责任并无不当。据此,上诉人垫付的门诊检查及住院费、法医鉴定费也应由上诉人全部承担,原审对上述费用未按责任分担并无不妥。上诉人某县人民医院关于原审判决其承担全部赔偿责任不公的上诉主张不成立,本院不予支持。

被上诉人王某于 2014 年 2 月 12 日入院行引产手术,于同月 20 日出院,因此住院天数为 9 天,原审按 9 天计算误工费、护理费、住院生活补助费没有错误。原审根据本案实际情况,酌情认定的营养费亦无不当。根据《最高人民法院关于确定民事侵权精神损害赔偿责任若干问题的解释》第八条第二款之规定,因侵权致人精神损害,造成严重后果的,人民法院可以根据受害人一方的请求判令其赔偿相应的精神损害抚慰金。在本案中,上诉人某县人民医院违背医疗规范,导致被上诉人王某腹中的胎儿死亡,其势必给王某带来严重的精神创伤,故原审酌情认定精神损害抚慰金 30 000 元符合本案的实际情况。上诉人某县人民医院关于原审认定误工费、护理费、住院伙食补助费计算天数有误,营养费没有依据及原审认定精神损害抚慰金过高的上诉主张均不成立,本院均不予支持。

综上,原审判决认定事实清楚,适用法律正确,应予维持。依照《中华人民共和国民事诉讼法》第一百七十条第一款第(一)项之规定,判决如下:驳回上诉,维持原判。本案二审案件受理费 2150 元,由上诉人某县人民医院负担。

**【损害启示】**

根据人民卫生出版社出版的第 9 版《妇产科学》中胎儿窘迫的内容精要,结合本例分析如下。

(1)根据第 9 版要求,急性胎儿窘迫门诊医师要识别 4 点:①当出现胎心率基线无变异,并且反复出现晚期变异减速;②胎心率基线无变异,胎心过缓(<110 次/分);③羊水胎粪污染合并胎监异常;④胎动由频繁变减少。均要收入院。

(2)根据第 9 版要求,慢性胎儿窘迫门诊医师也要识别 4 点:①胎动计数<10 次/2 小时,减少 50%,消失;②NST 无反应;③生物物理评分≤4 分;④FGR 合并 S/D>3;脐动脉舒张期血流缺失,倒置。均要收入院。

(3)结合本例,门诊发现胎儿脐带绕颈、羊水浑浊,胎心监测提示重度变异减速 2 次,该情况提示胎儿宫内缺氧,应立即收住入院、进行相关处理后再次复查胎心监测,决定是否终止妊娠。

(田春芳)

## 十六、胎儿宫内窘迫，手术前未采取吸氧、左侧卧位等措施，发生新生儿脑梗死并脑软化、脑萎缩损害启示

**【病情摘要】**

2012 年 8 月 19 日下午，原告李×入住被告医院分娩，当日 19：00 剖宫产分娩出一男孩（即原告），因轻度窒息，病情紧急，于次日转某省儿童医院治疗。出院诊断：①新生儿缺血缺氧性脑损伤；②颅内出血Ⅳ度，继发性惊厥；③新生儿左侧脑梗死并脑软化，脑萎缩；④新生儿肺炎；⑤低氯血症；⑥新生儿病理型黄疸；⑦心肌损害。

**【法院处理】**

某县卫生局委托了某市医学会进行医疗事故技术鉴定，某市医学会于 2012 年 11 月 9 日做出了（2012）47 号医疗事故技术鉴定书，该鉴定书认定被告对原告李×的行为存在违反医疗规范、常规之处，其违规医疗行为与李×的现状有部分因果关系，根据医疗事故处理条例第二条及医疗事故分级标准试行第三条第二款之规定，构成三级乙等医疗事故（对应七级伤残），医方承担次要责任，并建议继续康复治疗。

原告方不服该鉴定，申请再次医疗事故技术鉴定，某省医学会于 2013 年 6 月 5 日做出鉴定，认为：①本例为足月妊娠，胎膜早破入院，有阴道分娩条件，医方分娩方式选择正确。②产程中出现胎心减慢，在宫口未开全的情况下，医方采取剖宫产终止妊娠符合医疗原则。但在此过程中医方只做术前准备，未针对胎儿宫内窘迫采取相应的宫内复苏处理，如吸氧、左侧卧位等措施。③胎儿娩出后有轻度窒息，医方进行了积极的复苏处理……但对病情监测不严密，处理也有欠缺。④患儿目前脑损伤不良后果与自身危险因素（胎膜早破、羊水偏少等）有主要因果关系，与医方的医疗过错也有一定关系，已构成三级乙等医疗事故，医方负次要责任，并建议遵医嘱进行康复训练。

被告某县妇幼保健院赔偿原告李×总损失共计人民币 356 395.4 元中的 40%，计人民币 142 558.16 元（其中：残疾赔偿金 23 414 元×20 年×40%＝187 312 元，医疗费 61 835.4 元，护理费 35 700 元，辅助器具费 3780 元，住院伙食费 10 710 元，营养费 10 710 元，住宿费 21 420 元，交通费 2728 元，精神损害抚慰金 20 000 元，鉴定费 2200 元），减去已支付的 20 000 元，还应赔偿 122 558.16 元，由原告自负 60%，计 213 837.24 元。上述款项限被告茶陵县妇幼保健院在本判决生效后 10 日内一次性支付。驳回原告李×过高部分的诉讼请求。

**【损害启示】**

根据人民卫生出版社出版的第 9 版《妇产科学》中胎儿窘迫和第 9 版《儿科学》新生儿缺氧缺血性脑病的内容精要，结合本例分析如下。

（1）第 9 版《妇产科学》认为，急性胎儿窘迫应采取果断措施，改善胎儿缺氧状态。应该立即改变孕妇体位、吸氧、停止使用缩宫素、抑制宫缩、纠正孕妇低血压等措施，并迅速查找病因，排除脐带脱垂、重度胎盘早剥、子宫破裂等，如果这些措施均不奏效，应该紧急终止妊娠。对于可疑胎儿窘迫者应该综合考虑临床情况、持续胎心监护、采取其他评估方法来判定胎儿有无缺氧，可能需要宫内复苏来改善胎儿状况。

（2）第 9 版《儿科学》新生儿缺氧缺血性脑病（HIE）是指围生期窒息引起的部分或完全缺

氧、脑血流减少或暂停而导致胎儿或新生儿脑损伤。其有特征性的神经病理和病理生理改变及临床上脑病症状。其中 15%～20% 在新生儿期死亡,存活者中 20%～30% 可能遗留不同程度的神经系统后遗症。因此,尽管近年来围生医学已取得巨大进展,HIE 仍是导致新生儿急性死亡和慢性神经系统损伤的主要原因之一。缺氧是 HIE 发病的核心,其中围生期窒息是最主要的病因。此外,出生后肺部疾患、心脏病变及大量失血或重度贫血等严重影响机体氧合状态的新生儿疾病也可引起 HIE。

(3)结合本例诊断了胎儿窘迫,准备手术,只做术前准备,未针对胎儿宫内窘迫采取相应的宫内复苏处理(立即改变孕妇体位、吸氧、停止使用缩宫素、抑制宫缩、纠正孕妇低血压等措施),胎儿娩出后出现轻度窒息,又对病情监测不严密,处理也有欠缺,导致脑损伤,发生纠纷,对此应当承担相应的过错责任。故诊断胎儿窘迫,必须及时下孕妇体左侧位、吸氧医嘱。

(田春芳)

## 十七、对胎儿宫内缺氧危险因素认识不足,新生儿复苏不规范,致其死亡损害启示

**【病情摘要】**

原告任某于 2015 年 1 月 6 日至被告处进行首次产前检查,其中载明:末次月经 2014 年 9 月 18 日;预产期 2015 年 6 月 25 日;有轻度妊娠反应,中药"感冒药"不详;既往病史无;孕$_1$产$_0$;家族史,母亲患糖尿病(2 型);身高 167cm。诊断:$G_1P_0$。同日,超声诊断报告检查提示:单活胎,中孕。血生化检查显示:ALT62.4U/L;BUN2.07mmol/L。2015 年 1 月 7 日,被告将 2015 年 1 月 6 日采集于原告任某的标本号为 S7071 的标本送往重庆金域医学检验所进行血清学产前筛查,其筛查结果显示呈低风险性。2015 年 3 月 9 日、2015 年 5 月 4 日,由被告医师送检原告任某至某医院进行四维彩超检查,超声提示中孕、单活胎;晚孕,单活胎。2015 年 6 月 17 日 12:02 原告任某到被告处住院分娩,诊断为:妊娠 38$^{+6}$ 周,孕$_1$产$_1$剖宫产;妊娠期糖尿病;妊娠期肝内胆汁淤积症;巨大儿;胎儿宫内缺氧。并于同日 15:00 通过剖宫产分娩出男婴。后因新生儿发生呼吸窘迫等症于 2015 年 6 月 17 日 16:49 被送往某妇幼保健院抢救治疗,经诊断为:新生儿肺透明膜病;新生儿窒息;呼吸衰竭;呼酸合并代谢性酸中毒;新生儿脑损伤? 缺氧缺血性心肌损害? 先天性心脏病? 缺血缺氧心肌损害? 败血症? 巨大儿。抢救过程中,因病情严重妇幼保健院建议转诊,后因患儿病情严重随时可能死亡,原告要求放弃治疗,停止抢救,自动出院。出院后患儿死亡。原告在被告医院共计产生住院费 6211.65 元,其中自付3352.29 元,其余费用已报销。

**【法院处理】**

经某法医验伤所尸检,原告之子系患新生儿吸入性肺炎导致急性呼吸、循环衰竭死亡。后经双方共同委托某法医学会司法鉴定所进行医疗过错鉴定,鉴定意见认为被告在对任某及之子的医疗行为中存在过错,其过错行为与患方自身疾病为共同因素致患儿死亡。原告认为,被告在诊疗过程中存在过错,其过错行为与原告自身疾病因素共同导致原告之子死亡,被告应该承担相应的赔偿责任。

被告医院辩称,原告所述的医疗过程及过错情形程度与事实不相吻合,原告之子死亡的主

要原因是自身患有严重疾病导致呼吸循环衰竭死亡,系疾病本身导致。另外,原告在转院至某妇幼保健院后放弃治疗及抢救也是原告之子死亡的原因,原告对其子死亡具有重大过错;原告方的诉讼请求金额过高,请法庭根据本案查明的事实及采信的证据依法判决。

2015年6月24日,原、被告共同委托某法医验伤所对患儿的死亡原因进行检验,2015年11月27日该所出具报告意见认为:任某之子系动脉导管未闭(窗型)基础上,并发新生儿吸入性肺炎导致急性呼吸、循环衰竭死亡。产生鉴定费14 200元,鉴定人往来交通费600元,共计14 800元,该费用由被告支付。2016年1月22日,原、被告共同委托某市法医学会司法鉴定所对医疗损害责任进行司法鉴定,该所于2016年1月28日出具鉴定意见书,认为:①某医院在对任某及之子的医疗行为中存在过错;②其过错行为与患方自身疾病为共同因素致患儿死亡。产生鉴定费8500元,原、被告双方各负担4250元。

判断医疗机构及其医护人员在诊疗过程中是否具有过错及过错和损害之间是否具有因果关系,应以具有相应鉴定资格的专业人员和专业机构的鉴定结论为依据,而不能以一般的社会经验作为判断的依据。2016年1月22日,原、被告双方共同委托某市法医学会司法鉴定所对医疗损害责任进行司法鉴定,经该所鉴定,认为被告对任某及之子的医疗行为存在过错,主要表现在对围生期的高危因素认识不足,Apgar评分不规范,新生儿复苏不规范,并在因果关系中阐明:产妇入院时,患儿存在胎儿宫内缺氧,而胎儿宫内缺氧产生因素较多,与产妇的妊娠期糖尿病,妊娠期胆汁淤积症和巨大儿有关,其发生因素与产妇和胎儿自身因素有关,所以疾病本身有一定的参与度;医方的过错行为是对围生期危险因素认识不足,从而未能及时评估和治疗,以改善和消除这些危险因素;对新生儿出生后Apgar评分不规范,未能认识患儿所患疾病的严重性,以及新生儿复苏不规范,未能有效阻止新生儿疾病的发展和加重,因此医方的过错行为与新生儿的死亡有因果关系存在。关于被告的过错参与度问题,亦即被告应承担的责任比例问题,某法医学会司法鉴定所鉴定被告的过错行为与原告自身疾病为共同因素致患儿死亡。

判决如下:①原告任某之子死亡后产生的损失有死亡赔偿金544 780元、丧葬费26 190元、参加医疗纠纷处理近亲属的交通费、误工费2000元、住院伙食补助费100元、护理费120元、鉴定费23 300元,共计596 490元。由被告某医院赔偿298 245元(扣除被告多支付的鉴定费7400元和已支付的丧葬费用3140元,其实际还应支付原告287 705元),其余损失由原告自行负担。②由被告某医院赔偿原告任某精神损害抚慰金30 000元。

**【损害启示】**

根据人民卫生出版社出版的第9版《妇产科学》中胎儿窘迫结合本例分析如下。

(1)第9版《妇产科学》中胎儿窘迫章节中慢性缺氧认为:①胎儿慢性缺氧母体血液含氧量不足,如合并先天性心脏病或伴心功能不全、肺部感染、慢性肺功能不全、哮喘反复发作及重度贫血等。②子宫胎盘血管硬化、狭窄、梗死,使绒毛间隙血液灌注不足,如妊娠期高血压疾病、慢性肾炎、糖尿病、过期妊娠等。③胎儿严重的心血管疾病、呼吸系统疾病,胎儿畸形,母儿血型不合,胎儿宫内感染、颅内出血及颅脑损伤,致胎儿运输及利用氧能力下降等。④妊娠期慢性缺氧使子宫胎盘灌注下降,导致胎儿生长受限:肾血流减少引起羊水减少。脐带因素的胎儿缺氧常表现为胎心突然下降或出现反复重度变异减速,可出现呼吸性酸中毒,如不解除诱因,则可发展为混合性酸中毒,造成胎儿损害。

(2)结合本例,产妇入院时患儿存在胎儿宫内缺氧,而胎儿宫内缺氧产生因素较多,与产妇的妊娠期糖尿病,妊娠期胆汁淤积症和巨大儿有关,其发生因素与产妇和胎儿自身因素有关,所以疾病本身有一定的参与度;医方的过错行为是对围生期危险因素认识不足,从而未能及时评估和治疗,以改善和消除这些危险因素;对新生儿出生后 Apgar 评分不规范,未能认识患儿所患疾病的严重性,以及新生儿复苏不规范,未能有效阻止新生儿疾病的发展和加重,因此,医方的过错行为与新生儿的死亡有因果关系存在。

(田春芳)

## 十八、宫内感染导致胎儿宫内慢性缺氧没及时剖宫产胎儿死亡损害启示

**【病情摘要】**

原告张××诉称,2012 年 3 月 8 日因早孕到被告医院就诊,经医师检查,以先兆流产给予黄体酮保胎治疗后好转。此后,原告在孕期内定期到被告医院进行 10 次产前检查,均显示胎心、血压、胎位正常。2012 年 10 月 22 日,原告感觉不适,且离预产期只差 2 天,便到被告医院准备待产,经超声检查,诊断有心动过速和羊水偏少的症状,但医师未采取任何措施,也未收入住院留观,而是嘱咐原告回家注意休息,待有腹痛感觉再来住院。2012 年 10 月 24 日 7:00 原告无明显诱因出现阴道见红,伴有下腹胀痛,于当日 9:30 入住被告医院,经检查,以孕$_7$产$_1$宫内妊娠 40 周活胎先兆临产,瘢痕子宫,巨大儿?,窦性心动过速等收入住院,入院后于 9:50 经胎心监测显示,胎心基线出现变异减弱、消失,但医师未进一步做 B 超检查和采取立即终止妊娠的措施,且在当日 10:40 仍做出经阴道试产的治疗方案,直至当日 14:05,胎儿出现宫内重度窘迫的危急情况,才采取剖宫产手术。导致婴儿出生后出现呼吸窘迫综合征、羊水血性、窒息等,后经抢救治疗无效于 2012 年 10 月 25 日 4:20 死亡。为查明死因,被告于 2012 年 10 月 26 日委托湖南省湘雅司法鉴定中心进行尸体解剖鉴定,经鉴定认为,张××婴儿死亡原因符合吸入性肺炎的特点。综上所述,原告认为,被告的医疗行为违反了医院规章制度和诊疗常规,存在严重的过错,且其过错与原告婴儿患吸入性肺炎死亡有着明显、直接的因果关系,其表现在:①2012 年 10 月 22 日,经超声检查有心动过速和羊水偏少的症状时,被告既未对羊水偏少的原因做进一步检查,也未按治疗原则采取尽早终止妊娠的措施,而是放任了胎儿病情的发展。②2012 年 10 月 24 日 9:50 经胎心监测显示胎心基线较为平线,且诊断为足月巨大儿,完全有必要的手术指征,但被告仍以阴道试产分娩而延误了最佳抢救时机,是导致婴儿出现吸入性肺炎死亡的根本原因。对此,被告应对原告婴儿死亡的损害后果承担完全责任。为维护原告的合法权益,原告曾多次与被告协商赔偿未果,现特诉诸法院,请求法院判令被告赔偿原告因婴儿死亡所造成的医疗费、丧葬费、死亡赔偿金、精神抚慰金等损失共计 228 846 元(注:原告起诉时诉讼请求标的为 498 465 元,诉讼过程中原告申请变更了标的金额)。

**【法院处理】**

被告××市妇幼保健院辩称:①2012 年 10 月 22 日,原告张××在被告处门诊检查时,提示孕妇心动过速,予以内科会诊,并做了心脏彩超及甲状腺功能测定,考虑心动过速为孕期生理性改变,孕妇没有明显的自觉症状,故医疗上无须特殊处理。当日胎心监护及脐血流检查提示胎儿没有宫内窘迫症状,羊水最大平面＞20mm,羊水总量指数 75mm,无须急诊剖宫产终止

妊娠指征。②在孕妇拒绝入院的前提下,2012年10月24日原告张××因先兆临产入住被告医院,院方的医疗导向始终是建议剖宫产终止妊娠。胎心监护是一种外监护手段,在胎儿睡眠期可以出现基线的变异减弱,孕妇入院后所行胎心监护,基线率在正常范围内,无严重减速。入院后给予了吸氧,并在家属要求点名手术的情况下,4小时内终止了妊娠。综上,被告的整个医疗过程无任何过错,与新生儿的死亡没有必然的因果关系,请求法院判决驳回原告的诉讼请求。

2012年10月26日,为查明张××婴儿死因,被告委托湖南省湘雅司法鉴定中心进行尸体解剖鉴定。2012年12月6日,该鉴定中心出具(2012)解鉴字第105号法医学鉴定书,鉴定结论为:张××死亡原因符合吸入性肺炎。2013年10月23日,原告向本院起诉。诉讼过程中,经被告申请,本院委托长沙市医学会对张××医疗事故争议进行技术鉴定。该会于2014年1月8日做出了长沙医鉴(2014)002号医疗事故技术鉴定书,该鉴定分析意见表述:①10月22日孕妇就诊,门诊胎心监测无病理情况,羊水指数75mm,胎儿脐血流比值正常,可继续观察,非急诊手术终止妊娠指征。②10月24日9:30入院时胎心监测为病理情况,医方虽给予吸氧处理,但未及时复查胎心监测,也未能及时采取剖宫产终止妊娠,直到13:30剖宫终止妊娠,存在过失,与新生儿出生时轻度窒息(Apgar评分1分钟6分)、吸入性肺炎有一定因果关系。③新生儿出生后及时转新生儿科,给予了气管插管、呼吸机辅助呼吸、纠酸、止血等处理。抢救是及时正确的,不存在过错。④新生儿出生时为轻度窒息、吸入性肺炎,医方也进行了及时正确地抢救。但根据湘雅司鉴中心(2012)解鉴字第105号张××司法鉴定意见书中描述新生儿有肺透明膜形成,说明新生儿有先天性肺发育不良,因此考虑其为导致新生儿死亡的绝大部分原因。

综上所述,医方的过失行为与新生儿死亡有轻微因果关系,根据《医疗事故处理条例》第二条规定,此医疗事件构成医疗事故,鉴定结论:根据《医疗事故处理条例》第二、四条,《医疗事故分级标准(试行)》、《医疗事故技术鉴定暂行办法》第三十六条,此医疗事件构成一级甲等医疗事故,医方承担轻微责任。

原告对长沙市医学会医疗事故技术鉴定结论不服,于2014年2月7日向本院申请再次鉴定。湖南省医学会接受本院委托后,于2014年6月3日做出了湘医鉴(2014)15号医疗事故技术鉴定书,该鉴定分析意见表述:专家鉴定组合议认为:①根据病历资料,结合湘雅司法鉴定中心尸检报告分析,患儿的死亡原因考虑为宫内感染导致胎儿宫内慢性缺氧、新生儿持续肺动脉高压、肺透明膜病变、吸入性肺炎、急性呼吸窘迫综合征。②医方的过错:2012年10月24日9:30孕妇入院时所做胎心监测显示胎心基线变异消失,属于产科病理情况。针对这种情况,医方未充分认识到其危害性,仅给予了吸氧处理,而未及时复查胎心监测,也未能及时行剖宫产终止妊娠(直到13:30才行剖宫产术),存在过错,在一定程度上对救治产生不利影响。③新生儿出生后,医方及时将其转入新生儿科救治,给予气管插管、呼吸机辅助呼吸、纠正酸中毒、止血等处理措施,符合医疗原则。④新生儿死亡与患方母体宫内因素(宫内感染、胎儿宫内慢性缺氧等)有主要因果关系,与医方的过错也有次要关系。

根据《医疗事故处理条例》第二条、《医疗事故技术鉴定暂行办法》第三十六条和《医疗事故分级标准》,本医疗事件构成一级甲等医疗事故,医方负次要责任,鉴定结论:一级甲等医疗事故,医方负次要责任。

另查明,原告因其新生儿死亡造成的物质损失有:医疗费2069元;丧葬费21 946.5元;死亡赔偿金 468 280 元(23 414 元/年×20 年),合计 492 295.5 元。

本院认为,原告张××到被告医院待产、分娩,以及被告医院对原告新生儿的诊治、护理,双方因此形成医患关系。湖南省医学会对被告××市妇幼保健院的医疗行为做出的湘医鉴(2014)15 号医疗事故技术鉴定书,认定该次医疗事件构成一级甲等医疗事故,医方负次要责任,本院予以采信。

××市妇幼保健院在医疗过程中存在过失,致使原告新生儿因病情危重经医治无效而死亡。被告医院作为占有社会医疗资源的一方,应当遵守医疗职业伦理,结合患者的病情做出全面细致的检查,综合判断患者病情并以此确定完整的治疗方案,对于在诊疗过程中存在的过失而给原告造成的物质损失应当承担相应的民事赔偿责任。医方上述过失除给原告造成了物质损失外,原告作为新生儿父母还因新生儿死亡遭受了较大的精神痛苦。原告要求被告赔偿精神抚慰金,本院亦予以支持。考虑到医方的过错程度及事件的后果等因素,精神抚慰金依法据实酌定为 15 000 元。

据此,依照《中华人民共和国侵权责任法》第十六条、第二十二条、第五十四条、第五十七条之规定,判决如下:①张××因其新生儿死亡造成的医疗费、丧葬费、死亡赔偿金等各项物质损失共计 492 295.5 元,由××市妇幼保健院赔偿 147 688.65 元,其余损失由张××自理。②××市妇幼保健院赔偿张××精神抚慰金 15 000 元。③驳回张××的其余诉讼请求。

以上给付内容,限本判决发生法律效力后 10 日内付清。

本案受理费 2792 元,医疗事故技术鉴定费 4900 元(市级 2200 元由××市妇幼保健院垫付,省级 2700 元由张××垫付),合计 7692 元,由张××负担 3692 元,××市妇幼保健院负担 4000 元。

**【损害启示】**

(1)根据人民卫生出版社第 9 版《妇产科学》56 页,胎心监护分为三类,该患者因变异较小,考虑为 Ⅱ 类胎心监护,应综合考虑临床情况、持续胎心监护、采取其他评估方法来判定胎儿有无缺氧,可能需要宫内复苏来改善胎儿状况。

(2)该患儿胎心基线变异较小,无明显加速反应,应在吸氧后复查胎心监护。另患者系瘢痕子宫、临床怀疑巨大儿可能,阴道分娩风险较大,需注意把握剖宫产指征。

(吕发辉)

## 十九、宫口开全,发生胎儿宫内窘迫,仍用缩宫素导致脑瘫损害启示

**【病情摘要】**

2011 年 10 月 8 日 10:40 张某 1 母亲因停经 $41^{+2}$ 周,下腹阵痛伴见红半天入住某中心医院。11:00 查体:宫高 36cm,腹围 95cm,胎儿估计体重 3400g 左右,胎位 LOA(左枕前),胎心 140 次/分;宫缩偶有,宫口未开,见红少量,未及阴道流液,头先露 S-3。12:30 病史记录:胎监见轻微减速,考虑胎儿窘迫可能,予以人工破膜。10 月 9 日 3:00 宫口全开,15 分钟后见宫缩时胎心减速至 90 次/分左右,持续 10 秒左右自行恢复,查胎头 ROP(右枕后)位,先露+2,吸氧,观察 10 分钟后胎心恢复可,宫缩间隔 3～4 分钟,中弱,给予催产素加强宫缩。3:55 胎心减速至 80～90 次/分,持续时间长,考虑晚期减速,查胎先露+2,ROP 位,停用缩宫素,行人工转胎头术,屈大腿体位助产。4:15 阴道分娩一活男婴,重 3550g,Apgar 1 分钟 2 分、5 分钟

4 分,给予正压通气,胸外按压后心率仍＜60 次/分,行气管插管持续正压通气,气管内 1：10 000 肾上腺素 0.6ml,脐静脉注射 5% 碳酸氢钠 10ml 后心率恢复至 130 次/分,10 分钟复评 7 分,拔除气管插管,持续常压给予,新生儿保暖转至儿科医院。6：08 张某 1 入住某大学附属儿科医院(以下简称儿科医院)。诊断：新生儿窒息,缺血缺氧性脑病,吸入性肺炎,气胸,头颅血肿。10 月 10 日头颅 MRI 示右侧脑室旁可疑高信号。10 月 11 日脑电图为异常。经治疗：张某 1 于 10 月 15 日出院。

2011 年 11 月 24 日至 2013 年 1 月 24 日期间,张某 1 至儿科医院随访诊治,被诊断为 CP (脑瘫)。期间,2012 年 12 月 27 日头颅 MRI 平扫提示：脑发育不良,双侧基底节软化灶。

2014 年 4 月 18 日,儿科医院对张某 1 出具智能测试报告：粗动作能 DQ：20,细动作能 DQ：23,应物能 DQ：20,言语能 DQ：20,应人能 DQ：26。4 月 29 日,儿科医院精细运动发育测试评分：49,粗大运动发育测试评分：41。

**【法院处理】**

2014 年 6 月 3 日,某市医学会出具(2014)122 号《医疗损害鉴定意见书》,记载：五、分析说明……

(1)产程处理不当：产妇 3：00 进入第二产程,根据分娩记录,3：05 即已出现胎心减慢至 80 次/分,之后胎心反复减慢,提示此时胎儿可能已存在宫内缺氧,医方未予以及时终止妊娠,在此情况下错误予以缩宫素加强宫缩,有可能加重了胎儿的宫内窘迫,与患儿目前脑瘫状况存在一定的因果关系。

(2)医方新生儿窒息复苏符合诊治规范：新生儿出生后 Apgar 2 分,医方立即予以气管插管正压通气等诊疗措施,5 分钟 Apgar 4 分,10 分钟 Apgar 7 分。并及时送往儿科医院救治。患儿转入儿科医院后,患方放弃治疗自动出院,对患儿的康复也有不利的影响,与患儿目前的状况也存在一定的因果关系。且脑瘫原因多样,有许多原因尚未被目前医学所认知。综上,医方承担主要责任。

鉴定意见：①本例属于对患者人身的医疗损害。②某中心在医疗活动中存在未及时终止妊娠、错误使用缩宫素的医疗过错,与患者脑瘫的人身损害结果存在一定的因果关系。③参照《医疗事故分级标准(试行)》,患者的人身医疗损害等级为二级丁等,对应五级伤残。④本例医疗过错对患者张某 1 人身医疗损害结果的责任程度为主要责任。……对于该鉴定意见,张某 1 对伤残等级不予认可,认为该意见不能客观反映张某 1 因某中心医院的医疗过错行为导致的全部损害后果,张某 1 应构成二级伤残;某中心医院表示无异议。

2014 年 11 月 10 日,某市医学会出具(2014)020 号《医疗损害三期鉴定意见书》,鉴定意见为：被鉴定人张某 1 五级伤残的护理期为长期,营养期为 180 日。2015 年 11 月 12 日,该医学会再次出具沪医三期鉴(2015)049 号《医疗损害三期鉴定意见书》,鉴定意见为：被鉴定人张某 1 需 1 人长期护理。

判决：某区中心医院于判决生效之日起十 10 日内赔偿张某 1 784 219.84 元。

**【损害启示】**

根据人民卫生出版社出版的第 9 版《妇产科学》中胎儿窘迫的内容精要,结合本例分析如下。

(1)第 9 版认为：急性胎儿窘迫应采取果断措施,改善胎儿缺氧状态。①一般处理：应该立即采取相应措施纠正胎儿缺氧,包括改变孕妇体位、吸氧、停用缩宫素、抑制宫缩、纠正孕妇低血压等措施,并迅速查找病因,排除脐带脱垂、重度胎盘早剥、子宫破裂等。如果这些措施均不奏效,应该紧急终止妊娠。对于可疑胎儿窘迫者应该综合考虑临床情况、持续胎心监护、采取其他评估方法来判定胎儿有无缺氧,可能需要宫内复苏来改善胎儿状况。②病因治疗:若为不协调性子宫收缩过强,或因缩宫素使用不当引起宫缩过频过强,应给予抑制宫缩。若为羊水过少,有脐带受压征象,可经腹羊膜腔输液。③尽快终止妊娠:根据产程进展,决定分娩方式。三类电子胎心监护图形,但宫口未开全或预计短期内无法阴道分娩,应立即行剖宫产。宫口开全骨盆各径线正常者,胎头双顶径已达坐骨棘平面以下,一旦诊断为胎儿窘迫,应尽快行阴道助产术结束分娩。

(2)结合本例:主要是产程处理不当。产妇3:00宫口开全,3:05即已出现胎心减慢至80次/分,之后胎心反复减慢,提示此时胎儿可能已存在宫内缺氧,医方未予以及时终止妊娠,在此情况下错误予以缩宫素加强宫缩,有可能加重了胎儿的宫内窘迫。另外,3:55时胎心80~90次/分,发生晚减,明确胎儿宫内缺氧,S+2应尽快行阴道助产术(产钳)结束分娩,到胎儿娩出4:15分,持续20分钟时间。最后与患儿脑瘫状况存在具有一定的因果关系。

(田春芳)

## 二十、巨大儿出生,机械坚持母乳喂养,发生新生儿低血糖脑瘫损害启示

**【病情摘要】**

某孕妇既往体健,孕期曾多次行产前检查,均未提示异常,医师建议顺产,让其在家等待。2008年10月22日21:40,孕妇在某医院分娩一男婴,体重4250g,属巨大儿,Apgar评分1分钟9分,5分钟10分。22:00左右,婴儿被送入母亲的产科病房,送入时护士要求母乳喂养,但是孕妇一开始没有奶,后来有了量也十分少。23日21:00婴儿出现剧烈的哭闹、呼吸急促、皮肤青紫,也不吸吮母乳,告知产科医师未予处理。24日7:00儿科医师来看婴儿,当时婴儿已经哭不出声音,面色发绀,医师弹了弹婴儿的脚心,发现没有什么反应就表示:情况很严重,需要马上联系120转院。转院后患儿血糖测不出,诊断为低血糖。其后患儿出现智力极度低下,与他人无交流,自己不会吸奶,双眼不能追物,无法抬头和坐立,双手无法主动抓物。平时每日仍时有抽搐发生。

**【法院处理】**

人脑的正常生理功能依赖于足够的持续的能量供应,脑的基本能源物质就是葡萄糖,而脑本身没有糖原的储备,血液中葡萄糖浓度过低,使脑组织能量缺乏,持续的低血糖将直接导致大脑不可逆的损害,故临床上对于低血糖十分重视,尤其是新生儿低血糖更是要予以关注和预防。但是本纠纷的医方针对一名刚出生的巨大儿却完全忽视了应有的关注和处理,最终让完全可避免、可逆转的低血糖造成了患儿终身的脑损伤。

(1)医方针对巨大儿未提供合理的喂养方案,导致患儿出现低血糖:患儿出生时体重为4250g,属巨大儿、高危儿[凡新生儿有高危症状,如有宫内窒息,或产时窒息史……或出生时体重异常(过低、过高),或胎龄异常(早产、过期产)或胎龄体重不符(小样儿、巨大儿)等均属于高危儿]。因婴儿需要的营养与自身体重具有直接的关系,巨大儿特别应当监测血糖并注重喂

养,出生即喂奶或糖水,以后 2 小时喂 1 次,如喂养困难者给予 5%～10%葡萄糖注射液,每分钟 5～8mg/kg 静脉滴注,以防止低血糖。但是根据医方提供的病史记录可知:医方不仅没有把刚出生的患儿当作高危儿看待,连其是巨大儿的客观事实都没有关注,根本就没有提供合理的喂养方案(喂乳的量、喂乳的次数)。

(2)医方缺乏对巨大儿的观察、监测,导致新生儿低血糖的发生未能避免:病程记录显示,医师只在新生儿出生后 10 月 23 日 7:30 观察过一次,其后患儿多次出现病情变化,都没有观察和记录,最后的记录就是 10 月 24 日 6:50 患儿病危被转院。同时,护理记录没有记录患儿 10 月 23 日下午出现哭闹不止,面色发绀,家属去寻求医护人员帮助的事实,而且在当晚患儿出现长时间不吃奶的情况后,既没有医师进行诊疗,护士的观察也突然由 2 小时 1 次,变成了 5 小时 1 次(22:00－3:00－6:50)。医方针对巨大儿的观察和监测明显是不负责任,不符合常规。

(3)缺乏必要诊疗:医方针对巨大儿出现的异常表现缺乏必要的诊疗,导致患儿失去了低血糖被纠正的时机,最终因持续低血糖引发大脑损伤。

首先,患儿系体重超标的巨大儿,按照常规本身需要的营养就大于普通新生儿,喂食时应当更加注意,但是依据医方提供的新生儿护理记录单可知:患儿出生后前 2 个小时并未吸吮母乳,开始吸吮后母乳也一直是质黄、量少,根本就达不到巨大儿的营养标准,但是医方既没有给予额外的营养支持,也没有监测血糖,导致患儿开始出现低血糖。其次,患儿出生后次日下午,家属就发现患儿的啼哭与前面不一样,不易安抚,寻求过护士的帮助,但是护士既没有给予进一步的措施,也没有记录。21:00 婴儿又出现剧烈的哭闹、呼吸急、皮肤青紫的表现,而且不吸吮母乳,医师也未予处理,使患儿错过了新生儿低血糖被早期纠正的时机,延误了诊疗。

根据以上的争议焦点,本案历经区市 2 次医学会鉴定,均确认本案例属于一级乙等医疗事故(一级伤残),医方承担主要责任。其后又申请就护理期、营养期进行了司法鉴定,确认患儿需要终身全护理及营养。据此法院最终判决医方承担一百余万的赔偿责任。

【损害启示】

根据人民卫生出版社出版的第 9 版《儿科学》中第十四节　新生儿低血糖的内容精要,结合本例分析如下。

(1)暂时性低血糖:指低血糖持续时间较短,一般不超过新生儿期。糖原和脂肪储备不足,糖原储备是新生儿出生后 1 小时内能量的主要来源。糖原储备主要在妊娠的最后 4～8 周,因此早产儿和 SGA 能量储备会受到不同程度的影响,且胎龄越小,糖原储备越少,而出生后所需能量又相对较高,糖异生途径中的酶活力也低。此外,宫内窘迫也可减少糖原储备。即使是足月儿,由于出生后 24 小时内糖原异生的某些关键酶发育不成熟,如生后喂养延迟至 6～8 小时,将有 30% 的新生儿血糖降至 2.78mmol/L(50mg/dl) 以下,10% 降至 1.67mmol/L(30mg/dl)以下。

(2)葡萄糖消耗增加:应激状态下,如窒息、严重感染等,儿茶酚胺分泌增加,血中高血糖素、皮质醇类物质水平增高,血糖增高,继之糖原大量消耗,血糖水平下降。无氧酵解使葡萄糖利用增多,也可引起低血糖。低体温、先天性心脏病等,常由于热量摄入不足,葡萄糖利用增加,可致低血糖。

(3)治疗:①由于目前尚不能确定引起脑损伤的低血糖阈值,因此不管有无症状,低血糖者均应及时治疗。无症状性低血糖但能进食的患儿可先进食,并密切监测血糖,低血糖不能纠正者可静脉输注葡萄糖,按 6～8mg/(kg·min)速率输注,每小时监测血糖 1 次,并根据血糖测定结果调节输糖速率,稳定 24 小时后逐渐停用。②症状性低血糖可先给予一次剂量的 10% 葡萄糖 200mg/kg(2ml/kg),按每分钟 1.0ml 静脉注射;以后改为 6～8mg/(kg·min)维持,以防低血糖反跳。每 1 小时监测血糖 1 次,并根据血糖值调节输糖速率,正常 24 小时后逐渐减慢输注速率,48～72 小时停用。低血糖持续时间较长者可加用氢化可的松。

(4)预防:①避免可导致低血糖的高危因素(如寒冷损伤,高危儿定期监测血糖。)②生后能进食者宜早期喂养。③不能经胃肠道喂养者可给 10% 葡萄糖静脉滴注。

(5)结合本例:如果及时检测血糖并及时喂养,不会发生新生儿低血糖脑瘫。

(田春芳)

## 二十一、剖宫产出生,出现缺氧后遗症脑瘫损害启示

**【病情摘要】**

2006 年,李女士怀孕后定期到某市妇幼保健院进行检查,并建立了相关档案,一切顺利。在李女士怀孕第 9 个月时,被诊断为出现早产状况,便住进某市妇幼保健院,检查发现已经胎膜破损,李女士因为胎动不适,一直希望医院能够尽快对她施行剖宫产手术。李女士在住进医院几个小时后,医院对她诊断胎儿在宫内窘迫,遂开始对她施行了剖宫产手术,手术过程顺利地将小宝宝产下(吴某某)。但不幸的是吴某某因为吸入胎粪,而引起胎粪吸入性肺炎,经过几日的抢救治疗后办理了出院手续。在吴某某长到 6 个月时母亲李女士和父亲吴先生发现儿子的智力似乎不太正常。于是,父母便带着吴某某去其他医院检查,这时才发现孩子有异常。经过海南、广东多家医院会诊观察后,吴某某被诊断为混合型小儿脑瘫,智力发育滞后,被建议进行康复治疗和认知教育。

**【法院处理】**

目前,吴某某正在康复治疗中,由于肢体瘫痪,不能坐,不会听说,智力严重低下。发现儿子脑瘫后,父母带原告到处求医,花费巨额医疗费后,怕影响工作还请人专门护理。2008 年,面对这种情况李女士作为母亲,以儿子吴某某为原告,将当初做生育手术的医院告上法庭。吴某某诉称,他在被告医院剖宫产出生后,出现缺氧后遗症脑瘫,与当初医院医疗行为存在不当有因果关系。首先,其母亲在怀孕期间和生产当天一切正常,而他在出生后就发现缺血缺氧性脑后遗症的脑瘫。其次,其母亲入院后完全听从医院的专业管理和安排,母体的情况都在医院的监控当中,如果出现胎儿宫内窘迫,若及时发现和处理,就不至于发生严重缺氧致患上脑瘫。

某市妇幼保健院认为,李女士确实是已婚育龄妇女,在该医院进行分娩。但医院在对产妇李女士接生及后期给初生儿治疗肺炎的过程中,完全是按照法律、法规和临床操作规范进行的,已经尽到应尽的义务,医院在这件事中没有过错。

医院还认为,而且脑瘫是我国发病率为 2‰ 左右的产科临床上常见并发症。医学专家认为,胎儿患上脑瘫和早期的发育、遗传因素、孕妇疾病等都有关系,甚至有的发病原因不明。因此吴某某虽然发生了脑瘫,但是不能因此就认定是医院的责任。医院的行为和新生儿出现脑瘫症状没有因果关系,因此医院不应承担赔偿责任。

经过三年多的医疗鉴定和审理。近日某区法院对此案做出一审判决。医院为患儿吴某某支付医疗费、护理费、残疾赔偿金、后续治疗费、精神损害金等 9 项赔偿内容,总赔偿金额为

141 万余元。

**【损害启示】**

根据人民卫生出版社出版的第 9 版《儿科学》中脑性瘫痪的内容精要,结合本例分析如下。

(1)第 9 版《儿科学》中脑性瘫痪章节中认为:许多围生期危险因素被认为与脑性瘫痪的发生有关,主要包括:①围生期脑损伤,如缺血缺氧性脑病、新生儿脑卒中、产伤、颅内出血;②与早产有关的脑损伤,如脑室周围脑白质软化、脑室内出血;③脑发育异常如脑发育畸形、遗传性或代谢性脑发育异常;④产后脑损伤,如核黄疸、中枢神经系统感染;⑤产前危险因素,如绒毛膜羊膜炎、宫内发育迟缓、毒物接触、先天性 TORCH 感染。这些因素可能共存,并相互作用。人们还发现,虽然近 30 年来产科和新生儿医疗保健有了极大发展,但脑性瘫痪的发病率却未见下降。为此,近年对脑性瘫痪的病因进行了更深入的探讨,目前认为胚胎早期的发育异常,很可能是导致婴儿早产、低出生体重和易有围生期缺氧缺血等事件的重要原因。胚胎早期的发育异常主要来自受孕前后孕妇体内外环境影响、遗传因素及孕期疾病引起妊娠早期胎盘羊膜炎症等。

(2)结合本例,病因不清。推断可能措施不力,时间滞后,导致患儿宫内缺氧缺血,如果出现胎儿宫内窘迫,若及时发现和处理,就不至于发生严重缺氧致患儿脑瘫。

(田春芳)

## 二十二、监护胎心降低,产后出现呼吸、心搏停止,最后发生脑瘫损害启示

**【病情摘要】**

2003 年 3 月 4 日凌晨,某产妇因已过预产期 5 天前往某医院入院待产,入院后产妇在上午和下午的胎心监护中 2 次出现了胎儿胎心降低,一次最低 90 次/分钟,一次最低 106 次/分钟,医方均没有给予处理,直到 20:00 才为产妇剖宫产。胎儿娩出后没有给予特殊处理,直接母婴同室,产后 4 小时新生儿突然出现呼吸、心搏停止,10 分钟后新生儿才被转入儿科病房进行插管和人工加压给氧,因治疗效果不佳,次日 9:00 新生儿被转入某医院新生儿专科。转院后次日上午医方认为患儿病情稳定,拔除气管插管,数日后患儿再次出现呼吸心搏骤停,经抢救病情稳定后出院。目前患儿存在脑瘫(四肢瘫),视神经萎缩,智力、听力、语言功能均差。

**【法院处理】**

患方起诉两家医院,法院委托区医学会鉴定,结论为"第一家医院构成一级乙等医疗事故,承担次要责任"。因一级乙等医疗事故对应的伤残等级为一级伤残,赔偿数额巨大,故医方不服申请市医学会鉴定,市医学会维持了原结论。

认真查阅病史资料和相关的诊疗常规、权威医学书籍认为,产妇生产的第一家医院存在以下过错:①未履行法定注意义务,在预产期已过,已发生胎心减慢(宫内缺氧)的情况下,延误行剖宫产达 10 余小时,使患儿宫内窘迫时间延长;②在患儿已过预产期,有宫内窘迫史的情况下,未按规定在其生后给予必要的监护,导致治疗、抢救不及时;③抢救患儿呼吸停止时,违规长时间地人工加压给氧,操作不规范,导致患儿气胸,加重了患儿缺氧。第二家医院的过错主要是:过早停止机械通气、吸氧,并将病情不稳定的患儿转出监护病房,以致疏于观察,患儿再次发生呼吸困难时诊疗延迟。起诉后经我方申请证据保全和证据质证,我们发现第一家医院

提供的病史已经被伪造,而如果依据被伪造的病史进行医疗事故技术鉴定,那必将得出对患方不利的结论。我们根据《病历书写基本规范(试行)》和病历书写的基本常识对医院提供的病史进行了分析,并向法庭和医学会指出了"该病历中存在的涂改、前后矛盾、内容避重就轻,转嫁责任到患者等根本不符合规定和基本常识的伪造之处"。该质证意见最终通过我们有依据的分析得到了医学会的认可,从而得出了认定医方诊疗过错,构成医疗事故的鉴定结论,保护了患者的合法权益。

**【损害启示】**

根据人民卫生出版社出版的第 9 版《妇产科学》中胎儿窘迫的内容精要,结合本例分析如下。

(1)第 9 版《妇产科学》中胎儿窘迫章节中认为:急性胎儿窘迫应采取果断措施,改善胎儿缺氧状态。应该立即采取相应措施,纠正胎儿缺氧,包括改变孕妇体位、吸氧、停止缩宫素使用、抑制宫缩、纠正孕妇低血压等措施,并迅速查找病因,排除脐带脱垂、重度胎盘早剥、子宫破裂等。如果这些措施均不奏效,应该紧急终止妊娠。对于可疑胎儿窘迫者应该综合考虑临床情况、持续胎心监护、采取其他评估方法来判定胎儿有无缺氧,可能需要宫内复苏来改善胎儿状况。

(2)结合本例,胎心监护出现了胎儿胎心降低(90 次/分,106 次/分),寻找原因,早行剖宫产手术,不可能发生脑瘫。

(田春芳)

## 二十三、剖宫产手术婴儿诊断为颅内出血后遗症、脑瘫损害启示

**【病情摘要】**

1993 年 7 月 4 日 9:40 原告郭××在被告医院妇产科住院待产。因考虑自己个子小,胎儿太大等情况其入院即要求做剖宫产,但医院妇产科一直拖延到当晚 8:40 才在原告家属一再要求下决定对原告实施剖宫产手术,导致新生儿出生时重度缺氧以致颅内出血,后经湘×医院及××省儿童医院等多家医院诊断为颅内出血后遗症、脑瘫。原告父母带小儿先后到湘×医院、××省儿童医院、××市第一人民医院等医院做康复治疗,已花费医疗费三十多万元。现原告小儿仍四肢痉挛性瘫痪,不能站立,不能言语,不会自己吃东西,食物都需要他人喂,大小便不能自理,且常无故发生抽搐。其病情已经构成一级伤残。原告小儿虽经××大学附四医院做双下肢神经根部切断手术、颈窝松改术及术后康复治疗后,原告能够独坐、学会喝汤,但其他方面仍没有改善。综上所述,由于被告医院在诊治过程中存在严重医疗过错,直接导致原告小儿一出生即成为脑瘫患儿,落下终身残疾,且被告在术后曾一度篡改病历,意欲掩盖及推卸责任,现原告请求法院判决被告赔偿原告伤残赔偿金共计 649 874.66 元。

**【法院处理】**

原告郭××及丈夫宁××均为被告医院职工。原告于 1993 年 7 月 4 日 9:40 入被告医院妇产科住院待产。入院诊断:宫内妊娠 41 周已临产,头位、活胎。被告医院妇产科决定行阴道分娩,并注射缩宫素。原告当日要求行剖宫取胎术。产程中必须观察的胎心和子宫收缩等项目在被告医院病历中未见当日 18:00—20:00(手术前约 3 个小时内)观察记录。当晚 20:00 医嘱立即行剖宫取胎术。术前诊断:宫内妊娠 41 周、活胎、右枕位。当晚 20:45 对原告实施

剖宫产手术。术中见宫腔内有胎粪样羊水,胎儿取出后有中度窒息(口腔、鼻腔被胎粪污染),哭声无力,出现阵发性青紫。但未见病历记录羊水污染程度、窒息症状体征、Apgar评分及抢救过程。7月5日17:50(出生后20小时后)新生儿入被告医院儿科治疗。入院诊断为:新生儿颅内出血。同年7月17日新生儿出院,出院诊断为:新生儿颅内出血,新生儿病理性黄疸并肺部感染。此后原告小儿去多家医院治疗:1994年1月24日湘×医院CT报告:原告颅内广泛蛛网膜下腔积液伴脑皮质软化,由缺氧性脑病所致。同年12月26日××省儿童医院门诊诊断为:颅内出血后遗症,经智能筛查,DQ=19,属于重度智力低下。2010年7月24日××大学第四附属医院出院诊断为:手足徐动型大脑性瘫痪,并在该院行股内收肌切断术等手术。2013年11月15日广东××脑科医院门诊诊断为:脑性瘫痪术后。

原告现能向本院提供住院费用票据的治疗行为有:2010年5月15日至2010年6月29日其在被告医院内科康复治疗住院45天,用去医疗费2735元,同年2010年7月17日至2010年7月24日其在郑州大学第四附属医院住院7天,用去医疗费15 452.32元。二次住院共计医疗费18 187.32元。

原告在小儿出现脑瘫后的1993—2013年期间先后找被告医院院领导、医务科及安全办在位负责人要求赔偿处理,这些负责人多数答复要原告进行治疗并做法医鉴定,若被告医院有过错则愿通过法定程序承担相应责任,也有负责人劝原告放弃赔偿要求。原告于2013年7月3日向本院提起索赔诉讼。

诉讼期间原告向本院申请司法鉴定,本院根据原告申请就被告医院对原告小儿的诊疗行为是否存在过错、如存在过错、该过错与脑损害后果之间是否存在因果关系、参与度及原告小儿伤残等级等问题委托湖南省湘雅司法鉴定中心进行法医学鉴定。该中心于2013年12月9日做出湘雅司鉴中心(2013)临鉴字第1339号鉴定意见书。

该鉴定意见书载明:2013年10月29日法医临床学检查情况:查体:被鉴定人神清,明显痴呆面容,口角流涎,不能说话,对提问不能理解,无法沟通,由双人搀扶缓行,不能独自站立行走,四肢肌肉萎缩,肌张力增高,双上肢肘腕关节屈曲内收状,双手指屈曲状,未见明显主动活动,双下肢被动活动时不自主抖动,四肢肌力<Ⅲ级,会阴部尿不湿在位。

该鉴定意见书分析说明为:①原告因第一胎足月妊娠已临产于1993年7月4日9:40入×人民医院。宫缩不规则,宫口2cm,骨盆测量无明显头盆不称。入院诊断:宫内妊娠41周已临产,头位、活胎。医方诊断正确。行阴道分娩符合医疗规范。晚19:00医方发现胎儿右枕横位、产瘤形成、胎头下降受阻,有手术指征,20:00医嘱立即行剖宫产取胎术,20:45开始行剖宫产取胎术,医方行剖宫产取胎术符合医疗规范。②产妇入院时未见宫缩乏力,医方使用缩宫素缺乏明确指征,静脉滴注缩宫素浓度1‰未超出常规浓度,未见使用缩宫素导致的宫缩明显增强及胎心异常改变。缩宫素使用不当与新生儿窒息之间缺乏明确因果关系。③据《妇产科学》教材记载,第一产程潜伏期是指从临产出现规律性宫缩至宫口扩张3cm。此期间平均2~3小时扩张1cm,需8小时,最大时限16小时,此期间必须观察记录的项目包括子宫收缩、胎心等。胎心监测是产程中极重要的观察指标,潜伏期应隔1~2小时听胎心一次。病历中7月4日18:00—20:00(手术前约3个小时内)未见胎心和子宫收缩的观察记录,故不能确定术前是否存在胎儿宫内窘迫。术中见宫腔内胎粪样羊水说明有胎儿宫内窘迫。胎儿取出后有中度窒息(口腔、鼻腔被胎粪污染),但未见病历记录羊水污染程度、窒息症状体征、Apgar评分及抢救过程。医方观察检测欠仔细全面、病历记录不完整、不规范。患儿出生后哭声无力,出现阵发性青紫,出生约20小时后转入儿科诊断为新生儿颅内出血。医方对新生儿观察欠仔细,未及时发现新生儿颅内出血,对治疗有所迟延。综上所述,医方在原告之子出生过程中观察检测欠仔细全面、病历记录不完整、不规范,出生后未及早发现新生儿颅内出血、对治疗有所延迟存在过失。上述过失与原告之子脑性瘫痪有一定因果关系,参与度约20%。④本次法医临床学检查见原告之子存在极重度智力损害和运动功能严重障碍表现,明显痴呆面容,口角流涎,不能说话,缺乏理解能力,无法语言交流。四肢肌肉萎缩及肌张力增高,不能独自站立行走,四肢肌力＜Ⅲ级。不会大小便,日常生活完全不能自理。依照GB/T16180-2006《劳动能力鉴定职工工伤与职业病致残等级》B1.a.1条、B1.a.2条之规定,原告之子脑瘫属一级伤残,为完全护理依赖,后期医疗费不能明确。

该鉴定意见书鉴定意见为:①××人民医院在原告之子出生过程中观察检测欠仔细全面、病历记录不完整,不规范,出生后未及早发现新生儿颅内出血,对治疗有所延迟存在过失。上述过失与原告之子脑性瘫痪有一定因果关系,参与度约为20%。②原告之子脑瘫属一级伤残,为完全护理依赖,后期医疗费不能明确。

原告在湘雅司法鉴定中心认定后期医疗费不能明确的情况下就后期康复医疗费向本院申请司法鉴定,本院委托××大学司法鉴定中心对此进行法医学鉴定。该鉴定中心委托××大学附属第一医院对原告之子进行医学鉴定,××大学附属第一医院医鉴字(2014)第17号医学鉴定书记录2014年2月20日对原告之子医学检查情况为:①智力:重度智力低下;②日常生活能力:完全依赖;③言语完全构音障碍;④运动能力:左上肢肌力Ⅱ级,屈肘屈腕挛缩,右上肢肌力Ⅱ级,肌张力低,不能抓握,双下肢肌力Ⅲ级,股内收肌已行切断术,肌张力高,需扶持才能站立。

××大学于2014年3月1日做出南大司鉴中心(2014)临鉴字第175号法医临床鉴定意见书。该鉴定意见书分析认为:原告之子的主要诊断:重度脑性瘫痪后遗症。后续医疗费:2014年2月20日医学鉴定结论:重度脑性瘫痪后遗症,需定期进行康复治疗:如吞咽、咀嚼训练、构音训练;按每季度住院一次,每次10 000元,预期10年计算,需要康复治疗费用400 000元。为提升生活质量,需长期使用轮椅、支具等康复辅助,预计最低需要30 000元。进行干细胞移植,约需60 000元。以上合计490 000元。

该鉴定意见书鉴定意见为:①重度脑性瘫痪后遗症。②后续医疗费:医学鉴定预计后续康复治疗、辅助用具、干细胞移植医疗费用49 000元;或后续康复医疗费按实际发生费用凭有效票据核准。

本院认为,本案为医疗损害赔偿纠纷。本案争执的焦点是:①本案是否已过诉讼时效;②被告医院对原告之子的诊疗行为是否存在过错、如存在过错、该过错与原告之子脑瘫之间是否存在因果关系;后期康复医疗费的数额评估。分析第一个焦点问题。本案原告在之子出现脑瘫后的1993年至2013年期间先后找被告医院院领导及医务科、安全办在位负责人等人要求赔偿处理,这些负责人均代表被告医院做出答复,表明原告在事发后一直在主张权利,该案诉讼时效存在中断的情形,且该案事发至原告起诉未超过20年,不能认为原告的主张已超过诉讼时效,被告辩称原告起诉超过诉讼时效的主张本院不予采纳。分析第二个焦点问题。由于本案争议涉及专门医学知识,需专业化的技术手段和丰富的临床实践,非普通人的经验、学识,因此本院需借助临床医学专家的鉴定结论作为判断基础,并对全部证据进行综合分析后确定。本案涉及焦点问题的鉴定结论为湖南省湘雅司法鉴定中心及南华大学司法鉴定中心做出。该二鉴定机构具备进行医疗事故鉴定的资质,鉴定程序合法。该二鉴定结论客观真实。湘雅司法鉴定书分析说明意见表明,被告医院在产妇第一产程潜伏期(需 8 小时,最大时限 16 小时)内必须观察记录包括子宫收缩、胎心等项目。

而病历中 7 月 4 日 18:00—20:00(手术前约 3 个小时内)未见胎心和子宫收缩的观察记录,故不能确定术前是否存在胎儿宫内缺氧窘迫,可能贻误行剖宫产取胎术的最佳时机,以致未能避免胎儿宫内缺氧窘迫及由此引起的脑损害。术中见宫腔内胎粪样羊水说明有胎儿宫内窘迫,胎儿取出后有中度窒息(口腔、鼻腔被胎粪污染),患儿出生后哭声无力,出现阵发性青紫,但未见病历记录采取必要的诊疗措施及抢救过程。以致未及时发现新生儿颅内出血并及时治疗,导致新生儿出生 20 小时后才入院治疗,导致治疗迟延。故由于本案被告医院在原告之子出生过程中医疗行为存在过失。上述过失与原告之子脑性瘫痪有一定因果关系,参与度约为 20%。

南华大学司法鉴定意见表明,原告之子属重度脑性瘫痪后遗症,存在运动功能严重障碍,完全构音障碍,需定期进行如吞咽、咀嚼训练、构音训练康复治疗;四肢肌肉萎缩及肌张力增高,四肢肌力<Ⅲ级,不能独自站立行走,为提升生活质量,需长期使用轮椅、支具等康复辅助用具;原告之子存在极重度智力损害,属重度智力低下,缺乏理解能力,为改善包括智力在类的各项脑功能,有必要进行干细胞移植,上述各项需康复医疗费用 490 000 元。原告对上述鉴定结论没有异议,被告虽提出异议但未申请重新鉴定。故本院对湖南省湘雅司法鉴定中心及南华大学司法鉴定中心做出的鉴定意见均予以采信。综上,根据湖南省湘雅司法鉴定中心鉴定意见,被告医院对被鉴定人的诊疗行为存在过错,该过错与原告之子脑瘫之间存在一定的因果关系,根据《中华人民共和国侵权责任法》第五十四条的规定,原告要求被告赔偿经济损失的诉讼请求本院应予支持。考虑到参与度约为 20%,被告医院对原告之子经济损失承担 20% 的责任为宜。原告之子的经济损失核定为:医疗费 18 187.32 元,原告在被告医院及××大学第四附属医院 3 次住院共 64 天,故住院伙食补助费 64 天×30 元/天=1920 元,营养费 64 天×20 元/天=1280 元,治疗期间护理费 64 天×40 028÷365=7018.6 元,原告后期护理期为 20 年,考虑到其为完全护理依赖,其护理依赖程度为 100%,但鉴定书未明确护理人员为二人则护理人员定为一人,故护理费为 40 028 元/年×20 年×100%=800 560 元;原告伤残等级为一级,故伤残赔偿金为 23 414 元/年×20 年×100%=468 280 元;实际花费鉴定费 8200 元,根据南华大学司法鉴定意见,考虑本案原告之子存在极重度智力损害和运动功能严重障碍等情况,其后续康复治疗、辅助用具、干细胞移植医疗费用 490 000 元应以康复治疗费名义纳入赔偿项目,考虑到原告之子脑瘫给其家人带来的精神痛苦,酌定其精神损害抚慰金为 100 000 元,但仍应在参与度 20% 内赔偿,考虑到原告之子先后多次去××省儿童医院、湘×医院、××大学第四附属医院、广东××脑科医院治疗,且带日常生活能力为完全依赖的成年脑瘫外出每次需多名人手,原告交通费酌定为 15 000 元,住宿费酌定为 2000 元,上述原告各项损失共计 1 912 445.92 元。原告要求被告赔偿购置纸尿裤、护理垫、尿不湿费用缺乏法律依据,对该诉讼请求本院不予支持,据此,依照《中华人民共和国侵权责任法》第五十四条,《最高人民法院关于审理人身损害赔偿案件适用法律若干问题的解释》第十九条,第二十一条,第二十二条,第二十三条,第二十四条,第二十五条,《最高人民法院关于确定民事侵权精神损害赔偿责任若干问题的解释》第九条,第十条之规定,判决如下:①原告之子的伤残赔偿金,医疗费,后期康复医疗费,住院伙食补助费,营养费,护理费,交通费,鉴定费,住宿费,精神损害抚慰金费共计

1 912 445.92 元,由被告××县人民医院赔偿 20％即 382 489.18 元,其余部分原告自付。以上应付款限判决生效后 20 日内一次性付清。如未按本判决指定的期间履行金钱给付义务,则应当依照《中华人民共和国民事诉讼法》第二百五十三条之规定,加倍支付迟延履行期间的债务利息;②驳回原告之子的其他诉讼请求。

本案诉讼费用 3750 元,减半收取 1875 元,由原告承担 750 元,被告××县人民医院承担 1125 元。

**【损害启示】**

(1)根据人民卫生出版社出版的第 9 版《妇产科学》中正常分娩章节中认为:决定分娩的因素是产力、产道、胎儿及社会心理因素,各因素正常并相互适应,胎儿经阴道顺利自然娩出,为正常分娩。其中产程处理与分娩章节中认为:①必须连续动态观察并记录宫缩与胎心;②整个分娩过程中,需要观察产程进展,密切监护母儿安危,尽早发现异常,及时处理;③第二产程应对母体与胎儿状况等进行综合评估;第二产程宫缩频而强,应增加胎心监测频率,每次宫缩过后或每 5 分钟监测一次,听诊胎心音应在宫缩间歇期且至少听诊 30～60 秒。有条件者建议连续电子胎心监护。若发现胎心异常,应立即行阴道检查,综合评估产程进展情况,尽快结束分娩。

(2)结合本例,新生儿剖宫产后出现颅内出血后遗症、脑瘫,经法院判决医方参与度为 20％,是结合多因素做出的判决,虽然医方参与度比例少,但我们仍然能总结教训:在产程中未连续监测胎心音;出现异常时未能综合评估产程进展情况,未能及早识别胎儿窘迫行剖宫产终止妊娠,错失最佳抢救新生儿时机。在使用缩宫素时未能按照病历书写规范详细记录,包括在使用缩宫素时的指征、阴道检查情况、胎心音情况,评估是否有头盆不称均需要据实详细记录;从而导致纠纷、举证困难。

(程丽琴)

## 二十四、高龄产妇服禁药,胎死腹中损害启示

**【病情摘要】**

2011 年初,原告刘某怀孕。2011 年 10 月 9 日,原告刘某到被告处超声检查显示:晚期妊娠,单活胎。因原告存在血压较高的症状,被告医师为其开了 4 天量的硝苯地平片和卡托普利片服用。原告回家服用药物后,感觉身体不适。2011 年 10 月 14 日,再次到被告处问诊,被告医师再次为刘某开了硝苯地平片和卡托普利片服用。2011 年 10 月 24 日,刘某到被告处检查,超声检查显示:晚孕,胎死宫内。次日,刘某入被告处住院,同日经手术取出宫内死胎。后查实,卡托普利片说明书中于"孕妇及哺乳期妇女用药"一栏中载明"可影响胎儿发育,甚至引起胎儿死亡,孕妇禁用"。原告方认为,是因被告医师开具孕妇禁用药物导致胎儿死亡,要求被告赔偿。双方协商未果,原告遂向法院起诉。

**【法院处理】**

法院经审理认为,被告作为专业的医疗机构,应当为患者提供科学、正确的诊疗服务,医务人员在诊疗过程中应当尽到谨慎的注意义务;原告刘某怀孕后因血压偏高到被告处问诊,被告医师明知孕妇作为特殊人员,对于药物的使用需高度谨慎,且原告系高龄孕妇,被告更需特别注意药物是否适合孕妇服用,而被告医师却 2 次为原告刘某开具了孕妇禁用药物,属于违规用

药,违反了诊疗规范,具有重大过错,而被告未能提交充分证据证明原告存在导致胎儿死亡的其他情形,对被告辩称依法不予采信,被告应对胎儿的死亡承担相应责任。法院认为,原告刘某系高龄产妇,胎儿的死亡给两原告造成了巨大的精神伤害,故法院酌定原告方的精神损害抚慰金为 40 000 元。为此,法院做出了上述一审判决。

**【损害启示】**

(1)根据人民卫生出版社第 9 版《妇产科学》及妊娠期高血压疾病诊治指南,妊娠期高血压患者降压治疗常用药物中无卡托普利片。

(2)临床医师根据药品说明书使用药品。

(吕发辉)

## 二十五、顺产新生儿死亡,医院擅自处理死婴引发的医疗损害启示

**【病情摘要】**

某村村民王先生、罗女士系夫妻。婚后罗女士怀孕,到某医院处住院检查待产,经医师检查为胎儿宫内发育迟缓,罗女士第二天出院。后罗女士因出现临产症状到某医院,要求做剖宫产分娩婴儿。据医院病历记载,由于罗女士产程进展迅速,7:20 宫口开全,7:30 人工破膜,7:35 臀位助产下一男活婴,经请值班儿科医师协助抢救,新生儿情况无好转,7:50 新生儿心搏停止,7:55 宣布死亡。医师建议家属送死婴尸检,王先生在病历上签字:"拒绝送尸检"。王先生、罗女士的亲属得知新生儿死亡的消息,到某医院妇产科要求查看婴儿尸体,该科室医师告知患者亲属,医院已将婴儿尸体处理,于是,王先生夫妇向法院提起诉讼。

**【法院处理】**

审理认为,罗女士怀孕足月到某医院生产,医院为其提供了生育过程中的医疗服务,双方已形成事实上的医疗服务合同关系。在诉讼中,王先生夫妇未能提供证据证明医院在提供医疗服务过程中存在相应过失,而根据医院提供的病历表明新生儿系自身疾病死亡,又因王先生签字拒绝送尸检,导致事后不能查明新生儿死亡的确切原因,应由王先生夫妇承担举证不能的法律后果,王先生夫妇要求医院承担婴儿死亡的各种损失的诉讼请求,法院不予支持。罗女士生育的男婴死亡后,未委托医院处理尸体,医院也未提供证据证明王先生夫妇弃尸。医院在处理死婴尸体时违反规定程序,具有过错,应当给予精神抚慰。依照《中华人民共和国民事诉讼法》有关规定,某县人民法院依法做出由某医院赔偿王先生夫妇精神损害抚慰金 8000 元,承担案件受理费,驳回王先生夫妇的其他诉讼。

**【损害启示】**

(1)《医疗事故处理条例》对尸体的处理规定如下:《医疗事故处理条例》第十八条规定:患者死亡,医患双方当事人不能确定死因或者对死因有异议的,应当在患者死亡后 48 小时内进行尸检;具备尸体冻存条件的,可以延长至 7 日。尸检应当经死者近亲属同意并签字。尸检应当由按照国家有关规定取得相应资格的机构和病理解剖专业技术人员进行。承担尸检任务的机构和病理解剖专业技术人员有进行尸检的义务。医疗事故争议双方当事人可以请法医病理学人员参加尸检,也可以委派代表观察尸检过程。拒绝或者拖延尸检,超过规定时间,影响对死因判定的,由拒绝或者拖延的一方承担责任。第十九条规定:患者在医疗机构内死亡的,尸体应当立即移放太平间。死者尸体存放时间一般不得超过 2 周。逾期不处理的尸体,经医疗

机构所在地卫生行政部门批准,并报经同级公安部门备案后,由医疗机构按照规定进行处理。

(2)结合本例,医院在处理死婴尸体时违反规定程序,具有过错。

(田春芳)

## 二十六、胎死宫内,医院病历预产期不一,全部责任在医院的启示

**【病情摘要】**

2014 年 9 月 21 日,彭××之妻李××出现产前阵痛,于当日送至××区人民医院检查,11:23 的 B 超诊断报告单诊断意见是:单胎,存活,头位(右枕前位);胎盘功能Ⅱ级;羊水适量。随后××区人民医院又向李××出具了同一时间的另一份 B 超诊断报告单,诊断意见是:胎心消失,胎死宫内;单胎,头位(右枕前位);胎盘功能Ⅱ级;羊水适量。当日 14:30 被安排住院生产,与主治医师见面沟通后,做了一系列检查,彭××在妊娠分娩知情同意书及病情知情告知书上签字,李××于当日 17 时 15 分被送入产房待产,9 月 22 日 0:20 对李××行会阴侧切术、产钳助产术,于 9 月 22 日 0:40 助娩一女死婴。

9 月 22 日 1:00 彭××在死胎、死婴处理知情同意书上签字,要求将死婴自行处理,随后,彭××要求××区卫生局处理,××区卫生局遂查封了病历。后经多次调解无果,彭××遂提起诉讼。

**【法院处理】**

本案在审理中,××区人民医院于 2015 年 3 月 1 日向法院申请对××区人民医院的医疗行为是否有过错;胎死宫内与××区人民医院的医疗行为是否有因果关系;李××的不良后果是否与××区人民医院的诊疗行为存在因果关系;若存在因果关系,医疗行为参与度是多少进行医疗鉴定,经××市中级人民法院对外委托,2015 年 6 月 3 日某司法物证技术鉴定中心做出了(2015)司鉴字第 1099 号司法鉴定意见书。

鉴定意见为:①××市××区人民医院在被鉴定人李××的诊断行为中存在过错。②因本例鉴定资料所限,无法鉴定××市××区人民医院的诊疗过错与被鉴定人所孕过期儿胎死宫内的损害后果及被鉴定人分娩后产生不良后果之间是否存在因果关系。

另查明:××区人民医院住院病案首页中门诊诊断"足月临产"入院时情况"一般",而产科入院记录中记载门诊以"足月临产,胎死宫内"收住入院,印象:孕 44 周 LOA 临产,过期妊娠,胎死宫内;预产期:2014.07.30。

而××区人民医院产程表上记载预产期:2014 年 8 月 30 日。××区人民医院妇产科分娩记录中婴儿项第一栏"性别:女,窒息:无,死胎:无",而第七栏"异常及并发症:死胎、巨大儿",印象:孕 44 周 LOA 助娩一女死婴,过期儿,死胎,巨大儿。

××区人民医院死胎、死婴处理知情同意书上记载死婴是指胎儿在娩出并能独立呼吸后死亡。

彭××为城镇居民,彭××之妻李××为农民,2014 年农村居民人均纯收入为 5736 元。

原审法院审理认为,公民、法人由于过错侵害他人的财产、人身的,应当承担民事责任。公民的生命权、健康权、身体权受法律的保护,侵害公民身体造成伤害的应当赔偿医疗费、误工费等费用。××区人民医院对彭××之妻李××的诊疗过程中,诊疗行为存在过错。首先,病历中未记载被鉴定人在门诊入院至妇产科住院期间是否对其所孕过期儿进行胎心监测、宫口检

查、胎膜检查等相关诊疗过程,该行为违反了同类病患的诊疗规范,对彭××之妻李××及其所孕胎儿重视不足,且未告知被鉴定人必要的注意事项,亦未告知李××过期妊娠的危害性,该行为违反了医疗机构的告知义务及勤勉注意义务。其次,产科入院记录中预产期:2014.07.30(古)。而××区人民医院产程表上记载预产期:2014年8月30(古)。××区人民医院妇产科分娩记录中婴儿项第一栏"性别:女;窒息:无;死胎:无",而第七栏"异常及并发症:死胎、巨大儿"等多处记录前后矛盾,且该病历中多处有篡改现象,依据《中华人民共和国侵权责任法》第五十八条,行为过错推定的情形,"患者有损害,因下列情形之一的,推定医疗机构有过错:①违反法律、行政法规、规章及其他有关诊疗规范的规定;②隐匿或拒绝提供与纠纷有关的病历资料;③伪造、篡改或者销毁病历资料"。××区人民医院的病历中存在时间先后顺序矛盾、检查所见与诊断结果相互矛盾、涂改病历等过错。最后,按照举证原则,××区人民医院应向法庭提交出生婴儿是"胎死宫内"或"分娩后死亡"的相关证据,如果不能提交或记录混乱自相矛盾,应承担不利后果。

综上,××区人民医院在上述诊疗活动中存在过错,对彭××之女的死亡应承担全部责任。彭××为城镇居民,彭××之妻李××为农民。按《公安部三十项便民利民措施》第一项第五条规定"新出生婴儿的常住户口登记,随父随母自愿选择。"即原告之女的户口既可随父亲也可随母亲,由于该婴儿无户口登记,即没有城镇居民户口,其经济创造能力为零,对于该婴儿的赔偿应以其母亲农村居民标准进行赔偿,按照最高人民法院《关于审理人身损害赔偿案件适用法律若干问题的解释》第二十九条的规定,死亡赔偿金为受诉法院所在地上一年度农村居民人均纯收入5736元×20年,共计114 720元。对于彭××诉求的丧葬费23 480元过高,本案的受害者为一死婴,结合本案实际,酌情考虑尸体处理费2000元较为适宜。彭××要求××区人民医院赔偿精神损害抚慰金93 042元过高,应酌情适当予以补偿。彭××要求赔偿处理丧葬及医疗事故人员误工费的主张,亦未提交证据证明,对此诉请不予支持。对彭××要求赔偿其妻的误工费、护理费等费用其诉讼主体不当,不予支持。判决:①××市××区人民医院赔偿彭××之女死亡赔偿金114 720元(5736元/年×20年)、尸体处理费2000元、精神损害抚慰金5000元,以上合计121 720元。②驳回彭××的其他诉讼请求。案件受理费2921元,由××市××区人民医院负担810元、彭××负担2111元。

彭××不服,向本院提起上诉称:一审判决适用法律及赔偿标准错误,参照《公安部三十项便民利民措施》"新出生婴儿的常住户口登记随父随母自愿选择"的规定,本案中受害人父亲是城镇户口,母亲虽为农村户籍但二人长期在城镇居住生活,而且其母户籍在××区温泉镇地庄村,该村早已纳入城市规划成为城中村,一审法院推定受害人死亡赔偿金适用农村标准错误;上诉人请求精神损害抚慰金93 042元完全符合法律规定,一审法院认为精神损害抚慰金请求过高,应酌情赔偿无法律规定;一审法院认定受害人是出生后死亡,则丧葬费应当按照自然人的标准来计算,一审判决认定为尸体处理费无法律依据。故上诉请求:①撤销一审判决第一项,改判死亡赔偿金为416 080元,丧葬费23 480元,精神损害抚慰金93 042元;②本案全部诉讼费用由被上诉人承担。

被上诉人××区人民医院答辩称:出生婴儿按常理一般都随母亲户籍落户,且上诉人提供的证据无法证明在城镇居住一年以上的事实,故一审判决按照农村标准判处死亡赔偿金正确;本案属于医疗损害责任纠纷,不应按医疗事故计算精神抚慰金;故上诉人的上诉请求不能成立。请求驳回上诉,维持原判。

　　本案一审中双方当事人提交的证据均经过庭审举证、质证,本院予以确认,作为本案定案依据。

　　上诉人彭××在二审中提交的证据为:①调取于××区育才路社区的《2014年全国人口普查登记表》;②2016年3月8日育才路社区出具的证明一份。以上两份证据用以证明彭××一家在城镇居住生活的事实。

　　经质证,被上诉人××区人民医院对上述证据真实性和合法性无异议,但对证明目的有异议,认为当事人户籍只能从公安部的户籍系统调取为证。

　　经审查,被上诉人对上述证据真实性、合法性均无异议,且该证据来源合法,本院对其真实性及合法性予以确认。对上诉人彭××及家人于2014年在××市××区林业法院家属楼居住的事实予以确认。

　　被上诉人××区人民医院在二审中未提交证据。

　　综上,本院二审查明的事实除与一审判决认定一致外,另查明上诉人彭××及家人在2014年人口普查时在××市××区林业法院家属楼居住至今。

　　本院认为,本案双方争议的焦点是:原审判决对赔偿项目及标准认定是否准确的问题。

　　依据《中华人民共和国侵权责任法》第五十四条的规定:"患者在诊疗活动中受到损害,医疗机构及其医务人员有过错的,由医疗机构承担赔偿责任。"本案中受害人在××区人民医院的病历中存在时间先后顺序矛盾、检查所见与诊断结果相互矛盾、涂改病历等情形,依据《中华人民共和国侵权责任法》第五十八条的规定:"患者有损害,因下列情形之一的,推定医疗机构有过错:①违反法律、行政法规、规章及其他有关诊疗规范的规定;②隐匿或拒绝提供与纠纷有关的病历资料;③伪造、篡改或者销毁病历资料"。依照上述过错推定原则,可认定××区人民医院在诊疗活动中存在过错,对彭××之女的死亡应承担赔偿责任。

　　对于具体赔偿标准问题,上诉人彭××认为原审判决适用农村标准计算其女死亡赔偿金不当的上诉请求,经查,上诉人彭××系非农业户口,其妻为农业户口,依据《最高人民法院关于审理人身损害赔偿案件适用法律若干问题的解释》第二十九条的规定:"死亡赔偿金按照受诉法院所在地上一年度城镇居民人均可支配收入或者农村居民人均纯收入标准,按二十年计算。但六十周岁以上的,年龄每增加一岁减少一年;七十五周岁以上的,按五年计算。"上诉人彭××之女出生后即死亡,尚未落户,而参照《公安部三十项便民利民措施》第一项第五条规定"新出生婴儿的常住户口登记,随父随母自愿选择。"本案中彭××之女出生后若正常存活,其户籍随父或随母均存在可能性,上诉人彭××在二审中提交的证据虽证明其家庭成员在城镇居住,但却未提供在事发时已连续居住一年以上的证据。故原审判决结合本案实际,认定按农村居民人均纯收入标准计算死亡赔偿金并无不当,上诉人此上诉请求不成立。

　　对于精神损害抚慰金是否适当的问题,上诉人请求按《医疗事故处理条例》的规定计算精神损害赔偿金,但本案未经医疗事故鉴定,未认定为系医疗事故,故应依照《中华人民共和国侵权责任法》第二十二条的规定考虑精神损害抚慰金。原审判决综合本案实际,酌情支持精神损害抚慰金5000元并无不当,上诉人此上诉请求亦不成立。

　　鉴于本案中彭××之女出生后即死亡的事实,并结合本地相关习俗,婴儿死亡后的相关丧葬事宜必有别于成人,故上诉人请求的23 480元丧葬费明显过高,一审判决由被上诉人支付上诉人2000元尸体处理费符合本案实际。

　　综上,原审判决认定基本事实清楚,审判程序合法,判处适当,上诉人上诉请求均不成立。

依据《中华人民共和国民事诉讼法》第一百七十条第一款第（一）项之规定，判决如下：驳回上诉，维持原判。

**【损害启示】**

（1）预产期要门诊病房计算统一：末次月经不清时以第一次 B 超推算。本例预产期：2014 年 7 月 30 日，2014 年 8 月 30 日，差 1 个月。

（2）对突然发生的胎死宫内，可能产生纠纷，门诊医师在患者入院至妇产科住院期间要进行胎心监测、宫口检查。

（3）对死胎的描述要规范认真：产科分娩记录中婴儿项第一栏"性别：女；窒息：无；死胎：无"，而第七栏"异常及并发症：死胎、巨大儿"等多处记录前后矛盾。患者有损害，因下列情形之一的，推定医疗机构有过错：①违反法律、行政法规、规章及其他有关诊疗规范的规定；②隐匿或拒绝提供与纠纷有关的病历资料；③伪造、篡改或者销毁病历资料。

（4）死胎、死婴处理不同：死胎是指产妇在分娩之前，因某种原因导致腹中的胎儿死亡。死胎的本质属性是物，可以按照医疗废物处理；对于死婴，此时的婴儿已经具有民事权利，应尊重产妇和家属的意愿。

（田春芳）

## 二十七、住院分娩前发生胎儿死亡损害启示

**【病情摘要】**

原告袁某于 2012 年 12 月 2 日入住被告处待产，次日 8：00 开始分娩，至 16：30 胎儿死亡。在该期间内，被告未根据原告袁某超期妊娠，胎儿偏大的情况，告知原告袁某及家属应采取剖宫产手术。

**【法院处理】**

2013 年 6 月 5 日江西某某司法鉴定中心补充意见认定："被鉴定人袁某，阴道前壁轻度膨出；压力性尿失禁。可以选择手术治疗，医疗费用 10 000 元整。"

一审法院认为，本案属医疗过错损害赔偿纠纷。原告袁某到被告处待产，开始分娩时，胎儿存活，之后胎儿死亡。依据司法鉴定补充意见书，被告应根据原告袁某超期妊娠、胎儿偏大的情况，告知原告可做剖宫产手术。因未采取有效措施，导致胎儿死在腹腔，而产生后遗症。被告的不作为的医疗行为，对上述结果的产生存在过错。其胎儿的死亡给原告造成了精神损害，依法被告应承担赔偿责任。原告要求被告赔偿因胎儿死亡精神损害抚慰金和因被告擅自处理胎儿尸体精神损害抚慰金共 40 000 元，依据本案的实际情况，原告在待产期间也可自己要求剖宫产，因原告未提出剖宫产要求，对其结果的发生也应承担相应的责任，本院酌情考虑 20 000 元。原告袁某即使不正常分娩，仍需住院治疗、护理。故本院对原告其他诉讼请求不予支持。依据本案事实，被告反诉要求原告支付拖医疗费 2230 元，于法不符，本院不予支持。依据《中华人民共和国民法通则》第一百〇六条第一款、《最高人民法院关于确定民事侵权精神损害赔偿责任若干问题的解释》第八条、第十条之规定，遂做出如上判决。

**【损害启示】**

根据人民卫生出版社出版的第 9 版《妇产科学》中死胎的要求，结合本例分析如下。

（1）超期妊娠，胎儿偏大，分娩前发生死胎，多见脐带因素，脐带帆状附着，脐带打结，脐带

脱垂,脐带缠体缠颈,导致胎儿缺氧。有时也有胎儿孕妇因素。

（2）对于死胎即使经过全面系统评估,仍至少有 25％的病例无法明确病因,有并发症的高危孕妇,死胎的发生率明显升高。

（3）如何防控是比较难的,数胎动和胎心监护异常早期识别是关键。另外,有手术指征出现孕妇不手术时,一定在手术同意书上签名才有效。入院知情分娩选择也同等重要。

（田春芳）

# 第二章

# 胎儿附属物异常

## 一、胎盘早剥误诊，致胎死腹中损害启示

**【病情摘要】**

陈女士临待产却因某卫生院诊断出错，致使其胎儿胎死腹中，并且使她留下终身不孕的后果。陈女士于是将某卫生院告上法院，要求赔偿其各项损失 250 000 元及精神抚慰金 50 000 元。近日，某区人民法院审结了这起医疗损害赔偿纠纷案。

原告陈女士称，自己临待产到被告某卫生院就诊，被告不具备必要的医疗条件，在诊断中出现严重过失，导致延误最佳治疗时机，使我胎盘早剥、大出血、失血性休克、胎死腹中、子宫被全部切除，造成终身不孕的严重后果，给我身心造成极大伤害。因此，我要求被告某卫生院赔偿我医疗费、误工费等各项损失费 250 000 元及精神抚慰金 50 000 元。

**【法院处理】**

在庭审中，某卫生院辩称根据某医学会的鉴定结论，我方只承担 70% 的责任，只同意赔偿相应责任的损失。

法院经审理查明，某医学会做出鉴定结论是此案中病例属于三级甲等医疗事故，由于患方不能提供产前检查的有关材料，不能证明其曾如实向医方告知产妇有剖宫产史的客观证据，应对此引起的不良后果承担部分责任，因此某卫生院的医疗过失行为应对患者的子宫切除及胎儿死亡的损害后果承担主要责任。

法院认为，某医学会对陈女士与某卫生院之间的医疗事故争议所做的医疗技术鉴定，程序合法，所做出的鉴定结论应当作为认定双方对损害后果承担责任的依据。该鉴定结论认定构成三级甲等医疗事故，赔偿系数 50%，同时认定某卫生院对损害后果承担主要责任。某卫生院应当对其医疗过失行为承担 70% 的赔偿责任。陈女士所主张赔偿包括医疗费、误工费、陪护费、住院伙食补助费、残疾生活补助费、精神损害抚慰金，符合法律规定，法院应予支持。因此，法院判决被告某卫生院赔偿陈女士损失 180 000 元及精神损失费 30 000 元。

**【损害启示】**

（1）根据人民卫生出版社出版的第 9 版《妇产科学》中胎盘早剥章节中认为：①典型临床表现为妊娠 20 周后阴道流血、腹痛，可伴有子宫张力增高和子宫压痛，严重时出现失血性休克、弥散性血管内凝血，若处理不及时可危及母儿生命；②治疗原则为早期诊断，积极纠正休克与防治并发症，及时终止妊娠；③一旦确诊Ⅱ、Ⅲ级胎盘早剥应及时终止妊娠。

（2）结合本例，根据病例资料中孕晚期突然出现死胎及失血性休克导致切除子宫，考虑产

妇为Ⅲ级胎盘早剥,属于孕晚期严重并发症,病情进展迅速;需要做到快速早期诊断,无论胎儿是否存活,应及时终止妊娠;避免失血性休克、子宫胎盘卒中、凝血功能障碍而导致切除子宫等不良结局。

（程丽琴）

## 二、发生胎盘早剥急诊 B 超无医师,致产妇死亡损害启示

**【病情摘要】**

2009 年 12 月 6 日 6:15 原告邱某之妻李某因生小孩,被送往被告处治疗。值班医师告知原告 B 超医师未上班,等到 8:00 上班以后再说。等待中,李某感到身体不适,原告邱某多次催告,医师仍极不负责,直到 8:00 经 B 超提示"宫内妊娠头位死胎,羊水偏少"。8:30 被告派分管业务的副院长汤某、主治医师邱某将患者转送某县人民医院。12:00 患者李某入住某县人民医院,经 B 超检查:"宫内妊娠,头位死胎,羊水偏少"。超声声像提示:"考虑宫内死胎,羊水过少,不排除胎盘早剥"。某县人民医院未及时行毁胎取胎术,抢救措施不够得力,患者病情经治疗无好转,随后转入某大学附属第一医院。17:20 患者经抢救无效死亡。该病例经省医学会鉴定属于一级甲等医疗事故,医方负次要责任。原告邱某等人已从某县人民医院获得医疗费、死亡赔偿金、丧葬费、精神抚慰金等各项损失共计 70 000 元。

**【法院处理】**

患者在入院后 3 小时内无人问津,导致患者及其腹中的胎儿死亡。被告的怠慢和不负责任,侵害了患者的生命健康,并使原告的精神受到严重的打击,特此请求被告赔偿原告医疗费、死亡赔偿金、丧葬费、交通费、鉴定费、精神抚慰金共计 74 695 元。

被告某医院辩称,原告再次起诉系无请求权的重复诉讼,不应得到支持,被告按照省医学会的鉴定结论,承担的责任比例为 6%,且被告与某县人民医院没有共同过错,医疗行为直接结合发生同一损害后果,两家医院应该承担连带责任。某县人民医院已经承担了本案的赔偿责任并赔偿了所有损失,故被告不应承担赔偿责任。

原告方为支持其诉讼主张,向本院提供了以下证据:①死亡通知单 1 份,拟证明患者李某死亡的事实;②提供医药费发票 1 张,拟证明医疗费为 3665 元;③某省医学会医疗事故技术鉴定书,拟证明此次事故已经构成医疗事故,被告的医疗过错是在一定程度上延误了诊断,应该承担赔偿责任;④医院病历 2 份,拟证明被告存在过错,应该承担赔偿责任。

被告为支持其辩称观点,向法院提供了以下证据。

(1)某县人民医院医患谈话记录、产程进展图、黑白超声医学影像报告单,拟证明被告将患者李某送到某县人民医院时,患者李某的精神状态良好,被告不存在过错。

(2)某省医学会医疗事故技术鉴定书与某市医学会医疗事故技术鉴定书,拟证明某市医学会的鉴定意见更加详细,患者的死亡与被告不存在任何关系。

(3)民事调解书一份,拟证明某县人民医院已经赔偿了全部损失。

本院组织原、被告对双方提供的证据进行质证。对于原告提供的证据①、证据④,被告不持有异议;对于证据②,被告认为医疗费用属于治疗原发病的费用,不属于赔偿范围;对于证据③,被告对某省医学会关于此次事故构成医疗事故的鉴定结论持有异议。对于被告提供的证据①、证据②、证据③,原告对其证明目的都持有异议。本院认为,原告提供的证据①、证据

④符合证据的"三性",可以作为定案的依据。原告提供的证据②,被告认为属于治疗原发病的费用,不属于赔偿项目,应该向法院提供确凿的证据用以证明该医疗费属于治疗原发病,现被告未向法院提供这方面的证据,故对该份证据的证据效力本院予以采信。原告提供的证据③,是否构成医疗事故是属于省医学会的职权范围,且双方对某省医学会的医疗事故技术鉴定书都放弃向中华医学会申请重新鉴定的权利,故某省医学会的医疗事故技术鉴定书中关于此次事故构成医疗事故的鉴定意见已作为定案的依据。被告提供的证据①,说明患者李某在某县人民医院进行某项检查当时的身体状况,并不能说明被告没有过错,被告有无过错应看其诊疗行为是否符合医疗操作规范。被告提供的证据②,某市医学会和某省医学会分别出具的医疗事故技术鉴定书,虽然某市医学会医疗事故技术鉴定书详细,但某省医学会的医疗事故技术鉴定书是患者方不服某市医学会医疗事故技术鉴定书再次申请的重新鉴定,且被告方当庭放弃了向中华医学会重新申请鉴定的权利,故省医学会的医疗事故技术鉴定书更客观,更能够说明患者死亡与被告是否有关系。被告提供的证据③,只能证明某县人民医院对被告进行过赔偿,但是并不能免除被告应该承担的责任。

对于本案当事人所争议的事实,做如下分析认定。

(1)被告的医疗行为是否存在过错:原告主张由于被告的不作为和不负责任,对应当预见的损害后果,没有采取避免措施,故被告存在过错,应该承担赔偿责任。被告主张患者在送往某县人民医院时的精神状态良好,生命体征符合标准,且某市医学会医疗事故的鉴定意见分析该次事故不属于医疗事故,故患者死亡与被告不存在任何关系,被告不存在任何过错。被告是否存在过错,主要是看被告的医疗行为是否符合法律、行政法规和医疗操作规范。

患者李某入院后,被告对其进行检查发现胎心音听不清楚,应该行 B 超检查,但却未及时行 B 超检查,在被告出具的病历上鲜明地写着"B 超医师未上班,待做"。等到 8:00 即患者入院 2 个小时后才行 B 超检查,在一定程度上延误了诊治,其医疗行为不符合医疗操作规范。省医学会医疗事故技术鉴定书鉴定此次事故属于一级甲等医疗事故,更客观地阐述了被告的行为不符合医疗操作规范,故被告存在过错。

(2)被告是否与某县人民医院承担连带责任:原告主张被告与某县人民医院对损害后果承担按份责任。被告主张其与某县人民医院对损害后果承担连带责任。本院认为,被告与某县人民医院的共同致害行为应该承担连带责任还是按份责任取决于法律关于连带责任的规定。《最高人民法院关于人身损害赔偿案件适用法律若干问题的解释》第三条规定"二人以上共同故意或者共同致人损害,或者虽无共同故意、共同过失,但其侵害行为直接结合发生同一损害后果的,构成共同侵权,应该依照民法通则第一百三十条规定承担连带责任。二人以上没有共同故意或者共同过失,但其分别实施的数个行为间接结合发生同一损害后果的,应该根据过失大小或者原因比例各自承担相应的赔偿责任。"本案中,某省医学会医疗事故技术鉴定书[医鉴(2010)117 号]中认定,某县医院的医疗过错是在一定程度上延误了诊治,某县人民医院的医疗过错是未及时行毁胎取胎术,且在死胎娩出后,抢救措施不及时。两者的医疗行为系分别实施的行为,没有共同故意、没有共同过失,其分别实施的行为间接结合发生了患者死亡的后果,故被告对原告的损害后果承担的是按份责任而不是连带责任。

(3)关于本案赔偿项目及具体的数额的确定:患者李某的死亡给原告等造成的总损失包括:医疗费 3665 元,死亡赔偿金 98 200 元,丧葬费 13 002 元,鉴定费 3200 元,交通费和精神抚慰金。在本案中,原告主张的赔偿项目包括:医疗费、死亡赔偿金、丧葬费、鉴定费、交通费和精神抚慰金,但只要求被告承担1/3的责任,共计74 695元。被告认为,本案的赔偿项目只有死亡赔偿金、丧葬费、精神抚慰金,不包括医疗费、鉴定费和交通费,其与某县人民医院之间承担的是连带责任,某县人民医院已经对原告赔偿到位,故无须再承担赔偿责任。本院认为,被告承担的是按份责任,某县人民医院与原告之间自愿协商达成的民事调解协议与被告无关,某县人民医院进行了赔偿,并不能免除被告应该承担的赔偿责任。被告主张医疗费是治疗原发病的费用,不属于赔偿项目,应该向本院提供证据证明该医疗费是用于治疗原发病,现被告未提供这方面的证据,故对于被告这一主张,不予支持。原告主张赔偿项目包括鉴定费,但是原告与某县人民医院就该鉴定费已达成协议,该费用由某县人民医院支付,故原告的这一诉讼主张属于重复诉请,不予支持。交通费系本案的实际支出,应属于赔偿项目。故本案的赔偿项目包括:医疗费、死亡赔偿金、丧葬费、交通费和精神抚慰金。原告主张要求被告赔偿精神抚慰金30 000元,被告认为数额偏高。本院认为,患者李某的死亡造成原告邱某中年丧妻,原告李某、汤某晚年丧女,给三位原告精神上沉重打击,故对于原告要求精神抚慰金的诉讼请求本院依法予以支持。但原告要求30 000元的精神抚慰金请求过高,考虑本案的实际情况,本院酌情考虑为8000元。被告主张该案的赔偿责任应根据某省医学会的医疗事故技术鉴定书[医鉴(2010)117号]认定的"某县某医院负次要责任的20%"来承担责任,且只按照连带责任承担6%的赔偿责任。本院认为,医学会的性质是一个医疗事故鉴定机构,它的权限是对医疗机构行为是否存在过错及过错行为与损害后果的因果关系做出专业上的判断。卫生部《医疗事故技术鉴定暂行办法》第三十六条只规定,对医疗事故责任划分为完全责任、主要责任、次要责任、轻微责任,没有规定医学会有权对某种情形的责任,在医疗事故中所占的具体比例进行认定。显然,某省医学会的医疗事故技术鉴定书[医鉴(2010)117号]认定"某县某医院负次要责任的20%"属越权行为,且医疗事故技术鉴定书属于一种证据,人民法院对案件证据的审查乃法定职责,故对省医学会的"某县某医院负次要责任的20%"结论不予认定。根据本案的具体情况,考虑患者自身特殊体质,结合被告延误诊断的行为等因素,本院确定被告应承担患者死亡所有损失的10%为宜。故本案的赔偿项目及各项赔偿项目的具体金额为:医疗费366.5元(3665元×10%)、死亡赔偿金9820元(98 200元×10%)、丧葬费1300.4元(13 004元×10%)、交通费核定为100元,精神抚慰金8000元,共计19 586.9元。

综上,该案原告邱某、李某、汤某与被告某县某医院系医疗损害责任纠纷。原告邱某作为李某的丈夫,原告李某与汤某作为患者的父母,有权为了维护死者的合法利益,提起诉讼。被告的医疗行为存在过错,且其延误诊断的侵权行为与患者李某的死亡存在因果关系,故被告应该承担侵权责任。被告与某县人民医院分别实施的侵权行为与患者死亡之间在过失大小和原因比例上是可以区分的,应该各自承担相应的责任。现原告要求被告赔偿死亡赔偿金、丧葬费、医疗费、交通费、精神损害抚慰金,被告应该在其过错范围内承担相应的责任,故原告的诉讼请求部分符合法律规定,予以支持。据此,依照《民法通则》第九十八条、第一百○六条、第一百一十九条和《最高人民法院关于审理人身损害赔偿案件适用法律若干问题的解释》第三条、第十七条、第十九条之规定,判决如下:①被告某县某医院赔偿原告邱某、李某、汤某实际损失11 586.9元,精神抚慰金8000元,共计19 586.9元,该款限判决生效后10日内付清。如未在判决书指定的期限内履行金钱给付义务,应按照《中华人民共和国民事诉讼法》第二百二十九条之规定,加倍支付迟延履行期间的债务利息。②驳回原告邱某、李某、汤某的其他诉讼请求。

本案受理费747元,由原告邱某、李某、汤某负担672元,被告某县某医院负担75元。

**【损害启示】**

根据人民卫生出版社出版的第 9 版《妇产科学》中胎盘早剥的内容精要,结合本例分析如下。

(1)超声检查可协助了解胎盘的部位及胎盘早剥的类型,并可明确胎儿大小及存活情况。典型的声像图显示胎盘与子宫壁之间出现边缘不清楚的液性低回声区即为胎盘后血肿,胎盘异常增厚或胎盘边缘"圆形"裂开。需要注意的是,超声检查阴性结果不能完全排除胎盘早剥,尤其是胎盘附着在子宫后壁时。

依据中国《胎盘早剥的临床诊断与处理规范(2012 年)》精要超声检查:超声检查不是诊断胎盘早剥的敏感手段,准确率在 25% 左右。超声检查无异常发现也不能排除胎盘早剥,但可用于前置胎盘的鉴别诊断及保守治疗的病情监测。

(2)依据中国《胎盘早剥的临床诊断与处理规范(2012 年)》精要进行处理:胎盘早剥的治疗应根据孕周、早剥的严重程度、有无并发症、宫口开大情况、胎儿宫内状况等决定。

①纠正休克:监测产妇生命体征,积极输血、补液维持血液循环系统的稳定,有 DIC 表现者要尽早纠正凝血功能障碍。使血红蛋白维持在 100 g/L,红细胞压积 >30%,尿量 >30 ml/小时。

②监测胎儿宫内情况:持续监测胎心以判断胎儿的宫内情况。对于有外伤史的产妇,疑有胎盘早剥时,应至少行 4 小时的胎心监护,以早期发现胎盘早剥。

③终止妊娠阴道分娩:如胎儿已死亡,在评估产妇生命体征前提下首选阴道分娩;严重的胎盘早剥常致胎儿死亡,且合并凝血功能异常,抢救产妇是治疗的重点。应尽快实施人工破膜减压及促进产程进展,减少出血。缩宫素的使用要慎重,以防子宫破裂。如伴有其他异常,如胎横位等可行剖宫产术。应强调根据不同情况,个体化处理。胎儿存活者,以显性出血为主,宫口已开大,经产妇一般情况较好,估计短时间内能结束分娩者,人工破膜后可经阴道分娩。分娩过程中密切观察血压、脉搏、宫底高度、宫缩与出血情况,建议全程行胎心电子监护,了解胎儿宫内状况,并备足血制品。

剖宫产术分娩:孕 32 周以上,胎儿存活,胎盘早剥Ⅱ级以上,建议尽快、果断进行剖宫产术,以降低围生儿死亡率。阴道分娩过程中,如出现胎儿窘迫征象或破膜后产程无进展者,应尽快行剖宫产术。近足月的轻度胎盘早剥者,病情可能随时加重,应考虑终止妊娠并建议剖宫产术分娩为宜。

④非手术治疗:对于孕 32~34 周 0 至 Ⅰ 级胎盘早剥者,可予以非手术治疗。孕 34 周以前者需给予皮质类固醇激素促胎肺成熟。孕 28~32 周,以及 <28 孕周的极早产产妇,如为显性阴道出血、子宫松弛,产妇及胎儿状态稳定时,行促胎肺成熟的同时考虑非手术治疗。分娩时机应权衡产妇及胎儿的风险后再决定。非手术治疗过程中,应密切行超声检查,监测胎盘早剥情况。一旦出现明显阴道出血、子宫张力高、凝血功能障碍及胎儿窘迫时,应立即终止妊娠。

⑤产后出血的处理:由于凝血功能障碍及子宫收缩乏力,胎盘早剥患者常发生产后出血。应给予促宫缩药物,针对性补充血制品。另可采用压迫止血、动脉结扎、动脉栓塞、子宫切除等手段控制出血。

⑥严重并发症的处理:强调多学科联合治疗,在 DIC 处理方面应重点补充血容量及凝血因子,应在改善休克状态的同时及时终止妊娠,以阻止凝血物质继续进入血管内而发生消耗性凝血。对肾功能不全的处理,在改善休克后仍少尿者(尿量 <17 ml/h)则给予利尿药(呋塞米、甘露醇等)处理。注意监测肾功能,维持电解质及酸碱平衡,必要时行血液透析治疗。

（3）结合本例对其进行检查发现胎心音听不清楚，应该行急诊 B 超检查，但却未及时行 B 超检查，患者入院 2 个小时后才行 B 超检查，在一定程度上延误了诊断，其医疗行为不符合医疗操作规范。

（4）本例胎儿已死亡，要找出死亡的原因，在评估产妇生命体征前提下首选阴道分娩，严重的胎盘早剥常致胎儿死亡，且合并凝血功能异常，抢救产妇是治疗的重点。应尽快实施人工破膜减压及促进产程进展，减少出血。缩宫素的使用要慎重，以防子宫破裂。如伴有其他异常，如胎横位等可行剖宫产术。应强调根据不同情况，个体化处理。本例医疗过错是未及时行毁胎取胎术，在死胎娩出后，抢救措施不及时。

（田春芳）

## 三、胎盘早剥 Apgar 评分记录不全致死产损害启示

**【病情摘要】**

原告于 2015 年 1 月初怀孕后，在怀孕期间曾到医院进行过检查，检查结果为单活胎。2015 年 9 月 12 日下午原告因小腹微痛前往被告处就诊，在当天 17：00 到被告处，于 17：24 办理入院手续。入院后，由医师詹某某、熊某乙等医护人员给原告做了系列检查后打点滴，期间医师建议原告住院并进行剖宫产手术。经原告及家属刘某丙（原告之父亲）同意手术，并在剖宫产手术同意书及麻醉同意书上签字后，被告进行了产科术前讨论，其中手术医师为詹某某、蔡某某、熊某乙，手术前诊断结论为：胎儿宫内窘迫；子痫前期：重度；胎盘早剥；孕$_1$产$_0$孕 $34^{+2}$周宫内单活胎；轻度贫血。对原告进行剖宫产手术中，施行麻醉者是护士陈某某及麻醉医师刘某乙，护士肖某某。詹某某没有被告处医师从业资格，注册从业地在广东省。术后，被告的新生儿 Apgar 评分记录显示为：新生儿，男，2015-09-12-19：42 在硬外下顺利剖出，外观正常，Apgar 评分 1～0 分（在脱离母体后一分钟内的评分为 0 分），无心搏及呼吸，经人工通气及胸外心脏按压，于 20：08 宣布经抢救无效死亡。20：30 詹某某从手术室出来将尸体盒交给了原告的父亲。术后诊断结论为：胎盘早剥；胎儿宫内窘迫；子痫前期：重度；孕$_1$产$_1$妊娠 $34^{+2}$ LOA 剖一男死婴；轻度贫血。事后，原告的丈夫于 2015 年 9 月 13 日要求复印病历，第二天被告复印了部分病历给原告的父亲。原告因该手术住院 27 天，并支付了被告医疗费共 2500 元，出院后需要适当加强营养。

**【法院处理】**

诉讼中，原告主张被告有下列不当医疗行为：拒绝提供医院及医护人员的相关资质；拒绝提供治疗过程中的相关资料；违反告知义务；前后诊断不一致；延误手术时间；手术操作程序不规范。上述主张原告均未提供足够、有效的证据证明。

主要争议焦点有两个：①被告是否存在医疗过失或医疗过错及责任如何承担；②被告给原告造成的损害后果应如何确定。

（1）原告在被告处接受剖宫产手术时，被告在对原告的诊疗过程中，由没有麻醉执业资格的护士实施麻醉，执业医师异地从业，在新生儿剖出后被告对其新生儿 Apgar 评分记录不全面即新生儿剖出后被告没有依医疗规范进行 10 分钟评分记录。同时没有全面履行相关的告知义务，故被告存在一定的医疗过错，应当承担民事赔偿责任。

（2）对原告损害后果的确定，包括医疗费 2500 元，误工费 2308.5 元（31 191 元÷365 天×

27 天),护理费 2308.5 元(31 191 元÷365 天×27 天),住院伙食补助费 1350 元(50 元×27 天)。关于营养费和交通费,虽然原告仅进行了当庭陈述,但根据本案的实际情况,原告确实需要支付两项费用,故酌情认定营养费 8000 元、交通费 200 元为宜,以上各项损失合计 16 667 元。原告提出要求被告赔偿后期治疗费,住院期间医疗费,司法鉴定费,律师费的主张,因没有提供足够、有效的证据证明,故不予支持。原告将小孩丧葬费 21 277 元,死亡赔偿金 226 080 元,精神抚慰金 100 000 元,共计 347 357 元的诉求撤回的主张,不违反法律规定,应予准许。

**【损害启示】**

(1)根据人民卫生出版社出版的第 9 版《妇产科学》中胎盘早剥处理的要求剖宫产术:1 级胎盘早剥,出现胎儿窘迫征象者;2 级胎盘早剥,不能在短时间内结束分娩者;3 级胎盘早剥,产妇病情恶化,胎儿已死,不能立即分娩者;破膜后产程无进展者;产妇病情急剧加重危及生命时,不论胎儿是否存活,均应立即行剖宫产。剖宫产取出胎儿与胎盘后,立即注射宫缩药,人工剥离胎盘的同时应促进子宫收缩。发现有子宫胎盘卒中时,可边按摩子宫,边用热盐水纱垫湿热敷子宫,多数子宫收缩转佳,出血量减少。若发生 DIC 及难以控制的大量出血,应快速输血、凝血因子,并行子宫切除术。

(2)本例从 17:24 入院到 19:42 剖宫儿出生,历时 2 小时 18 分,发生早剥是要分秒必争的。一般情况 30 分内均可胎儿娩出。

(田春芳)

## 四、发生胎死宫内漏诊重度胎盘早剥,致子宫被切除损害启示

**【病情摘要】**

2012 年 9 月 6 日 9:40 原告钟某入住被告卫生院准备进行分娩。被告医务人员在为原告进行检查后发现腹内胎儿已经死亡,但仍告知原告可以正常分娩,13:50 原告感觉头晕、胸闷,出现休克等症状,遂转至县医院治疗。经诊断原告为重度胎盘早剥,失血性休克。于是县医院为钟某进行了剖宫产、子宫次全切和右侧输卵管切除手术。

**【法院处理】**

后经医学会鉴定,被告卫生院对钟某病情诊断失误,在分娩时未认真观察产程,并针对病情采取有效、得力的救助措施,致使最终因病情危急将子宫次全切。被告的医疗行为存在过错,应当负事故次要责任。而被告卫生院则认为,原告子宫被切除是由于胎盘重度早剥等自身疾病造成,卫生院只应当按照医疗事故标准赔偿部分费用,原告要求的各项费用不符合法律规定,拒绝赔付。双方最终对簿公堂。

某县法院经审理认为,医疗机构及其医务人员在医疗活动中,必须严格遵守相关医疗卫生规定和诊疗护理规范、常规,保护患者的合法权益,维护医疗秩序,保障医疗安全,医疗机构及其医务人员在医疗活动中过失造成患者人身损害的,应当承担赔偿责任。该案中,经医疗事故技术鉴定,被告卫生院在诊疗过程中未能及早诊断胎盘早剥和采取有效措施,构成医疗事故,客观上延误了患者的诊断,被告存在一定的医疗过失,而导致原告损害后果的主要原因是其自身疾病,为此钟某自身亦应承担主要责任。最终,法院判令被告卫生院承担钟某损害的次要赔偿责任,赔偿钟某各项费用共计 32 791.94 元。

**【损害启示】**

根据人民卫生出版社出版的第 9 版《妇产科学》中胎盘早剥的内容精要,结合本例分析如下。

(1)第 9 版认为,胎儿死亡的患者胎盘早剥的面积常>50%,需要及时剖宫产手术。剖宫产术指征是:1 级胎盘早剥,出现胎儿窘迫征象者;2 级胎盘早剥,不能在短时间内结束分娩者;3 级胎盘早剥,产妇病情恶化,胎儿已死,不能立即分娩者;破膜后产程无进展者;产妇病情急剧加重危及生命时,不论胎儿是否存活,均应立即行剖宫产。剖宫产取出胎儿与胎盘后,立即注射宫缩药,人工剥离胎盘的同时应促进子宫收缩。发现有子宫胎盘卒中时,可边按摩子宫,边用水纱垫湿热敷子宫,多数子宫收缩转佳,出血量减少。若发生 DIC 及难以控制的大量出血,应快速输血、凝血因子,并行子宫切除术。

(2)结合本例,主要是卫生院对钟某病情诊断失误,认为胎死宫内不是胎盘早剥导致,延误病情,致使最终因病情危急将子宫次全切。

(田春芳)

## 五、完全植入性胎盘误为胎盘粘连徒手剥离教训

**【病情摘要】**

患者,女,25 岁,停经 50 天出现早孕反应。阴道流出淡红色米汤样分泌物,量多、味臭。经抗感染治疗半个月后症状消失,之后经常出现腹部阵发性疼痛。妊娠 36 周早产一重度窒息之男婴。胎儿娩出后 1 小时,胎盘不下,也无阴道流血。肌内注射缩宫素 10U,仍无胎盘剥离征兆,考虑是胎盘粘连,遂行徒手胎盘剥离术。剥离中觉无胎盘边感,胎盘与子宫形成一体。硬性撕剥有肉丝样组织感觉,随之阴道大出血发生休克,停止剥离操作,在纠正休克的同时施行子宫次全切除术。子宫切除后,纵行剖开见胎盘完全植入后壁,植入宫壁较深,约 0.5cm。植入部分有撕裂面积约 10cm×10cm,中间有血管断裂。术后诊断:完全植入性胎盘。

**【误诊剖析】**

本例病罕见,助产士对植入性胎盘忽略,误认为胎盘粘连致胎盘不下,不加分析地进行硬性剥离,造成血管断裂而大量失血,应引以为戒。本病在孕期有淡红色米汤样分泌物,且有臭味,提示妊娠中有感染存在,加之妊娠末期的经常性阵发性腹痛,应想到有植入性胎盘之可能。凡为全部完全性植入者,因不能自行剥离,故无出血;而部分植入者,未植入部分剥离时血窦无法关闭,遂有大量失血。植入的原因多认为是蜕膜发育不良所致。完全植入性胎盘徒手剥离时手感分不清附着界限,部分性植入胎盘徒手剥离时可发现剥离困难。完全性或部分性植入胎盘出血多时,首选子宫次全切除术,部分性植入胎盘出血量少时,可考虑用保留子宫方法处理。

(田春芳)

## 六、胎盘滞留误诊为胎盘植入教训

**【病情摘要】**

患者,女,28 岁,因足月妊娠临产入某医院分娩。胎儿娩出后胎盘滞留而行人工剥离术。

剥出胎盘一小块,大部分胎盘与宫壁粘连甚紧,剥不动,诊断为植入性胎盘,交班准备行子宫次全切除术。接班医师认真负责地再次进行检查,按操作规程再行剥离,顺利地将残留胎盘完整地剥离娩出,避免了子宫不必要的切除。

**【误诊剖析】**

任何一项手术操作,都必须抱着对患者极端负责的精神进行,特别是妇产科在行子宫切除时,将会使患者失去生育能力,必须诊断确切,严格掌握手术指征,以保证既给患者及时治疗,又避免给患者带来不必要的痛苦。故在人工剥离胎盘时,若在胎盘与子宫壁之间可找到疏松的剥离面时则可能为胎盘滞留;若在胎盘与子宫壁之间有索条状或似草根样的牢固粘连时,不可强行剥离,否则将损伤子宫或引起大出血。此种情况为植入性胎盘所致,应立即停止手术,经慎重考虑后,尽早行子宫次全切除术。

(田春芳)

## 七、产后大网膜脱出阴道外误诊为植入性胎盘

**【病情摘要】**

患者,女,49岁,经产妇,因产后阴道口脱出一条索状物5天入院。5天前患者因臀位难产由乡村接生员助产娩出一死女婴。胎盘不下,行胎盘人工剥离术,是否剥出不详。术中下腹剧痛,共流血约150ml。以后下腹持续性胀痛,伴呕吐。次日呕吐时阴道口脱出一条索状组织长约4cm,且随咳嗽而逐渐延长。患者中度发热,既往有难产史。入院时体检:血压90/60mmHg,急性病容,全腹有压痛,以下腹尤甚,宫底摸不清。妇科检查:阴道未见活动性出血,阴道外有一条索状物,长约14cm,直径4cm,似水肿样脐带,来自宫底不能拉出,未扪及明显胎盘组织。血红蛋白90g/L,白细胞$8 \times 10^9$/L,中性粒细胞0.80,淋巴细胞0.20。诊断为植入性胎盘而行剖腹探查术。开腹后见腹腔内有陈旧性血液200ml,见子宫后下方有一侧T形裂口,纵长约5cm,横宽4cm。大网膜堵在裂口上,将大网膜提起从宫腔带出一条索状物,为变形水肿的大网膜,切除之,并行全子宫切除术,半个月后痊愈出院。术后诊断:子宫破裂并大网膜脱出阴道外。

**【误诊剖析】**

子宫破裂多表现为急性腹痛,需紧急剖腹手术,本例5天后才得到诊治。大网膜因腹压增高从裂口脱出阴道外,水肿变形成脐带状。胎儿娩出后阴道口出现条索状物一般首先考虑为脐带。由于不清楚是否已人工剥离出胎盘,加上临床表现不典型,对索状物未仔细检查其解剖特点,妇科检查宫腔内无明显胎盘组织,诊为植入性胎盘。若详询病史确切知道已剥离出胎盘,并仔细检查索状物的解剖结构,误诊是可以避免的。此病例提示子宫破裂也可表现不典型,腹腔内组织可通过裂口进入宫腔、阴道;如系肠管脱出可致嵌顿、坏死,其后果更为严重,应引起注意。

(田春芳)

## 八、前置胎盘瘢痕子宫引产清宫术后阴道大出血切除子宫损害启示

**【病情摘要】**

2015年3月原告自觉胎动10天$^+$,于当月27日在成都××医院做彩超,显示宫内单活

胎。2015 年 3 月 31 日原告到被告医院进一步检查,并要求终止妊娠,当日被告医院将原告收治入院,入院彩超辅助检查显示:中孕,宫内单活胎,胎盘位于前侧壁,Ⅱ级,胎盘边缘完全覆盖宫颈内口。诊断:$G_4P_2$ 孕 19 周、瘢痕子宫、胎盘低置状态。入院后被告医务人员向原告书面告知手术危险性、并发症等意外情况,原告签字确认,并在手术同意书上签名。2015 年 4 月 2 日被告为原告行利凡诺羊膜穿刺注射术。2015 年 4 月 4 日原告下腹部疼痛不适,进入待产室待产,于 4 月 4 日 2:10 经阴道顺产一死胎,胎盘胎膜欠完整。2015 年 4 月 6 日 8:45 被告为原告行清宫术,在手术过程中阴道出血量逐渐增多,被告便于当日 10:25 将原告转院至××市人民医院,接诊后立即给予持续低流量吸氧,持续心电监护等治疗措施,并于当日 12:00 将原告送入手术室,在气管插管全麻下行经阴道宫颈填塞压迫及宫颈环扎。上述措施均无效,阴道持续流鲜血不止,再次与原告父亲沟通后,行经腹全子宫切除术,手术顺利。原告于 2015 年 4 月 22 日出院。出院诊断:$G_5P_2$ 孕 $5^+$ 月、瘢痕子宫、引产、清宫术后阴道大出血;中度失血性贫血。出院医嘱:全休三个月……加强营养……原告陈某某在被告××医院住院治疗产生医疗费 5000 元,在××市人民医院产生医疗费 15 960.46 元。

**【司法鉴定】**

2015 年 5 月 12 日原告委托成都××司法鉴定中心对其伤残等级进行司法鉴定,成都××司法鉴定中心于 2015 年 6 月 25 日做出第 0506 号司法鉴定意见书。鉴定意见为:被鉴定人陈某某子宫全切除术后,构成 6 级伤残。此次鉴定产生鉴定费 1000 元。

本案在审理过程中,为明确被告在对原告陈某某的诊疗行为中是否存在过错,如有过错,该过错是否导致原告子宫被切除的问题。原告于 2015 年 10 月 13 日申请对被告的医疗行为是否存在过错等进行司法鉴定,本院于 2015 年 10 月 14 日依法委托四川华西法医学鉴定中心对被告的诊疗行为是否存在过错进行司法鉴定。2016 年 6 月 18 日四川华西法医学鉴定中心做出 2016-93 法医学鉴定书,鉴定意见为:××人民医院对陈某某的诊疗过程中选择清宫术的处理方法适当,为抢救患者生命,在已有切除子宫的指征时,选择切除子宫,符合医疗规范。陈某某为瘢痕子宫且产后 $1^+$ 年,胎盘前置或低置状态引起子宫收缩不良、胎盘粘连等自身因素是导致其清宫时大出血并最终切除子宫的主要原因。××人民医院在怀疑陈某某存在胎盘胎膜残留时应行 B 超检查或 B 超监测下清宫,并将刮除的组织送病理活检,此处医方存在过错。此次鉴定原告方预交鉴定费 8000 元。原、被告双方在对该鉴定意见质证时,原告认为原告子宫被切除的损害后果是因被告在实施清宫术的过程中发生的,是被告明知原告一年前做过剖宫产手术,现终止妊娠,被告对手术难度估计不足,没有尽到充分的注意义务导致的;被告认为,虽然鉴定意见认定被告存在两处过错,但该两处过错均与原告的损害后果不具有因果关系。

本院认为,行为人因过错侵害他人民事权益的,应当承担侵权责任。医疗机构及其医务人员,在医疗过程中因过错致人损害的,由医疗机构承担赔偿责任。医学科学作为一门科学技术,具有高度专业性和复杂性,因此对于一起医疗纠纷是否存在医疗过错,该过错是否构成医疗损害,需要依赖具有专业知识、经验、技能的专家做出鉴定。本案中就双方争议的被告对原告行清宫术的行为是否存在过错及过错是否是导致原告子宫被切除、原告人身权益遭受损害的问题。经司法鉴定,医方无过错,原告主张其子宫被切除的后果是清宫术导致的主张与鉴定意见相悖,且无相应的证据支持,故本院不支持原告的意见。同时鉴定意见指出,被告存在原告产后怀疑胎盘胎膜组织残留时应行 B 超检查或 B 超监测下清宫及清宫术中刮出的组织未送病理活检的过错,本院认为这两处过错不是导致原告子宫被切除的主要原因,但两过错的存在致使被告在诊疗过程中对原告病情缺乏足够全面的诊断,故应当承担相应的赔偿责任。但考虑原告自身病情是导致其子宫被切除的主要因素,本院酌情确定被告对原告的损害后果承担10%的赔偿责任。

**【判决如下】**

①被告××人民医院在本判决生效后10日内赔偿原告陈某某医疗费、住院伙食补助费和营养费、护理费、残疾赔偿金、被扶养人生活费、精神损害抚慰金、交通费、鉴定费等损失40 202.77元;②驳回原告陈某某的其他诉讼请求。

**【损害启示】**

(1)根据人民卫生出版社出版的第9版《妇产科学》中胎盘植入的分类:胎盘植入指胎盘组织不同程度地侵入子宫肌层的一组疾病。根据胎盘绒毛侵入子宫肌层深度分为:胎盘粘连:胎盘绒毛黏附于子宫肌层表面。胎盘植入:胎盘绒毛深入子宫肌壁间。穿透性胎盘植入:胎盘绒毛穿过子宫肌层到达或超过子宫浆膜面。也可根据植入面积可以分成完全性和部分性胎盘植入。

(2)胎盘植入在临床上可出现严重产后出血、休克,以致子宫切除,严重者患者死亡,其产褥期感染的概率也相应增高。常见的高危因素为前置胎盘、剖宫产史、子宫肌瘤剔除术史、子宫穿孔史、胎盘植入史、多次流产史、高龄妊娠等。

(3)依据中国《胎盘植入诊治指南(2015)》精要进行处理,其中非手术对生命体征平稳、出血量不多、植入范围小者行非手术治疗。包括手术治疗、药物治疗、栓塞治疗。①手术治疗:局部缝扎止血,可采用局部"8"字、间断环状缝合或B-Lynch法缝合、压迫止血。为减少因强行剥离胎盘而产生的出血,剖宫产时可将胎盘部分或全部留在宫腔内,术后可配合甲氨蝶呤等药物治疗或栓塞治疗。产后应密切随访,抗生素预防感染,加强子宫收缩,观察阴道流血情况、有无感染征象等。②药物治疗:治疗胎盘植入的药物有甲氨蝶呤、米非司酮等。给药途径和用药剂量根据胎盘植入的部位、深浅和面积大小而异。③栓塞治疗:预防性结扎或阻塞盆腔血管对胎盘植入患者的作用不明确,需要进一步研究。

分娩后子宫和胎盘的处理:①胎盘原位保留方法及指征:胎盘原位保留的目的是保留子宫,减少产后出血量和手术并发症。近年来,胎盘原位保留主要有两种方式:部分胎盘和(或)部分子宫壁切除,然后行子宫缝合和(或)子宫重建;在子宫血流暂时阻断情况下,谨慎行胎盘剥离,剥离面出血部位缝合,必要时行子宫下段环行缝扎。②胎盘原位保留,部分胎盘植入或完全性胎盘植入均可以行胎盘原位保留。当经处理后患者出血量少、生命体征平稳,且满足以下条件者可选择胎盘原位保留:患者要求保留生育功能;具备及时输血、紧急子宫切除、感染防治等条件;术中发现胎盘植入,但不具备子宫切除的技术条件,可在短时间内安全转院接受进一步治疗者。由于20%~30%的胎盘原位保留者在非手术治疗过程中因感染、晚发性产后出血须行子宫切除,故胎盘原位保留这种处理方式仍有争议。2012年,美国ACOG专家共识不推荐胎盘植入患者胎盘原位保留。基于目前的临床资料,胎盘原位保留时应充分告知患者该方法的局限性。

(4)结合本例分析:原告于4月4日2:10经阴道顺产一死胎,胎盘胎膜欠完整。2015年4月6日8:45被告为原告行清宫术,在手术过程中原告阴道出血量逐渐增多。本例最佳处理是不清宫,行药物治疗和栓塞治疗。

(田春芳)

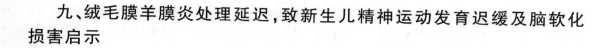

## 九、绒毛膜羊膜炎处理延迟,致新生儿精神运动发育迟缓及脑软化损害启示

**【病情摘要】**

2012 年 3 月 27 日,操某甲母亲张某怀孕 $30^{+1}$ 周,阴道流水 5 小时入住省妇幼某分院产科待产,经诊断为孕₁产₀,宫内妊娠 $30^{+1}$ 周、单活胎、LOA 先兆早产,胎膜早破。次日经 B 超检查:胎位 LOA。BPD 77mm,AC 277mm,HC 260mm,FL 57mm,羊水暗区 35mm,AV 1102mm。胎盘位于子宫后壁,成熟度Ⅰ度。宫内妊娠,单活胎。脐动脉血流频谱测值正常。主治医师查房,与操某甲母亲及家属交代相关病情,破水后需绝对卧床,指出胎膜早破易感染,出现羊绒炎,导致产后出血、感染、败血症、子宫坏疽等,危及产妇安全;胎儿宫内感染,易致胎儿宫内窘迫,影响生存能力低;胎膜早破且横位,易引起脐带脱垂,引起急性胎儿宫内窘迫,胎死宫内,新生儿窒息,重度窒息甚至死产等风险。嘱做好母胎监测,密切注意张某病情变化。4 月 5 日至 7 日 16:00 产前待产记录羊水未见流出,以后无记录。检验报告提示:C 反应蛋白测定(CRP)4 月 4 日为 8.79mg/L,4 月 6 日为 9.97mg/L,4 月 9 日为 59.47mg/L,4 月 12 日为 90.79mg/L。4 月 6 日予 NST 基线,胎心波动于 160~170 次/分。4 月 7 日 22:00 医嘱调快利托君滴速。4 月 7 日 23:00 操某甲母亲胎膜自行破裂,0:50 医嘱停滴利托君注射液。宫口在次日 2:30 开全,3:17 自然分娩出操某甲。操某甲出生时羊水清,羊水量正常,无脐带绕颈,无脐带水肿,无胎盘早剥,无胎盘前置,出生时哭声大,反应可,全身皮肤红润,呼吸稍促,无呻吟样呼吸,无发绀,无复苏抢救史,生后 1 分钟和 5 分钟 Apgar 评分为 9、10 分,出生体重 1930g。生后 15 分钟后操某甲出现气促、呻吟样呼吸,伴四肢发绀,无呼吸暂停。省妇幼分院拟"新生儿肺透、早产儿、低体重儿转入新生儿科。"体查:体温 36.5℃、脉搏 168 次/分、呼吸 72 次/分、体重 1.93kg、血压 40/27(32)mmHg,神志清楚,反应差,早产儿貌,伴呻吟,颜面及四肢末端发绀,无抽搐,头皮面部皮肤淤紫,头顶部可见一约 3cm×3cm 包块,触之有波动感,边界超越骨缝。表面有少量白色胎脂附着,双肩和背部可见少量胎毛,四肢有轻微水肿,指甲达指尖,头发细软,紧贴头部,难于分开,头转 30cm,前囟平软,1.0cm×1.0cm 大小,后囟 0.3cm×0.3cm 大小。双侧瞳孔等大等圆,约 3mm,对光反射灵敏,巩膜无黄染,无出血,耳郭部分边缘卷折,耳翼柔软,易弯折,可缓慢回位。可见吸气性三四征(+),鼻翼扇动,双肺呼吸音对称,未闻及干、湿啰音。乳头清晰,乳晕淡平,直径约 0.1cm,无乳腺结节,心界不大,心率 168 次/分,律齐,各瓣膜听诊区未闻及病理性杂音。初步诊断:新生儿肺透明膜病;早产儿;低出生体重儿。省妇幼某分院诊断操某甲存在呼吸窘迫症状,有上呼吸机指征。予气管插管,连接呼吸机辅助通气。告病危,监测生命体重。保暖,维生素 K₁ 防出血,予青霉素+头孢他啶抗感染及静脉补液等对症支持治疗。完善各项检查:胸片、血气分析、三大常规、肝肾功、电解质等相关检查。现操某甲 SIMV 模式辅助通气下,血氧饱和度维持在 88%~92%,无气促、发绀。密切观察操某甲病情变化。6:20 病程记录经家属同意后予表面活性物质制剂 360mg 气管内滴入。注入过程顺利,操某甲血氧饱和度维持正常,无气促、发绀。4 月 9 日,省妇幼分院将操某甲胎盘组织送检。4 月 11 日病理检查报告单显示:镜下呈晚期胎盘改变,绒毛间隙见纤维素沉积,胎膜蜕膜层见滋养细胞见大量炎细胞浸润。诊断:晚期胎盘;羊绒炎Ⅱ期 3 级。4 月 11

日 16:45 操某甲的病程记录显示,操某甲在 NIMV 通气模式下,血氧饱和度维持正常,无气促,无发绀,无吸气性三凹征。今予撤呼吸机,改鼻旁管低流量吸氧。操某甲在低流量吸氧下,血氧饱和度维持正常,无气促、无发绀。4 月 15 日病程记录显示操某甲四肢肌张力正常,4 月 16 日显示四肢肌张力稍低。4 月 17 日显示四肢肌张力正常。早产儿复查眼底意见:双眼底未见早产儿视网膜病,双眼视网膜出血已吸收。4 月 18、19、20 日显示四肢肌张力稍低,21 日至出院日正常。2012 年 5 月 6 日,操某甲出院。出院小结:定期检测眼底及头颅 B 超,眼底检查提示双侧视网膜出血,予"维生素 $K_1$、酚磺乙胺"止血,复查眼底提示已吸收。患儿未达出院标准,患儿家属要求出院,已向家属说明情况,家属表示理解并坚持出院。出院诊断为:新生儿肺透明膜病治愈;其他诊断:早产儿好转,低体重儿好转,脑室出血治愈,卵圆孔未闭,新生儿视网膜出血治愈。出院医嘱:①加强护理,注意喂养,保暖,预防感染,加强皮肤和脐部护理。②出院三天后新生儿门诊复诊。③每 2 周到眼科复查眼底 1 次,直至 6 个月大(最近 1 次眼底检查时间 2/5,未见异常)。④1 个月后儿保科门诊全面体检,按计划进行预防接种。⑤定期复查头颅 B 超,3—6 月龄行头颅 CT 或 MRI 检查。⑥1 个月后康复科复诊,神经康复科随诊。⑦电测听未做,6 周后五官科门诊复诊。

操某甲出院后,于 2012 年 6 月 14 日到某医院行儿童保健检查。同年 8 月 5 日,操某甲到某妇女儿童医疗中心行 MRI 检查示:精神运动发育迟缓;脑软化等。操某甲为此先后在某医院、某妇女儿童医疗中心、某中医药大学第一附属医院及省妇幼进行门诊或住院治疗。

**【法院处理】**

操某甲因质疑省妇幼某分院实施的医疗行为,双方发生纠纷。2013 年 8 月 6 日,某区卫生局委托某市医学会对本医案是否构成医疗事故做医疗事故技术鉴定。某市医学会于 2013 年 9 月 27 日做出医鉴(2013)069 号《医疗事故技术鉴定书》,认为本医案不构成医疗事故。鉴定费 3500 元由操某甲支付。操某甲不服,遂提起本案诉讼。

在一审审理过程中,操某甲申请进行医疗过错及伤残鉴定。法院经依法确定某司法鉴定所进行鉴定。某司法鉴定所于 2014 年 6 月 23 日受理过错鉴定,于同年 11 月 6 日进行鉴定听证会,并于 11 月 16 日做出临鉴字第 353 号《司法鉴定意见书》,认为:省妇幼某分院对患儿母亲张某及操某甲的临床医疗、护理及 3 次康复治疗符合诊疗常规和治疗原则,但在医疗行为中存在以下不足。①入院病历记录:张某孕$_1$产$_0$宫内妊娠 $30^{+1}$ 周单活胎 LOA 先兆早产;胎膜早破。肛查:宫口未开,$S^{-4}$,胎膜已破。②《妇产科学》15 章节:绒毛膜羊膜炎是指胎膜的炎症,通常与破膜时间过长或产程延长有关。由各种各样的微生物引起的隐匿性的绒毛膜羊膜炎,最近成为很多迄今不能解释的胎膜早破、早产或两者的可能原因。绒毛膜羊膜炎增加了胎儿和新生儿的死亡率。当孕妇合并绒毛膜羊膜炎时,更容易发生新生儿败血症、呼吸窘迫、心室内出血、癫痫发作、脑室周围白质软化及脑瘫。③分析:张某入院时(03-27)羊水检验报告:羊水板层小体(LB)$62×10^9$/L,提示胎肺已成熟,胎心率 146 次/分,孕妇入院时胎儿暂时是安全的。04-04(CRP)为 8.79mg/L,血 C 反应蛋白(CRP)>8mg/L 提示羊膜腔感染,04-06(CRP)为 9.97mg/L,同时伴有白细胞计数增高、NST 胎心波动于 160~170 次/分、母儿心率增快,母体体温升高等临床表现等均证实病理诊断羊绒炎Ⅱ期 3 级的客观性、准确性。医方 2012-04-02,2012-04-04,2012-04-07,连续三次 B 超提示:胎盘成熟度Ⅰ度,不符合宫内胎盘的实质情况,使临床误判胎盘良好,从而医方没有引起高度重视。综合判断,精确的诊断和权衡延长孕周与立即分娩之间的利弊个性化评估,获得理想的结局,制定最佳治疗方案。因此,有

悖于《指南》的治疗方案及原则。医方没有按照盐酸利托君注射液说明书禁忌,2012-04-04
(CRP)已提示羊膜腔感染,继续使用滴注利托君注射液,有悖规范性用药及临床合理用药的相
关规定。该产妇入院时胎儿暂时是安全的,在待产的过程中胎儿宫内安危的监护是医院医护
人员不可推卸的职责,在这一过程中出现任何异常情况应及时告知孕妇家属,进行有效的沟
通,反复强调危险性,及时指导孕妇及家属做出新的选择,并适时让患者了解病情,医方缺乏及
时告知和有效的沟通。据此,结合专家意见分析认为:医方应避免结果发生的适当措施而判断
治疗方案及效果,存在未尽到高度谨慎和预见义务及与当时医疗水平相应的注意义务。综上
所述:操某甲 2012-04-08 出生后 1 分钟和 5 分钟 Apgar 评分为 9、10 分,出生体重 1930g。生
后 15 分钟患儿出现气促、呻吟样呼吸,伴四肢发绀,颜面及四肢末端发绀,头皮面部皮肤淤紫
等缺氧的表现,与胎膜早破并发绒毛膜羊膜炎有关等自身因素,低出生体重早产儿并发症是发
生脑白质损伤的根本原因,病情发生发展进程的转归是直接原因。省妇幼某分院对张某(操某
甲)的诊疗行为中存在过错,与患儿所受损害之间存在一定的因果关系,为轻微因素,参与度为
10%～20%。审查意见:省妇幼某分院对张某(操某甲)的诊疗行为中存在过错,与患儿所受损
害之间存在一定的因果关系,为轻微因素,参与度为 10%～20%。委托对操某甲所受损害的
伤残级别进行鉴定,由于操某甲提出暂缓伤残鉴定并没有缴纳伤残鉴定费。该所于 2015 年 3
月 18 日受理对操某甲的伤残等级、护理依赖程度、后续医疗费的鉴定,并于 2015 年 4 月 6 日
做出临鉴字第 95 号《司法鉴定意见书》,根据《道路交通事故受伤人员伤残评定》(GB18667-
2002)、《法医临床检验规范》(SF/ZJD0103003-2011)及《人身损害受伤人员误工期、营养期、护
理期评定准则》《法医临床鉴定行业指导》,对操某甲进行检验鉴定。鉴定意见为:被鉴定人操
某甲伤残等级为贰级;被鉴定人操某甲尚需要大部分护理依赖;被鉴定人操某甲的后续治疗费
可根据实际医疗费用情况确定。

操某甲出生当天产生的医疗费用为 11 236.5 元,后在省妇幼某分院住院至 2012 年 5 月 6
日,住院费用为 32 761.33 元。操某甲已预付上述两份鉴定的鉴定费用 13 800 元。

双方对法院委托某司法鉴定所进行医疗过错鉴定及操某甲伤残程度等鉴定意见发表了意
见。操某甲的质证意见是:对医疗过错鉴定的定性没有意见,省妇幼存在医疗过错。在责任认
定上,认定的参与度偏低,省妇幼分院的过程参与度为 40% 比较合适。对伤残等级鉴定有意
见,操某甲是重度脑瘫,生活完全不能自理,操某甲应该是一级伤残,护理依赖程度是完全护
理,不是大部分护理。省妇幼某分院的质证意见是:对医疗过错鉴定真实性、合法性没有意见,
对关联性有意见。①鉴定意见认为,病程记录和产前待产记录不相吻合,反映出记录的事实不
真实,有悖病历书写基本规范第三条是错误的。鉴定意见做出这样的认定依据的是病历记录:
产妇从 3 月 27 日至 4 月 7 日仍有少量引流液、色清。而产前待产记录 2015 年 4 月 5 日 20:00
羊水未见,7:00－16:00 羊水未见流出。病历记录和产前待产记录是由不同的医护人员在不
同的时间点、时间段进行不同的观察并根据观察如实所做的记录,医师查房的时间、护士观察
的时间不同,所看到的患者当时的状况也不一样,鉴定所不懂医学操作的常识,做出错误的认
定。②产妇的羊绒炎与省妇幼某分院的医疗行为不存在因果关系。根据诊疗规范和临床要
求,对于早产儿,医师必须尽量延长孕周来保证母婴安全,唯有如此才能避免分娩出死胎。根
据当时的胎心监测、临床观察孕妇心跳、胎儿心跳及孕妇宫缩等情况,盐酸利托君注射液是保
胎药,医院使用保胎药,符合诊疗规范。孕妇产程进展迅速,并无产程延长情形。也没有明显
临产剖宫产手术指征,产妇的羊绒炎与省妇幼医疗行为不存在因果关系。③鉴定所根据检查

结果对医护人员做出临床诊断要求存在错误。省妇幼对过错 10%～20% 的参与度也存在异议。对于伤残程度等鉴定意见的真实性予以确认，合法性由法院进行认定。操某甲只是精神发育迟缓(重度)，其视觉障碍没有任何的医学证明与脑瘫有关，是属于早产儿所发生的后遗症。对该鉴定报告，如果鉴定程序合法没有异议。

原审法院认为，针对双方对以下问题的争议，评析如下。

(1)省妇幼某分院延迟孕周与操某甲精神运动发育迟缓脑软化等损害后果有否因果关系。操某甲母亲在 2012 年 3 月 27 日已被诊断为胎膜早破，继而进行的 C-反应蛋白(CRP)的多次测定反映该项指标为阳性，同时伴有白细胞计数增高、母儿心率增快，母体体温升高等临床表现，提示羊膜腔感染。胎膜早破时间越长绒毛膜羊膜炎的发生率则越高，胎膜早破时间越长病情越严重。省妇幼在操某甲出生后对胎盘病理检查也显示晚期胎盘为羊绒炎Ⅱ期 3 级。当然，事后的检查不能作为倒推认定省妇幼分院的责任的依据，因为医学是实践科学，胎儿在母体的发育发展根据现在的医学水平不可能为医师所完全掌控，但上述诸多的指标亦应当引起省妇幼的充分重视。作为医疗机构，尽量延长早产儿的孕周是为了降低新生儿死亡率和提高新生儿素质的首要措施，但省妇幼某分院在产妇待产过程中胎儿在宫内安危的监护负有不可推卸的责任，省妇幼某分院虽在其提供的知情同意谈话记录中有向孕妇家人声明存在羊绒炎发生的可能，但省妇幼某分院本身对羊绒炎的可能发生却没有足够重视，在病程记录中均没有提及因指标的异常可能产生羊绒炎的对症措施，导致省妇幼某分院在胎盘已感染羊绒炎的情况下仍然对孕妇使用羊绒炎禁忌药品盐酸利托君注射液。同时，省妇幼某分院亦没有及时将任何异常情况告知孕妇及家属，进行有效的沟通，反复强调危险性，及时指导孕妇及家属做出新的选择，并适时让孕妇家属签字了解病情，省妇幼某分院缺乏及时告知和有效的沟通。某司法鉴定所在鉴定中分析到，《产科临床诊疗指南》对胎膜早破治疗方案及原则为，一旦出现宫内感染，不考虑孕龄立即终止妊娠。短时间内不能阴道分娩者行剖宫产终止妊娠等。但省妇幼某分院临床误判胎盘良好，从而没有引起高度重视，综合判断，精确的诊断和权衡延长孕周与立即分娩之间利弊的个性化评估，获得理想的结局，制定最佳治疗方案，有悖《产科临床诊疗指南》的治疗方案及原则。当孕妇合并绒毛膜羊膜炎时，更容易发生新生儿败血症，呼吸窘迫、心室内出血、癫痫发作、脑室周围白质软化及脑瘫。而操某甲出生后出现气促、呻吟样呼吸，伴四肢发绀，颜面及四肢末端发绀，头皮面部皮肤淤紫等缺氧的表现，与胎膜早破并发绒毛膜羊膜炎有关。据此，某司法鉴定所认为省妇幼某分院在对操某甲的疗诊行为中存在过错，与操某甲所受损害之间存在一定的因果关系。

(2)对于省妇幼某分院认为操某甲家属消极治疗，造成延迟发现操某甲脑白质、错过最佳的治疗时机，操某甲家属应承担相应的过错责任的问题。根据省妇幼出院小结记载，操某甲未达出院标准，操某甲家属要求出院，省妇幼某分院已向操某甲家属说明情况，家属表示理解坚持出院。对于操某甲脑部问题，省妇幼某分院在其住院病案首页中记载脑室出血为治愈，省妇幼的监护记录亦未反映操某甲脑部发育存在异常，可见操某甲出院时操某甲家属及省妇幼某分院均未发现操某甲脑部问题，因此不应认定操某甲家属消极治疗，但同时需指出的是，操某甲是早产儿，出生后有多种并发症，在省妇幼某分院明确告知操某甲未达出院标准的情况下，操某甲家属仍坚持出院，客观上有可能错失在继续住院期间能够及时发现操某甲脑部发育迟缓、脑白质的问题，对此情节，在确定操某甲与省妇幼的责任分担比例予以充分注意。

(3)对于操某甲伤残等级及护理依赖程度的认定问题。某司法鉴定所是在结合操某甲治疗过程及现场进行检验后得出操某甲二级伤残及需大部分护理依赖的评定结论,该鉴定合法有效,予以采纳。

综上,某司法鉴定所作为具有进行医疗行为因果关系鉴定资质的鉴定机构,其所做的二份鉴定的鉴定意见均予以采纳,操某甲本身为低出生体重早产儿并发症是发生脑白质损伤的根本原因,操某甲自身病情发生发展过程的转归是直接原因,考虑操某甲家人提前出院及省妇幼某分院在诊疗过程中的过错,确定操某甲自行承担85%的责任,省妇幼某分院承担15%的赔偿责任。

判决:①在判决发生法律效力之日起5日内,省妇幼一次性向操某甲赔偿医疗费、后续治疗费、护理费、住院伙食补助费、营养费、交通费、残疾赔偿金、鉴定费、精神损害抚慰金合共128 550.05元。②驳回操某甲的其他诉讼请求。一审案件受理费1387元,由操某甲负担380元,由省妇幼某分院负担1007元。

【损害启示】

(1)根据人民卫生出版社出版的第9版《妇产科学》中胎膜早破的内容精要,绒毛膜羊膜炎的诊断是母体体温上升(≥38℃),伴有下面任一项表现即可诊断:阴道分泌物异味;胎心率增快(胎心率基线≥16次/分)或者母体心率增快(心率多≥100次/分);母体外周血白细胞计数≥15×10⁹/L;子宫呈激惹状态、宫体有压痛。

(2)依据中国《胎膜早破的诊断与处理指南(2015年)》精要进行处理。

①绒毛膜羊膜炎的处理:临床诊断绒毛膜羊膜炎或可疑绒毛膜羊膜炎时,应及时应用抗生素,尽快终止妊娠,不能短时间内阴道分娩者应选择剖宫产术终止妊娠。有条件者胎儿娩出后进行新生儿耳拭子和宫腔分泌物培养及胎盘胎膜送病理检查,但是有典型的临床感染的症状如果无病理支持并不能否认宫内感染的诊断。新生儿按高危儿处理。

②预防:PROM是B族溶血性链球菌(GBS)上行性感染的高危因素,是导致孕妇产时及产褥期感染、胎儿感染及新生儿感染的重要病原菌,应重视GBS感染的防治。这一相关问题也越来越受到国内围生医学界的重视。若之前有过筛查并且GBS阳性则在发生胎膜破裂后立即使用抗生素治疗,若未行GBS培养,足月PROM破膜时间≥18小时或孕妇体温≥38℃也应考虑启动抗生素的治疗。对PPROM孕妇有条件者建议行阴道下1/3及肛周分泌物的GBS培养。GBS培养阳性者,即使之前已经应用了广谱抗生素,一旦临产,应重新给予抗生素治疗。青霉素为首选药物,如果青霉素过敏则用头孢菌素类抗生素或红霉素。预防GBS感染的抗生素用法:青霉素G首次剂量480万U静脉滴注,然后240万U/4小时直至分娩;或氨苄西林,负荷量2g静脉滴注,然后每4小时1g的剂量静脉滴注直至分娩。对青霉素过敏者则选用头孢唑啉,以2g作为起始剂量静脉滴注,然后每8小时1g直至分娩。对头孢菌素类过敏者则用红霉素500mg,每6小时1次静脉滴注;或克林霉素900mg静脉滴注,每8小时1次。

(3)绒毛膜羊膜炎是指胎膜的炎症,通常与破膜时间过长或产程延长有关。由各种各样的微生物引起的隐匿性的绒毛膜羊膜炎,最近成为很多迄今不能解释的胎膜早破、早产或两者的可能原因。绒毛膜羊膜炎增加了胎儿和新生儿的死亡率。当孕妇合并绒毛膜羊膜炎时,更容易发生新生儿败血症、呼吸窘迫、心室内出血、癫痫发作、脑室周围白质软化及脑瘫。

(4)结本例分析:2012-04-06 CRP为9.97mg/L,同时伴有白细胞计数增高、胎心波动于160~170次/分、母体体温升高等临床表现,均证实诊断羊绒炎,没有引起高度重视。综合判断,精确的诊断和权衡延长孕周与立即分娩之间的利弊个性化评估,获得理想的结局,制订最佳治疗方案。省妇幼某分院虽在其提供的知情同意谈话记录中有向孕妇家人声明存在羊绒炎发生的可能,但省妇幼某分院本身对羊绒炎的可能发生却没有足够重视,在病程记录中均没有提及因指标的异常可能产生羊绒炎的对症措施,导致省妇幼某分院在胎盘已感染羊绒炎的情况下仍然对孕妇使用羊绒炎禁忌药品盐酸利托君注射液。

对胎膜早破治疗方案及原则为,一旦出现宫内感染,不考虑孕龄立即终止妊娠。短时间内不能阴道分娩者行剖宫产终止妊娠等。当孕妇合并绒毛膜羊膜炎时,更容易发生新生儿败血症、呼吸窘迫、心室内出血、癫痫发作、脑室周围白质软化及脑瘫。而操某甲出生后出现气促、呻吟样呼吸,伴四肢发绀、颜面及四肢末端发绀,头皮面部皮肤淤紫等缺氧的表现,与胎膜早破并发绒毛膜羊膜炎有关。据此,广东某司法鉴定所认为省妇幼某分院在对操某甲的疗诊行为中存在过错,与操某甲所受损害之间存在一定的因果关系。

(程晓宇)

## 十、胎膜早破未及时抗感染及处理产程进展,致脑瘫合并癫痫损害启示

**【病情摘要】**

2006 年 10 月 6 日,林某之母陈某因孕 14 周至某医院产前检查。经诊断:$G_1P_0$,孕 14 周,预产期 2007 年 3 月 30 日。随后陈某定期在某医院随诊复查。2007 年 3 月 9 日 13:00 陈某因"$G_1P_0$",孕 37 周,阴道流液 1 小时入住某医院产科待产。入院相关检查,诊断为 $G_1P_0$,孕 37 周,LOA,未临产,胎膜早破。处理:完善相关检查,加强母胎监护,待产,破膜 6 小时以上行破膜护理,并予青霉素肌内注射抗感染处理。3 月 10 日 10:15 某医院予以陈某静脉滴注缩宫素 2.5U 引产。12:30 检查胎膜破,羊水量少,色清。当日血常规检查白细胞 $10.2 \times 10^9$/L,中性 0.71。3 月 11 日 12:30 某医院予以陈某缩宫素滴注 2.5U 引产,但未引出规律宫缩,拟施子宫下段剖宫产术。当日 16:30 某医院在腰麻下给陈某行子宫下段剖宫产术,娩出一男活婴(林某),脐带缠绕(绕颈),体重 3000g,1 分钟、5 分钟和入室的 Apgar 评分均为 10 分,羊水量中,色清,胎盘自然剥离,胎盘胎膜完整。术中顺利。术后母婴同室,母乳喂养。3 月 23 日,林某因出生后出现皮肤黄染入住某医院,入院诊断为新生儿高胆红素血症。某医院予以光疗退黄、白蛋白防止核黄疸及补液等对症治疗。4 月 9 日林某出院,出院情况:全身皮肤黏膜微黄,双肺呼吸音清,未及干湿啰音。腹软,肝肋下 2cm,四肢活动自如,神经系统体征阴性。出院诊断:新生儿高胆红素血症。2008 年 6 月 14 日,林某因点头持续半个月,稍有呆滞至某医院儿保门诊就诊。林某先后在某医院、儿科医院、儿童医学中心、某市精神卫生中心等医院治疗,共花医疗费 18 357.10 元。2010 年 3 月 24 日,林某至某市精神卫生中心查 DDST,检测报告显示:被试测验欠合作,测得个人社会、精神动作适应性、语言和大运动均发育迟缓,提问被试智力目前异常。2010 年 4 月 7 日,儿童医学中心病情证明报告显示林某继发性癫痫——婴儿痉挛;脑性瘫痪(运动残疾);智力低下。现林某仍在继续治疗中。

**【法院处理】**

原审法院在审理过程中,经某医院申请,委托某市医学会对本次医疗争议进行鉴定,结论

为:本病例属于二级乙等医疗事故,医方承担次要责任,并分析意见如下。

(1)患儿之母(陈某)因 $G_1P_0$,孕 37 周,胎膜早破至某医院待产,诊断成立。陈某经静脉缩宫素引产失败后,于入院后的第三日行剖宫产术,娩出一男婴,脐带绕颈。婴儿娩出后 1 分钟、5 分钟的 Apgar 评分为 10 分,羊水量中,色清,胎盘自然剥离,胎膜胎盘完整。新生儿出生后第三天出现皮肤染黄,其后因颜面、躯干皮肤黄染至某医院就诊,诊断为新生儿高胆红素血症。患儿目前诊断为脑瘫合并癫痫。

(2)根据送检材料及鉴定专家询问双方当事人,某医院对于胎膜早破处理不当:如使用抗生素的适用范围欠合理性(青霉素抗菌范围不能覆盖革兰阴性杆菌及厌氧菌);送检的医方书证材料中未见术中宫腔培养及胎盘送检病理等相关材料。医方对于本例胎膜早破亦未掌握时机尽早终止妊娠。医方上述过失不能排除与患儿脑瘫之后果存在一定的因果关系。

(3)陈某入院时胎膜早破,存在宫内感染病理基础,胎膜早破常为羊膜炎之结果,故考虑本案主要由于羊膜炎致羊膜早破,后发生病理性黄疸,以致核黄疸导致脑瘫之后果,符合疾病病理发展过程。

同时原审法院经林某的申请,委托司法鉴定技术研究所司法鉴定中心对林某的护理期限及人数、营养期限进行鉴定,结论为:林某目前情况符合癫痫、脑性瘫痪(运动残疾),智力低下的诊断,需长期(终身)、完全护理依赖,护理人数 2 人;需长期适当补充营养;今后仍需抗癫痫药物治疗及脑瘫综合康复治疗。

现某市医学会确认本次医疗争议属于二级乙等医疗事故,医方承担次要责任。某医院应对林某的损失承担 30% 的赔偿责任。原审法院在核定了本案的损失范围后判决:①某市某医院于判决生效之日起十日内赔偿林某医疗费 5507.13 元、住院伙食补助费 144 元、残疾生活补助费 167 040 元、精神损害抚慰金 17 400 元、交通费 400 元、住院陪护费 1844.66 元、律师费 7000 元,合计 199 335.79 元;②某市某医院自 2011 年 1 月 1 日起至 2030 年 12 月 31 日止(如林某在此期间死亡,上述期限计算至林某死亡日止)每年赔偿林某护理费 8640 元、营养费 2190 元,合计 10 830 元。

判决后,某医院不服,向本院提起上诉。上诉人诉称,某市医学会认定林某目前的病情"考虑是由于羊膜炎致羊膜早破,后发生病理性黄疸,以致核黄疸导致脑瘫之后果",基于这一分析意见,医学会认定本案构成二级乙等医疗事故,医院承担次要责任的结论是错误的。因为患儿无论是在某医院还是在某某医院住院期间,均没有"核黄疸"的诊断,仅发生过高胆红素血症,而高胆红素血症并不必然会发生核黄疸,故医学会"核黄疸导致脑瘫之后果"没有事实依据,要求重新鉴定。

被上诉人林某则不同意上诉人的上诉请求,要求维持原判。被上诉人辩称,医学会鉴定意见第二点已明确指出了某医院的医疗行为存在过错,构成医疗事故。鉴定意见中的第三点仅是医学专家对患儿疾病病理发展过程的推理,而不是诊断。无论患儿是否有过核黄疸的诊断,均不影响构成医疗事故的鉴定结论,故请求维持原判。

鉴定书是根据委托人送鉴的材料及专家组成员询问双方当事人进行的技术鉴定,某医院存在对于孕妇的胎膜早破处理不当、期间使用抗生素适用范围欠合理的过错;鉴定当日医方也未能提供术中宫腔培养及胎盘送检的病理等材料。根据半数以上鉴定专家形成鉴定结论意见:某医院对本例胎膜早破未掌握时机尽早终止妊娠,其过失行为不能排除与患儿脑瘫之后果存在一定的因果关系。以上过错构成二级乙等医疗事故,医方承担次要责任的鉴定结论。

上诉人某医院对该鉴定结论有异议,认为该鉴定结论中的"核黄疸导致脑瘫之后果"没有依据,故而鉴定结论是不公正的,不能作为定案的依据。针对上诉人的异议,致函某市医学会。该会明确答复,认为某医院在本起医疗纠纷中存在对胎膜早破处理不当;使用抗生素欠合理;鉴定日医方未能提供术中宫腔培养及胎盘送检的病理材料等过错。结论:某医院对本例胎膜早破未掌握时机尽早终止妊娠,其过失行为不能排除与患儿脑瘫之后果存在一定的因果关系。某市医学会的复函再一次明确了某医院的过错,以及该过错与林某目前的损害后果具有一定的因果关系。

据此,依照《中华人民共和国民事诉讼法》第一百五十三条第一款第一项之规定,判决如下:驳回上诉,维持原判。

**【损害启示】**

依据中国《胎膜早破的诊断与处理指南(2015 年)》精要,结合本例进行分析如下。

(1)胎膜早破的诊断与处理指南(2015 年)

①处理时间:如无明确剖宫产指征,则宜在破膜后 2~12 小时积极引产。良好的规律宫缩引产 12~18 小时,如仍在潜伏期阶段才可考虑诊断引产失败行剖宫产分娩。对于子宫颈条件成熟的足月胎膜早破孕妇,行缩宫素静脉滴注是首选的引产方法。引产过程中应遵循引产规范;对子宫颈条件不成熟同时无促宫颈成熟及阴道分娩禁忌证者,可应用前列腺素制剂以促进子宫颈成熟,但要注意预防感染。使用前列腺素类药物改善子宫颈条件时应注意产科的相关规范,密切监测宫缩情况和胎儿情况,若发生宫缩过频或胎儿窘迫征象应及时取出药物,必要时应用宫缩抑制药。

②抗生素使用:ACOG 推荐的有循证医学证据的有效抗生素,主要为氨苄西林联合红霉素静脉滴注 48 小时,其后改为口服阿莫西林联合肠溶红霉素连续 5 日。具体用量:氨苄西林 2 g+红霉素 250 mg,每 6 小时 1 次,静脉滴注 48 小时;阿莫西林 250 mg,肠溶红霉素 333 mg,每 8 小时 1 次,口服连续 5 日。青霉素过敏的孕妇,可单独口服红霉素 10 日。应避免使用氨苄西林+克拉维酸钾类抗生素,因其有增加新生儿发生坏死性小肠结肠炎的风险。

③宫腔培养及胎盘送检:临床诊断绒毛膜羊膜炎或可疑绒毛膜羊膜炎时,应及时应用抗生素,尽快终止妊娠,不能短时间内阴道分娩者应选择剖宫产术终止妊娠。有条件者胎儿娩出后进行新生儿耳拭子和宫腔分泌物培养及胎盘胎膜送病理检查,但是有典型的临床感染的症状如果无病理支持并不能否认宫内感染的诊断。新生儿按高危儿处理。

(2)结合本例,认为本起医疗纠纷中存在对胎膜早破处理不当;使用抗生素欠合理(青霉素抗菌范围不能覆盖革兰阴性杆菌及厌氧菌);术中未做宫腔培养及胎盘送检的病理材料等过错。胎膜早破未掌握时机尽早终止妊娠,其过失行为不能排除与患儿脑瘫之后果存在一定的因果关系。

(田春芳)

# 十一、发生胎膜早破救护车出诊无医师,接诊途中胎儿死亡损害启示

**【病情摘要】**

2014 年 8 月 29 日 24:00 原告因临产胎膜早破,拨打被告某妇产医院急救电话。8 月 30

日 2:00 被告某妇产医院救护车到达原告处,但该车既没有随车医师,也无任何急救设备,只有护士 1 名。护士做简单检查后,即让原告步行上车,并在未对原告采取任何急救措施的情况下,让原告自行采取坐姿坐在车厢内,自己却到驾驶室就座,未尽到陪护职责;车行驶后不久司机又接一电话,遂改道去接另一产妇,其间耽误近一个小时时间,将原告送到医院已是 8 月 30 日 4:00。到医院后,被告并未采取相应急救措施,等做完彩超检查,即告知原告胎儿已死亡,并要求原告立即转院,称其无能力治疗,之后对原告置之不理。无奈之下,原告转院至被告某医院,接诊后亦未马上采取急救措施,并以双休日无医师值班为由,直到 2014 年 8 月 30 日 14:00 产妇入某医院治疗,诊断为 41 周妊娠分娩、死胎、瘢痕子宫、胎膜早破、羊水过少、脐带缠绕等,后行剖宫产术,最终导致原告产下一死亡胎儿。

**【法院处理】**

原告认为,二被告在急救接诊及诊疗过程中极不负责任,违反相关急救及诊疗规范,未尽到相应的救助义务,构成重大医疗过错,并造成待产胎儿死亡的严重后果,给其身体及精神健康造成严重损害,同时也给原告家属以沉重打击,请求法院判决被告赔偿丧葬费、死亡赔偿金、误工费、护理费、医疗费、交通费、精神损害抚慰金等共计 430 000 元,诉讼费由被告承担。

被告某妇产医院辩称,被告 2:01 到达原告处,与原告见面后待其收拾完后出发,在 2:23 左右到达第二产妇处,第二产妇已在路口等候,后于 3:23 到达某市南环,并于 4:03 为原告做检查。整个时间段没有延误,不存在延误 1 小时的情况。某妇产医院认为,胎死宫内时间是在原告拨打妇产医院电话之前。涉案车辆是妇产医院提供的接送产妇的车辆,不是救护车。

民事主体的权利义务规定明确,出生才具有民事权利。胎儿出生为死婴,无论鉴定意见如何,原告主张丧葬费、死亡赔偿金,不存在法律基础。原告诉求于法无据,应驳回其诉讼请求。

被告某医院则辩称,原告入院时胎儿为死胎,原告胎儿死亡的任何原因与本医院无关,不存在任何的延误。

原告于 2014 年 12 月 30 日申请对二被告的诊疗行为是否有过错进行鉴定,于是法院委托某物证鉴定中心,后于 2015 年 7 月 21 日在鉴定中心会议室召开三方代表参加的听证会。2015 年 8 月 3 日,原告贾某向鉴定中心提出书面申请要求终止鉴定并退还鉴定费用,撤回了鉴定申请,后该鉴定被技术科退回。鉴于此,法院遂依照《中华人民共和国民法通则》第九条、《中华人民共和国民事诉讼法》第六十四条及有关法律之规定做出上述判决。

**【损害启示】**

根据人民卫生出版社出版的第 9 版《妇产科学》中胎膜早破的内容精要,结合本例分析如下。

(1)第 9 版《妇产科学》中胎膜早破认为:胎膜早破可致感染;胎盘早剥胎膜早破后宫腔压力改变,容易发生胎盘早剥。剖宫产率增加羊水减少致使脐带受压、宫缩不协调和胎儿窘迫。感染并发绒毛膜羊膜炎时,易引起新生儿吸入性肺炎、颅内感染及败血症等。脐带脱垂和受压羊水过多及胎先露未衔接者胎膜破裂时脐带脱垂的风险增高;胎肺发育不良及胎儿受压破膜时孕周越小,胎肺发育不良风险越高。

(2)结合本例,剖宫产后胎膜早破、羊水过少,脐带受压,可致胎儿窘迫,发生死胎。120 出诊医护人员必须到位,早破水产妇必须平卧位,这是原则性的。没有到位则有损害,有损害必赔偿。

(田春芳)

## 十二、羊水偏少，试产行胎头负压吸引，新生儿发生脑瘫、四肢瘫、癫痫损害启示

**【病情摘要】**

2012年6月26日，孙入住妇幼保健院待产。2012年6月27日，妇幼保健院为孙行会阴侧切胎吸术，产下一子（杨1）。妇幼保健院的诊断为：孕2产1，孕41+周ROA手术产（胎吸），继发性贫血（中），新生儿窒息（重度），羊水过少，胎儿宫内窘迫，适于胎龄儿。2012年6月28日，杨1转入军区总医院治疗，初步诊断：新生儿窒息（重度），新生儿缺氧缺血性脑病？心肌损伤，代谢性酸中毒，高乳酸血症，吸入性肺炎。2012年7月6日，杨1从军区总医院出院，出院诊断：新生儿窒息（重度），新生儿缺氧缺血性脑病，吸入性肺炎，心肌损伤，代谢性酸中毒，高乳酸血症，颅内出血。2012年7月6日至2012年7月18日，杨1入住某医科大学附属医院治疗，诊断：新生儿缺氧缺血性脑病，新生儿颅内出血，新生儿重度窒息，新生儿肺炎（肺炎克雷伯菌），真菌感染，新生儿败血症，新生儿凝血功能异常，等渗性中度脱水，新生儿低钾血症，新生儿贫血。2014年4月28日至2014年5月20日，杨1入住某大医院治疗。出院诊断：脑性瘫痪、痉挛型、四肢瘫GMFCS Ⅴ级、伴智力损伤、语言损伤、视觉损伤、听觉损伤；癫痫；小头畸形；先天性喉骨软化病；急性上呼吸道感染。出院医嘱：适当康复训练（降低肌张力，防止关节挛缩变形，坐姿势矫形椅改善异常姿势）；控制癫痫发作（到相关医院治疗）；控制呼吸道感染；加强营养，增强抵抗力；随诊。后杨1又至某医科大学附属某康复医院治疗，诊断为：脑瘫后遗症、神经性聋、脑性瘫痪（痉挛型）、四肢瘫、言语发育迟缓、吞咽障碍、视觉障碍、听觉障碍、癫痫。建议长期行语言听力康复，需训练辅具吸舌器辅助训练，加强营养，坚持康复锻炼，建议配置特殊坐姿保持器及踝足矫形器。

**【法院处理】**

原审法院经审理确认：患者在诊疗活动中受到损害，医疗机构及其医务人员有过错的，由医疗机构承担赔偿责任。本案，根据鉴定机构的鉴定意见，可以认定妇幼保健院在对孙的诊疗过程中存在医疗过错，与杨1的损害结果具有一定因果关系，医疗过错与损害后果之间有主要因果关系；军区总医院对杨1右锁骨骨折存在漏诊的情况，但未造成明显不良损害后果，与杨1目前脑性瘫痪的结果亦不具有关联性。据此，妇幼保健院应承担与其过错程度相适应的赔偿责任，军区总医院不应承担赔偿责任。妇幼保健院虽不认可鉴定结论，就其主张未提交足以推翻鉴定结论的证据，故法院对鉴定结论予以采纳。杨1要求妇幼保健院承担全部赔偿责任，无事实与法律依据，对其该项诉请不予支持。杨1主张的医疗费中含外购药，其未提交医嘱，不能证明其关联性，对外购药部分不予支持。住院伙食补助费的赔偿根据杨1住院天数予以确定。杨1主张的交通费、营养费和残疾辅助器具费数额显系过高，法院根据杨1的病情予以酌定，杨1为四肢瘫及听觉障碍，且医疗机构已出具诊断意见，故对残疾辅助器具费中购买轮椅和助听器的费用予以支持。上述各项费用，计算至2015年5月11日止。杨1为本市常住人员，其主张住宿费于法无据，不予支持。鉴定结论已就护理程度及护理期限做出了评判。本案中，法院判决妇幼保健院赔偿杨1自出生起至7周岁时止的护理费，数额由法院予以酌定。杨1主张的后续康复及治疗费、后续营养费、后续残疾辅助器具费及7周岁后的护理费待实际

发生后另行解决。现杨 1 尚未确定残疾等级,精神损害抚慰金可待定残后再行主张。根据鉴定机构做出的结论,结合杨 1 的病情及妇幼保健院的过错程度,法院确定妇幼保健院承担90% 的赔偿责任,军区总医院不承担责任。据此,原审法院于 2015 年 9 月判决:①某妇幼保健院于判决生效后 10 日内赔偿杨 1 医疗费 75 674.20 元、住院伙食补助费 1980 元、交通费13 500 元、营养费 22 500 元、护理费 394 200 元、残疾辅助器具费 109 980 元;②驳回杨 1 的其他诉讼请求。

判决后,杨 1 及其法定代理人、妇幼保健院均不服,分别上诉至本院。

诉讼中,杨 1 申请进行医疗损害鉴定,原审法院依法委托某司法科学证据鉴定中心进行鉴定。鉴定机构出具(2013)临鉴字第 879 号、880 号鉴定意见书。鉴定意见书中分析认为:妇幼保健院在对孙的诊疗过程中,根据患者入院时状态具有行阴道试产的指征。但作为羊水偏少患者,同时存在多种高危因素,且医院诊断羊水过少情况下,医院在进一步 B 超复查监测羊水量、产程观察和记录、持续胎心监测方面存在不足;在行胎头负压吸引术时操作欠佳;在提早通知儿科准备新生儿抢救方面存在不足。因此,医院的诊疗行为存在医疗过错,与患儿最终脑性瘫痪结果具有一定因果关系。

鉴定意见:①妇幼保健院在对孙的诊疗过程中存在医疗过错,与杨 1 的损害结果具有一定因果关系;医疗过错与损害后果之间的因果关系程度,从法医学立场分析为主要因果关系程度范围,是否妥当供法庭审理裁定参考。②杨 1 出生后至 2 周岁为完全护理依赖,需 2 人护理;自 2~7 周岁为大部分护理依赖,需 1~2 人护理。由于杨 1 目前尚处于康复治疗阶段,康复治疗对其日常生活活动能力的改善程度目前尚无法预估,建议届时可对其护理依赖重新进行评定。③杨 1 目前情况具有继续进行康复治疗和监测治疗癫痫的适应证,具体治疗方案建议以临床专科意见为准。具体费用因受各地区医疗水准等因素影响难以准确预估,本次鉴定首先尊重医患双方达成的一致意见,其次可参照杨 1 既往在临床专科医院行康复治疗及癫痫治疗的费用作为基数供法庭审判参考。

鉴定意见书中分析认为:军区总医院在对杨 1 的诊疗过程中,杨 1 入院时病情危重,医院予以相应诊疗措施符合杨 1 病情治疗要求。对杨 1 右锁骨骨折虽然存在漏诊的情况,但未造成明显不良损害后果,与杨 1 目前脑性瘫痪的结果亦不具有关联性。

鉴定意见:①军区总医院在对杨 1 的诊疗过程中,予以相应诊疗措施符合杨 1 缺氧缺血性脑病等病情治疗要求。②军区总医院对杨 1 右锁骨骨折虽然存在漏诊的情况,但未造成明显不良损害后果,与杨 1 目前脑性瘫痪的结果亦不具有关联性。鉴定费 17 100 元,为杨 1 垫付。妇幼保健院申请鉴定人做出书面答复并出庭接受质询,鉴定机构做出书面复函并派员到庭接受了质询,鉴定人所做陈述与鉴定意见相符。

关于妇幼保健院的诊疗行为是否存在过错及其相应责任的问题。根据《中华人民共和国侵权责任法》第五十四条的规定,患者在诊疗活动中受到损害,医疗机构及其医务人员有过错的,由医疗机构承担赔偿责任。本案中,鉴定意见认定妇幼保健院在对孙的诊疗过程中存在医疗过错,与杨 1 的损害结果具有一定因果关系,医疗过错与损害后果之间有主要因果关系。原审法院依据鉴定意见,结合杨 1 的病情及妇幼保健院的过错程度,确定妇幼保健院承担 90% 的赔偿责任并无不当。妇幼保健院关于原审法院采信司法鉴定意见判定妇幼保健院按照90% 的责任比例承担赔偿责任是错误的并依法应当准许重新鉴定的上诉意见,因未提供充分证据证明鉴定意见有误及本案存在法律法规规定的重新鉴定的情形,本院不予采纳。

原判认定事实清楚,适用法律正确,应予维持。依照《中华人民共和国民事诉讼法》第一百七十条第一款第(一)项之规定,判决如下:驳回上诉,维持原判。

**【损害启示】**

根据人民卫生出版社出版的第 9 版《妇产科学》中羊水量异常的内容精要,结合本例分析如下。

(1)第 9 版《妇产科学》中羊水过少章节中认为:①羊水过少时,围生儿病死率明显增高。轻度羊水过少时,围生儿病死率增高 13 倍;重度羊水过少时,围生儿病死率增高 47 倍,死亡原因主要是胎儿缺氧和胎儿结构异常。对母体的影响为手术分娩率和引产率均增加。羊水过少合并正常胎儿要动态监测胎儿宫内情况,包括胎动计数、胎儿生物物理评分、超声动态监测羊水量及脐动脉收缩期峰值流速与舒张末期流速(S/D)的比值、胎儿电子监护。对妊娠已足月、胎儿可宫外存活者,应及时终止妊娠。合并胎盘功能不良、胎儿窘迫,或破膜时羊水少且胎粪严重粪染,估计短时间不能结束分娩者,应采用剖宫产术终止妊娠,以降低围生儿死亡率。对胎儿储备功能尚好,无明显宫内缺氧,可以阴道试产,并密切观察产程进展,连续监测胎心变化。对于因胎膜早破导致的羊水过少,按照胎膜早破处理。对妊娠未足月,胎肺不成熟者,可针对病因对症治疗,尽量延长孕周。根据孕龄及胎儿宫内情况严密观察,必要时终止妊娠。

(2)结合本例,妇幼保健院在对孙的诊疗过程中,根据患者入院时状态具有行阴道试产的指征。但作为羊水偏少患者,同时存在多种高危因素,且医院诊断羊水过少情况下,医院在进一步 B 超复查监测羊水量、产程观察和记录、持续胎心监测方面存在不足;在行胎头负压吸引术时操作欠佳。因此,医院的诊疗行为存在医疗过错,与患儿最终脑性瘫痪结果具有一定因果关系。

(田春芳)

## 十三、羊水偏少合并胎盘功能减退,未及时行剖宫术,致新生儿死亡损害启示

**【病情摘要】**

2004 年 12 月 31 日,原告张某因怀孕 $41^{-1}$ 周到医院检查 B 超,提示:胎盘部分老化,羊水偏少,建议住院,张某拒绝。2005 年 1 月 2 日,张某因阴道见红 5 小时,于 8:50 住产科。入院诊断:"胎盘功能减退,羊水偏少,巨大儿?"。医院决定试产,后因诊断为"活跃期阻滞,巨大儿?",决定行剖宫产术。1 月 2 日 16:40 张某分娩出女儿。次日上午新生儿出现异常情况。当日 17:00 张某自行带女儿去某市妇女儿童医院就诊。21:00 婴儿经抢救无效死亡,死因为"先天性心脏病,呼吸衰竭"。1 月 4 日,张某向某市卫生局医政处申请对女儿死因进行病理解剖。经查,新生儿死因为两肺重度羊水吸入致窒息死亡。

**【法院处理】**

原、被告共同委托某市医学会进行医疗事故鉴定,该医学会于同年 3 月 23 日出具医疗事故技术鉴定书。鉴定结论为:"本病例属于一级甲等医疗事故,医方负主要责任"。

原告张某认为,由于医院极不负责的工作态度和医疗过失行为造成女儿经医治无效死亡,被告应承担 90% 的民事赔偿责任。要求医院赔偿精神损失抚慰金、死亡赔偿金、医药费等费

用 58 万余元。

法院审理认为,某市医学会出具的医疗事故技术鉴定书载明的分析意见为:被告根据产妇入院时诊断的情况,应该选择剖宫产分娩,而医院给予阴道试产。新生儿出生后诊断为胎儿窘迫,但医院没有按高危新生儿有关规定巡视病房,当婴儿出现缺氧表现时,医院也没有采取相应的有效措施,加重了后果的严重性。新生儿转院过程中,院方没有提供方便有效措施,更没有提供有关医疗措施,如途中吸氧等。被告收到鉴定书后未提出异议,亦未能提供足够证据推翻上述分析意见,故法院对鉴定结论之分析意见予以认定。对本起医疗事故,经鉴定为一级甲等医疗事故,被告负主要责任,应对原告方损失进行赔偿。根据事故责任及本案实际情况,原告要求被告承担 90% 的赔偿责任及精神抚慰金并无不当。考虑医方的过错程度,事故等级等因素,法院依照中华人民共和国国务院《医疗事故处理条例》的规定,做出上述判决。

**【损害启示】**

根据人民卫生出版社出版的第 9 版《妇产科学》中羊水过少的内容精要,结合本例分析如下。

(1)第 9 版《妇产科学》中羊水过少记录:羊水指数(AFI)≤5cm 诊断为羊水过少。羊水过少时,围生儿病死率明显增高。轻度羊水过少时,围生儿病死率增高 13 倍;重度羊水过少时,围生儿病死率增高 47 倍,死亡原因主要是胎儿缺氧和胎儿结构异常。

羊水过少往往伴有胎儿生长受限,可出现胎死宫内。为此,导致母体的手术分娩率和引产率均增加。羊水过少合并正常胎儿应寻找并去除病因:动态监测胎儿宫内情况,包括胎动计数、胎儿生物物理评分、超声动态监测羊水量及脐动脉收缩期峰值流速与舒张末期流速(S/D)的比值、胎儿电子监护。对妊娠已足月、胎儿可宫外存活者,应及时终止妊娠。合并胎盘功能不良、胎儿窘迫,或破膜时羊水少且胎粪严重粪染,估计短时间不能结束分娩者,应采用剖宫产术终止妊娠,以降低围生儿死亡率。对胎儿储备功能尚好,无明显宫内缺氧,可以阴道试产,并密切观察产程进展,连续监测胎心变化。对于因胎膜早破导致的羊水过少,按照胎膜早破处理。

(2)结合本例,入院时诊断胎盘功能减退,羊水偏少、巨大儿?应该选择剖宫产分娩,而医院给予阴道试产。新生儿出生后诊断为胎儿窘迫,但医院没有按高危新生儿有关规定巡视病房,当婴儿出现缺氧表现时,医院也没有采取相应的有效措施,加重了后果的严重性。新生儿转院过程中,没有吸氧,出现损害,则应赔偿。

(田春芳)

## 十四、脐带绕颈 3 周,产时发生新生儿重度窒息,抢救不及时致死亡损害启示

**【病情摘要】**

原告周××与苏××系夫妻关系。2014 年 4 月 4 日,原告周××因停经 9 月,下腹阵痛 2 小时入住被告××县人民医院妇产科。初步诊断:$G_4P_1$ 宫内妊娠 $37^{+2}$ 周单胎头临产,脐绕颈 3 周,拟产道试产。同日 17:05 胎儿娩出,男性,体重 2450g,属足月低体重儿。经被告××县人民医院产科最后诊断:足月低体重儿,新生儿重度窒息。请儿科医师会诊,转儿科治疗。4

月 5 日 6：10，新生儿呼吸心搏不能恢复，大动脉搏动消失，瞳孔散大，对光反射消失，宣告死亡。原告周××、苏××对新生儿死因产生质疑，2014 年 4 月 5 日 15：00，在××县卫生局主持座谈协调过程中，被告的儿科医师承认在病历上增加了"因我院条件有限，建议转上级医院，亲属要求在我院治疗"。

**【法院处理】**

2014 年 6 月 16 日，经某医科大学司法鉴定中心鉴定，结论为：周××之子死亡原因为新生儿窒息死亡。2014 年 7 月 31 日，经某省司法鉴定所鉴定结论为：周××于 2014 年 4 月 4 日在××县人民医院住院分娩期间，医方存在产前检查不详细，产程观察不到位，未行胎儿电子监护了解胎儿宫内情况，对新生儿娩出后重度窒息抢救措施不力（未行气管插管给氧）等医疗过错，其过错与周××之新生儿死亡有一定因果关系，其过错参与度约为 70%。二原告多次找被告××县人民医院协商赔偿，未达成协议。要求判决被告××县人民医院赔偿其死亡赔偿金 464 720 元，丧葬费 25 000 元，误工费 2400 元，交通、食宿费 3000 元，精神损害赔偿金50 000 元，鉴定费 5500 元，合计 550 620 元，由被告赔偿 70% 计 385 434 元，本案诉讼费由被告承担。

被告××县人民医院辩称，本案二原告在接到某市医学会的鉴定意见书后，在法定的期限内未提出申请到省医学会再次鉴定，某市医学会做出的医疗事故技术鉴定书已生效；原告私自委托某省司法鉴定所所做的鉴定，不能作为判案的依据，被告同意承担 30% 的责任，相关费用的赔偿要求按农村居民的标准计算。

综合双方诉辩主张，本案双方当事人对以下问题存在争议：①在本次医疗事故中，被告××县人民医院应承担主要或次要责任？②二原告请求赔偿的项目和标准是否符合相关规定？③本案在法律适用上是适用《中华人民共和国侵权责任法》还是《医疗事故处理条例》？经质证，认为某省司法鉴定所（2014）临鉴字第 776 号法医学鉴定书，是受原告周××单方委托，不符合鉴定程序，应以某市医学会的鉴定为准。

被告××县人民医院针对其答辩理由，向本院提交了医疗事故技术鉴定书 1 份。证实2014 年 4 月 14 日，某市卫生局委托市医学会对周××之子病例做出医疗事故技术首次鉴定。2014 年 7 月 10 日，某市医学会做出鉴字（2014）23 号医疗事故技术鉴定书，认定周××之子病例属一级甲等医疗事故，××县人民医院承担次要责任。

经质证，原告苏××及其委托代理人认为被告××县人民医院提交的医疗事故技术鉴定书依据的是行政法规，其效力低于法律，不予认可。

根据庭审和质证，本院确认如下法律事实。

2014 年 7 月 10 日，某市医学会做出鉴字（2014）23 号医疗事故技术鉴定书，认定：①××县人民医院在提供医疗服务过程中存在以下过失，周××在产科分娩过程中产程监护不到位，缺乏相关辅助检查，未做胎监了解胎儿宫内状况；医患沟通不到位，未让家属了解阴道分娩与剖宫产的利弊；新生儿在儿科治疗期间监护力度不够，未及时建议转院治疗。②××县人民医院的上述过失与周××之子死亡存在因果关系。③根据某医科大学司法鉴定中心（2014）（病理）鉴字第 83 号法医病理鉴定意见书结论："周××之子死亡原因为新生儿窒息死亡。"但周××之子新生儿窒息死亡与自身胎儿宫内受限（出生时为足月低体重儿），脐绕颈 3 圈，羊水Ⅲ度污染有关，故××县人民医院对周××之子的死亡承担次要责任。根据《医疗事故处理条例》第二、四条，《医疗事故分级标准（试行）》第一条（一）款，《医疗事故技术鉴定暂行办法》第三十六条(三)款之规定,周××之子病例属一级甲等医疗事故,××县人民医院承担次要责任。

2014年7月30日,原告周××自行委托某省司法鉴定所对被告××县人民医院是否存在医疗过错、因果关系及参与度进行鉴定。鉴定意见为:周××2014年4月4日在××县人民医院住院分娩期间,医方存在产前检查不详细,产程观察不到位,未行胎儿电子监护了解胎儿宫内情况,对新生儿娩出后重度窒息抢救措施不力(未行气管插管给氧)等医疗过错,其过错与周××之新生儿死亡有一定因果关系,其过错参与度约为70%。

原告周××、苏××多次与被告××县人民医院协商赔偿事宜,未达成协议,诉来本院。

本案中,被告××县人民医院在为原告周××、苏××之子提供医疗服务的过程中,存在过失,修改了病历,被告××县人民医院的过失与原告周××、苏××之子死亡存在一定因果关系,经昭通市医学会对周××、苏××之子病例做出医疗事故技术首次鉴定,认定周××之子病例属一级甲等医疗事故,××县人民医院承担次要责任。被告××县人民医院应当对因其医疗过失所引起的损害后果承担相应的赔偿责任。

原告周××、苏××要求某省司法鉴定所(2014)临鉴字第776号法医学鉴定书为依据,由被告××县人民医院承担70%的赔偿责任,由于该鉴定系原告周××、苏××擅自委托,不符合相关鉴定程序和《医疗事故处理条例》的规定,本院不予采信。

根据昭通市医学会的鉴定结论,被告××县人民医院对本案承担次要责任,本案酌情确定由被告××县人民医院承担40%的赔偿责任。

综上所述,原告周××、苏××的赔偿项目及数额为:死亡赔偿金23 236元/年×20年=464 720元;丧葬费48 997元/年÷12×6月=24 499元;交通、住宿费(3次往返昭通)2000元,共计491 219元,由被告××县人民医院承担40%(即196 488元)。由被告××县人民医院另给付精神损害抚慰金20 000元。

综上所述,依照《中华人民共和国侵权责任法》第五十四条、第五十八条第(三)项、《医疗事故处理条例》第四十九条、第五十条、第五十二条以及《最高人民法院关于审理人身损害赔偿案件适用法律的若干问题的解释》第十七条、第十八条、第二十二条、第二十七条、第二十九条、《最高人民法院关于确定民事侵权精神赔偿责任若干问题的解释》第八条第二款、第十条的规定,判决如下:①由被告××县人民医院赔偿原告周××、苏××死亡赔偿金、丧葬费等各项经济损失196 488元。②由被告××县人民医院赔偿原告周××、苏××精神损害抚慰金20 000元。

以上金额合计216 488元,限本判决生效后10日内给付。

**【损害启示】**

根据人民卫生出版社出版的第9版《妇产科学》中脐带异常的内容及《中国新生儿复苏指南(2011年北京修订)》精要,结合本例分析如下。

(1)第9版《妇产科学》中脐带异常认为,脐带围绕胎儿颈部、四肢或躯干者,称为脐带缠绕。90%为脐带绕颈,以绕颈1周者居多,占分娩总数的20%左右。脐带绕颈对胎儿影响与脐带缠绕松紧、缠绕周数及脐带长短有关。当缠绕周数多、过紧使脐带受牵拉,或因宫缩使脐带受压,导致胎儿血液循环受阻,胎儿缺氧,胎儿窘迫。胎心率变异胎儿宫内缺氧时,可出现频繁的变异减速。特别是胎心监护出现频繁的变异减速,经吸氧、改变体位不能缓解时,应及时终止妊娠。产前超声诊断为脐带缠绕,在分娩过程中应加强监护,一旦出现胎儿窘迫,及时处理。

（2）新生儿窒息，依据《中国新生儿复苏指南（2011 年北京修订）》认为，根据我国国情和实践经验，新生儿复苏项目专家组做如下推荐：当羊水胎粪污染时，仍首先评估新生儿有无活力；新生儿有活力时，继续初步复苏；新生儿无活力时，应在 20 秒内完成气管插管及用胎粪吸引管吸引胎粪。如果不具备气管插管条件，而新生儿无活力时，应快速清理口鼻后立即开始正压通气。喉镜下经口气管插管指征是：需要气管内吸引清除胎粪时；气囊面罩正压通气无效或要延长时；胸外按压时；经气管注入药物时；需气道给表面活性物质（PS）；特殊复苏情况，如先天性膈疝或超低出生体重儿。

（3）结合本例，在产科分娩过程中产程监护不到位，缺乏相关辅助检查，未做胎监了解胎儿宫内状况，是不可以的，无法发现胎儿窘迫，及时处理；脐绕颈 3 圈，羊水Ⅲ度污染是应该早剖宫产。纠纷病历复印后是一个字也不改动的。本例本重度窒息抢救要行气管插管给氧。

（田春芳）

# 十五、胎心变慢，脐带真结，致胎儿宫内窒息死亡损害启示

**【病情摘要】**

2015 年 2 月 9 日，原告因超过预产期入住某医院，入院诊断：妊娠 41 周 $G_3P_1$ 先兆临产。入院时病情：孕妇为已婚育龄期妇女，$G_3P_1$，以停经 41 周，不规律下腹痛半天为主诉。查体：生命体征正常，神清，对答切题。心肺无异常，腹部膨隆，子宫增大如孕月。肝脾未扪及。产科情况：宫高：36cm，腹围：105cm，胎心：150 次/分，胎方位：ROA，无宫缩。骨盆外测量 24-27-21-9cm。肛查：骶骨中弧、骶尾关节活动，坐骨棘不突，坐骨切迹 3 横指；宫颈位置：中，质中，宫口未开，宫颈容受 20%，先露头，$S^{-3}$，宫颈评分 2 分，胎膜未破。头盆评分 9 分（骨盆 5 分，胎方位评 2 分，胎儿 2 分）。重要检查：2015 年 2 月 9 日 B 超双顶径 96mm，股骨长 72mm，胎盘前壁，三级；羊水指数 202mm，估计胎儿体重 3600～3700g，宫颈长度 31mm。印象：单胎，晚孕，脐血流正常；羊水较多。治疗经过：入院后行胎心监护无宫缩，NST（＋）于 2015 年 2 月 9 日行米索前列醇 1/8 片诱导宫缩，因胎儿窘迫 2 月 10 日 5:20 急诊在腰麻下行子宫下段剖宫产术，5:27 娩出一死女婴，因产后出血，术后立即入介入室行双侧子宫动脉栓塞术。术后诊断：妊娠 $41^{+1}$ 周 $G_3P_2$ 已产（剖）；肺、肝、肾功能应激性异常，请相关科室会诊，协助治疗。心、肺、肝肾功能恢复正常。2 月 25 日行超声显示：子宫下段右前壁局限性积液，腹壁低回声占位，考虑局部血肿。给予活血化瘀中药治疗。现妇科超声子宫下段右前壁可见 72mm×42mm×35mm 的囊性包块，考虑局部囊肿，可门诊口服中成药治疗。

原告于 2015 年 3 月 24 日出院，共住院 43 天。出院情况：患者无明显下腹痛，无发热。查体生命体征正常，腹软，无压痛，双下肢无水肿。出院诊断：妊娠 $41^{+1}$ 周孕₃产₂已产（剖）；死产；产后出血；脐带真结；急性肾衰竭；子宫动脉栓塞术后。注意休息，加强营养，继续口服中成药，1 个月后门诊复查 B 超，如有不适，门诊随诊。

**【法院处理】**

原告申请对某医院的诊疗是否存在过错进行鉴定。依法委托某司法鉴定中心进行司法鉴定，该所于 2016 年 2 月 20 日出具司法鉴定意见书，该鉴定意见书分析说明认为：

1. 对医方医疗行为的评估

（1）住院诊断明确。住院后胎心监护无宫缩，NST（＋），用药物诱导宫缩，符合产科处理

的原则。

（2）产妇于 2015 年 2 月 9 日住院诱导宫缩之后,无医师的病程记录,说明医师对患者产程观察存在不足。

（3）医方缺少 2015 年 2 月 9 日 20:27 至 10 日 3:30 分的胎儿监护图,应承担相应风险责任。医方未提供 2015 年 2 月 9 日 20:27 以后的胎儿监护图,尽管至 10 日 3:30 分有多次护理记录,应认为医方无客观证据证明医方此后继续进行胎儿监护,医方应承担相应的风险责任。

（4）医方在发现胎儿胎心率明显减慢,出现窒息后,处理不及时。根据送检资料,2015 年 2 月 10 日 3:30 医方发现胎心减慢至 65 次/分;6:59 产妇自觉有胎动至今,腹壁可闻及微弱胎心音,胎心 60～70 次/分;8:57 再次多普勒听胎心,未闻及胎心搏动,胎儿已死亡。医方在 3:30 发现胎心明显减慢,至 8:57 胎心消失,时间长达 5 小时 27 分,医方未及时行剖宫产娩出胎儿,应认为医方处理不及时。

（5）发生产妇大出血之后的医方处理方面,未发现任何处理不当的医疗行为。

2. 因果关系及参与度

（1）尸检证实,胎儿脐带打结(真结,距脐部 26cm),结合临床资料分析,应认为胎儿死亡符合脐带打结,在生产过程中发生宫内窒息死亡。此为患方自身疾病因素。

（2）医方对患者产程观察、胎心监护、发生胎心减慢出现窒息后未及时处理,娩出胎儿等方面存在过错,与胎儿死亡存在因果关系。综合医患双方因素,应认为胎儿死亡既与其自身疾病因素有关,又与医方过错因素有关。以认定胎儿自身因素与医方过错因素是导致其死亡的共同因素较为合理。

综上,鉴定意见为:某医院对原告母女的诊疗行为存在过错,是导致胎儿死亡的共同因素。原告支付鉴定费及会诊费 8500 元。

因该鉴定意见未明确某医院对原告本人的诊疗行为是否存在过错,故依法要求某司法鉴定中心补充鉴定,该鉴定中心于 2016 年 7 月 29 日出具说明书认为:发生产妇大出血之后的医方处理方面,未发现任何处理不当的医疗行为。按照鉴定的递进关系,当发现医方对原告的损害无过错时,便无须再考虑因果关系和参与度的问题。

审理中,原告申请对其自身的伤残等级及后续医疗费用进行鉴定,本院依法委托某司法鉴定所进行鉴定,该所于 2016 年 5 月 5 日做出鉴定意见为:未达伤残等级鉴定标准。目前预计需后续医疗费约 5000 元人民币。原告支付鉴定费及会诊费 2450 元。

另查明,原告住院期间的医疗费用尚未结清。原告出院后门诊复查产生医疗费 1942.91 元。

本院所确认的上述事实,有双方当事人的陈述,原告提交的住院病历资料、司法鉴定意见书、鉴定费发票,被告提交的尸体检验意见书等证据予以佐证。这些证据的真实性、合法性、关联性已经庭审质证和本院审查,可以作为认定案件事实的依据。

本院认为,患者在诊疗活动中受到损害,医疗机构及其医务人员有过错的,由医疗机构承担赔偿责任。本案被告某医院是否应当承担侵权责任,需要明确被告医院的诊疗行为过程中是否存在医疗过错,该过错与损害后果是否存在因果关系及过错参与程度等作为判断基础。因医疗损害责任纠纷案件涉及医疗领域高度专业性的医学知识及丰富的临床实践经验,超越普通人的经验、学识,因此法院在确定本案事实的基础上,需借助医学专家的鉴定意见作为判断基础,并对全部证据进行综合分析后加以确定。

关于本案责任问题:本院依法委托某司法鉴定中心进行司法鉴定,其鉴定程序合法,且鉴定意见书经质证后没有不能作为证据使用的其他情形,故某司法鉴定中心做出的鉴定意见应当依法予以采信。该鉴定意见明确某医院对母女的诊疗行为存在过错,是导致胎儿死亡的共同因素,故某医院应当承担50%的赔偿责任。同时应当说明,虽然某医院对原告大出血之后的医疗行为不存在过错,但某医院对产程观察不足导致胎儿死亡是原告必须进行大出血后的诊疗的原因,故原告因此所产生的损失也应当由某医院承担50%的赔偿责任。

判决如下:①由被告某医院赔偿原告 46 714.24 元。此款限于本判决发生法律效力后 10 日内付清。②驳回原告的其他诉讼请求。

**【损害启示】**

(1)OCS 要及时记录结果。无医师的病程记录,说明医师对患者产程观察存在不足。

(2)胎儿监护图要及时打印出来保存在病历中,否则应承担相应风险责任。

(3)医护记录要统一,否则医方应承担相应的风险责任。

(4)夜间至凌晨胎心率减慢<100 次/分以下要查找原因(小心脐带真结)。找到找不到原因,均要及时处理。

(田春芳)

# 第五篇

# 正常与异常分娩篇

# 第一章

## 正常分娩的损害启示

### 一、第二产程胎儿窘迫发现不及时，致剖宫产胎儿死亡损害启示

**【病情摘要】**

2013 年 11 月 12 日，原告倪××到被告××县人民医院待产，B 超及胎动监护等各项产前检查均显示胎儿正常。第二天 10:30 左右，因被告医师失误弄破羊水，原告倪××只好按要求待产，但此时宫口才开了 3cm。在待产过程中，因羊水流得太多，引起了原告及家属的恐慌，曾多次询问被告，但被告都说没事，说要等到宫口开到 10cm 才能进行分娩。宫口开全后，经过原告倪××多次努力都无法自然分娩后，被告竟然要求原告倪××蹲着分娩。在蹲着分娩过程中，被告医师却走开了，留下护士在现场，被告的护士在检查时发现了胎儿头部出现瘀血现象且严重变形，此时(16:35)被告才建议家属进行剖宫产。17:25 被告行剖宫产取出一窒息婴儿，经抢救无效于 19:05 死亡。2013 年 12 月 11 日，经某大学法医鉴定中心进行尸解检验，认定婴儿死亡原因为脐带打结、扭转引起胎儿窘迫、羊水吸入，且娩出后未建立有效的呼吸循环功能而死亡。

**【法院处理】**

综上所述，原告倪××到被告处住院分娩，分娩前没有认真进行产前检查，忽视了胎儿存在的异常情况，并且在待产时未能及时采取有效措施且违反了医护诊疗规范，存在严重的医疗过失，该医疗过失与两原告的损害之间存在间接因果关系。故依据《中华人民共和国侵权责任法》的规定，被告应对两原告的损害后果承担相应的民事赔偿责任。

被告××县人民医院辩称。

1. 某大学法医鉴定中心鉴定意见书(穗司鉴 16010010202596 号)的鉴定意见对被告要求过高，建议责任程度过重。理由如下。

(1)被告认同在倪××2013 年 11 月 13 日 16:10 产瘤形成，考虑存在中骨盆平面狭窄致胎儿持续性枕横位的可能，建议立即行剖宫产终止妊娠符合诊疗常规的意见。

(2)被告认同第二产程时，有条件时应用胎儿监护仪监测的意见，但是因为医疗条件所限，未使用胎心监测仪监测胎心变化不应当属于被告的过错。对此，鉴定中心在了解到相关现状后，对被告作为贫困地区的基层医院的情况未予关注；加重了被告的责任程度。

(3)在倪××之胎儿出现羊水吸入肺后，医方已经使用气管插管吸引胎粪，且医方已经请上级医院的妇产科专家到场指导并参与抢救，鉴定意见认为仅有气管插管的记录，未见其有气管插管下吸引胎粪的记录的表述不当，加重了医方的责任。

2. 本案系倪××因 2013 年 11 月 13 日出生的新生儿死亡而引起的医疗损害责任纠纷，应该排除倪××产妇分娩而必然产生的费用。因为：①本案中，倪××及罗××夫妇为共同原告，显然无法针对倪××本人的医疗损害责任纠纷，因为在那种情况下，倪××是唯一适合的原告；②从中山大学法医鉴定中心鉴定意见书（穗司鉴 16010010202596 号）的鉴定意见可以看出，倪××不存在损害结果，因此也不存在任何赔偿的事实基础；③基于上述分析，本案不应当存在医疗费（倪××本人部分）、输血互助金、误工费、护理费、住院伙食费、营养费等属于倪××分娩必然发生的费用。

3. 关于倪××2013 年 11 月 13 日出生的新生儿死亡的费用，原告的诉讼请求存在以下不合理之处：死亡赔偿金：本案涉及的是倪××之婴死亡赔偿金的支付问题。按现有调解案案例，据新浪法院网"婴儿出生一小时后死亡，法官调解医患双方矛盾"一文记载，经过法官调解，该案××县医院免去了倪××夫妇的住院治疗费并当庭支付了 20 000 元补助费；中安在线网"车祸后，婴儿早产并存活 10 分钟"记载，由于我国法律及司法解释欠缺，对刚出生不久即死亡与成年劳动力死亡在死亡赔偿金上未做区分，为本案婴儿计算高额死亡赔偿金确实存在不合理之处。法院遂以婴儿户籍地和经常居住地均未确定为由，判决按农村居民人均可支配收入计算其死亡赔偿金，在精神抚慰金上酌情予以减少。因此，从既往的案例看，本案的倪××之婴儿的死亡赔偿金也不宜过高。

对有争议的证据和事实，本院认定如下：①对于被告××县人民医院的诊疗行为是否存在过错问题，原告在诉讼中向本院提出医疗损害过错鉴定。本院于 2014 年 3 月 12 日委托某大学法医鉴定中心进行鉴定。某大学法医鉴定中心于 2016 年 7 月 24 日做出中大法鉴中心（2015）医鉴字第 Y0709 号（司法鉴定意见书）。该鉴定意见书如下。

1. 考虑被鉴定人倪××存在中骨盆平面狭窄致胎儿持续性枕横位的可能，且胎儿胎头双顶径未达坐骨棘水平，并出现较大产瘤，医方选择立即行剖宫产终止妊娠符合诊疗常规。

2. 第二产程宫缩频而强，需密切监测胎儿有无急性缺氧，应勤听胎心，每 5～10 分钟听 1 次胎心，有条件时应用胎儿监护仪监测。但医方在被鉴定人待产过程中未使用胎心监测仪监测胎心变化，在未使用胎心监测仪的情况下亦未能每间隔 5～10 分钟听取并记录被鉴定人胎心变化，故医方诊断被鉴定人产前为急性胎儿窘迫的依据不足。如医方能使用胎心监测仪监测胎心或能为产前胎儿宫内窘迫提供确切的证据。

3. 在剖宫产出窒息新生儿后，医方在实施初步复苏的过程中存在未能彻底清理呼吸道异物的过错，在新生儿抢救记录中亦未见其有气管插管下吸引胎粪的记录（仅有气管插管的记录）。由于被鉴定人之婴肺羊水未能得到有效清理，最终导致被鉴定人之婴未能建立有效的呼吸循环功能而死亡。故医方的上述过错行为与被鉴定人之婴的死亡存在因果关系。

4. 据此，该鉴定中心综合考虑到被鉴定人自身存在脐带打结、扭转的能致胎儿宫内缺氧的危险因素、医学科学的高风险性、不可完全预知性、阶段局限性，做出鉴定意见。

（1）××县人民医院对被鉴定人倪××及其婴儿的诊疗过程中存在医疗过错行为。

（2）××县人民医院对被鉴定人倪××及其婴儿的医疗过错行为与被鉴定人之婴的死亡之间存在因果关系；原因与大小为同等因素；过错参与度拟 55% 左右为宜。原告为此支付鉴定费 11 100 元。

判决如下。

（1）被告××县人民医院在本判决生效之日起 10 日内赔偿丧葬费 36 329.5 元、死亡赔偿

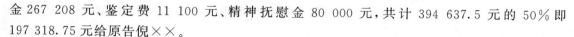

金 267 208 元、鉴定费 11 100 元、精神抚慰金 80 000 元,共计 394 637.5 元的 50% 即 197 318.75 元给原告倪××。

(2)驳回原告其他诉讼请求。

**【损害启示】**

(1)根据人民卫生出版社出版的第 9 版《妇产科学》中产程处理与分娩章节中认为:①必须连续动态观察并记录宫缩与胎心。②第二产程应对母体与胎儿状况等进行综合评估。③第二产程应增加胎心监测频率,每次宫缩过后或每 5 分钟监测一次,听诊胎心音应在宫缩间歇期且至少听诊 30~60 秒。有条件者建议连续电子胎心监护。③每隔 1 小时或有异常情况时行阴道检查,评估羊水性状、胎方位、胎头下降、胎头产瘤及胎头变形情况,排除头盆不称。

(2)结合本例,产程中未按照规定监测胎心音,未能及早判断是否存在胎儿窘迫;第二产程出现异常情况时,及时评估,必要时行剖宫产终止妊娠。新生儿娩出后快速行 Apgar 评分,窒息新生儿应立即按新生儿窒息复苏流程进行复苏,并做好医疗文书记录。

(程丽琴)

## 二、医院在引产指征不强条件下引产,发生新生儿重度缺血缺氧性脑病损害启示

**【病情摘要】**

2004 年 5 月 14 日,27 岁的林女士入住洛阳市某医院待产。随后,经注射催产药,5 月 18 日 5:00 许林女士有了产前征兆。丈夫丁先生忙去喊医师,医师正在睡觉。丈夫丁先生说,当医师赶到待产室时,胎儿的头已经露出。因产房还未布置好,他看到医师将胎儿的头推入产道,后又连续推入两三次。当天 6:20,林女士生下体重 2800g 的儿子小丁。小丁出生后,没有呼吸,经过吸氧、人工呼吸、胸外按压等抢救措施后,青紫症状缓解。然而,在进行 CT 检查时,却发现小丁颅内出血。后经专家会诊,确认小丁为新生儿重度窒息并心肌损害、HIE(3 级)、羊水吸入综合征、产瘤、代谢性酸中毒等。小丁出生后不会吞咽,不得不通过鼻孔进行喂养。通过医护人员的抢救和护理,小丁在出生 20 天后,终于发出了第一声啼哭……

林女士夫妇认为,孩子的病是医院注射催产药量过大及接生延迟造成的,要求医院承担责任。医院却认为:导致小丁出生后重度窒息的原因是产妇个体对用药敏感度差,造成产程过长,同时产妇在生产过程中大声喊叫,致使母体有效气体交换下降,胎盘供血供氧减少。医院方面称,由于家属有意见,就与家属商定:以后小丁治疗费用先由医院垫付,等治疗终结后,如果法院最终判定医院在小丁出生及治疗过程中有责任,此费用由医院承担,如果医院没责任,此费用由家属补交。小丁在郑州、北京进行长期治疗。小丁经医院同意,共到郑州进行过 6 次语言康复训练,能说出简单词句,如"爸爸来"、"爷爷走了"等语句。医师建议小丁到北京进一步进行康复训练。林女士夫妇拿着在北京治疗期间的票据要求医院报销时,医院拒绝报销。医院认为:其在林女士的生产过程中并无过错,医院虽然同意垫付,但目前原告没有证据证明医院有责任,不能让医院无休止地承担小丁的康复治疗费用。

**【法院处理】**

2009 年 11 月 2 日,小丁的父母作为其法定监护人,向某区法院提出诉讼。要求医院不仅

承担此次小丁在北京治疗的费用,同时还要承担小丁从出生至今的所有医疗费、护理费、营养费及精神抚慰金等共计 27 万余元。

2010 年 6 月 18 日,复旦大学上海医学院司法鉴定意见书认为,医院在林女士引产指征不强的情况下予以引产,而且引产方式欠妥,造成宫缩过强,产程进展过快,导致胎儿宫内窘迫及新生儿出生后高度窒息、重度缺血缺氧性脑病。医院在处理方面存在的过失与该结果有因果关系,应负主要责任。同时认为,小丁目前智力接近同龄正常水平,但仍存在左侧肢体轻度瘫痪,语言功能障碍,属十级伤残。

法院判令,医院赔偿小丁医疗费、护理费、交通费、精神抚慰金等费用共计 85 294 元。对于小丁要求医院承担的后期治疗费一事,因该费用尚未发生,待实际发生后另案诉讼。

**【损害启示】**

(1)妊娠晚期引产是在自然临产前通过药物等手段使产程发动,达到分娩的目的。主要是为了使胎儿及早脱离不良的宫内环境,解除与缓解孕妇并发症所采取的一种措施。妊娠晚期引产是产科处理高危妊娠最常用的手段之一,引产是否成功主要取决于宫颈成熟程度。但如果应用不得当,将危害母儿健康,存在潜在的风险,如增加剖宫产率、胎儿窘迫发生率等。因此,应严格掌握引产的指征、规范操作,以减少并发症的发生。引产的主要指征:①延期妊娠(妊娠已达 41 周仍未临产)过期妊娠。②母体疾病,如严重的糖尿病、高血压、肾病等。③胎膜早破,未临产者。④胎儿因素,如可疑胎儿窘迫、胎盘功能不良等。⑤死胎及胎儿严重畸形。引产绝对禁忌证:孕妇严重并发症,不能耐受阴道分娩或不能阴道分娩者,如①子宫手术史,主要是指古典式剖宫产,未知子宫切口的剖宫产术,穿透子宫内膜的肌瘤剔除术,子宫破裂史等。②前置胎盘和前置血管。③明显头盆不称。④胎位异常,横位,初产臀位估计不能经阴道分娩者。⑤宫颈浸润癌。⑥某些生殖道感染性疾病,如疱疹感染活动期等。⑦未经治疗的获得性免疫缺陷病毒(HIV)感染者。⑧对引产药物过敏者。引产相对禁忌证:①子宫下段剖宫产史。②臀位。③羊水过多。④双胎或多胎妊娠。

(2)结合本例,缩宫素引产指征不强,导致宫缩过强,产程进展过快,胎儿宫内窘迫,新生儿重度窒息、重度缺血缺氧性脑病,一连串问题,都存在因果关系,最后负主要责任。

(田春芳)

## 三、正常分娩致直肠会阴瘘损害启示

**【病情摘要】**

2012 年 6 月 9 日 6 时原告以停经 $43^{+6}$ 周,下腹阵痛 3 小时为主诉到被告某县妇幼保健院入院待产。被告医师对原告进行了产前检查,7:40 顺娩一男婴。原告在分娩过程中疼痛难忍,产后被告对原告进行会阴伤口常规检查,发现原告伤口 3 度裂伤,被告予以逐层缝合。术后予以抗感染会阴护理等处理。原告术后当天下午出现发热症状。术后第二天针眼出现黄色分泌物并发臭味。被告对原告进行会阴间断拆线,发现原告伤口 1 点处裂开,见黄色分泌物,被告请外院肛肠科医师会诊后认为会阴处伤口感染,建议充分引流后进行二期缝合,原告及家属担心再次感染,要求转至上级医院治疗。原告在被告处住院至 2012 年 6 月 28 日。出院诊断为会阴伤口感染,原告支付医疗费 3681.88 元,其中住院分娩财政补助和新农合医疗补助共计 880 元。2012 年 6 月 29 日原告到龙岩市某医院住院治疗,经诊断为会阴术后感染,原告支

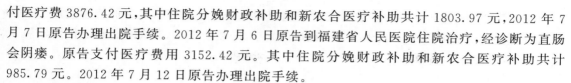

付医疗费3876.42元,其中住院分娩财政补助和新农合医疗补助共计1803.97元,2012年7月7日原告办理出院手续。2012年7月6日原告到福建省人民医院住院治疗,经诊断为直肠会阴瘘。原告支付医疗费用3152.42元。其中住院分娩财政补助和新农合医疗补助共计985.79元。2012年7月12日原告办理出院手续。

**【法院处理】**

本案在审理过程中,原告向本院提出申请,要求本院委托鉴定机构对被告诊疗行为是否存在过错和过错行为与原告损害之间的因果关系和责任进行鉴定。本院委托某司法鉴定中心进行鉴定。2013年7月17日原告及其家属3人参加听证会,2013年7月18日鉴定中心召开听证会。原告共支付费用1302元。2014年1月20日司法鉴定中心做出司法鉴定意见书,认定被告某县妇幼保健院对原告诊疗过程中存在医疗过失行为,该医疗过失行为和原告所受的伤害存在一定的因果关系,参与度为45%~55%。原告支付鉴定费8000元。另查明,2012年6月28日被告支付原告3000元。本案在审理过程中原告增加诉讼请求,要求判决被告支付原告因继续治疗和诉讼鉴定听证的医疗费、误工费、交通差旅费等8712.23元。

法院审理认为:根据最高人民法院《关于审理人身损害赔偿案件适用法律若干问题的解释》的相关规定,以及2013年度福建省人身损害赔偿有关数据,并结合本案具体情况,原告因交通事故造成的损失认定如下。

(1)医疗费:原告在被告处所支付的医疗费3681.88元、在市第一医院支付医疗费3876.42元和省人民医院所支付医疗费3152.42元,提供了医疗费发票等证据证实本院予以认定,2012年7月17日、2012年7月20日、8月2日原告到被告处门诊治疗支付医疗费85.6元,100.9元、28.2元,经被告质证认为真实性无异议,本院予以认定。2002年9月28日原告在县医院门诊复查,所支付66.2元,仅提供处方单,未提供发票证实,本院不予以认定。原告于2013年5月14日到省人民医院门诊治疗,所支付的治疗费用1215.13元,原告未提供门诊病历、处方单等到证据证实,无法确定其医治的必要性和关联性,本院不予认定。原告认定的医疗费为10 925.42元。

(2)误工费:原告从2012年6月9日至7月12日住院治疗时间为35天,每天按88.59元计算,为3100.65元;原告在被告处复查时间确定为3天,该误工费为265.77元;原告到参加听证会,时间为2天,该误工费为177.18元。合计3543.6元。

(3)护理费:原告住院期间护理人员按1人计算,按88.59元/天计算,原告住院计35天,其护理费为3100.65元。原告认为其住院期间护理人员按2人计,未提供医治机构的意见本院不予采纳。

(4)住院伙食补助费:原告在被告处和市第一医院住院期间伙食补助费按20元/天计算,在福建省人民医院住院期间按50元/天计算,为880元。

(5)营养费:根据原告的伤情,原告的营养费本院酌情认定为1000元。

(6)交通费:原告在县医院住院的交通费本院酌情认定100元。原告在市第一医院住院期间的交通费,其中上杭至龙岩按2人计算,每人45元,合计90元。原告要求被告赔偿在龙岩住院期间其他交通、住宿费,未提供证据证实本院不予认定。原告的交通费合计为1736元,原告要求被告支付其余交通费,没有法律依据,本院不予支持。

(7)精神损害抚慰金:被告医治行为致原告受到伤害,但未造严重后果,原告要求被告支付精神损害抚慰金,本院不予支持。

（8）其他损失：原告起诉要求被告支付住院期间无法母乳喂养所支付的奶粉费用 11 900元，该损失不属于被告的医疗过失行为所造成的直接、必然损失，原告该请求本院不予支持。

综上，原告损失为 21 185.67 元。

判决如下。

（1）被告某县妇幼保健院应在本判决生效后 10 日内赔偿原告张某某医疗费 10 925.42元、误工费 3543.6 元、护理费 3100.65 元、住院伙食补助费 880 元、营养费 1000 元、交通费1736 元，合计损失 21 185.67 元的 55%（即 11 652.19 元，执行时应扣除被告某县妇幼保健院已支付的 3000 元）。

（2）驳回原告张某某的其余诉讼请求。

如果未按本判决指定的期间履行给付金钱义务，应当依照《中华人民共和国民事诉讼法》第二百五十三条之规定，加倍支付迟延履行期间的债务利息。

本案受理费 896 元，由原告张某某负担 796 元，由被告某县妇幼保健院负担 100 元。鉴定费 8000 元，由原告张某某负担 3600 元，由被告上杭县妇幼保健院负担 4400 元，鉴定费 8000元，已由原告张某某垫付，被告某县妇幼保健院应将其承担的鉴定费连同判决第一项、第二项一并执行交给原告张某某。

**【损害启示】**

（1）根据人民卫生出版社出版的第 9 版《妇产科学》中生殖道瘘的内容精要，结合本例分析如下。

①粪瘘肠道与生殖道之间的异常通道，最常见的是直肠阴道瘘。可以根据瘘孔在阴道的位置，将其分为低位、中位和高位瘘。

②产伤可因胎头在阴道内停滞过久，直肠受压坏死而形成粪瘘。粗暴的难产手术操作、手术损伤导致 3 度会阴撕裂，修补后直肠未愈合及会阴撕裂后缝合缝线穿直肠黏膜未发现也可导致直肠阴道瘘。

③阴道检查时，大的粪瘘显而易见，小的粪瘘在阴道后壁可见瘘孔处有鲜红的肉芽组织，用示指行直肠指诊可以触及瘘孔，如瘘孔极小，用一探针从阴道肉芽样向盲肠方向探查，直肠内手指可以触及探针。

④手术修补为主要治疗方法。手术损伤者应术中立即修补，手术方式可以经阴道、经直肠完成瘘的修补。手术方式的选择主要根据形成瘘管的原因，位置与大小，是否存在多个瘘管，以及医师的手术经验和技巧。瘘修补术主要是切除瘘管，游离周围组织后进行多层缝合。高位巨大直肠阴道瘘合并尿瘘者、前次手术失败阴道瘢痕严重者，应先行暂时性乙状结肠造瘘，之后再行修补术。

⑤压迫坏死性粪瘘，应等待 3～6 个月后再行手术修补。术前严格肠道准备，同时口服肠道抗生素。术后给予静脉高营养，同时口服肠蠕动抑制药物。5～7 日后逐渐从饮水过渡饮食。保持会阴清洁。

⑥分娩时注意保护会阴，防止会阴 3～4 度裂伤发生。会阴缝合后常规进行肛门指诊，发现有缝线穿透直肠黏膜，应立即拆除重新缝合。

（2）结合本例诊疗过程中存在医疗过失行为，没有及时检查发现问题，及时处理，导致该医疗过失行为与伤害存在一定的因果关系，参与度为 45%～55%。

（田春芳）

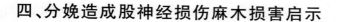

## 四、分娩造成股神经损伤麻木损害启示

**【病情摘要】**

2014年12月2日,原告入被告妇幼保健院住院待产。次日,原告分娩产下一男婴。产后,原告告知被告医师右下肢麻木无力,但被告未予特殊处理。同年12月6日,原告出院。出院后,原告右下肢症状仍不能缓解。2014年12月31日,原告前往某市第一人民医院就诊,诊断为右侧股神经完全损伤。2015年1月5日,原告又前往江苏省人民医院就诊,诊断为股神经损伤,共花去诊疗费574.3元。

**【法院处理】**

被告妇幼保健院辩称:原告损害与椎管内穿刺有关,这是难以避免的并发症之一。原告主张的各项费用过高,请求依法判决。

2015年5月28日,经原告申请,本院依法委托某市医学会(下称市医学会)对原告医疗事故争议进行技术鉴定。同年9月17日,市医学会出具鉴定意见为:患者造成一定的损害参与度为次要因素,其损害后果并未构成伤残。后本院依法委托某市第二人民医院司法鉴定所对原告的误工、护理、营养期限进行鉴定。鉴定意见为误工期限240日,护理期限90日,营养期限60日。原告共支付鉴定费2750元。

上述事实,有庭审笔录,原告提供的病案记录、出院记录、病历、医疗费收据、鉴定书2份、鉴定费票据2份等证据在卷予以证实,本院予以认定。

(1)关于民事责任的认定:公民的生命健康等合法权益受法律保护,患者在诊疗活动中受到损害,医疗机构及其医务人员有过错的,由医疗机构承担赔偿责任。本案中,原告出于对被告妇幼保健院医疗水平和技能的信赖,选择到该院进行分娩,妇幼保健院作为医疗机构,应该以其专门知识和技能,为原告提供力所能及的医疗服务。但妇幼保健院在服务过程中,对原告右侧股神经损伤未予重视,未及时行神经康复治疗,存在过错。经鉴定,被告对损害承担次要责任。本院根据被告妇幼保健院的过错程度及与原告损害后果的因果关系,酌定由妇幼保健院承担30%的赔偿责任。

(2)关于原告各项损失的认定:原告主张医疗费574.3元、交通及住宿费1000元、鉴定费2750元,被告无异议,本院予以认定。被告认可误工费10 000元,原告无异议,本院予以认定。原告主张精神抚慰金10 000元,被告不予认可。本院认为,本起医疗行为虽给原告带来了一定的精神痛苦,但并未达到十分严重之程度,故对精神抚慰金本院不予支持。据此,本院确认原告的各项损失为:医疗费574.3元,营养费1200元(20元/天×60天),误工费10 000元,护理费8100元(90元/天×90天),交通费及住宿费1000元,鉴定费2750元。以上合计23 624.3元,由被告妇幼保健院负责30%,即7087.29元。

依据《中华人民共和国侵权责任法》第六条、第十六条、第五十四条,《最高人民法院关于确定民事侵权精神损害赔偿责任若干问题的解释》第十条和《中华人民共和国民事诉讼法》第一百四十二条之规定,判决如下。被告某市妇幼保健院于本判决生效后10日内一次性赔偿原告各项损失合计7087.29元。驳回原告的其他诉讼请求。

**【损害启示】**

根据中华人民共和国《侵权责任法》及《执业医师法》中的有关规定及内容精要,结合本例分析如下。

该妇幼保健院在为原告分娩时,未对原告提供力所能及的医疗服务。对原告家属提出的原告右下肢麻木无力未予重视,未考虑到右侧股神经损伤可能,导致未能及时行神经康复治疗,存在过错。该院在对患儿的医疗行为中存在过错;综上,医院应对原告受到损害的后果与其医疗过错行为有因果关系承担责任。

（黄志行）

# 第二章

# 产程处理的损害启示

## 一、入院后产程监护不力,胎儿死亡损害启示

**【病情摘要】**

原告肖××诉称:2013 年 6 月 23 日 21:50 到被告××县人民医院住院待产,共住院 8 天,支付医疗费 2894.70 元。被告在医疗过程中极不负责,造成胎儿夭折,给我和家人造成极大的物质损失和精神痛苦。

**【法院处理】**

被告的医疗行为经××市医学会鉴定构成四级医疗事故,故请求人民法院判令被告赔偿:医疗费 2894.70 元;护理费 640 元(80 元×8 天/天);住院伙食补助费 400 元(8 天×50 元/天);营养费 9000 元(30 元×300 天/天);误工费 4800 元(80 元×60 天/天);交通食宿费 1200 元;鉴定费 2000 元;精神抚慰金 10 000 元,共计 30 934.70 元。

被告××县人民医院辩称:原告在我院住院 8 天属实。我院对原告主张的医疗费、住院伙食补助费、交通食宿费、鉴定费无异议。原告系是农村居民,误工费、护理费按每天 80 元标准计算偏高,以每天 60 元标准计算较符合我县实际。对于误工时间,考虑原告分娩,按照当地的风俗习惯,认可误工天数 30 天。对于营养费,《医疗事故处理条例》没有规定该项目,原告以怀孕的时间来类推按 300 天计算没有法律依据,但考虑本案实际,认可 30 天的营养费。对于精神抚慰金,《医疗事故处理条例》第五十条第(十一)项规定,造成患者残疾的,赔偿年限最长不超过 3 年,即支持精神抚慰金应以构成伤残为前提。本案经××市医学会鉴定为四级医疗事故,原告并未构成伤残,主张精神抚慰金不符合法律规定,不应当支持。对于责任划分,此次医疗事故经××市医学会鉴定为四级医疗事故,我院承担轻微责任,是法律规定的最轻责任,考虑本案实际,我院愿意承担 30% 的责任。

综合原、被告双方的诉辩主张,本案双方当事人对以下问题存在争议:原告的误工费、护理费、营养费应当如何计算? 原告的精神抚慰金能否支持?

原告肖××为证明其诉讼主张,向本院提供了如下证据:①医疗费发票一张,证明原告住院治疗产生的医疗费。经质证,被告无异议。②医疗事故技术鉴定通知书、医疗事故技术鉴定书,证明此次事故属四级医疗事故,被告负轻微责任及鉴定费为 2000 元。经质证,被告无异议。

本院认为,原告提交的证据,被告无异议,且上述证据来源合法、内容客观真实,能证明原告在被告处住院产生医疗费 2894.70 元,此次医疗事故构成四级医疗事故,被告负轻微责任及

产生鉴定费 2000 元的事实，故予以采信。

通过庭审和质证，本院确认如下法律事实。

2013 年 6 月 23 日，原告肖×× 到被告×× 县人民医院住院分娩，后在待产过程中胎死宫内，胎儿出生后为死产。原告共住院 8 天，产生医疗费 2894.70 元。经原告肖×× 申请，×× 县卫生局委托×× 市医学会对原告肖×× 病历进行医疗事故技术鉴定。经鉴定分析：①×× 县人民医院在为产妇肖×× 提供医疗服务过程中存在以下过失：对产妇入院后产程监护不力；病历书写欠规范，对产妇的处置过程中未按相关规定取得患方书面同意。②×× 县人民医院的上述过失与产妇肖×× 在产程中发生死产有一定因果关系。③产妇肖×× 在产程中发生死产的主要原因是胎儿脐带因素所致，故×× 县人民医院对产妇肖×× 在产程中发生死产负轻微责任。×× 市医学会根据《医疗事故处理条例》第二条、第四条，《医疗事故分级标准（试行）》第四条，《医疗事故技术鉴定暂行办法》第三十六条（四）款的规定，认定肖×× 病例属于四级医疗事故，×× 县人民医院承担轻微责任。

本院认为，公民享有生命健康权，因过错侵害公民身体造成伤害的，应当承担相应赔偿责任。原告肖×× 到被告×× 县人民医院住院分娩，在待产过程中胎死宫内，胎儿出生后为死产，经×× 市医学会鉴定为四级医疗事故，×× 县人民医院的过失医疗行为与原告肖×× 在产程中发生死产有一定因果关系，并承担轻微责任，故被告对原告的损失应当承担相应的民事赔偿责任。对于本案责任的划分，根据本案实际，结合医疗事故技术鉴定意见，本院确定由被告承担 30% 的责任，原告承担 70% 的责任。

被告主张原告在此次医疗事故中未构成伤残，不应支付精神抚慰金的主张，因原告分娩失败，必然遭受极大的精神痛苦和生活压力，给原告造成的精神痛苦比造成一般的身体伤残还大，应给予适当的精神抚慰，故对被告的该主张本院不予采纳。针对原告的诉讼请求：医疗费 2894.70 元、住院伙食补助费 400 元、交通食宿费 1200 元、鉴定费 2000 元，提供了相关证据佐证，予以采信；护理费 640 元即《医疗事故处理条例》规定的陪护费，符合相关法律政策的规定，予以支持；误工费 4800 元（80 元×60 天/天）、营养费 9000 元（30 元×300 天/天），根据当地实际以每天 80 元标准计算误工费并未违反相关法律政策的规定，且原告分娩后确需休息，加强营养、调理身体，结合当地风俗及医学常识，本院酌情支持误工费 4000 元（80 元/天×50 天）、营养费 1500 元（30 元/天×50 天）；精神抚慰金 10 000 元，根据最高人民法院《关于确定民事侵权精神损害赔偿责任若干问题的解释》的规定，原告分娩失败，必然遭受极大的精神痛苦和生活压力，故予以支持。本院确定此次医疗事故给原告造成的损失共计 22 634.70 元，其中鉴定费 2000 元、交通食宿费 1200 元，根据《医疗事故处理条例》第三十四条的规定，应由被告×× 县人民医院全额承担；其余损失 19 434.70 元，由被告×× 县人民医院承担 30%（即5830.41 元），原告自行承担 70%（即 13 604.29 元）。据此，依照《中华人民共和国侵权责任法》第二条、第三条、第六条、第十五条第一款（六）项、第十六条、第二十二条、第五十四条，最高人民法院《关于确定民事侵权精神损害赔偿责任若干问题的解释》第十条，《医疗事故处理条例》第三十四条、第四十九条、第五十条及最高人民法院《关于民事诉讼证据的若干规定》第二条之规定，判决如下。

由被告×× 县人民医院在本判决生效之日起 15 日内赔偿原告肖×× 医疗费、住院伙食补助费、交通食宿费、误工费、营养费、陪护费、鉴定费、精神抚慰金等损失共计 9030.41 元。

驳回原告肖×× 的其余诉讼请求。

**【损害启示】**

(1)根据人民卫生出版社出版的第 9 版《妇产科学》中产程处理与分娩章节中认为:①必须连续动态观察并记录宫缩与胎心;②整个分娩过程中,需要观察产程进展,密切监护母儿安危,尽早发现异常,及时处理;③密切监测胎心音:第二产程宫缩频而强,应增加胎心监测频率,每次宫缩过后或每 5 分钟监测一次,听诊胎心音应在宫缩间歇期且至少听诊 30~60 秒。有条件者建议连续电子胎心监护。

(2)结合本例,产程中未按照规范监测胎心音,未能及早识别胎儿窘迫行剖宫产终止妊娠,错失最佳抢救时机。未能及时规范书写医疗文书记录,从而导致纠纷。

(程丽琴)

## 二、使用缩宫素产程观察不到位,延误手术时间致新生儿脑瘫损害启示

**【病情摘要】**

1992 年 8 月 1 日,原告母亲易××因足月临产到被告××县人民医院进行分娩待产,同年 8 月 10 日 5:30 被告观察此前已开始有分娩特征。当日 14:30,被告对易××使用缩宫素试产,至 17:30 试产未果。到 8 月 11 日 5:30 产程已超过了 24 小时,至此已出现滞产。当日 11:00 被告再次使用缩宫素试产失败。于该日 20:30 被告采用剖宫产的办法使原告娩出。原告出生时口唇发绀,全身青紫,诊断为:新生儿窒息;新生儿吸入性肺炎;新生儿缺血缺氧性脑病。同年 8 月 18 日,原告经被告诊断治愈出院。原告出院后一直表情呆滞、反应迟钝、无语言表达能力、不能行走。原告亲属为查明原因于 2005 年 9 月委托××市司法鉴定中心鉴定,鉴定结论为:患有脑性瘫痪、继发性癫痫,已构成一级残,需配置轮椅和 1 人护理终身。

2005 年 9 月 27 日,原告法定代理人易××以原告的脑瘫系被告诊疗过错所致为由诉至本院要求被告予以赔偿 790 000 元。被告××县人民医院于同年 10 月 8 日向本院申请要求对该起诊疗行为进行医疗事故鉴定。2006 年 6 月 14 日,××市医学会做了不属于医疗事故的鉴定。同年 8 月 13 日,易××向本院提出申请要求对被告的诊断过程是否有过错,该过错与原告的脑瘫有无因果关系进行司法鉴定。经原、被告同意,由本院指定法大法庭科学技术鉴定研究所进行司法鉴定。2007 年 1 月 23 日,该鉴定所鉴定为:被告××县人民医院在对易××的诊疗过程中存在产程观察及护理不到位,对异常情况发现不及时,延误实施剖宫手术等过失行为,与易××胎儿窘迫、新生儿窒息的发生有一定的关系,但未对与脑瘫是否具有因果关系做出鉴定。

本案原告因患脑瘫遭受的损失计:①医疗费、交通费、住宿费、鉴定费等 13 534.2 元;②残疾赔偿金 190 479 元(9523.95 元×20 年×100%);③护理费 125 695.8 元(6284.79 元×20 年);④残疾辅助器具费 5000 元,共计人民币 334 709 元。

原审法院认为,公民享有人身健康的权利。本案被告作为一个专业医疗服务机构,在接受原告母亲易××的住院分娩请求后,理应对其提供优质的医疗服务,并负有保障母子平安的责任和义务。而被告在实际的诊疗服务过程中,已早期知晓易××有分娩特征,却怠于观察和检查,后在数次使用缩宫素试产未果,分娩出现异常情况后不是积极采取有效的剖宫产手术助

产,而是任由原告滞留于母腹达 24 小时之久,客观上与原告出生后即出现了新生窒息、吸入性肺炎、缺血缺氧性脑病等新生儿疾病有一定的关系。虽然原告的脑瘫成因复杂多样,目前医学界还不能完全确定系被告的诊疗过失直接所致,但根据法大法庭科学技术鉴定研究所的法医学司法鉴定结论表明,被告的过失诊疗行为与原告宫内窘迫、窒息有一定的关系,而上述新生儿疾病是脑瘫形成的因素之一。因此,被告××县人民医院由于诊疗过失行为对原告造成的损害应承担相应的法律责任。被告抗辩原告的起诉已超过了诉讼期限的理由因与《中华人民共和国民法通则》第一百三十七条的规定相悖,本院不予采纳。因为被告的治疗过失行为不是导致原告脑瘫的唯一原因,且无法证明被告的治疗过失行为与原告脑瘫有必然的因果关系,因此原告要求被告承担完全责任的诉讼请求缺乏事实依据和法律依据,本院仅予以部分支持。综上所述,根据被告诊疗中的过失大小及对原告身体健康的影响,本院酌定被告××县人民医院承担本起医疗纠纷 40% 的责任,原告自身承担 60% 的责任。根据被告侵权过错程度,酌定给予原告精神损害抚慰金 10 000 元。因原告后续治疗尚未进行,具体医疗费用不能确定,原告今后可凭据向被告另行追偿。据此,根据《中华人民共和国民法通则》第一百〇六条、第一百一十九条,最高人民法院《关于审理人身损害赔偿案件适用法律若干问题的解释》第十七条、第十八条、第十九条、第二十一条,最高人民法院《关于确定民事侵权精神损害赔偿责任若干问题的解释》第八条、第十条之规定,判决如下:①××县人民法院于本判决生效之日起 5 日内一次性支付赵×× 人身损害赔偿金等 133 883.6 元,精神损害抚慰金 10 000 元,共计人民币 143 883.6 元。②驳回赵××的其他诉讼请求。

如果未按本判决指定的期间履行金钱义务,应当依照《中华人民共和国民事诉讼法》第二百三十二条之规定,加倍支付迟延履行期间的债务利息。

案件诉讼费 13 000 元,其他诉讼费 7000 元,共计 20 000 元由赵××负担 12 000 元,××县人民医院负担 8000 元。

该判决生效后,赵××不服,向检察机关提出申诉,××市人民检察院于 2008 年 8 月 27 日以湘常检民抗(2008)20 号民事抗诉书向本院提起抗诉,其理由如下。

1.××县人民法院(2005)××民初字第 837 号民事判决责任划分不当。

(1)××县人民医院在诊疗易××分娩过程中有过失。

(2)××县人民医院在诊疗赵××窒息早期处置上有过失。

(3)××县人民医院在履行全面告知义务上有过失。

原审在无证据证明原告存在较大过错的情况下,判决在医疗关系中处于弱势地位的原告承担主要责任显然不当。

2.该判决赔偿标准不应按 2005 年湖南省国民经济和社会发展统计的数据,而应按法庭辩论终结时的上年度,即 2006 年的统计数据赔偿。

赵××的法定代理人易××申诉再审的理由与检察机关抗诉理由一致,在开庭审理过程中,赵××的法定代理人易××提出"判令被告赔偿医疗费、护理费、交通费、住宿费、营养费、残疾赔偿金、残疾辅助用具费、精神损害抚慰金共计 790 000 元,并承担鉴定费 10 118.50 元及全部诉讼费"及赵××的委托代理人提出"被告对原告引起的脑瘫疾病应承担举证不能的全部责任。"被告委托代理人抗辩称原告脑瘫的形成与诊疗行为没有必然因果关系,原审法院适用法律没有错误,请求驳回抗诉和原告的申请再审的请求,维持原审判决。本院在再审开庭期间,双方当事人及抗诉机关均未提供新证据。

经再审查明,1992年8月1日,原告母亲易××因足月临产到被告××县人民医院进行分娩待产,同年8月10日5:30被告观察此前已开始有分娩特征,当时14:30被告对易××使用缩宫素试产,至5:30试产未果。到8月11日5:30产程已超过了24小时,已出现滞产。当日11:00,被告再次使用缩宫素试产失败。20:30被告采用剖宫产的办法使原告娩出。原告出生时口唇发绀,全身青紫,被告诊断为:①新生儿窒息;②新生儿吸入性肺炎;③新生儿缺血缺氧性脑病。同年8月18日,原告经被告诊断治愈出院。原告出院后一直表情呆滞、反应迟钝、无语言表达能力,不能行走。原告亲属为查明原因于2005年9月委托××市司法鉴定中心鉴定,鉴定结论为:患有脑性瘫痪、继发性癫痫,已构成一级残,需配置轮椅和1人护理终身。2005年9月27日,原告法定代理人易××以原告的脑瘫系被告诊疗过错所致为由诉至××县人民法院,要求被告赔偿790 000元。被告于同年10月8日向××县人民法院申请要求对该起诊疗行为进行医疗事故鉴定。2006年6月14日,××市医学会做出常医鉴(2006)026号医疗事故技术鉴定书,结论为本病例不属于医疗事故。2006年8月13日,易××向××县人民法院提出申请,要求对被告的诊断过程是否有过错,该过错与原告的脑瘫有无因果关系进行司法鉴定。

经原、被告同意,由××县人民法院指定法大法庭科学技术鉴定研究所进行司法鉴定,2007年1月23日,该鉴定结论为:被告××县人民医院在对易××的诊疗过程中存在产程观察及护理不到位,对异常情况发现不及时,延误实施剖宫手术等过失行为,与易××胎儿窘迫、新生儿窒息的发生有一定的关系,但未对与脑瘫是否具有因果关系做出鉴定。

另查明,原告为治疗、鉴定支付医疗费、交通费、鉴定费计币13 534.2元,购残疾辅助器具费5000元。2007年1月26日湖南省统计局发布《2006年湖南省国民经济和社会发展统计公报》,全省城镇居民人均可支配收入达10 504.67元,其中人均工薪收入6832.82元。原告请求被告赔偿790 000元,除上述查明的事实外,其他均无具体事实和证据的明细。

本案是一起医疗损害赔偿案件,不是医疗服务合同纠纷案件。本案原审被告××县人民医院是一个专业性医疗服务机构,在接受易××的住院分娩请求后,应当提供优质的医疗服务,并负有对易××顺利生产的责任和义务。而被告在实际的诊疗服务过程中,已早期知晓易××分娩特征,却怠于观察和检查,易某胎先露下降及宫口扩张阻滞已超过24小时,宫颈水肿明显,被告第一次使用缩宫素试产无果,在已发生滞产的情况下,有行剖宫产手术的适应证。而被告没有及时建议患者行剖宫手术结束分娩,并再次使用缩宫素试产,仍然未果。此次试产理由不充分,不仅延误处理,还可加重了胎儿在腹中缺氧。在整个催产过程中,被告对使用缩宫素过程没有观察记录,出现了产程延长、滞产的情况,也没有积极采取预防胎儿宫内缺氧措施的记录,因而使原告赵××滞留于母腹达24小时之久,客观上与赵××出生后出现了窒息、吸入性肺炎、缺血缺氧性脑病等疾病有一定的关系。在再审庭审中,双方当事人对现有的法大法庭科学技术鉴定研究所的法医学司法鉴定结论为被告的过失诊疗行为与赵××在宫内窘迫、窒息有一定的关系,赵××疾病是脑瘫形成的因素之一的鉴定结论均无异议。因此,××县人民医院应当承担自己在诊疗过程中的延误处理的过失行为主要的法律责任。原审原告赵××及其产妇易××在本案中均无过错。但脑瘫疾病的形成复杂多样,目前医学界还不能完全确定系被告的诊疗过失直接所致,更没有其他任何证据证明被告的治疗过失行为与赵××脑瘫形成有着必然的因果关系。原审原告要求被告承担完全责任的诉讼请求缺乏法律依据和事实依据。检察机关在抗诉中提出"因被告的过失行为,一审判决在医疗关系中处于弱势地位的原告承担主要责任显然不当"及提出"赔偿的标准应按《2006 年湖南省国民经济和社会发展统计公报》中的相关统计数据确定"的抗诉理由成立,对原告法定代理人提出再审的部分理由,本院应予支持。原审法院在处理本案中,定性不准,按照被告的过失行为判决被告承担 40% 的责任,原告承担 60% 的责任不当,应当依法改判。被告抗辩称原审适用法律正确,应驳回检察机关的抗诉和再审申请人的再审理由不充分,本案中根据处理医疗损害赔偿案件的有关规定,被告应当承担 70% 的责任,原告应承担 30% 的责任。被告还应承担对原告的精神损害赔偿责任。据此,依据《中华人民共和国民法通则》第一百一十九条和《中华人民共和国民事诉讼法》第一百五十三条第一款第(三)项之规定,判决如下:

(1)撤销××县人民法院(2005)××民初字第 837 号民事判决。

(2)本案原告赵××因患脑瘫遭受的损失计:①医疗费、交通费、住宿费、鉴定费 13 534.2 元;②残疾辅助器具费 5000 元;③精神损害抚慰金 30 000 元;④残疾赔偿金 210 093.40 元(10 504.67 元×20 年×100%);⑤护理费 136 656.40 元(6832.82 元×20 年);其中第①、⑤两项共计人民币 346 749.80 元,由被告××县人民医院承担 70%,即 242 724.86 元,原告赵××承担 30%,即人民币 104 024.94 元。上述五项共计人民币 293 259.06 元,由被告××县人民医院在本判决生效后 10 日内一次性给付。

(3)驳回赵××的其他诉讼请求。

案件诉讼费 13 000 元,其他诉讼费 7000 元,共计 20 000 元,由赵××负担 6000 元,××县人民医院负担 14 000 元。

**【损害启示】**

根据人民卫生出版社出版的第 9 版《儿科学》中新生儿缺氧缺血性脑病、脑性瘫痪的要求,结合本例分析如下。

(1)产科医师必须认识新生儿缺氧缺血性脑病(HIE)是指围生期窒息引起的部分或完全缺氧、脑血流减少或暂停而导致胎儿或新生儿脑损伤。其有特征性的神经病理和病理生理改变及临床上脑病症状。HIE 发生率报道不一,我国足月儿为活产儿的 3‰～6‰,其中 15%～20% 在新生儿期死亡,存活者中 20%～30% 可能遗留不同程度的神经系统后遗症。因此,尽管近年来围生医学已取得巨大进展,HIE 仍是导致新生儿急性死亡和慢性神经系统损伤的主要原因之一。

(2)产科医师必须知道缺氧是 HIE 发病的核心,其中围生期窒息是最主要的病因。此外,出生后肺部疾患、心脏病变及大量失血或重度贫血等严重影响机体氧合状态的新生儿疾病也可引起 HIE。

(3)产科医师还要明白脑性瘫痪是一组因发育中胎儿或婴幼儿脑部非进行性损伤,导致患儿持续存在的中枢性运动和姿势发育障碍、活动受限综合征,脑性瘫痪的运动障碍可伴随感觉、认知、沟通、知觉、行为等异常及癫痫发作和继发性骨骼肌肉系统异常。其发生原因有:①围生期脑损伤如缺血缺氧性脑病、新生儿脑卒中、产伤、颅内出血;②与早产有关的脑损伤如脑室周围脑白质软化、脑室内出血;③脑发育异常(如脑发育畸形、遗传性)或代谢性脑发育异常;④产后脑损伤(如核黄疸、中枢神经系统感染);⑤产前危险因素(如绒毛膜羊膜炎、宫内发育迟缓、毒物接触、先天性 TORCH 感染)。这些因素可能共存,并相互作用。人们还发现,虽然近 30 年来产科和新生儿医疗保健有了极大发展,但脑性瘫痪的发病率却未见下降。为此,近年对脑性瘫痪的病因进行了更深入的探讨。目前认为,胚胎早期的发育异常,很可能是导致婴儿早产、低出生体重和易有围生期缺氧缺血等事件的重要原因。胚胎早期的发育异常主要来自受孕前后孕妇体内外环境影响、遗传因素及孕期疾病引起妊娠早期胎盘羊膜炎。

（4）产科医师要正确使用缩宫素，明白胎儿窘迫、新生儿窒息和脑瘫有关。本例在数次使用缩宫素试产未果，分娩出现异常情况后（胎先露下降与宫口扩张阻滞已超过 24 小时，宫颈水肿明显），有行剖宫产手术的适应证。没有剖宫产，而是任由原告滞留于母腹达 24 小时之久，与原告出生后即出现了新生窒息、吸入性肺炎、缺血缺氧性脑病等新生儿疾病有一定的关系。虽然脑瘫成因复杂多样，目前医学界还不能完全确定系诊疗过失直接所致，但根据司法鉴定结论，产科诊疗行为与宫内窘迫、窒息有一定的关系，而上述新生儿疾病是脑瘫形成的因素之一。

（5）本例在整个催产过程中，对使用缩宫素过程没有观察记录，出现了产程延长、滞产的情况，也没有积极采取预防胎儿宫内缺氧措施的记录，必须承担损害后果。

（田春芳）

## 三、无指征行人工破膜，有剖宫产指征却延误，致胎儿死亡损害启示

**【病情摘要】**

2015 年 8 月 28 日，郭因孕 $40^{+6}$ 周、无产兆入住某医院，经药物引产和人工破膜后，因胎头下降停滞于 8 月 30 日被行剖宫产术，当日 20:43 娩出一女婴。新生儿阿氏评分为 1 分，经抢救无效于当日 22:22 死亡。其尸检结论为：新生儿因宫内窒息、双肺羊水吸入，导致呼吸循环衰竭死亡。郭于 8 月 28 日至 9 月 6 日期间在某医院住院，支出医疗费 9852.88 元。

**【法院处理】**

本案审理过程中，关于某医院对郭及新生儿的诊疗行为是否存在过错，如存在过错，与新生儿的死亡后果是否存在因果关系及责任程度，郭与宋申请鉴定。本院依法随机确定某科学技术鉴定研究所作为鉴定机构。

2016 年 9 月 2 日，某科学技术鉴定研究所出具司法鉴定意见书，该鉴定意见书对某医院的诊疗行为的评价为：①人工破膜缺乏适应证，在没有明确指征的情况下对患者实施人工破膜的医疗行为存在明显过错；②产程监管力度不足、处置不积极；③存在剖宫产手术指征，从术中胎心变化情况和结局分析，手术时机把握欠及时；④新生儿抢救无明显技术性过错。其鉴定意见为：①某医院在对郭的诊疗行为中，存在无明确指征情况下实施人工破膜，产程监护不到位，未行必要的医疗告知，医疗处置不积极等医疗过错行为；②本例新生儿因双肺羊水吸入，导致呼吸循环衰竭死亡；③综合分析，我们认为某医院的医疗过错行为在新生儿死亡后果中的责任程度以略高于同等责任为宜。郭支出鉴定费 10 000 元。

本院认为：患者在诊疗活动中受到损害，医疗机构及其医务人员有过错的，由医疗机构承担赔偿责任。本案中，郭因孕 $40^{+6}$ 周、无产兆入住某医院，经剖宫产术娩出一女婴，后该女婴经抢救无效死亡。经鉴定，某医院存在医疗过错行为，且其医疗过错行为在新生儿死亡后果中的责任程度以略高于同等责任为宜，故本院依法确定某医院承担 60% 的赔偿责任。郭、宋实际支出的医疗费 9852.88 元，本院予以确认。郭、宋主张的死亡赔偿金、丧葬费、尸检费，合法有据，本院予以支持。关于误工费，宋提供的证据不足以证明其实际的误工损失，且其主张的期限过长，考虑到其办理丧葬事宜的情况，本院酌情确定为 500 元。关于精神损害抚慰金，新生儿的死亡造成郭、宋严重的精神损害，故本院对此予以支持，具体数额由本院依法确定。依

照《中华人民共和国侵权责任法》第十六条、第二十二条、第五十四条之规定,判决如下:①某医院于本判决生效后 10 日内赔偿郭、宋医疗费 5911.73 元、死亡赔偿金 634 308 元、丧葬费 25 509.6 元、尸检费 9000 元、误工费 300 元、精神损害抚慰金 50 000 元;②驳回郭、宋其他诉讼请求。

**【损害启示】**

根据人民卫生出版社出版的第 9 版《妇产科学》中产力异常的内容精要,结合本例分析如下。

(1)第 9 版《妇产科学》中产力异常章节中认为:人工破膜适用于宫口扩张≥3cm、无头盆不称、胎头已衔接而产程延缓者。破膜可使胎头直接紧贴子宫下段及宫颈内口,反射性引起子宫收缩,加速产程进展。注意破膜前要检查胎儿有无脐带先露,人工破膜时机应在宫缩间歇期,破膜后要注意检查有无脐带脱垂,同时观察羊水量、性状和胎心变化。破膜后宫缩仍未改善者可考虑应用缩宫素加强宫缩。

(2)结合本例,在没有明确指征的情况下对患者实施人工破膜的医疗行为存在明显过错,术中胎心变化情况,存在剖宫产手术指征,手术时机把握欠及时,导致胎儿死亡结局,本例有因果关系的医疗过错行为。

（田春芳）

# 第三章

# 产力、产道异常的损害启示

## 一、使用缩宫素不当,致重度新生儿窒息等损害启示

**【病情摘要】**

被鉴定人之母因停经 41 周,不规腹痛 8 小时入住人民医院。经阴道分娩,出生后诊断为新生儿窒息(重度)、颅内出血、缺氧缺血性脑病待诊、新生儿肺炎等。据送检病史中产前检查记载的骨盆外测量、宫高、腹围等各项数据,医方为其选择阴道试产无明显不当。第一产程时间为 6 小时 30 分,期间宫缩中等,胎心在 140 次/分以上,破膜后羊水清,未见产程延长、胎儿缺氧表现记载。第二产程中(2012 年 3 月 9 日 7:10)内诊示宫口开全,S"＋2",产瘤形成 3cm×3cm 大小,小囟位于 1 点,宫缩弱,间隔 4 分钟,孕妇疲劳,予缩宫素 2.5U 入 5％葡萄糖注射液 500ml,静脉滴注,8 滴/分。

**【法院处理】**

缩宫素是一种常用且强效的加强宫缩药物,临床上对于缩宫素的使用有严格的规定。首先,使用缩宫素加强宫缩必须指征明确;使用前须行阴道检查以排除头盆不称或胎位异常等禁忌证;使用过程中应有专人密切观察产程进展、监测胎心变化等,并记录;对使用的浓度和滴速亦有明确的规定,并需详细记录。如果缩宫素使用不当,则会造成严重后果。如不必要地、过多地使用缩宫素加强宫缩,可使子宫收缩过强、过频,影响子宫、胎盘血流灌注,可引起胎儿窘迫;子宫收缩过强、过频,使产程加快,胎头下降较快,而软产道在短期内不能充分扩张和适应,阻力较大,可导致颅内出血和肩难产等。

第二产程未见明显头盆不称、胎位异常等记录,而宫缩较稀疏无力,此时医方应用缩宫素加强宫缩符合其实际情况。

送检材料中未见医方应用缩宫素后对药物滴速及根据宫缩调整缩宫素滴速的相关记录,未见用药后可反映胎心频率、节律、曲线变化的监护记录,存在不当。

应用缩宫素 20 分钟,宫缩 30 秒,间隔 3～4 秒,先露位于"＋3",说明产程进展明显。此时,应可停用缩宫素而经阴道助产,甚至自产分娩。但乙方仍按原方案继续应用缩宫素 30 分钟。因不必要的或过多地使用缩宫素可影响子宫、胎盘血流灌注,引起胎儿窘迫,故认为医方行为存在不当。

医方产程记录显示,应用缩宫素过程中所记录的胎心率无明显减慢或加快,无宫缩加强。但上述记载无法解释出生后出现严重窒息及较严重缺氧缺血性脑损伤的后果。

医方在新生儿出生后紧急给予清理呼吸道分泌物,气管插管吸氧等抢救措施后予以转院

治疗,符合当时实际情况。

**关于损害后果**

新生儿窒息是指婴儿出生不能建立正常的自主呼吸而导致低氧血症、高碳酸血症、代谢性酸中毒及全身多脏器损伤,是引起新生儿死亡和儿童伤残的重要原因之一。可发生于妊娠期,但多数发生于产程开始后。多为胎儿窒息(宫内窘迫)的延续。病因主要有:①孕妇因素,如慢性或严重疾病,妊娠并发症,吸毒、吸烟等;②胎盘因素,如前置胎盘,胎盘早剥、老化等;③胎儿因素,如早产儿或巨大儿,先天性畸形,宫内感染,呼吸道阻塞等;④脐带因素,因素如脱垂、绕颈、打结、过短或牵拉等;⑤分娩因素,如头盆不称,宫缩乏力,高位产钳,胎头吸引,催产药使用不当等。目前我国新生儿窒息诊断多根据 Apgar 评分。本例新生儿窒息与缩宫素使用不当的相关性大。

新生儿窒息可出现多脏器受损症状,其中以脑细胞最敏感,可发生缺氧缺血性脑病、颅内出血等。

新生儿缺氧缺血性脑病(HIE)诊断:①有明确的可导致胎儿宫内窘迫的异常产科病史,以及严重的胎儿宫内窘迫表现[胎心<100 次/分,持续 5 分钟以上和(或)羊水Ⅲ度污染],或者在分娩过程中有明显窒息史;②出生时有重度窒息,指 Apgar 评分≤3 分,并延续至 5 分钟时仍≤5 分和(或)出生时脐动脉血气≤7.0;③出生后不久出现神经系统症状,并持续至 24 小时以上,如意识改变、肌张力改变、原始反射异常、病重时可有惊厥、脑干症状和前囟张力增高;④排除电解质紊乱、颅内出血和产伤等原因引起的抽搐,以及宫内感染、遗传代谢性疾病和其他先天性疾病所引起的脑损伤。同时具备以上 4 条则可确诊,第 4 条暂不能确定者可拟诊。

就本例而言,出生后无呼吸,Apgar 评分1分钟 3 分(呼吸 0,心搏 2 分,颜色 1 分,刺激反应 0,张力 0),5 分钟 8 分(呼吸 1 分,心搏 2 分,颜色 2 分,刺激反应 2 分,张力 1 分),口周略青。转院后病史记载患儿反应欠佳,易激惹,头顶部 10cm×6cm 血肿,过颅缝,前囟 1.0cm×1.0cm,饱满,面色尚红润,双侧瞳孔等大同圆,对光反射存在,自主呼吸可,口周无发绀,呼吸节律尚可,温度暖,哭声中等,心率 120 次/分,律整,心音有力,心前区未及明显啰音。四肢肌张力增强,血糖 7.3mmol/L。入院后不久出现抽搐,$SpO_2$ 不能维持正常予 CPAP 辅助呼吸,持续抽搐,至入院第 3 日仍有频繁抽搐,肌张力低下,转为抑制状态,呼吸困难加重等。本中心阅其出生后 6 天及 10 天影像资料示右颞顶头皮软组织肿胀,双侧大脑半球灰白质分解不清,脑实质广泛低密度影,双侧侧脑室后角内可见高密度影,蛛网膜下腔出血,右侧丘脑区出血。符合新生儿缺氧缺血性脑病、脑水肿、颅内出血的影像学征象。

综上,被鉴定人出生时存在窒息,出生后影像学脑损害的表现明确且较为严重,认为其新生儿窒息(重度)、缺氧缺血性脑病的诊断可以成立。

人民医院在被鉴定人之母分娩过程中缩宫素使用不当,存在过错。送检材料中未见存在可使血液含氧量降低的慢性或严重疾病,妊娠并发症等记载,亦未见存在诸如前置胎盘,胎盘早剥、老化,脐带脱垂、绕颈、羊水污染等可引起胎儿宫内窒息的自身因素。故认为,医方的医疗过错与被鉴定人生儿窒息(重度)、缺氧缺血性脑病之间存在因果关系,医疗过错的参与度拟为 60%～80%。

**【损害启示】**

根据人民卫生出版社出版的第 9 版《妇产科学》中产力异常的内容精要,结合本例分析如下。

(1)第 9 版《妇产科学》中产力异常章节中认为:①缩宫素静脉滴注适用于协调性宫缩乏

力、胎心良好、胎位正常、头盆相称者。原则是以最小浓度获得最佳宫缩,一般将缩宫素 2.5U 配制于生理盐水 500ml 中,从 1～2mU/分开始,根据宫缩强弱进行调整,调整间隔为 15～30 分钟,每次增加 1～2mU/分为宜,最大给药剂量通常不超过 20mU/分,维持宫缩时宫腔内压力达 50～60mmHg,宫缩间隔 2～3 分钟,持续 40～60 秒。对于不敏感者,可酌情增加缩宫素给药剂量。②应用缩宫素时,应有医师或助产士在床旁守护,监测宫缩、胎心、血压及产程进展等状况。评估宫缩强度的方法有 3 种:触诊子宫;电子胎心监护;宫腔内导管测量子宫收缩力,计算 Montevideo 单位(MU),MU 的计算是将 10 分钟内每次宫缩产生的压力(mmHg)相加而得。一般临产时宫缩强度为 80～120 MU,活跃期宫缩强度为 200～250MU,应用缩宫素促进宫缩时必须达到 200～300MU,才能引起有效宫缩。若 10 分钟内宫缩＞5 次、持续 1 分钟以上或胎心率异常,应立即停止滴注缩宫素。外源性缩宫素在母体血中的半衰期为 1～6 分钟,故停药后能迅速好转,必要时加用镇静药。若发现血压升高,应减慢缩宫素滴注速度。由于缩宫素有抗利尿作用,水的重吸收增加,可出现尿少,需警惕水中毒的发生。有明显产道梗阻或伴瘢痕子宫者不宜应用。③第二产程宫缩乏力,若无头盆不称应静脉滴注缩宫素加强宫缩,同时指导产妇配合宫缩屏气用力;母儿状况良好,胎头下降至≥＋3 水平,可等待自然分娩或行阴道助产分娩若处理后胎头下降无进展,胎头位置在≤＋2 水平以上,应及时行剖宫产术。④第三产程胎肩娩出后可立即将缩宫素 10～20U 加入 25％葡萄糖注射液 20ml 内静脉推注,预防产后出血。对产程长、破膜时间久及手术产者,应给予抗生素预防感染。

(2)结合本例,未见医方应用缩宫素后对药物滴速及根据宫缩调整缩宫素滴速的相关记录,未见用药后可反映胎心频率、节律、曲线变化的监护记录,存在不当。应用缩宫素 20 分钟,宫缩 30 秒,间隔 3～4 秒,先露位于"＋3",说明产程进展明显。此时,应可停用缩宫素而经阴道助产甚至自产分娩,但仍按原方案继续应用缩宫素 30 分钟。因不必要的或过多地使用缩宫素可影响子宫、胎盘血流灌注,引起胎儿窘迫,故认为医方行为存在不当。

(田春芳)

## 二、尾骨畸形滞产误诊为正常产道产程延长剖析

**【病情摘要】**

患者,女,23 岁,孕$_1$产$_0$。妊娠 40 周临产。宫高剑下 4 横指,胎位左枕前,胎心音 138 次/分,头先露已固定。肛查宫颈口近开全,羊水已破,宫缩好。宫口开全后 2 小时发现产妇屏气用力时胎头不下降,又行肛查才发现尾骨上翘,骶尾关节呈直角不活动,胎头下降受阻,即请医师做阴道检查证实是尾骨畸形,用力下压上翘之尾骨使其骨折后恢复原形,术后 30 分钟,顺利娩出胎儿,母子平安。产后平卧 3 周痊愈出院。

**【误诊剖析】**

(1)肛查不仔细:未按顺序检查尾骨的活动度,只检查宫颈口扩张程度,先露高低,是否破膜。如早确诊,早做处理产妇可少受痛苦。

(2)病史询问不详细:该产妇婚前劳动时不慎从坡上踩空跌下时臀部着地,可能是尾骨骨折,这次分娩时畸形愈合之尾骨阻碍胎头的下降。

(田春芳)

# 第四章

# 肩难产的损害启示

## 一、正常体重新生儿肩难产后，处理不及时，记录不详，致臂丛神经损伤损害启示

**【病情摘要】**

2011 年 6 月 10 日，原告陈某某之母傅××到被告某医院做产前检查，彩超报告提示宫内单活胎约 $13^{+4}$ 周孕大小，此后傅××在该院又进行多次检查。2011 年 11 月 26 日，傅××因出现胎膜破裂到被告某医院入院待产，于次日产出新生儿陈某某（即原告），后于 2011 年 11 月 28 日出院。出院时情况：新生儿出生时查体见左上肢肌力稍差，因轻度窒息转儿科等。出院诊断：孕 $37^{+3}$ 周，孕₁产₁，已产，ROA，胎膜早破；肩难产；单手抱肩。出院医嘱：新生儿儿科门诊严密随访等。原告陈某某于 2011 年 11 月 27 日出生当日被转到被告某医院儿科抢救，入院初步诊断：新生儿轻度窒息；新生儿肺炎；新生儿缺氧缺血性心肌损害？新生儿臂丛神经损伤？新生儿缺氧缺血性脑病？产瘤。住院 12 天，于 2011 年 12 月 9 日出院。出院最后诊断：新生儿轻度窒息；新生儿肺炎；新生儿缺氧缺血性心肌损害；新生儿臂丛神经损伤；新生儿病理性黄疸；新生儿缺氧缺血性脑病？产瘤。出院医嘱：注意保暖、避免受凉，合理喂养，防止呛奶及吐奶；出院后到产科做新生儿疾病筛查，建议到我院儿童保健门诊随访；出院后继续肌内注射鼠神经生长因子，积极保护患肢，适当的局部按摩及被动活动，生后 20 天后可到门诊行肌电图检查；到相关医院行 NBNA 评分、头颅 MRT、听力诱发电位检查。此次住院治疗，原告支付医疗费 18 665.50 元。

出院后，原告陈某某因臂丛神经损伤进行了康复治疗，支付康复治疗费 45 551 元。另外，原告还举证证明自己在康复治疗期间因伴生支气管炎、肺炎等而支付医疗费 17 367.66 元。

**【法院处理】**

原告认为，被告在原告分娩过程中存在医疗过错，且过错与原告臂丛神经损伤后果之间存在因果关系，应对原告的臂丛神经损伤承担全部赔偿责任。请求判令被告赔偿原告医疗费 78 486.07 元、护理费 81 284 元、住院伙食补助费 384 元、营养费 3000 元、交通费 3152 元、残疾赔偿金 202 500 元、精神损害抚慰金 50 000 元、司法鉴定费 7796 元，合计 426 602 元。

被告某医院辩称，被告对原告之母傅××产前诊断明确，具有阴道试产临床指征，产前风险告知清楚，整个待产及分娩过程符合医疗常规，肩难产处理规范恰当，被告在整个肩难产处理过程不存在明确医疗不当或过错，原告臂丛神经损伤属现有医学条件下难以预料、避免和克

服的不良情况,且可能的致伤因素较多,原告的诉讼请求缺乏事实和法律依据,应予驳回。

审理中,原告陈某某于 2012 年 3 月 30 日向本院申请医疗过错鉴定,本院委托原、被告双方共同选择的鉴定机构某大学司法鉴定中心,对本例是否存在医疗过错、因果关系及责任程序等进行了鉴定。该鉴定机构于 2012 年 9 月 13 日做出鉴定意见。

(1)医疗方医疗行为评估:本例患者傅××入院后诊断明确,产前检查正常,产程进展顺利,无剖宫产手术指征,被告选择阴道试产正确,符合医疗规范。

诊断为肩难产后,产房内要增加助手,记录和通知每项操作所用的时间,准备需要的器械物品,便于医师改变操作方法,被告的分娩记录显示,分娩过程中仅 2 名助产医师在场,未见高职称医师现场指导;被告的分娩记录显示,出现肩难产后医方进行的基本操作措施有序、合理,符合医疗规范,但胎头娩出后至前肩娩出的分娩过程无时间标识,如屈产妇大腿及掌膝位的具体操作时间,不能明确处理肩难产的各项措施是否及时。

(2)因果关系及疾病参与度:本例被告在为傅××接生过程中,接产医师不足,无法明确分娩各项措施是否及时,应认为与傅××子陈某某的损害后果有一定关系;肩难产在临床相对常见并危险,多数由于胎儿体位导致,无法预测,难以预防,臂丛神经损伤是肩难产的并发症,患儿多在 6～12 个月痊愈,只有少数××遗留永久性损伤。综述认为,被告对患者傅××的治疗过程中存在过错,其过错同陈某某的损害后果有关,同时存在肩难产的风险因素和个人预后因素,由此认定被告的过错因素是导致陈某某目前损害后果的次要因素,患方自身因素是导致目前损害后果的主要因素。此次鉴定,原告支付了鉴定费 6000 元。

在委托某大学司法鉴定中心进行上述司法鉴定的同时,因原告陈某某的申请,本院一并委托同系原、被告双方共同选择的该鉴定机构对原告的伤残等级进行鉴定,该鉴定机构于 2012 年 11 月 8 日答复称:原委托鉴定的伤残等级,因患者陈某某现年龄仅 1 岁,无法主动配合进行肢体功能检查,同时医疗过错的损害后果——臂丛神经损伤的治疗尚未终结,即本案的鉴定材料不充分,对本案委托的伤残等级鉴定目前暂不予受理。原告代理人不服该结论,自行委托某司法鉴定所对原告的伤残程度进行鉴定,该鉴定机构于 2012 年 11 月 20 日做出鉴定意见,认为患儿陈某某左侧臂丛神经损伤致左上肢不全瘫,肌力Ⅲ级的伤残程度属六级。此次鉴定,原告支付了鉴定费 1796 元。被告某医院对该鉴定结论有异议,认为原告未达评残时机,于 2012 年 12 月 26 日向本院申请重新鉴定,本院委托原、被告双方共同选择的鉴定机构某司法鉴定所,对原告的伤残等级及鉴定时限进行了鉴定。该鉴定机构于 2013 年 2 月 4 日做出鉴定意见,认为新生儿臂丛神经麻痹一般病例出生后可于治疗后 2～3 个月获得改善和治愈。若在生后 6 个月仍无恢复征象,则产生永久性瘫痪。患儿(原告)经行对症康复等治疗 1 年余,临床治疗结束。目前左上肢功能改善不甚明显,遗留左上肢不全瘫(肌力约Ⅲ级左右)。以上伤情,已达六级伤残等级标准。根据《法医临床司法鉴定执业规范》相关规定及要求,法医学司法鉴定确定评残时机的基本原则是以各种因素直接所致的损伤或确因损伤所致的并发症治疗终结为准,评残时机不可提前(提前可使伤残等级增高),也不宜延后(使伤残等级偏低)。神经损伤致肢体瘫痪的最佳评残时机为 6～12 个月。陈某某出生(伤后)至今已达 14 个月,目前临床治疗结束,为最宜评残时机。此次鉴定的费用已由被告支付,被告放弃主张。

审理中,双方当事人对原告出生时在某医院因新生儿轻度窒息、新生儿肺炎、新生儿缺氧缺血性心肌损害、新生儿臂丛神经损伤等产生的抢救费用 18 665.50 元,原告在康复治疗期间因伴生支气管炎、肺炎等产生的医疗费 17 367.66 元是否应由被告承担责任产生争议。原告遂于 2013 年 3 月 8 日向本院申请鉴定,本院委托原、被告双方共同选择的鉴定机构某司法鉴定所,对上述损失与被告的医疗过错是否存在因果关系,原告在康复治疗期间伴生的支气管炎、肺炎等与原告进行康复治疗有无关联进行了鉴定。该鉴定机构于 2013 年 4 月 24 日做出鉴定意见,认为:陈某某在康复期间所患支气管炎、肺炎与臂丛神经损伤康复治疗过程中频繁脱衣、啼哭、治疗时间过长之间为共同因素;与某医院医疗过错之间无因果关系。陈某某在某医院住院期间治疗臂丛神经损伤的相关费用与某医院医疗过错存在因果关系,其他疾病治疗费用与某医院医疗过错无因果关系。此次鉴定,原告支付了鉴定费 4200 元。

其后,双方当事人又对原告出生后在某医院产生的抢救费用 18 665.50 元与治疗臂丛神经损伤的相关性产生争议,被告遂于 2013 年 7 月 16 日向本院申请鉴定。本院委托原、被告双方共同选择的鉴定机构重庆市科证司法鉴定所,对上述抢救费用 18 665.50 元与治疗臂丛神经损伤的相关性及相关数额进行了鉴定。该鉴定机构于 2013 年 9 月 23 日做出鉴定意见,认为前述费用中合计 17 784.08 元的 101 项收费与治疗臂丛神经损伤有关。此次鉴定的费用已由被告支付,被告没有主张。

审理中,双方当事人又对原告从某医院出院后因臂丛神经损伤是否需要护理及护理依赖等产生争议。原告遂于 2013 年 7 月 15 日向本院申请鉴定,本院委托原、被告双方共同选择的鉴定机构某司法鉴定所,对原告从某医院出院后因臂丛神经损伤是否需要护理,若需护理,护理期限及护理依赖程度进行了鉴定。该鉴定机构于 2013 年 9 月 23 日做出鉴定意见,认为:陈某某因出生过程中致左侧臂丛神经损伤出院后需要行康复治疗,在神经损伤康复治疗过程中,其穿衣、修饰、洗澡不能完全自理需要 1 人护理,考虑到陈某某年龄太小(婴儿－幼儿)、本身日常生活就不能自理需要他人护理情况,故陈某某因出生过程中致左侧臂丛神经损伤出院后在左侧臂丛神经修复期 3 年内需要 2 人护理。陈某某因出生过程中致左侧臂丛神经损伤经治疗至今仍遗留左上肢不全瘫,考察其日常生活活动能力 10 项(扣除被鉴定人年龄太小、本身需要他人护理因素)总分值 85 分。根据《人身损害护理依赖程度评定》中 4.2.1.2 总分值在 61 分以上,日常生活活动基本自理,为不需要护理依赖之规定,陈某某在左侧臂丛神经损伤修复期 3 年期满后的护理依赖程度为不需要护理依赖。综上,做出结论认为:陈某某因出生过程中致左侧臂丛神经损伤出院后需要护理,护理期限为 3 年;陈某某在左侧臂丛神经损伤修复期 3 年期满后的护理依赖程度为不需要护理依赖。此次鉴定,原告支付了鉴定费 1200 元。

审理中,原告对护理费分别按住院期间的护理费和出院后的护理费主张。对住院期间的护理费,主张按 100 元/天计 12 天即 1200 元;对出院后的护理费,主张参照误工费的规定,按 2011 年本市职工平均工资标准 3336.80 元/月、2 人护理暂予主张出院后一年(即 2011 年 12 月 9 日至 2012 年 12 月 9 日),即 80 084 元。对交通费,原告举示证据证明其支出 3152 元,被告对其中往返上海做康复治疗的机票费 1400 元予以承认,对其余的同意按每日 10 元标准参照原告就诊次数酌情主张。对残疾赔偿金,原告主张按城镇居民人均可支配收入 20 250 元/年×20 年×50％计算,为 20 2500 元。

据此,本院依照《中华人民共和国侵权责任法》第六条第一款、第十六条、第二十二条、第五十四条,《中华人民共和国民事诉讼法》第六十四条第一款之规定,判决如下。①原告陈某某因臂丛神经损伤产生的医疗费 63 335.08 元、护理费 41 241.60 元、住院伙食补助费 384 元、营养费 3000 元、交通费 3152 元、残疾赔偿金 202 500 元,合计 313 612.68 元,由被告某医院赔偿 40％(即 125 445.07 元)。此款限于本判决发生法律效力后立即支付。②由被告某医院于本判决发生法律效力后立即赔偿原告陈某某精神损害抚慰金 30 000 元。③驳回原告陈某某的其他诉讼请求。

**【损害启示】**

根据人民卫生出版社出版的第 9 版《妇产科学》中肩难产的内容精要,结合本例分析如下。

(1)第 9 版《妇产科学》中肩难产章节中认为:胎头娩出后,胎儿前肩被嵌顿于耻骨联合上方,用常规助产方法不能娩出胎儿双肩者称为肩难产。以胎头-胎体娩出时间间隔定义肩难产证据不足。其发生率因胎儿体重而异,胎儿体重 2500～4000g 时发生率为 0.3％～1％,4000～4500g 时发生率为 3％～12％,4500g 为 8.4％～14.6％。超过 50％的肩难产发生于正常体重新生儿,因此无法准确预测和预防。缩短胎头-胎体娩出间隔,是新生儿能否存活的关键。应做好新生儿复苏抢救准备。①请求援助和会阴切开:一旦诊断肩难产,立即召集有经验的产科医师、麻醉医师、助产士和儿科医师到场援助。同时进行会阴切开或加大切口,以增加阴道内操作空间。②屈大腿法(McRoberts 法):让产妇双腿极度屈曲贴近腹部,双手抱膝,减小骨盆倾斜度,使腰骶部前凹变直,骶骨位置相对后移,骶尾关节稍增宽,使嵌顿在耻骨联合上方的前肩自然松解,同时助产者适当用力向下牵引胎头而娩出前肩。③耻骨上加压法:助产者在产妇耻骨联合上方触到胎儿前肩部位并向后下加压,使双肩径缩小,同时助产者轻柔牵拉胎头,两者相互配合持续加压与牵引,切忌使用暴力。经过该操作方法,超过 50％的肩难产得到解决。④旋肩法(Woods 法):助产者以示、中指伸入阴道紧贴胎儿后肩的背面,将后肩向侧上旋转,助产者协助将胎头同方向旋转,当后肩逐渐旋转至前肩位置时娩出。操作时胎背在母体右侧用左手,胎背在母体左侧用右手。经过该操作方法,超过 95％的肩难产在 4 分钟内得到解决。⑤牵后臂娩后肩法:助产者的手沿骶骨伸入阴道,握住胎儿后上肢,使其肘关节屈曲于胸前,以洗脸的方式娩出后臂,从而协助后肩娩出。切忌抓胎儿的上臂,以免肱骨骨折。⑥四肢着地法:产妇翻转至双手和双膝着地,重力作用或这种方法产生的骨盆径线的改变可能会解除胎肩嵌塞状态。在使用以上操作方法时,也可考虑使用此体位。当以上方法均无效时,还可以采取一些较为极端的方法,包括胎头复位法(Zavanelli 法)、耻骨联合切开、断锁骨法,预后可能不良,需严格掌握适应证谨慎使用。

(2)结合本例,诊断为肩难产后,产房内要增加助手,记录和通知每项操作所用的时间,准备需要的器械物品,便于医师改变操作方法,被告的分娩记录显示,分娩过程中仅 2 名助产医师在场,未见高职称医师现场指导;被告的分娩记录显示,胎头娩出后至前肩娩出的分娩过程无时间标识,如屈产妇大腿及掌膝位的具体操作时间,不能明确处理肩难产的各项措施是否及时。

(田春芳)

## 二、肩难产致臂丛神经损伤损害启示

**【病情摘要】**

某孕妇,2014 年×月×日因怀孕 12⁺ 周在浙江某医院建卡,末次月经时间为 2014 年×月×日,预产期为 2015 年×月×日。

2015 年×月×日 1:00 孕妇因停经 41⁺² 周,阴道流水 2 小时前往当地某医院就诊,并被收入院待产。入院查体:髂前上棘间径 23cm、髂棘间径 27cm,坐骨耻外径 19cm,坐骨结节间径

9cm,宫底高33cm,腹围99cm,先露头,衔接半定,胎位枕右前位,估计胎儿体重3600g,宫缩无,宫颈扩张0cm,先露高低:棘上2cm,胎膜已破。诊断为:孕$_2$产$_0$,孕41$^{+2}$周,枕右前位待产,胎膜早破。入院后予以抽血和大小便常规检查,随后孕妇就在待产室等待,未应用药物。

据病历记载:宫缩开始于15:10。21:00胎心140次/分,宫缩持续40~50秒,间隔3分钟,强,宫口开6cm,转入分娩室。分娩中因肩难产,助产士予以用手牵拉胎儿。

产时记录(分娩记录)、分娩小结(产后病程记录):22:01宫口开全,次日0:01胎儿娩出(第二产程2小时)。分娩过程中发生胎儿娩肩困难,发生肩难产,压前臂法娩出,Apgar评分7~10分/1~5分钟。胎儿出生后体重4000g,左上肢屈伸不利,无法抬举。后患儿被转入浙江大学附属儿童医院,入院诊为:臂丛神经损伤,新生儿高胆红素血症。2015年×月×日,患儿因左上肢活动障碍3月余入住上海市某儿科医院行左臂丛神经探查神经移植移位术,手术记录记载:探查见右C$_7$根性完全撕脱,C$_5$、C$_6$断裂有残端;C$_8$、T$_1$损伤,连续性存在。出院后患儿始终康复中。

**【法院处理】**

(1)医方没有提供孕妇进入产房后的产程记录,严重影响了事实的查明,且佐证了当时观察和处理不符合规范的行为,依法应当承担责任。

中华医学会编撰的《临床诊疗指南:妇产科分册》关于正常分娩指出:分娩过程中,应当观察宫缩强弱、间隔及持续时间,并记录;记录临产开始时间;胎膜破裂时记录胎心、羊水量及性状;肛门检查包括宫颈扩张情况,胎膜是否破裂,胎先露的高低和方位,中骨盆及以下的骨产道情况,听胎心,注意宫缩前、后的变化,监测羊水性状,测血压、体温、脉搏,描记产程图。进入第二产程后应当每15分钟听胎心一次或连续监护胎心,监测羊水性状,注意产妇的主诉。

大学教材《妇产科学》第8版关于正常分娩指出:必须连续定时观察并记录宫缩与胎心,产程图显示的扩张曲线与胎头下降曲线能指导产程处理,通过阴道检查或肛查判断胎方位、胎先露高低及产道有无异常。第二产程应每5~10分钟听1次胎心,有条件时应用胎儿监护仪监测。若发现胎心减慢,应立即阴道检查,尽快结束分娩。

以上规范均明确要求,分娩过程中应当密切观察并记录胎心、宫口、胎先露高低和方位、羊水及发现的异常情况。

本纠纷中,根据病史记载:孕妇1月30日21:00宫口开至6cm转入分娩室,其后于22:01进入第二产程,1月31日0:01分娩出胎儿,第二产程2个小时。整个过程中医方只提供了一份所谓的生产过程中诊察记录(实际为产程图)及分娩后记录的产时记录及分娩小结(显示分娩后总结:分娩过程中发生了娩出困难,肩难产,用压前臂法娩出,新生儿轻度窒息)。整个过程中没有病程记录(即产程记录),相应的产程中也没有下达长期医嘱及临时医嘱。

鉴于严密观察产程、科学合理的分娩方式及发生肩难产后及时正确的处置是预防处理肩难产的重点。孕妇第二产程长达2个小时,时间偏长,而医方却没有提供当时实时记录的孕妇及胎儿情况及医嘱。仅有的产程图(诊察记录)也只是每小时记录一次宫缩、胎头下降和宫口情况的曲线图,没有检查记载5~10分的胎心情况,没有密切观察的胎先露方位、宫缩与胎心对比及异常情况的实时记录。故期间具体什么时间发生了肩难产?如何发生的肩难产?是否存在产程停滞?医方是否在第二产程延长、胎头下降阻滞时警惕和预防肩难产的发生?产程停滞及肩难产后医务人员先后于什么时间采用了什么方式进行了处理?以及助产过程中发生了什么情况均无法确认。而重要病史的缺失,严重影响了事实的查明,也佐证了医方当时没有予以密切和观察和及时的处置,依法医方应当承担全部责任。

(2)医方在孕妇分娩前评估不完善。孕妇最后一次超声检查为1月24日,提示双顶径为9.4cm,其后1月31日入院后医方在孕妇已经超过预产期9天的情况下未考虑再行超声检查,以进一步客观地评估胎儿情况,无法正确指导分娩方式的选择。最终胎儿实际体重为4000g,而分娩前评估为3600g,加大了阴道分娩的难度。

同时孕妇产前检查提示:1月7日,体重66kg,宫高33cm,腹围98cm。1月14日,体重67kg,宫高33cm,腹围98cm。1月24日,体重68kg,宫高33cm,腹围99cm。1月28日,体重68kg,宫高33cm,腹围100cm。提示孕妇体重及腹围均在持续增长中,且孕期体重增加应在20kg以上(孕19周时体重就为50kg,远超过普通孕妇的体重增加标准,提示巨大儿可能),应当予以重视。但是仅仅2天后(1月30日)孕妇入院时医方医师检查的体重反而减少为63.5kg(减少了4.4kg),腹围降为99cm。鉴于产前检查系多次反复检查,且符合孕期的正常规律及患儿系巨大儿的客观事实,故医方入院时的体格检查存在明显错误,导致未能正确判断胎儿情况,加大了分娩风险。

(3)医方针对孕妇的肩难产采取的处理方式及操作不当致使患儿臂丛神经损伤。根据诊疗规范,肩难产应当依序进行先易后难的操作:请求援助和做足够大的会阴侧切(进行会阴侧切或加大切口),屈大腿法助产,耻骨上加压法,旋肩法,牵后臂娩后臂法,四肢着地法(见《妇产科学》),以尽可能先选用安全的方式尽快将胎儿娩出。

本纠纷中,孕妇进入分娩室后医方没有下达过任何的长期及临时医嘱,无法确认医方会阴侧切的时间,发生肩难产后是否及时进行了会阴侧切或切口的扩大,无法确定助产的时间。产后病史仅记载进行了压前臂法助产,未考虑先行屈大腿法助产。同时助产士助产中反复用手探入进行了牵拉,但是病史中却没有体现,与客观事实不符。因此,根据医方提供的分娩后的总结及医嘱单表明:医方针对孕妇当时的难产,没有予以重视,采取的措施及程序不当,致使患儿严重的分娩性臂丛神经损伤。

(4)医方提供的临时医嘱单表明第一产程及分娩后的医嘱未予执行,医方对于孕妇疏于检查和处理。

本纠纷发生后,家属等患方出院后要求复印了住院病史,该病史临时医嘱单第1页显示:孕妇进入产程后,医生仅仅在第一产程的20:30下达过医嘱,第二产程没有医嘱,胎儿分娩后又下达过临时医嘱,但是该部分医嘱却均没有执行时间和执行者,表明医嘱没有执行。直到时隔1年患方提起诉讼后,医方再提供的该份临时医嘱单却添加了执行时间和执行人,根据病历书写和管理规范,结合临床实践,医嘱单应当是诊疗行为发生时即时形成,不存在执行后,尤其是出院后再添加、更改的情况。对此法院已经认定按照第一次提供的医嘱单作为本次鉴定的依据。

同时临时医嘱单显示:20:30下达了NST×3次的医嘱,但是病史中却没有NST的书面报告单,仅有胎心监测的常规图谱。对此患方认为:①无法确认医方进行了NST的监测分析,仅根据胎心监测图谱,根本无法正确判断NST评分,客观分析胎儿情况;②23:20的胎心图谱显示:胎心长时间低于120次/分,最低达到了65次/分,提示胎儿异常可能,但是整个病史中都没有对此进行分析和处理,胎儿也直到41分钟后才娩出,表明医方明显地疏于观察和处置,存在过错。

案件总结:本案律师受理后,从两个方面入手解决问题:①形式上:通过仔细阅看病史,发现病历中存在缺失、前后矛盾之处,且部分有瑕疵的病史属于关键证据,影响了对事实的查明。②行为上:依据现有病史,结合诊疗常规、医学科学原理、卫生法律法规就医方在分娩中存在的具体诊疗过错进行分析。

律师的分析意见得到了上海市医学会鉴定专家的认可,认定医方存在过错,过错就本纠纷承担主要责任。最终经法院判决患方获得三十余万的赔偿,并保留了后续继续主张赔偿的权利。

**【损害启示】**

(1)根据人民卫生出版社出版的第 9 版《妇产科学》中肩难产章节中认为:①胎头娩出后,胎儿前肩被嵌顿于耻骨联合上方,用常规助产方法不能娩出胎儿双肩者称为肩难产。②超过 50% 的肩难产发生于正常体重新生儿,因此无法准确预测和预防。③对新生儿影响:臂丛神经损伤最常见。④缩短胎头-胎体娩出间隔,是新生儿能否存活的关键。一旦诊断肩难产,立即召集有经验的产科医师、麻醉医师、助产士和儿科医师到场援助。同时进行会阴切开或加大切口,以增加阴道内操作空间。方法有屈大腿法、耻骨上加压法、旋肩法、牵后臂娩后肩法、四肢着地法。

(2)结合本例,在诊疗过程中对胎儿体重估计与实际体重有偏差,巨大儿增加难产的风险;产程中第二产程 2 小时、胎心减慢,未能再次综合评估阴道试产的风险,未考虑剖宫产结束分娩;当出现肩难产时,未能按照规范流程进行助产,增加新生儿损伤的可能;产程观察及记录不够翔实,未能提供证据证实医疗过程无过错,以至于出现医疗纠纷时举证困难。

(程丽琴)

## 三、分娩方式的利弊未向患方书面交代,致新生儿左臂丛损伤损害启示

**【病情摘要】**

2007 年 2 月 3 日 9:00,余×× 怀孕 9 个月,其因下腹阵阵胀痛 1 小时,进入某医院求诊。经产科检查:宫高 34cm,腹围 105cm,胎心音 138 次/分钟,宫缩 30～40 秒/5～6 分钟,胎儿估重 3800g,已入盆,入院诊断:①$G_2P_1$ 宫内妊娠 39 周,ROA,单活胎,临产;②脐带异常:胎儿脐带绕颈一周。12:30,宫口开全,14:47,胎头娩出,脐带绕颈一圈,胎肩娩出困难,14:50 助娩一活男婴(即邓××)。经清理呼吸道、复苏囊加压给氧后仍呻吟、发绀,于当日 17:20 转入××市妇幼保健院。该院入院诊断:新生儿窒息(复苏后);左臂丛神经损伤;产瘤;巨大儿。此后,邓×× 先后在该医院、某省儿童医院、复旦大学附属华山医院等医院治疗。

**【法院处理】**

原审法院委托 ××市医学会进行鉴定,该医学会于 2010 年 7 月 20 日做出了××市医鉴(2010)42 号医疗事故技术鉴定书,现场对邓×× 专科检查情况为:左上肢肌张力正常,肌力 Ⅳ⁺ 级,肌肉无萎缩。左手可以握拳,拇指可以对掌,左手指活动欠灵活,屈腕稍差,左手长度(肩峰至中指末端距离)36cm,右手长度 37cm。针刺右臂有明显逃避反应,针刺左手逃避反应迟钝。鉴定结论为:本病例构成三级丙等医疗事故,医方应承担主要责任。

余×× 不服上述鉴定,向某省医学会申请再次鉴定。某省医学会于 2011 年 1 月 14 日做

出了(2010)133 号《医疗事故技术鉴定书》,鉴定书中分析意见为:

(1)根据病史、临床表现及相关检查资料,医方入院诊断 $G_2P_1$ 宫内妊娠 39 周,ROA,单活胎,临产;脐带绕颈 1 周是成立的。

(2)医方存在以下的过错:①医方产前胎儿估重为 3800g,而分娩记录新生儿出生体重为 4600g,其产前对胎儿体重的估计偏差较大。②本例为相对头盆不称,虽然不具备行剖宫产的绝对指征,但应当将经阴道分娩和行剖宫产术这两种分娩方式各自的利弊向患方书面交代清楚,并由其签字选择何种分娩方式。根据病历资料,医方未按前述要求施行。③巨大儿肩难产发生臂丛神经损伤与医方助产操作方法不无关系。但即使规范操作也不能完全避免发生。

鉴定结论为:三级丙等医疗事故,医方负主要责任。对患者的医疗护理的医学建议为:康复训练。

据此,原审法院依照《中华人民共和国侵权责任法》第十六条、第二十二条、第五十四条及《最高人民法院关于审理人身损害赔偿案件适用法律若干问题的解释》第十七条、第十八条之规定,判决:①由某医院于判决生效后 10 日内赔偿邓××医疗费、护理费、住院伙食补助费、交通费、残疾赔偿金、精神损害抚慰金、鉴定费共计 191 103.90 元;②驳回邓××的其他诉讼请求。案件受理费 6700 元,由邓×× 负担 3000 元,服务中心负担 3700 元。

**【损害启示】**

(1)根据河南科技出版社《产科危象早期识别与处理》(田春芳主编)一书,要进行巨大儿的早期识别:①孕妇宫高+腹围>140cm;②胎儿腹围>36cm,双顶径>10cm。

(2)注意有肩难产可能的因素为:①巨大胎儿,肩难产的发病率与胎儿体重成正比,非糖尿病孕妇的胎儿体重>4500g 者,糖尿病孕妇的胎儿体重>4000g 者,肩难产的发生率急剧升高;②B 超测定胎儿胸径大于胎儿双顶径 1.3cm,胸围大于头围 6cm 或肩围大于头围 4.8cm 时,有肩难产的可能;③巨大胎儿合并产程图减速期延长或第二产程>1 小时,肩难产率由 10%上升到 35%,故将巨大胎儿如有第二产程延长可作为肩难产的预示信号;④困难的阴道助产,阻力较大,或宫口开全后胎头双顶径仍滞留在中骨盆平面;⑤上次妊娠有肩难产史者,再次妊娠时发生巨大胎儿的机会增加;⑥孕妇肥胖、过期妊娠、多产等均是肩难产的高危因素。

(3)结合本例,宫高+腹围已达 140cm,存在对胎儿体重估计偏差较大,未向产妇及家属告知并选择分娩方式,以及患者左臂丛神经损伤与助产方法存在因果关系等过错。

(田春芳)

## 四、顺产肩难产致臂丛神经损伤损害启示

**【病情摘要】**

原告田某之母沈某因停经 10 个月,见红 8 小时于 1996 年 6 月 24 日入被告北京市某医院待产,入院诊断孕1产0,孕 40 周,头位待产。分娩记录中:第一产程 4 小时,第二产程 2 小时 10 分钟,三程 10 分钟,总程 6 小时 20 分钟。特殊情况及处理:宫口开全 40 分钟时继发性宫缩乏力,内诊检查:宫口开全,胎方位 ROA,S+2,无明显颅骨重叠,估计胎儿体重 3300g,骨盆无明显狭窄,因无明显头盆不称,给予静脉滴注缩宫素加强宫缩处理。胎头以 ROA 娩出,但胎颈及肩部未能随之娩出而是颈部回缩,胎头紧贴于会阴部,协助胎头外旋转后娩胎颈、胎肩困难,发生肩难产,手进阴道试图娩出胎儿后肩,但未成功,遂将胎头逆时针旋转 45°,使胎儿双肩

径置于骨盆入口左斜径上,娩出了前肩,胎儿后肩及胎体随之娩出。查新生儿无窒息,但左上肢肌张力差,腕下垂。产后第二天经北京某医院会诊,诊断为左臂丛神经麻痹。

**【医疗鉴定】**

经北京市某区医疗事故鉴定委员会鉴定,认为患儿左臂丛神经损伤为产时处理不当所致,定为三级医疗技术事故。后经市级医疗事故鉴定委员会鉴定,认为产时发生肩难产致新生儿左臂丛神经麻痹属分娩并发症,因而认定不属于医疗事故。

**【法院处理】**

原告田某之母沈某不服鉴定,遂向法院起诉,要求被告赔偿原告的偿付治疗费、继续治疗费、精神损失费等共计 70 000 元。北京市某区人民法院根据市级医疗事故技术鉴定委员会的鉴定结论,判决北京市某医院一次性给付田某经济帮助费 6000 元;驳回田某的诉讼请求。一审判决宣判后,原告不服判决,遂提出上诉。北京市第二中级人民法院依法受理并审理此案。二审法院在审理过程中针对医院的医疗行为是否有过错又委托北京市法庭科学技术鉴定研究所进行法医学鉴定。该鉴定认为医院在接产过程中有操作不当的过错。北京市第二中级人民法院依法做出终审判决。

本案中,导致田某左臂丛神经麻痹的原因是诉争的焦点。从表面看,市级医疗事故鉴定委员会做出医疗问题技术鉴定,认为田某左臂丛神经麻痹是由于沈某分娩过程中胎儿(田某)发生肩难产所致,属于分娩并发症;北京市法庭科学技术鉴定研究所做出的法医学鉴定则认定北京市某医院在对田某接产的过程中有操作不当的过错,此过错可以导致田某左臂丛神经麻痹。两种鉴定意见似乎大相径庭,但对一点事实的认定则一致,即沈某在分娩胎儿(田某)的过程中发生了肩难产。目前的医学研究表明,肩难产发生后引发的并发症和处理过程中操作不当均可以导致新生儿臂丛神经损伤,而接产操作不当则是其中的重要原因之一。根据现有证据,北京市某医院在接产过程中处理方法的选择及发生肩难产后实施旋肩法的手法上,确有操作不当之处,存在一定的过错,故应承担相应责任;但结合目前的医学理论和临床实务看,肩难产的发生原因和发生机制并不完全清楚,多数专家认为要完全预防是不可能的。由于其发生率低,许多问题需要研究、探讨,尚缺乏成熟的处理经验,而且一旦发生肩难产,如果处理不当或不及时,均可能造成母儿严重并发症,甚至造成胎儿窒息、死亡等严重后果。综上,鉴于二审期间本案出现了新证据,且直接影响对案件事实的认定,故法院在查清事实的基础上对原审判决予以改判。依照《中华人民共和国民法通则》第一百一十九条、《中华人民共和国民事诉讼法》第一百五十三条第一款第三项、最高人民法院《关于民事经济审判方式改革问题的若干规定》第三十八条的规定,判决如下:①撤销北京市某区人民法院(1998)崇民初字第 2240 号民事判决。②北京市某医院赔偿田某医药费 4025.9 元、家庭针灸治疗费 4000 元、交通费 2614.3 元、陪护费 3600 元(本判决生效后 7 日内给付)。③医疗问题鉴定费 1400 元(含田某已交纳的 300 元)、法医学鉴定费 800 元,均由北京市某医院负担(已交纳医疗问题鉴定费 1100 元,其余部分于本判决生效后 7 日内给付田某)。④驳回田某其他诉讼请求。

**【损害启示】**

(1)肩位难产为临床上比较少见的并发症,国外文献报道发生率为 0.15%～0.6%,我国学者报道的发生率为 0.15%。肩难产常于儿头娩出后以外发生,情况危急,贻误时机或者处理不当,均可能造成母儿严重并发症。肩难产是否可以预防的问题争论比较大,但多数人的观点认为,完全预防是不可能的,但是一些临床征象可以预示有发生肩位难产的可能性:①巨大胎儿,如胎儿体重>4000g,肩难产的发生率可高达1.7%;胎儿体重>4500g,肩难产的发生率可高达10%。②头盆不称,尤其是骨盆入口狭窄(扁平骨盆)、骶尾骨前凸者,容易发生肩难产。③产程异常是肩难产的警告信号。活跃晚期(减速期)及第二产程>1小时,肩难产率增至35%,以及困难的助产手术娩出胎头,均应警惕发生肩难产。④其他因素,如孕妇患有糖尿病(躯干比胎头长得更快)、过期妊娠等。

(2)如何处理肩难产呢? 预测肩难产的发生非常重要,在出现警惕信号后,接产人员应该认识此症发生的可能性;及时处理,不能延误;选择处理方式恰当,手法正确。处理方式、方法比较多,一般认为可以采用以下方法:①足够大的会阴切开,使有足够的操作空间,必要时可行双侧会阴侧切。②屈大腿法为首选。③压前肩法与其他手法联合使用。④旋肩法,助产者手进入产妇阴道放于胎儿肩峰与肩胛间,另一手置于胎儿肩前部,双手持续加压旋转,使双肩至产妇的骨盆斜径上,使嵌顿的前肩得以松解。使用该手法不能转儿头及颈部,否则损伤臂丛神经。⑤先牵后臂娩出后肩法。⑥切断锁骨法多用于死胎。切忌暴力牵拉胎头。

(3)肩难产在新生儿身上容易发生的并发症:窒息;肩难产时,若短时间内不能娩出,可造成死产;臂丛神经麻痹;锁骨或肱骨骨折;颅内出血。远期并发症还可能发生神经心理功能障碍等。

(4)在肩难产中,臂丛神经损害的发生率国外作者报道为3.6%~13%,国内有作者报道为35.29%。臂丛神经损害的发生原因,一般认为与接产时接产人员的手法操作不当有关,主要是对新生儿头部的粗暴牵拉。有作者对接产手法进行比较时发现,牵拉头部的操作后出现臂丛神经损伤的比例占所研究案例的高达82.14%。但是也有作者认为,没有肩位难产的新生儿也可能造成其臂丛神经损害,新生儿臂丛神经损害病例中,有肩难产病史的占43.58%。

(5)新生儿手臂不动首先要考虑小儿是否发生骨折。最常见的骨折是锁骨骨折。锁骨骨折时,新生儿不肯移动患侧上肢,局部可见肿胀。还有上肢的骨折,可以发生在肱骨、尺骨和桡骨,也可使小儿手臂不动。新生儿骨折后愈合能力较强,功能恢复较快,但处理不好可以发生后遗症。因此,骨折发生后不要给小儿捏和揉,最好找医师进行科学的固定。另一个原因是臂丛神经损伤,也是由产伤引起。臂丛神经损伤时除手臂不动外,局部红肿不明显,但常有感觉障碍,而且时间长后有的肌肉可以发生萎缩。臂丛神经损伤的治疗需要长时间的针灸治疗,并配合按摩理疗。如果有肌肉挛缩可考虑手术矫正畸形。

(田春芳)

# 第六篇

# 分娩并发症篇

第六篇

分娩并发症篇

# 第一章

# 产后出血的损害启示

## 一、产妇得知二胎是女儿情绪波动而产后出血，切除子宫损害启示

【病情摘要】

10月28日李女士经阴道分娩二胎宝宝，得知仍是女儿后情绪波动，导致难治性产后大出血，同时潜意识里仍抗拒抢救，某省妇幼保健院医护人员各方抢救，最后切除子宫才止住血。而她已输入60多袋血制品，足足流失9000ml血，几乎相当于全身换了2次血。当天18：00左右手术室接到产房电话，一名产妇产后出血已达2500ml，出血仍不止，需转向手术室抢救。抢救专家组经讨论后决定立即对其剖腹探查。因出血量较多，产妇意识已经模糊。然而，她的潜意识里仍然抗拒抢救。麻醉医师迅速为其做好全身麻醉，手术医师组迅速打开腹腔，缝合子宫出血部位。因为孕妇比较年轻，抢救小组尝试保留其子宫。但手术台上医师用尽了止血办法，仍无法有效控制子宫出血。为产妇安全着想，抢救小组决定立即切除子宫。子宫切除后，产妇的出血状况才得到控制。手术台下，麻醉医师为产妇回输了自体血。手术期间，手术室的护士共为其输了60多袋血制品。经过一系列抢救治疗，李女士的生命体征才渐渐稳定下来。

【损害启示】

（1）情绪波动或可致宫缩乏力，诱发大出血。

（2）产妇产后大出血一般有四大原因，分别是子宫收缩乏力、产道损伤、胎盘因素和凝血功能障碍。有时会出现几种原因重叠。疲劳、情绪低落也有可能影响子宫收缩，导致子宫收缩乏力，从而引发大出血。还有生产过程比较长、羊水过多、多胎等原因也会导致大出血。

（3）二胎产妇一定要提前做好心理准备，分娩结束时情绪不要过分波动，以免影响自身的生命安全。

（4）抢救及时的话，产妇大出血一般不会留后遗症。若是手术中产生纠纷等导致抢救不及时，引发席汉综合征，易出现精神不振、乏力情况。

（田春芳）

## 二、产妇子宫收缩乏力致产后出血失血性休克死亡损害启示

【病情摘要】

刘××于2007年4月28日8：02入住××人民医院，诊断为：孕$_6$产$_2$、宫内妊娠41周、LOA临产。当日17：25在妇产科产一活男婴谭×。孩子出生后约20分钟，医护人员在推车

的过程中因产房无人,刘××从产床上落到地上,后被抬上床,脸色不好,并大量出血,医师进行抢救。××人民医院的医生告诉谭××,因医院无血要从××调血,在谭××同意的情况下,由其出路费到××调血。18:40 输血 400ml,后输血 2 次。7:30 分××人民医院向原告方发出病危通知书。20:00 在征得刘××的家属同意后,全麻下做子宫次全切除术,22:00 手术结束,出血约 100ml,输血 1000ml,血浆 200ml。

刘××的家属要求输新鲜血液,经医师请求医院领导和卫生局同意后,因××人民医院无采血带等采血专用物品而未输成。××送来的血于 24:00 收,24:10 分给刘××输血 400ml,但刘××病情加重,经抢救无效于 29 日 3:30 分死亡。2007 年 4 月 30 日 10:00 双方均在尸检申请书上签字,同意尸检。

**【法院处理】**

2007 年 4 月 30 日甲方(××人民医院)与乙方(谭××等)签订了 1 份医疗纠纷协议书,约定:由甲方就本次医疗纠纷向乙方一次性给付赔偿款 20 000 元,乙方已支付给甲方的医药费 1000 元及乙方尚欠甲方的医药费 12 578.70 元由甲方自行承担,乙方自甲方给付赔偿款后自愿放弃尸检、鉴定及就本次医疗纠纷向甲方提出任何赔偿请求权。本协议甲方签字盖章后,乙方即除谭××在协议书上签字外,其余原告未在协议书上签字。谭××领取赔偿款 2 万元和乙方已支付给甲方的医药费 1000 元。原告方认为是谭××在悲痛、神志恍惚、六神无主,为妻子早日入土为安,且××人民医院认为刘××是羊水栓塞的情况才收取了 2 万元,其协议是无效的,××人民医院存在明显过错,给原告方带来无尽的悲痛。在审理过程中,××人民医院抗辩本次医疗纠纷属于医疗事故,申请进行医疗事故鉴定。

经××族自治县人民法院委托重庆市医学会进行医疗事故鉴定认为:①产妇死亡系子宫收缩乏力引起产后出血,失血性休克所致;②根据现有资料缺乏羊水栓塞的诊断依据;③医方在对产妇子宫收缩乏力、产后出血、失血性休克处理过程中存在对产妇病情观察不仔细、抢救措施不力、子宫次全切除时机不当的过失行为;④医方的医疗过失行为与产妇死亡存在因果关系,因产妇出血量大、病情发展迅速,当地医疗条件有限,故医方在产妇死亡后果中存担主要责任。根据《医疗事故处理条例》第二、第四条和《医疗事故分级标准(试行)》及《医疗事故技术鉴定暂行办法》第三十六条,本例属于一级甲等医疗事故,医方承担主要责任。鉴定费 4000 元由××人民医院支付。

××县人民医院在举证期限届满后提起反诉。刘××、谭××、刘××、谭××、谭×在事故发生的一年前居住于××县南宾镇南宾路 19 号 A 栋 1 单元 5-1 号。谭××提供了事发前在外务工的情况,但××人民医院认为不属实,申请法院调查,经一审法院调取了前 3 个月的工资表且两个单位的证明相互矛盾。刘××64 岁、谭××62 岁、谭××14 岁、谭×生于 2007年 4 月 28 日。刘××、谭××有 5 个子女。2007 年职工年平均工资 19 215 元、城镇居民年人均消费性支出 11 570 元、城镇最低生活保障标准 155 元/月,农村最低生活保障标准为700 元/年。

原告刘××诉称:因××人民医院违法、违规的诊疗、护理行为,致使刘××因输血不及时而死亡,存在明显过错,同时也给原告方带来无尽的悲痛,请求人民法院判令被告赔偿原告死亡赔偿金 11 570 元/年×20 年=231 400 元,丧葬费 19 215 元/年×1/2 年=9607.50 元,被抚养人生活费 167 993.40 元,精神损害抚慰金 100 000 元,共计 509 000.90 元。

被告××人民医院辩称:原告的陈述与客观事实不符,刘××死亡原因是羊水栓塞,并非原告说的护理、输血不及时。刘××之死，××人民医院按法定程序进行了处理，但原告拒绝尸检并要求协商解决，并签订了协议书，××人民医院已一次性支付原告 20 000 元赔偿金，承担了医疗费用。原告的诉讼请求不符合法律规定，也不符合双方的约定，违背了诚实信用的原则。原告依据最高院关于人身赔偿的司法解释作为赔偿依据是错误的，请求驳回原告的诉讼请求。被告在庭审中提出反诉，请求判令原告支付违约金 34 578.70 元。

一审法院认为，本案的争议焦点：①关于患者刘××死亡后××人民医院与谭××签订的《医疗纠纷协议书》是否有效的问题。刘××死亡后，××人民医院及医院学术讨论认为刘××死亡系羊水栓塞，认为医院没有责任，在此思维引导及死者亲人极其悲痛的情况下由谭××一人签订了《医疗纠纷协议书》。因现已鉴定属医疗事故，不构成羊水栓塞，××人民医院的行为具有欺诈性，使谭××在违背真实意思的情况下签订了协议，根据《中华人民共和国民法通则》第五十八条第一款第一项、第二项的规定，其协议无效。××人民医院认为没有尸检是原告方的原因，才导致未查出死因。但尸检申请书上双方均签字，因当时达成了《医疗纠纷协议》后才未尸检，不能认定是原告方的原因，故××人民医院的理由不成立，不予支持。②关于本案的法律适用问题。《医疗事故处理条例》虽属于行政法规，其法律地位低于《中华人民共和国民法通则》，但由于《医疗事故处理条例》是专门处理医疗事故的行政法规，体现了国家对医疗事故处理及其损害赔偿的特殊政策，是特别规定。故人民法院在处理医疗事故引起的人身损害赔偿纠纷时应当以《医疗事故处理条例》为依据进行处理，同时参照《重庆市高级人民法院关于当前民事审判若干法律问题的指导意见》第十九条关于医疗损害赔偿案件的法律适用有关精神，本案应当适用《医疗事故处理条例》，对原告方的理由不予支持。③关于赔偿责任大小及数额的确定问题。经鉴定刘××的死亡属于一级甲等医疗事故，医方承担主要责任。××人民医院对鉴定结论虽提出了异议，认为自己已经尽职尽责，只应承担轻微责任，但没有提供证据予以证明，对其辩解理由不予支持。结合本案的实际情况，××人民医院应当承担 80% 的责任。刘××、谭××虽然在城镇居住一年以上，但没有合法的收入来源，不能按照城镇人口的标准予以赔偿。谭××、谭××、谭××在事故发生时已在城镇连续居住一年以上，故对于谭××、谭××、谭××三人应按照城镇人口标准予以赔偿。原告方起诉请求的是按 2007 年的标准赔偿，法院只能按此标准，不能按 2008 年的标准赔偿。丧葬费为 19 215 元÷12 月×6 个月＝9607.5 元；被抚养人生活费为刘××700 元/年×11 年÷5＝1540 元、谭××700 元/年×13 年÷5＝1820 元、谭××155 元/月×12×2 年÷2＝1860 元、谭××155 元/月×12×16 年÷2＝14 880 元；精神损害抚慰金按照医疗事故发生地居民年平均生活费计算，造成患者死亡的，赔偿年限最长不超过 6 年，结合到侵权人承担责任的能力及本地平均生活水平，赔偿 5 年为宜即为 11 570 元×5 年＝57 850 元。对原告请求的其余被抚养人生活费、精神抚慰金，不予支持。对原告主张的死亡赔偿金，因《医疗事故处理条例》中无此项赔偿，于法无据，不予支持。以上共计 87 557.50 元，由××人民医院承担 80%（即 70 046.00 元），被告已支付 20 000 元，还应赔偿 50 046.00 元，其余由原告自行承担。鉴定费 4000 元根据《医疗事故处理条例》第三十四条规定由××人民医院承担。因××人民医院是在举证期限届满后才提起的反诉，不符合《最高人民法院关于民事诉讼证据的若干规定》第三十四条第三款的规定，且原告不予答辩，所以对被告的反诉不予受理。依照《中华人民共和国民法通则》第五十八条第一款第三项、第二款和《医疗事故处理条例》第三十四条、第五十条第七项、第八项、第十一项及《中华人民共和国民事诉讼法》第六十四条之规定判决：①被告××县人民医院在本判决生效后十日内赔偿原告刘××、谭××、刘××、谭××、谭××、谭×丧葬费、被抚养人生活费、精神损害抚慰金 70 046.00 元,被告已支付 20 000 元,还应赔偿 50 046.00 元。②驳回原告的其余诉讼请求。案件受理费 8890 元,由被告××县人民医院负担 1300 元,五原告负担 7590 元。鉴定费 4000 元由被告××县人民医院承担。

上诉人刘××不服一审判决,向本院提起上诉,请求撤销原判,改判支持其一审诉讼请求。主要事实和理由:上诉人的亲属刘××是因为××人民医院的医疗过错死亡的,而且上诉人提起的是医疗过错损害赔偿诉讼,人民法院只能就医院是否存在医疗过错进行鉴定,并根据《中华人民共和国民法通则》的有关规定判决,不应进行是否构成医疗事故的鉴定,而一审法院根据××人民医院的申请进行医疗事故鉴定,属于适用法律错误,请求二审法院依法改判。

被上诉人××人民医院答辩称:原判认定事实清楚,适用法律正确,请求驳回上诉,维持原判。

综上,原判认定事实清楚,适用法律正确,刘××的上诉理由不成立,本院不予支持。依照《中华人民共和国民事诉讼法》第一百五十三条第一款第(一)项之规定,判决如下:驳回上诉,维持原判。

**【损害启示】**

(1)对于发生产后出血的产妇,要根据临床表现早期识别羊水栓塞和产后出血。

(2)产后发生羊水栓塞的早期识别依据是:①气急、咳嗽、发绀;②寒战、抽搐、出血;③低氧血症、低血压、凝血功能障碍三联征;④胎心减速、基线变异消失、心动过缓。

依据美国母胎医学会《羊水栓塞指南(2016 年)》精要进行诊断:诊断并不依赖于母体血液中是否存在羊水有形成分,而是根据产时产后发生无法用其他原因解释的肺动脉高压、低氧血症、低血压、凝血功能障碍等这几项典型症状的出现,因此是一项排除性诊断,需要与其他可能引起心搏停止、氧饱和度下降、肺动脉高压、凝血功能障碍的围生期并发症相鉴别。例如,急性心肌梗死、肺栓塞、空气栓塞、过敏性休克、麻醉意外、围生期心肌病。特别强调的是,临床医师有时容易将部分出血量估计严重不足的产后出血、失血性休克,甚至死亡病例归结为之。超过 83% 的病例会表现凝血功能障碍。这种凝血系统的改变可以发生在呼吸循环障碍症状后,但也有少数病例是以凝血功能障碍为唯一临床表现,它引起的弥散性血管内凝血(DIC)表现为多发的严重出血倾向,包括生殖道出血、消化道出血、血尿、手术切口及静脉穿刺点出血等。同时,由于内源性儿茶酚胺的升高,一般不会并发宫缩乏力的表现。所以,在诊断时要特别注意,避免把宫缩乏力、产后出血继发的低血容量性休克、消耗性或稀释性凝血功能障碍归为之。而在其他突发呼吸循环障碍后数小时出现的轻微凝血障碍也不应该考虑之。

(3)对产妇子宫收缩乏力、产后出血、失血性休克处理过程中要及时阻断。

(田春芳)

## 三、产后大出血致产妇死亡损害启示

**【病情摘要】**

2015 年 10 月 10 日,付某因停经 39 周,下腹坠痛 3 小时到被告吉林省某县中医院住院待产。入院诊断为孕$_4$产$_1$,宫内妊娠 39 周,LOA 待产。10 月 11 日 2:40 分经阴道娩出一成熟活女婴,产后大出血,实施抢救,5:05 转入某县第一医院,抢救无效于 2015 年 10 月 11 日 5:50

死亡。

**【法院处理】**

经双方协商确定由本院委托吉林大众司法鉴定所对某县中医院的医疗行为与付某死亡之间的因果关系和责任参与度进行鉴定。鉴定意见认为,某县中医院的医疗行为与付某死亡之间存在因果关系,应承担后果的主要责任。付某自 2001 年起至去世之日止,一直生活居住某镇乡,并经营餐饮业。

经双方协商确定由本院委托吉林大众司法鉴定所出具的(2016)法临鉴字第 24 号司法鉴定文审意见书认为,某县中医院在对付某产后大出血救治过程中存在如下过错:①对产后出血没有分析出血原因及没有做任何一项化验;②抢救措施不到位,没有用解痉、强心、升压等药物治疗;③没有血源,输血不及时错过抢救时机;④没有及时行子宫切除,减少胎盘剥离面开放的血窦出血,未能争取抢救时机,最终导致付某死亡的后果。被告辩称由于医疗条件所限才未准备充足血源,而付某作为高龄、多胎妊娠产妇,具有发生羊水栓塞的病理基础,被告作为有资质的医疗机构应当预见到可能发生的后果,及时调取血源。

因此,某县中医院医疗行为与付某死亡存在因果关系,应承担后果的主要责任。根据《中华人民共和国侵权责任法》第五十七条医务人员在诊疗活动中未尽到与当时的医疗水平相应的诊疗义务,造成患者损害的,医疗机构应当承担赔偿责任。被告某县中医院应当承担赔偿责任。

根据《中华人民共和国侵权责任法》第十六条侵害他人造成人身损害的,应当赔偿医疗费、护理费、交通费等为治疗和康复支出的合理费用,以及因误工减少的收入。造成残疾的,还应当赔偿残疾生活辅助具费和残疾赔偿金。造成死亡的,还应当赔偿丧葬费和死亡赔偿金。本案原告花费医疗费总计 4916.05 元。护理费按照 124.08 元/天计算,一天共 124.08 元。付某死亡赔偿金按照 2014 年度吉林省城镇居民人均可支配收入 23 217.82 元计算,20 年总计 464 356.40 元。丧葬费 23 258 元,原告要求额外丧葬费 8135 元已包含在该丧葬费中,本院不予支持。根据《最高人民法院关于审理人身损害赔偿案件适用法律若干问题的解释》第二十八条被扶养人生活费根据扶养人丧失劳动能力程度,按照受诉法院所在地上一年度城镇居民人均消费性支出和农村居民人均年生活消费支出标准计算。被扶养人为未成年人的,计算至 18 周岁;被扶养人无劳动能力又无其他生活来源的,计算 20 年。但 60 周岁以上的,年龄每增加一岁减少一年;75 周岁以上的,按 5 年计算。被扶养人是指受害人依法应当承担扶养义务的未成年人或者丧失劳动能力又无其他生活来源的成年近亲属。被扶养人还有其他扶养人的,赔偿义务人只赔偿受害人依法应当负担的部分。被扶养人有数人的,年赔偿总额累计不超过上一年度城镇居民人均消费性支出额或者农村居民人均年生活消费支出额。付某育有二女。付死亡时,大女 12 周岁,二女 0 周岁。被扶养人生活费按照 2014 年度吉林省城镇居民人均消费性支出 17 156.14 元,2 人总计 411 747.36 元,付某应当承担的部分为 205 873.68 元。根据《最高人民法院关于审理人身损害赔偿案件适用法律若干问题的解释》第二十二条交通费根据受害人及其必要的陪护人员因就医或者转院治疗实际发生的费用计算。交通费应当以正式票据为凭;有关凭据应当与就医地点、时间、人数、次数相符合。因原告无法提供交通费正式票据,其要求交通费 170 元的请求不予支持。

某县中医院的医疗行为与付某死亡存在因果关系,给原告造成了巨大的精神痛苦。根据《中华人民共和国侵权责任法》第二十二条侵害他人人身权益,造成他人严重精神损害的,被侵权人可以请求精神损害赔偿。原告请求精神损害抚慰金应予支持,根据本地平均生活水平可酌定为 50 000 元。

综上,依照《中华人民共和国侵权责任法》第十六条、第二十二条、第五十七条及《最高人民法院关于审理人身损害赔偿案件适用法律若干问题的解释》第二十二条、第二十八条之规定,判决如下:被告某县中医院赔偿原告医疗费、护理费、死亡赔偿金、丧葬费、被抚养人生活费的80%,精神损害抚慰金 50 000 元,以上总计 608 822.57 元。一审案件受理费 10 808 元由被告承担 9888 元,原告承担 920 元,鉴定费 6500 元由被告承担 5200 元,原告承担 1300 元。

**【损害启示】**

(1)对产后出血应分析出血原因,如果出血不多伴发休克立即按羊水栓塞处理,并及时进行 30 分钟一次血常规和血凝四项检验。

(2)按照产后出血抢救流程进行,及时应用升压药物治疗。

(3)危及生命时及时行子宫切除,减少胎盘剥离面开放的血窦出血。

(田春芳)

# 四、剖宫产术后出血合并切口感染愈合不良子宫全切术后损害启示

**【病情摘要】**

A 主诉"停经 $36^{+1}$ 周,阴道流液 1 天",于 2014 年 6 月 20 日 2:42 入住某医院。入院诊断:胎膜早破,脐带异常,妊娠 $36^{+1}$ 周、孕$_2$产$_0$、枕右前位先兆早产。于 6 月 22 日 1:22 以枕后位剖宫产娩出一活女婴。因剖宫产术后大出血于 6 月 22 日 10:11 转入新桥某医院,初步诊断:妊娠 $36^{+3}$ 周、孕$_2$产$_1$、剖宫产术后,产后出血,早产,急诊行双侧子宫动脉栓塞术+右髂内动脉前干栓塞术,术后予以防感染等对症支持治疗后于 7 月 4 日出院,出院后在该门诊换药治疗多次。患者因剖宫产术后 53 天,发现子宫腹壁瘘 10 天于 8 月 14 日入住重医附某院,9 月 3 日行经腹全子宫切除术+右附件切除+腹壁瘘管切除+肠粘连松解术+广泛性盆腔粘连松解术。9 月 10 日出院诊断:子宫腹壁瘘伴宫腔感染,剖宫产术后,子宫肌炎。上述治疗过程共计住院 42 天,嘉陵某医院产生医疗费 14 664.80 元,其中住院费 12 646.58 元发票交由生育保险审核;新桥某医院产生医疗费 55 746.55 元,其中住院费 54 060.55 元发票交由生育保险审核;重医附某院产生医疗费 34 098.81 元,出院医嘱讲明加强营养。

**【法院处理】**

原告认为,二被告在手术过程中存在过错,导致原告子宫和右附件切除的后果,被告应当承担赔偿责任。

嘉陵某医院辩称:原告在嘉陵某医院妇产科待产及处置过程清楚,符合规范,医院针对当时待产妇的身体状况、临床表现、检查结论做出的分娩方式选择符合医疗技术规程,并履行了严格的知情同意制度。产妇在产后发生子宫收缩无力、复位不好,导致产后大出血是产科常见的可以预见,但不能完全避免的并发症,医院履行了谨慎和注意、积极防范和处理的义务。原告仅以产后大出血,医院最终采取了切除子宫、右附件的结果,推定医院存在医疗过失及因果关系,有违生理病理学原则。另原告自 2014 年 7 月 4 日出院到 2014 年 8 月 14 日因子宫腹壁瘘入住重医附某院的病情演变及医疗过程缺失,存在这一期间医院处置行为是否符合诊疗规范、患者是否存在主观放任感染后果发生的可能。另重庆市某司法鉴定所的司法鉴定意见书,

认定被告的医疗行为可能与医方过多捆绑或缝合子宫有因果关系,系不确定的分析意见,法院不应当采纳。

新桥某医院辩称,原告因剖宫产术后大出血 9 小时入院,诊断为妊娠 $36^{+3}$ 周、孕$_2$ 产$_1$、剖宫产术后,产后出血,早产。在原告知情同意情况下,行双侧子宫动脉栓塞术＋右髂内动脉前干栓塞术,手术过程顺利,患者病情平稳,术后加强抗感染治疗,出院后门诊伤口换药符合医疗常规。被告新桥某医院不存在过错,与原告最终子宫和附件切除之间没有因果关系,故不应当承担赔偿责任。

第三医科大学附属某医院称,原告在该院入院时,诊断为剖宫产术后 53 天,发现子宫腹壁瘘 10 天,在持续冲洗换药后,行全子宫切除术＋右附件切除＋腹壁瘘管切除＋肠粘连松解术＋广泛性盆腔粘连松解术,手术顺利,符合诊疗规范。

审理中,原告申请对嘉陵某医院和新桥某医院在医疗过程中是否有过错及与损害后果之间的因果关系程度进行鉴定。经双方选择,本院委托重庆市某司法鉴定所进行鉴定,鉴定机构关于嘉陵某医院的鉴定意见为:嘉陵某医院对患者的医疗行为存在以下过错:①予以硫酸镁抑制宫缩保胎欠妥,哌替啶的使用缺乏依据。②在产程中宜加强宫缩,疑为高直后位宜采取纠正胎方位的措施。③手术过程中因宫缩乏力出现产后出血,采取过多捆绑式缝合可能影响了子宫的血供,可能是子宫切口愈合不良的原因之一。产后切口感染愈合不良是产后出血导致机体抗感染能力低下的结果,主要与其自身因素如未足月胎膜早破、子宫收缩乏力导致产后出血及子宫缺血等因素有关。就目前的医疗技术水平,子宫收缩乏力的原因尚无法完全明确,医方存在的医疗过错行为可能是患者产后子宫收缩乏力的参与因素。同时患者子宫缺血的原因可能与医方过多捆绑式缝合子宫有关;故患者目前损害后果主要系其自身因素所致,医方存在医疗过错行为可能参与患者病情的发展,为次要因素。

关于新桥某医院的鉴定意见为:新桥某医院急诊行双侧子宫动脉栓塞术＋右髂内动脉栓塞术,术后予以预防感染等对症支持治疗于 2014 年 7 月 4 日出院,出院后在该门诊换药治疗多次,医方上述行为符合医疗常规。

新桥某医院存在的过错:出院指征掌握欠严格,2014 年 7 月 3 日血常规:白细胞 $13.40 \times 10^9$/L。医院介入治疗加重子宫缺血,可能是子宫切口愈合不良的原因之一,但新桥某医院为了挽救患者生命对患者所行介入治疗合理。综上,新桥某医院对 A 的医疗行为存在出院指征掌握欠严格的过错,该过错与 A 剖宫产术后切口感染愈合不良,形成子宫腹壁瘘管最终行经腹全子宫切除等后果无因果关系。审理中,嘉陵某医院提出重医附某院在治疗过程可能存在过错,本院将重医附某院通知为第三人参加诉讼,被告嘉陵某医院提出对重医附某院的医疗行为进行医疗过错鉴定,本院委托重庆市某司法鉴定所进行补充鉴定,鉴定过程中,嘉陵某医院表示放弃鉴定。原告支付上述鉴定费 12 000 元,嘉陵某医院申请鉴定人出庭接受质询,支付出庭费用 500 元。

原告申请对其伤残等级、续医费、误工期限、护理期限进行司法鉴定,经双方选择,本院委托重庆市某司法鉴定所进行鉴定,鉴定意见为:A 子宫全切术后属六级伤残;误工时限约为 2014 年 6 月 20 日至 2014 年 12 月 10 日;护理时限约为 2014 年 6 月 20 日至 2014 年 10 月 10 日。续医费:腹部瘢痕手术治疗需费用约 5000 元人民币,卵巢早衰,需长期服用 HRT(激素替代疗法)至 45 岁,并定期复查肝、肾功能,每年需费用约 4000 元人民币。原告支付鉴定费 4537.30 元。

本院认为,患者在诊疗活动中受到损害,医疗机构及其医务人员有过错的,由医疗机构承担赔偿责任。根据鉴定机构的鉴定分析意见,可以认定原告产后切口感染愈合不良,其自身身体原因系主要因素,被告嘉陵某医院在对 A 的诊疗过程中存在过错,其过错系造成原告损害后果的次要因素。被告嘉陵某医院虽提出鉴定机构对其过错程度评价过高的意见,但未举示充分的证据推翻鉴定机构做出的分析意见。故本院对司法鉴定意见予以采纳,根据本案的具体情况,综合认定被告嘉陵某医院承担 A 损失 35％的责任,原告自行承担 65％的责任。

经鉴定,新桥某医院虽存在出院指征掌握欠严格的过错,但该过错与 A 剖宫产术后切口感染愈合不良,形成子宫腹壁瘘管最终行经腹全子宫切除等后果无因果关系,不符合承担侵权责任的构成要件,故不应对原告的损害后果承担赔偿责任。原、被告未举证证明第三人存在医疗过错,第三人不承担赔偿责任。

关于诉讼中产生的鉴定费。因医疗过错鉴定目的是为了确定医方在医疗行为中是否存在过错以及因果关系,而经鉴定,嘉陵某医院在医疗行为中确有过错,且与原告损害后果之间存在因果关系,故重庆市某司法鉴定所的医疗过错鉴定 6000 元及鉴定人出庭费 500 元应当由其承担(出庭费 500 元已付)。因新桥某医院出院指征的过错与原告损害后果之间没有因果关系,故重庆市某司法鉴定所的另 6000 元鉴定费由原告承担。重庆市某司法鉴定所关于损害后果的鉴定费 4537.30 元,由原告和嘉陵某医院按比例承担,原告承担 65％(为 2949.25 元),嘉陵医院承担 35％(为 1588.05 元)。

据此,本院依照《中华人民共和国侵权责任法》第十五条第一款(六)项、第十六条、第五十四条、第五十七条,《最高人民法院关于审理人身损害赔偿案件若干问题的解释》第十七条至第二十五条、第二十八条之规定,判决如下:①原告 A 的医疗费 80 041.49 元、误工费 3334.15元、护理费 11 300 元、住院伙食补助费 2100 元、营养费 1200 元、续医费 49 000 元、交通费1000 元、残疾赔偿金 375 753.25 元(含被扶养人生活费),共计 523 728.89 元,由被告某医院承担 183 305.11 元,此款限于本判决生效后立即付清。其余由原告自行承担。②由被告某医院于本判决生效后立即支付原告 A 精神损害抚慰金 10 000 元。

**【损害启示】**

根据人民卫生出版社出版的第 9 版《妇产科学》中早产的要求,结合本例分析如下。

(1)予以硫酸镁抑制宫缩保胎欠妥:第 9 版《妇产科学》中认为:硫酸镁高浓度的镁离子直接作用于子宫平滑肌细胞,拮抗钙离子对子宫收缩活性,有较好抑制子宫收缩的作用。长时间大剂量使用硫酸镁可引起胎儿骨骼脱钙,因此硫酸镁用于早产治疗尚有争议。但硫酸镁可以降低妊娠 32 周前早产儿的脑瘫风险和严重程度,推荐妊娠 32 周前早产者常规应用硫酸镁作为胎儿中枢神经系统保护药。用法:硫酸镁 4～5g 静脉注射或快速滴注,随后 1～2g/小时缓慢滴注 12 小时,一般用药不超过 48 小时。使用硫酸镁抑制子宫收缩,容易发生子宫迟缓收缩,发生产后出血。

(2)在产程中宜加强宫缩,疑为高直后位宜采取纠正胎方位的措施。第 9 版《妇产科学》中认为:第二产程若进展缓慢,初产妇已近 2 小时,经产妇已近 1 小时,应行阴道检查确定胎方位。若 S≥＋3(双顶径已达坐骨棘及以下)时,可先徒手将胎头枕部转向前方或用胎头吸引器(或产钳)将胎头转至枕前位后阴道助产。若转成枕前位困难,亦可向后转至正枕后位产钳助产。

(3)手术过程中因宫缩乏力出现产后出血,采取过多捆绑式缝合可能影响了子宫的血供,可能是子宫切口愈合不良的原因之一。产后切口感染愈合不良是产后出血导致机体抗感染能力低下的结果，主要与其自身因素如未足月胎膜早破、子宫收缩乏力导致产后出血及子宫缺血等因素有关。

第9版《妇产科学》产后出血中认为：子宫压缩缝合术适用于经宫缩药和按压子宫无效者，尤适用于宫缩乏力导致的产后出血。常用 B-Lynch 缝合法，近年出现了多种改良的子宫缝合技术，如 Hayman 缝合术、Cho 缝合术及 Pereira 缝合术等，可根据不同的情况选择不同术式。

笔者认为，本例采取宫腔填塞可能对创面出血更适合，子宫压缩缝合术近年来报道子宫下段切口愈合不良病例增多，过紧过松均有问题。

（4）出院指征掌握欠严格，医院介入治疗加重子宫缺血，可能是子宫切口愈合不良的原因之一。

子宫压缩缝合术加经导管动脉栓塞术可能会叠加子宫切口愈合不良效应，值得临床深思。

（田春芳）

## 五、剖宫产术中出血，无指征行子宫次全切除术损害启示

**【病情摘要】**

2011年7月29日，原告入重庆某医院待产，在剖宫产手术过程中出现出血现象，被告在进行处理后出血量不大，可行其他方式止血的情况下，将原告的子宫切除。对原告的子宫切除，被告存在医疗过错行为，应当承担赔偿责任，因与被告协商未果，故起诉至贵院，请求判令被告向原告赔偿医疗费9614.1元、误工费582元、护理费582元、住院伙食补助费192元、残疾赔偿金202 500元、被抚养人生活费209 650元、营养费2000元、精神损害抚慰金100 000元、交通费500元、鉴定费6700元，共计532 320.1元。

**【法院处理】**

被告重庆某医院一审辩称：被告并不存在医疗过错，是在原告出现大出血，其他止血措施都无效的情况下，为挽救患者生命而不得已采取的子宫次全切除术，对原告的损害赔偿要求，被告不予认可，请求驳回原告的诉讼请求。

一审法院认为，当事人对人民法院委托的鉴定部门做出的鉴定结论有异议申请重新鉴定，必须提出证据证明存在法定情形。本案被告对重庆市某司法鉴定所出具的医疗损害责任司法鉴定存在异议，但经鉴定人出具鉴定意见后的书面补充说明及出庭接受当事人质询，一审法院未发现存在鉴定机构或人员不具备相关鉴定资格、鉴定程序严重违法、鉴定结论明显依据不足等法定可以进行重新鉴定的情况。该鉴定意见系专业机构出具，经过质证能够认定作为证据使用，一审法院依法予以采信。患者在诊疗活动中受到损害，医疗机构及其医务人员有过错的，由医疗机构承担赔偿责任。本案中，根据鉴定意见书，被告在对原告的医疗行为中存在过错，且过错行为为原告目前损害后果的直接因素，被告应当对原告的损害承担赔偿责任。

公民享有生命权，侵害他人造成人身损害的，应当赔偿法定合理费用，承担侵权赔偿责任。原告在此次事故中主张的损失项目如下。

（1）残疾赔偿金（包含被抚养人生活费）：根据受害人丧失劳动能力程度或者伤残等级，按照受诉法院所在地上一年度城镇居民人均可支配收入或者农村居民人均纯收入标准，自定残

之日起按 20 年计算。本案中,原告虽为农村居民,但其举示的一系列证据能够互为印证,形成较为完整的证据锁链,足以证明原告在城镇居住满一年以上,且有正当的收入来源,故其残疾赔偿金依法应按照城镇居民标准进行计算。经鉴定,原告有一处九级伤残,残疾赔偿金应计算为 20 250 元/年×20 年×20% = 81 000 元。原告的父母已达到法定退休年龄,原告的儿子系未成年人,其主张被抚养人生活费于法有据,一审法院予以支持。原告之父母与原告一直居住在城镇,根据法定被抚养人生活费的计算方式及标准,被抚养人生活费应为 14 975 元/年×18 年×20%÷2 人＋14 975 元/年×20 年×20%÷2 人＋14 975 元/年×18 年×20%÷2 人 = 83 860 元。此项费用共计 164 860 元。

（2）精神损害抚慰金:侵害他人人身权益,造成他人严重精神损害的,被侵权人可以请求精神损害赔偿。本案中,此次事故已造成原告伤残,对今后的生活将带来长久的影响,主张精神损害抚慰金于法有据,结合本案实际情况,对原告主张的精神损害抚慰金,一审法院酌情支持10 000 元。

（3）营养费:营养费应根据受害人伤残情况参照医疗机构的意见确定。本案中,原告经历子宫次全切除手术,对其身体会带来一定的影响,有补充营养的需要,故对原告主张的营养费,一审法院酌情支持 800 元。

（4）鉴定费:原告主张鉴定费 6700 元,有专业司法鉴定部门出具的发票为证,一审法院予以认定。

（5）医疗费、误工费、护理费、住院伙食补助费、交通费:原告主张住院期间的本项诸费用,因原告住院也与其自身需要生产有关,其未举示证据证明因子宫次全切除术导致增加住院的费用及延长住院的天数,故对于上述费用一审法院无法进行认定,在本案中不予处理。

综上,原告在本案中应获赔的损失有残疾赔偿金、营养费、精神损害抚慰金和鉴定费,共计182 360 元。本案原告诉求的诉讼标的为 532 320.1 元,现一审法院判决标的为 182 360 元,对标的扩大部分所产生的案件受理费由原告自行负担。遂判决:被告重庆某某医院于本判决生效之日起十五日内向原告徐某某一次性赔偿残疾赔偿金、营养费、精神损害抚慰金和鉴定费等,共计 182 360 元;驳回原告徐某某的其他诉讼请求。

重庆某医院不服一审判决,向本院提起上诉,请求查明事实予以改判,驳回被上诉人的诉讼请求。主要事实和理由:①一审事实审理不清,片面地采集了鉴定结论;②一审法院程序违法,未提供鉴定机构给上诉人进行选择;③被上诉人的父母系农村户口,一审法院以城镇居民标准计算有误。

原告辩称:①一审认定事实清楚,医院行为有过错是合法有效的鉴定意见支持的;②鉴定机构是双方当事人共同选定,一审法院程序合法;③重庆某某医院没有依据要求重新鉴定,徐某某坚决反对;④一审赔偿标准计算正确,原告的父母与原告在城市已连续生活超过一年,被抚养人生活费应按城镇标准计算。

本院二审查明事实与一审一致。

本案二审争议的焦点在于重庆某医院对被告的医疗行为是否存在过错,应否承担损害赔偿责任。重庆市法医学会某司法鉴定所出具司法鉴定意见认为:被告无子宫次全切除手术指征,医院手术操作不规范,医院未将子宫送病检。重庆市某医院在对被告的医疗行为中存在过错,其过错行为是导致患者目前损害后果的直接因素。鉴定人在一审中也出庭接受质询,阐述了鉴定意见的观点,并对重庆某医院的问题数次回函。现重庆某医院无充分证据推翻鉴定意见,其提出未让其选择鉴定机构未提供证据,驳回上诉,维持原判。

**【损害启示】**

依据中国《产后出血预防与处理指南(2014)》精要,结合本例进行启示如下。

(1)剖宫产手术中出现出血,应掌握行子宫次全切除术指征(适用于各种非手术治疗方法无效者)。

①宫腔填塞术:有宫腔水囊压迫和宫腔纱条填塞两种方法,阴道分娩后宜选用水囊压迫,剖宫产术中可选用水囊或纱条填塞。宫腔填塞术后应密切观察出血量、子宫底高度、生命体征变化等,动态监测血红蛋白、凝血功能状况,以避免宫腔积血,水囊或纱条放置24～48小时后取出,注意预防感染。

②子宫压迫缝合术:最常用的是B-Lynch缝合术,适用于子宫收缩乏力、胎盘因素和凝血功能异常性产后出血,子宫按摩和宫缩药无效并有可能切除子宫的患者。先试用两手加压,观察出血量是否减少,以估计B-Lynch缝合术成功止血的可能性,应用可吸收线缝合。B-Lynch缝合术后并发症的报道较为罕见,但有感染和组织坏死的可能,应掌握手术适应证。除此之外,还有多种改良的子宫缝合技术如方块缝合等。

③盆腔血管结扎术:包括子宫动脉结扎和髂内动脉结扎,子宫血管结扎术适用于难治性产后出血,尤其是剖宫产术中子宫收缩乏力或胎盘因素的出血,经宫缩药和按摩子宫无效,或子宫切口撕裂而局部止血困难者。推荐实施3步血管结扎术法:即双侧子宫动脉上行支结扎;双侧子宫动脉下行支结扎;双侧卵巢子宫血管吻合支结扎。髂内动脉结扎术手术操作困难,需要对盆底手术熟练的妇产科医师操作。适用于子宫颈或盆底渗血、子宫颈或阔韧带出血、腹膜后血肿、保守治疗无效的产后出血,结扎前后需准确辨认髂外动脉和股动脉,必须小心,勿损伤髂内静脉,否则可导致严重的盆底出血。

④经导管动脉栓塞术(TAE):此方法适用于有条件的医院。适应证:经非手术治疗无效的各种难治性产后出血(包括子宫收缩乏力、产道损伤和胎盘因素等),孕产妇生命体征稳定。禁忌证:生命体征不稳定、不宜搬动的患者;合并有其他脏器出血的DIC;严重的心、肝、肾和凝血功能障碍;对造影剂过敏者。

⑤子宫切除术:适用于各种非手术治疗方法无效者。一般为子宫次全切除术,如前置胎盘或部分胎盘植入子宫颈时行子宫全切除术。操作注意事项:由于子宫切除时仍有活动性出血,故需以最快的速度"钳夹、切断、下移",直至钳夹至子宫动脉水平以下,然后缝合打结,注意避免损伤输尿管。对子宫切除术后盆腔广泛渗血者,可用大纱条填塞压迫止血并积极纠正凝血功能障碍。充分暴露手术视野,在良好照明下,查明损伤部位,注意有无多处损伤,缝合时注意恢复解剖结构,并应在超过裂伤顶端0.5cm处开始缝合,必要时应用椎管内麻醉。发现血肿尽早处理,可采取切开清除积血、缝扎止血或碘伏纱条填塞血肿压迫止血(24～48小时后取出)。

(2)本例无子宫次全切除手术指征,医院手术操作不规范,医院未将子宫送病检。过错是导致患者目前损害后果的直接因素。

(田春芳)

## 六、私人诊所接生，胎盘残留并软产道撕裂，发生失血性休克产妇死亡损害启示

**【病情摘要】**

周某夫妇是外地来四川省宜宾务工的青年农民，其妻怀孕足月待产。为节省费用，夫妻俩商议在××市××区一家私人诊所生产。分娩前一周，该诊所医师对周某之妻做了2次检查，其身体状况及胎儿、胎位均正常。至分娩之日，据周某及其母亲称，胎儿娩出后接生医师并未仔细检查胎盘是否完整，而是随手将之丢弃在一垃圾篓内。胎儿出生后有窒息现象，接生医师手忙脚乱地救治胎儿。此时，产妇下体不断有鲜血流出，患者家属提请医师注意，得到的答复是"生娃儿流点血，你们大惊小怪的做啥子嘛!"及至将婴儿的事处理完后，产妇的血"流得像自来水一样，止都止不住。"此时，该医师才慌了神，又手忙脚乱地用缩宫素为产妇止血。在止血无效果，产妇的血越流越多、越流越急的情况下，该医师才叫其助手打电话向"120"求救。据××市第二人民医院"120"急救医师提供的材料称"医师赶到时，见到产床上、地下到处是血，垃圾篓内，大坨小坨的卫生纸全被鲜血浸透，估计失血在2000ml以上。""120"医师将产妇急送市二医院抢救，终因产妇失血过多，抢救无效死亡。

**【法院处理】**

事件发生后，周某向该诊所讨说法，该诊所医师称自己已进行了"积极救治"，无任何责任，反要周某拿出证据。周某无奈，借遍亲友，凑够了尸解费和鉴定费，请求进行医疗事故鉴定。尸解结果证实，产妇是因胎盘残留及软产道撕裂，造成失血性休克死亡。而医疗事故鉴定结论为不属于医疗事故。

周某再去找该诊所，该诊所医师以你老婆是由于凝血机制障碍死的，医师没有任何责任为由，将周某拒之门外。周某求遍各有关部门，各有关部门均以按照《医疗事故处理条例》第四十九条规定，不属于医疗事故的，医疗机构不承担赔偿责任为由，拒绝受理。

受案后，律师进行了一系列调查取证工作。据周某称，接生医师在其妻产前使用过缩宫素。为什么要在产前使用缩宫素？使用量是多少？为解开谜团，律师随即找到该医师及其助手进行调查。该医师及其助手均承认，对产妇产前不但使用了缩宫素，而使用的剂量超出最大使用量的2倍多。医师还在律师的笔录上签字认可。根据律师掌握的证据，仔细分析本案，医方存在两个明显的医疗过失：①接生医师在产妇产前对其违规超剂量使用缩宫素，在产道尚未成熟、宫口尚未开全的情况下，使胎儿强行娩出，因而撕裂软产道，造成产妇大出血。②产妇胎盘残留、软产道撕裂是造成大出血的根本原因。医方由于完全没有查出病因，所以根本没有对残留胎盘和软产道撕裂伤采取任何有效应急措施，加上求救延误，最终导致产妇失血性休克死亡。

律师认为，这是一起明显的医疗事故。所谓凝血机制障碍等说法，是没有依据的。但此时若提起再次医疗事故鉴定，则不可能。①第一次的医疗事故鉴定费和尸解费，周某不仅倾其所有，而且借遍亲友早已债台高筑，根本无力承担再次鉴定费用；②根据规定，医疗事故的再次鉴定申请，应当在收到首次鉴定书后的15日内，而周某找到律师的时候已是2个月以后，早已超过再次申请时效。

律师认为,由于医方上述的医疗过失行为导致了产妇死亡,医方的医疗过失行为与产妇的死亡有直接的因果关系。根据《最高人民法院关于参照〈医疗事故处理条例〉审理民事案件的通知》第二条:因医疗事故的原因引起的其他医疗赔偿纠纷需要进行司法鉴定的,按照《人民法院对外委托司法鉴定管理规定》组织鉴定。人民法院对司法鉴定申请和司法鉴定结论的审查按照《最高人民法院关于民事诉讼证据的若干规定》的有关规定处理的规定,律师决定在提起诉讼的同时,向人民法院申请司法鉴定,鉴定项目为:①医方是否存在医疗过失;②医疗过失与产妇死亡的损害后果有无因果关系,同时附送了相关证据。人民法院依法支持了原告的司法鉴定申请,并依法委托法定鉴定机构进行了司法鉴定。司法鉴定的结论是:医方存在医疗过失;医疗过失与产妇死亡有因果关系。结果,人民法院采信了司法鉴定结论,周某的合法权益得到了切实的维护。

**【损害启示】**

(1)根据人民卫生出版社出版的第9版《妇产科学》中产后出血章节中认为:①产后出血是分娩严重并发症,居我国孕产妇死亡的首位;②子宫收缩乏力、胎盘因素、软产道裂伤及凝血功能障碍是产后出血的主要原因,这些原因可共存、相互影响或互为因果;③处理原则包括针对病因迅速止血、补充血容量、纠正休克等。

(2)第9版《妇产科学》中异常分娩-产力异常章节中认为:①缩宫素静脉滴注适用于协调性宫缩乏力、胎心良好、胎位正常、头盆相称者。应用缩宫素时应有医师或助产士在床旁守护,监测宫缩、胎心、血压及产程进展情况。

(3)结合本例,在诊疗过程中对缩宫素的使用未进行监测和记录;产后出现大量阴道流血时未及时查找出血原因迅速止血;未快速补充血容量,以致发生失血性休克死亡,存在医疗过失。

(程丽琴)

## 七、剖宫产手术致患者失血性休克死亡损害启示

**【病情摘要】**

2012年4月29日2:03,三原告之亲人马××入住××卫生院待产,5:30马××阴道试产失败,被告与患者及家属沟通后决定在局麻+静脉麻醉下行剖宫产手术,6:00取出一女死婴。后因马××术后病情严重,于当天14:50左右转送被告中心医院,当天16:00入住中心医院抢救治疗。入院诊断为:失血性休克、失血性贫血、剖宫产术后、产后大出血、弥散性血管内凝血(DIC)。后马××经被告中心医院抢救无效于当天18:30死亡。死亡诊断为:失血性休克、弥散性血管内凝血、急性肾衰竭、剖宫产术后;产后大出血;失血性贫血(重度贫血);低蛋白血症。当天24:00,马××亲属到被告医院要求查看并复印病历,现场有当地派出所民警参与并摄像,双方对马××的住院病历资料及前期的产前检查记录予以封存。

原告认为,两被告对马××之死存在过错,对原告造成了很大的精神伤害。为维护原告的合法权益,特向法院提起诉讼,请求判令被告:①支付三原告因马××死亡产生的死亡赔偿金406 140元(20 307元/年×20年)、丧葬费20 000元、住院伙食补助费及营养费60元(30元/天×1天)、处理本次事故产生的误工费200元(200元/天×1天)、护理100元、被抚养人生活费240 000元、精神损害抚慰金200 000元、误工费1800元及交通费2000元;本案诉讼费

由被告承担。

**【法院处理】**

被告中心医院辩称：中心医院在本案中完全没有过错，不应承担赔偿责任，请求法院驳回三原告对中心医院的诉讼请求。

被告××卫生院辩称：三原告之亲人马××在××卫生院待产的事实属实，顺产失败后转为剖宫产，实际上胎儿已经死亡，后马××转院到被告中心医院死亡。双方曾委托进行司法鉴定，鉴定结论是××卫生院的责任，对此××卫生院予以认可。××卫生院对原告按城镇标准主张死亡赔偿金无异议，但因马××是2012年死亡，且原告方最初提起诉讼的时间是2012年9月，2012年10月左右已由××县人民法院审理，在判决之前原告撤回了诉讼，因此该项费用应按2011年的赔偿标准计算；因本案没有达到应当支付被告扶养人生活费的条件，所以原告主张的被抚养人生活费不应支付；原告主张的精神抚慰金、丧葬费标准过高，不符合法律相关规定；原告主张的交通费和误工费，请法院酌情处理。此外，××卫生院在该次事件中垫付了马××在被告中心医院的抢救费10 000元、火化费6613元、医疗过错鉴定费6300元；另原告先后4次在××卫生院借支250 000元，请求法院对上述垫支及借支费用在××卫生院应承担的赔偿费用中予以扣减。

2012年5月1日、2日，××县卫生局2次组织原、被告双方进行调解，并于2012年5月3日向本案三原告发出《关于马××医疗纠纷尸检告知书》，载明该局在5月1日调解时告知双方对死因有异议，应当在患者死亡后48小时内进行尸检，具备尸体冻存条件的，可以延长至7日；被告已于2012年5月2日提出尸检及医疗事故鉴定申请，因原告未作明确答辩，遂要求三原告在2012年5月4日10:00提出是否同意尸体鉴定的意见。2013年5月5日，该局再次组织双方调解，原告认为患者死因明确，不应进行尸检。

2012年5月8日，原、被告共同委托××司法鉴定中心对2012年4月29日封存的马××病历档案袋封条是否开封进行鉴定。该鉴定中心于2012年6月13日做出（2012）文鉴字第19号司法鉴定意见书，鉴定意见是封存的马××病历档案袋封条下部分未曾开封，从封条上部分能够将档案袋开封。被告××卫生院支付鉴定费2000元。

2012年8月3日，××市医患纠纷人民调解委员会委托××司法鉴定中心对××卫生院是否存在过错及过错参与度是多少进行鉴定，该鉴定中心于2012年8月16日做出（2012）临鉴字第2052号司法鉴定意见书，鉴定意见是被告××卫生院在本起母亲与胎儿双亡的医疗事件中有明显医疗过错，应承担全部医疗过错责任。被告××卫生院支付鉴定费4300元。

2012年9月，三原告就马××及胎儿死亡产生的损失费用向××县人民法院提起诉讼，要求被告××卫生院赔偿120余万元，后该案在××县法院做出判决前撤诉。2013年3月，三原告单就马××死亡产生的损失费用向本院提起诉讼，请求判如诉请。

庭审中，原告提交了分别由××市第三人民医院和××市中心医院出具的一份疾病诊断证明书，拟证明原告在该次事件发生后已患有抑郁症。两被告对该两份证据的真实性无异议。

本院认为：三原告之亲人马××到被告××卫生院待产，并接受该院实施的剖宫产手术，之后因病情危重转院到××市中心医院抢救治疗，马××与两被告均形成了医患关系。虽然马××最后在被告中心医院抢救无效死亡，但根据双方认可的××司法鉴定中心做出的司法鉴定意见，被告××卫生院应承担该次事故的全部赔偿责任。原告要求被告中心医院承担赔偿责任，因其未举出证据证明被告中心医院在对马××的诊疗过程中存在过错，故本院对原告的该项诉请不予支持。

关于相关赔偿费用的计算标准问题,被告××卫生院辩称应适用 2011 年度有关统计数据标准作为计算依据。本院认为,最高人民法院《关于审理人身损害赔偿案件适用法律若干问题的解释》第二十九条死亡赔偿金按照受诉法院所在地上一年度城镇居民人均可支配收入或者农村居民人均纯收入标准,按 20 年计算。第三十五条第二款上一年度是指一审法庭辩论终结时的上一统计年度。本院受理该案后法庭辩论终结时的统计年度是 2012 年,相关的统计数据应适用四川省 2012 年度有关统计数据标准作为相关费用的计算依据,故被告的辩称理由不成立,本院不予采纳。

原告主张的被抚养人生活费 240 000 元,因被告××卫生院对此提出异议,而原告马××并未达到法定退休年龄,且无证据证明该两原告已丧失了劳动能力又无其他生活来源,故本院对原告该项诉请不予支持。

关于被告××卫生院主张抵扣费用的问题。本院认为,因该次事件产生的火化费 6613 元应包含于丧葬费之内,被告在赔偿丧葬费的前提下可以扣除该项费用;对原告在该次事件发生后四次在被告××卫生院所借的 250 000 元款项,因未约定还款期,被告××卫生院可随时主张返还,且借款与赔偿款品质相同,被告××卫生院可主张抵销;对于被告××卫生院支付的医疗过错鉴定费 6300 元,因该次事件的全部过错责任在被告,故该费用应由其自行承担,不应用于抵扣;对于被告××卫生院向被告中心医院支付的用于抢救马××所产生的 10 000 元医疗费用,因抢救治疗系被告××卫生院先前的损害行为所致,且被告××卫生院未举证证明被告中心医院在抢救治疗中存在过错,故该笔费用亦不应用于抵扣。

综上,为维护当事人的合法权益,依照《中华人民共和国侵权责任法》第五十四条、最高人民法院《关于审理人身损害赔偿案件适用法律若干问题的解释》第十七条、第十八条一款、第二十九条,最高人民法院《关于民事诉讼证据的若干规定》第二条之规定,判决如下:①被告××卫生院在本判决生效后三日内赔偿原告王××、马××因马××死亡产生的死亡赔偿金 406 140 元、丧葬费 17 936.5 元、住院伙食补助费 20 元、营养费 20 元、误工费 1000 元、护理费 100 元、交通费 1000 元、精神损害抚慰金 20 000 元,以上共计 446 216.5 元(被告××卫生院在履行赔偿义务时应将其已付和借支款 256 613 元予以扣除);如果未按本判决指定的期间履行给付金钱义务,应当按照《中华人民共和国民事诉讼法》第二百五十三条之规定,加倍支付迟延履行期间的债务利息。②驳回原告的其他诉讼请求。本案案件受理费 12 040 元(原告已预交 5000 元),由被告××卫生院承担。

**【损害启示】**

(1)根据人民卫生出版社出版的第 9 版《妇产科学》中产后出血章节中认为:①产后出血是分娩严重并发症,居我国孕产妇死亡的首位;②子宫收缩乏力、胎盘因素、软产道裂伤及凝血功能障碍是产后出血的主要原因,这些原因可共存、相互影响或互为因果;③处理原则包括针对病因迅速止血、补充血容量、纠正休克等。

(2)第 9 版《妇产科学》中"羊水栓塞"章节中认为:①典型的临床表现是骤然出现的低氧血症、低血压和凝血功能障碍。②治疗原则是维持生命体征和保护器官功能,一旦怀疑羊水栓塞,应立即按羊水栓塞急救流程实施抢救,分秒必争,处理主要是采用支持性、对症性方法。

(3)结合本例,在产程中出现异常时未能及早综合评估产程进展情况,未能及早识别胎儿窘迫行剖宫产终止妊娠,致出现死胎;在产程过程中突然出现死胎及严重的产后出血,应警惕羊水栓塞可能,按羊水栓塞急救流程实施抢救可提高抢救成功率。产后出血如未能及早查找病因、输血纠正贫血、纠正失血性休克及凝血功能障碍,可致器官功能衰竭,丧失最佳抢救时机。

(程丽琴)

## 八、子宫收缩乏力性产后出血致患者死亡启示

**【病情摘要】**

患者,女,26 岁,孕₂ 产₂。入院后顺产一男婴,重 3500g,评分 10 分。第二产程较快,但无会阴撕裂。胎盘娩出后完整,流血约 100ml,宫缩尚可,血压正常,因恐惧产后阵痛,未给宫缩药。半小时后产妇诉心慌,检查见阴道有持续少量鲜血流出,宫缩不良,经用手按子宫,流血减少。半小时后产妇怕冷,心里不适,给热糖水一碗内服,嘱其休息。又约半小时后,产妇突然喷射性呕吐,四肢发冷,面色苍白,脉搏细弱,血压 50/0mmHg,阴道仍流血,子宫稍软,肌内注射麦角新碱 0.4mg,缩宫素 20U,子宫仍收缩无力,流血渐加多,血压下降为 0,脉搏消失,呼吸骤停,虽给予全力抢救,终因失血过多,因事先未交叉配血,抢救无效死亡。查看地下便盆约失血 2000ml。

**【教训剖析】**

胎儿娩出后 24 小时内阴道出血量≥500ml 者称为产后出血。而 2 小时内出血量最多,可占到 3/4,故产后 2 小时内出血≥400ml 者,也为产后出血,对于有出血倾向时如果注意可及时防治。对顺产,宫腔积血时,放松警惕,往往误事。

(1)凡遇急产、滞产都要注意产后宫缩无力出血:因急产代偿性子宫肌壁乏氧性松弛,而滞产产妇疲劳应激性下降。

(2)重视早期诊断:若下腹看不到隆起之子宫,触诊子宫柔软,按摩时子宫收缩变硬,排出积血,不按摩时又复松软增大,说明子宫缩复不好,容易出血。

(3)注意膀胱充盈:如在耻骨联合上扪及,说明尿量≥300ml,应及时处理。因为膀胱受压麻痹,常易产生尿潴留,压迫子宫颈,积血难以排出,妨碍子宫收缩,产生宫内积血。有时还易误将膀胱当子宫,造成误诊。

(4)发现早期休克:若产妇分娩后易激动、烦躁、口渴、苍白、四肢发冷、冷汗、呕吐则为休克早期症状,若脉搏细数,以往血压正常,收缩压<90mmHg 时,或既往有高血压,收缩压降低 30mmHg,多提示有失血性休克。

(5)常规配好血,做好输血准备:产后出血>200ml,即用粗针头穿刺建立静脉通道;出血>500ml,应予输血,并及时补给 10% 葡萄糖酸钙 10ml,以保持血钙水平。

(田春芳)

# 第二章

# 羊水栓塞的损害启示

## 一、产妇缺血缺氧状态失血及凝血功能障碍羊水栓塞死亡损害启示

**【病情摘要】**

樊××于 2012 年 7 月 14 日因孕 $40^{+3}$ 周而入住被告院内待产,经樊××同意,被告方于 2012 年 7 月 14 日至 7 月 16 日对樊××予以静滴缩宫素引产,但樊××无宫缩。2012 年 7 月 17 日 1:00 许因樊××头盆不称,胎头下降停滞,被告对樊××进行了剖宫产手术,于 2:46 分娩出一重 4200g 的男婴,即原告戴××。之后,樊××因巨大儿产后大出血,子宫收缩乏力,被告方在征得樊××亲属同意后对樊××进行了子宫全切除术,手术中出血 4500ml(正常人体内血液 5000~5500ml),手术当日血红蛋白(HB)下降至正常值 1/3,血小板计数下降至正常值 3%,凝血 4 项三次抽血化验均因血液过于稀释未能测出,被告方给予输入浓缩红细胞 17.5U 和血浆 1850ml,经 7 月 18 日、19 日再输血 1200ml 及对症治疗,8 天后(7 月 25 日),上述两项指标基本恢复正常,但血小板计数仍处低限[(16~39)×$10^9$/L]同时伴血液成分,直至 7 月 25 日才基本纠正至正常,但白细胞计数呈逐步上升(中性粒略偏高)。至 2012 年 7 月 26 日 12:00 许樊××突然气促加重,呼吸困难,并进行性加重,经抢救无效于 2012 年 7 月 26 日晚死亡。

樊××死亡后,因对其死因持有争议,原告戴××与被告共同委托复旦大学上海医学院司法鉴定中心对樊××进行尸体解剖以明确死因,双方约定尸检费用由被告方承担。2012 年 8 月 1 日,复旦大学上海医学院司法鉴定中心对樊××的尸体进行解剖,经解剖发现:樊××生前肺小动脉羊水栓塞,急性间质性肺炎,局部透明膜形成,多器官淤血水肿。经结合病史资料综合分析,该鉴定中心认为樊××系分娩并发肺羊水栓塞,继发急性间质性肺炎,最终因心肺衰竭死亡。被告为此次鉴定支付了死因鉴定费 20 000 元及鉴定人员差旅费 6365 元。

原告戴××诉称:樊××自怀孕以来一直在被告第一人民医院进行各项孕检,根据被告的医嘱樊××的预产期为 2013 年 7 月 11 日,被告医务人员在过了预产期三天后,即 2012 年 7 月 14 日才通知樊××去医院。樊××到了医院住院后,被告工作人员在未进行产前检查的情况下对樊××连续 3 天注射了多批次、大批量的缩宫素,此违常规的缩宫素导致樊××在分娩后子宫无法收缩而切除以致引起产后大出血。2012 年 7 月 16 日 20:00,原告方依被告要求选择顺产,可在 23:00 至 1:00 被告处仅有一名护士接生,随后护士又说胎位不对必须剖宫产,樊××于 2012 年 7 月 17 日 1:00 进手术室,2:30 小孩出生。当时医生称樊××过 30 分钟出来。3:00 左右原告方在手术室外迎接产妇时,被告工作人员说产妇要补血并要求家属自己去血库拿血,但血库值班护士不在,直到 4:30 血库工作人员才将血液拿到产房。随后,被告工作

人员开出病危通知书,称樊××系产后大出血,必须切除子宫,整个手术持续时间达9个小时,直到11:00产妇才从产房出来,产妇失血达5000ml,当时医师说樊××已过了危险期。2012年7月18日,医师检查出樊××尿液有问题,可能是急性肾衰竭,但被告一直未采取任何有效措施。2012年7月24日,医师说樊××还住2~3天院就可以出院了,但当天樊××就出现高热,7月26日9:00开始出汗,原告方遂向院方反映情况,但医师以为这是感冒后遗留症擦汗就可以了,完全不予重视。当天11:00,樊××呼吸越来越困难,原告方喊医师查看病情却被护士告知医师下班了要14:30才上班,14:30医师看完之后也未采取任何措施。在原告方的强烈请求下,被告才与上级医院联系,直到19:30被告才联系××市中心医院过来,××市中心医院工作人员经过半个小时的观察后,同意接收樊××转院。期间,××市中心医院工作人员要求被告方在转院之前为樊××插管输氧被拒绝,随后,樊××在转院途中去世。事故发生后,被告不仅销毁、隐匿及篡改原有病历资料,且销毁樊××生前的用药凭证,阻挠原告调查了解案件情况,并拒绝与原告进行任何协商。

**【法院处理】**

原告方认为,被告在诊疗救治樊××的过程中存在诸多过错:①樊××已超预产期,入院之时应对其进行详细产前检查,并根据胎儿情况予以评估和建议樊××及原告方进行剖宫产;②未准确诊断樊××产后为羊水栓塞,属明显的医疗错误;③在樊××大出血及器官功能衰竭时未向家属告知,并下发病危通知书及立即将樊××转往上级医院治疗,以致樊××被耽误了10天的治疗时间而被活活拖死;④在转院过程中,未按规定为樊××插管输氧致樊××失去最后一息生存的机会。被告的医疗过错行为直接导致了樊××的死亡,应依法承担原告因此所遭受的全部损失。故诉至法院,请求判令被告赔偿四原告因此次医疗事故造成樊××死亡而产生的各项损失合计1 000 000元,本案诉讼费用由被告承担。

原告方为证明自己的诉讼主张,向本院提供了如下证据。

证据1:四原告的身份资料及户籍资料,拟证明四原告的诉讼主体资格适格及四原告均是城镇户籍,应按城镇居民标准计算相应的损失的事实。

证据2:居民死亡医学证明、居民死亡殡葬证,拟证明樊××系在被告处生产过程中因被告过错已死亡的事实。

证据3:病历资料,拟证明樊××在被告处住院及治疗12天的事实及被告在此过程中存在重大过错,应对樊××的死亡负全部责任的事实。

证据4:华东政法大学司法鉴定中心出具的司法鉴定意见书,拟证明经鉴定被告对樊××进行诊疗的过程中存在入院产科记录欠规范,术前产程欠完整,分娩、检查记录欠完整,存在一定不足,对樊××二次手术后严重失血并发DIC,对此类疾病的严重预后考虑欠充分,果断及时有效的处理措施欠得力,存在过错,与樊××的死亡结果存在一定的因果关系,医院过错参与度酌情为40%~60%的事实。

证据5:病历,拟证明被告在樊××死亡后,将病历进行篡改及造假,且事后对同一事件出具2份不同的病历及将造假病历进行封存的事实,另还证明因被告为达到逃避责任的目的恶意对病历造假与进行不规范、不完整处理,以致鉴定机构无法对其严重的过错度进行相应的确定,被告应按60%的过错参与度承担责任的事实。

证据6:律师费收据、诉讼费收据、鉴定费票据,拟证明原告因此事故花费律师费13 000元、诉讼费13 800元、鉴定费10 000元的事实。

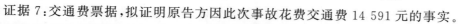

证据 7:交通费票据,拟证明原告方因此次事故花费交通费 14 591 元的事实。

证据 8:伙食费票据,拟证明原告方因此事故花费伙食费 6758 元的事实。

证据 9:住宿费票据,拟证明因此次事故原告方花费住宿费 5668 元的事实。

证据 10:证明 3 份,拟证明樊××住院及治疗期间陪护 3 人,其中戴××每月收入 4500 元,樊××每月收入 3900 元,李××每月收入 3900 元,陪护费共计 4920 元的事实。

证据 11:××市第一人民医院预交金收据,拟证明原告方在 2012 年 7 月 14 日交纳了 1500 元医疗费的事实。

证据 12:医疗争议尸体解剖申请书,拟证明第一次尸检的费用原、被告双方约定由被告方承担的事实。

被告××市第一人民医院辩称,被告在诊疗过程中没有违反法律、行政法规及其他有关诊疗规范、常规的行为,并已履行告知义务,不存在医疗过错行为,樊××的死亡原因系分娩并发肺羊水栓塞,继发急性间质性肺炎,最终因心肺功能衰竭死亡,系一起难以避免的医疗意外。被告即使存在医疗过失行为,也只应承担 40% 的次要责任;原告请求赔偿的标准不合理,诉求费用超出法律规定,请求法院予以核实,另被告已垫付的部分医疗费、鉴定费等应予以核减。

被告××市第一人民医院为证明其诉讼主张,向本院提交了如下证据。

证据 1:医疗费票据、住院费用清单,拟证明被告为樊××及新生儿垫付医疗费 43 903.7 元的事实。

证据 2:人民调解协议书、领条、借据,拟证明被告为原告垫付了丧葬费 30 000 元的事实。

证据 3:复旦大学上海医学院出具的司法鉴定意见书,拟证明樊××系生前肺小动脉羊水栓塞,继发急性间质性肺炎,最终因心肺功能衰竭死亡的事实。

证据 4:复旦大学出具的死因鉴定费用票据,拟证明被告垫付了樊××死因鉴定费 20 000 元的事实。

证据 5:复旦大学鉴定人员相关飞机票票据,拟证明被告垫付了鉴定人员差旅费 6365 元的事实。

本院组织了原、被告双方进行举证、质证。被告××市第一人民医院对原告提交的证据 1、4、11 无异议,对证据 2 的真实性无异议,对关联性持有异议,认为该证无法达到原告的证明目的,对证据 3 不予认可,表示应以被告方提供的病历资料为准,对证据 5 的真实性、关联性、合法性持有异议,表示被告已向鉴定机构提供了病历资料,且相关鉴定机构对被告方提供的病历资料进行了鉴定,对原告方的证明目的不予认可,对证据 6 中的律师费票据不予以认可,认为此系原告自身开支,不应成为本案的损失,且律师费用应以代理合同为准,原告主张律师费于法无据,对鉴定费及诉讼费票据的真实性没有异议,但表示应按过错参与度来分担,对证据 7、8、9 的真实性、合法性、关联性均有异议,认为应以正式发票为准,且原告提供的票据无法证明原告是因此次事故而发生的费用;对证据 10 的真实性持有异议,认为樊××与被告之间是医疗服务费用,在本案中主张护理费于法无据,且陪护 3 人无法律依据和鉴定依据;对证据 12 的真实性没有异议,但认为双方约定的尸检费用院方承担指的是由被告方先行垫付,如被告方确有责任再按过错程度分担。被告对原告提交的证据 1 的真实性没有异议,但医疗票据的出票日期为 2012 年 12 月,与樊××住院日期不符,不能达到被告证明目的,对证据 2 的真实性没有异议,对关联性持有异议;对证据 3 不予以认可,表示应以华东政法大学司法鉴定中心的司法鉴定意见为准,对证据 4、5 的真实性没有异议,但表示按双方约定,应由被告方承担。

本院认为，原告提交的证据 1、4、11 被告不持有异议，本院予以确认；证据 2、12 被告对真实性没有异议，本院予以确认；证据 3 结合本案的实际情况，本院予以确认；证据 5 不足以达到原告的证明目的；证据 6 中的律师费票据不是正式发票，且无其他证据予以佐证，本院不予确认，诉讼费票据及鉴定费票据被告无异议，本院予以确认；证据 7、8、9、10 原告的相关损失结合本案实际情况综合予以酌情认定。被告提交的证据 1~5 原告对真实性均没有异议，本院均予以采信。

综上，本院根据当事人的陈述，结合采信的证据，确认本案以下事实。

被告××市第一人民医院系经依法审批注册登记、领取《医疗机构执业许可证》的二甲医院。

2014 年 4 月 10 日，经原告申请，本院依法委托华东政法大学司法鉴定中心就被告对樊××的诊疗行为是否存在过错，其过错与樊××的死亡后果间有无因果关系及参与度进行鉴定。该中心于 2014 年 7 月 23 日做出华政(2014)法医医鉴字第 33 号司法鉴定意见书，认为在樊××严重失血后，被告在手术当日怀疑发生急性 DIC(即弥散性血管内凝血)时，血小板已低于 $10×10^9/L$，3 次凝血 4 项均因血液稀释而失败，被告方应对 DIC 发病原因做进一步探寻，即是否血液中存在羊水等异常成分，当实验室结果不能即刻取得的情况下，被告方应按照此类疾病最严重的并发症，采取果断及时有效的处理措施。根据樊××尸解及病理切片，樊××存在羊水栓塞，由此分析，樊××在严重失血后，机体各器官处于较长时间缺血、缺氧状态，失血及凝血功能障碍并存在羊水栓塞的基础上未能及时得到完全纠正，致使樊××在二次手术后 10 天，因多器官衰竭而死亡。综上所述，被告方对樊××二次手术后失血 4500ml 并发 DIC 时对 DIC 发病原因未做进一步探寻及处理，对此类疾病的严重预后考虑欠充分，果断及时有效的处理措施欠得力，存在过错，与樊××的死亡结果存在一定的因果关系。同时，被告还存在入院产科记录欠规范，术前产程记录欠完善，分娩、检查记录欠完整，存在一定不足，被告方的过错参与度酌情为 40%~60%。

另查明，樊××及戴××在被告××市第一人民医院共花费医疗费 45 403.71 元，其中樊××家属支付 1500 元，余款 43 903.71 元由被告垫付。2012 年 8 月 3 日，经××市娄星区××街道办事处人民调解委员会主持，原告樊×荣、樊××、戴×(甲方)与被告(乙方)达成以下协议：①在樊××医疗事故鉴定结论出来之前，由乙方先行垫付人民币 30 000 元整，作为死者的丧葬费；②在医疗事故结论出来之后，根据鉴定结论，若乙方有过错应承担责任，则以上费用从事故赔偿费用中列抵，若乙方不须承担责任，则以上费用不予退还。2012 年 8 月 3 日、8 日，樊×荣分 2 次在被告处共领取了 30 000 元。

本院认为，患者在诊疗活动中受到损害，医疗机构及其医务人员有过错的，医疗机构应承担赔偿责任。本案中，樊××在被告××市第一人民医院行剖宫产手术分娩出一男婴，并因产后大出血、子宫收缩乏力而行子宫全切除术的事实清楚。樊××严重失血后，因机体各器官处于较长时间缺血、缺氧状态，失血及凝血功能障碍并存在羊水栓塞的基础上未能及时得到完全纠正。而在二次手术后 10 天因多器官衰竭而死亡，其死亡后果的发生与被告××市第一人民医院对樊××二次手术后失血 4500ml 并发 DIC 时对 DIC 发病原因未做进一步探寻及处理，对此类疾病的严重预后考虑欠充分，果断及时有效的处理措施欠得力等过错存在一定的因果关系，故被告应对樊的死亡承担相应的民事责任。参照华东政法大学司法鉴定中心的司法鉴定意见书，酌情确定被告××市第一人民医院承担 60% 的赔偿责任。被告××市第一人民医院关于樊××之死亡系一场不可避免的意外,其不存在医疗过错的辩称,理由不足,不予采纳。

赔偿的项目及金额,本院依相关规定标准审核认定如下:医疗费45 403.7元、误工费1463.1元(43 893元/年÷12个月÷30天×12天),死亡赔偿金611 263元(23 414元/年×20年+15 887元/年×18年÷2),护理费2400元(100元/天×12天×2人),丧葬费21 946.5元(43 896元/年÷2),住院伙食补助费360元(30元/天×12天),交通费酌情认定为3000元,鉴定费10 000元,去华东政法大学司法鉴定中心参加听证会开支9015元,精神抚慰金50 000元,以上共计为75 4851.3元,由被告××市第一人民医院按60%的比例承担赔偿计452 910.78元,被告已垫付的医疗费、丧葬费共计73 903.7元应予以抵除,其余损失由原告方自行负担。关于被告所支付的尸因鉴定费及鉴定人员差旅费依原、被告双方约定,应由被告方自行负担。据此,依照《中华人民共和国民法通则》第一百一十九条、《中华人民共和国侵权责任法》第五十四条、第十五条第一款第(六)项、第十六条之规定,判决如下:①被告××市第一人民医院在本判决生效之日起十日内赔偿给原告戴××医疗费、死亡赔偿金、护理费、丧葬费、住院伙食补助费、交通费、鉴定费、精神抚慰金等各项经济损失共计人民币452 910.78元(含已支付的人民币73 903.7元),其余损失由原告自行负担;②驳回原告戴××其他的诉讼请求。

如果被告未按本判决指定的期间履行给付金钱义务,应当依照《中华人民共和国民事诉讼法》第二百五十三条之规定,加倍支付迟延履行期间的债务利息。

案件受理费人民币13 800元,由原告戴××负担人民币5800元,由被告××市第一人民医院负担人民币8000元。

**【损害启示】**

(1)第9版《妇产科学》中巨大胎儿章节中认为:①妊娠期对于有巨大胎儿分娩史或妊娠期疑为巨大胎儿者,应监测血糖,排除糖尿病。若确诊糖尿病应积极治疗,控制血糖。于足月后根据胎盘功能及糖尿病控制情况等综合评估,决定终止妊娠时机。②分娩期估计胎儿体重>4000g且合并糖尿病者,建议剖宫产终止妊娠;估计胎儿体重>4000g而无糖尿病者,可阴道试产,但产程中需注意放宽剖宫产指征。产时应充分评估,必要时产钳产,同时做好处理肩难产的准备工作。分娩后应行宫颈及阴道检查,了解有无软产道损伤,并预防后出血。③对妊娠期发现巨大胎儿可疑者,不建议预防性引产。因为预防性引产并不能改围产儿结局,不能降低肩难产率,反而可能增加剖宫产率。

(2)第9版《妇产科学》中羊水栓塞章节中认为:①典型的临床表现是骤然出现的低氧血症、低血压和凝血功能障碍。②治疗主要是采用支持性、对症性方法。其中纠正凝血功能障碍包括:应积极处理产后出血;及时补充凝血因子包括输注大量的新鲜血、血浆、冷沉淀、纤维蛋白原等,必要时可静脉输注氨甲环酸。

(3)第9版《妇产科学》中"过期妊娠"章节中认为:①核准妊娠周数和判断胎盘功能是处理的关键;②若无禁忌证,对妊娠41周以后的孕妇可考虑引产。

(4)结合本例,在诊疗过程中未严格掌握缩宫素引产指征,本例孕$40^{+3}$周无缩宫素引产指征;在缩宫素引产3天失败后仍未对产妇重新进行评估,继续给予阴道试产;对胎儿体重估计与实际体重误差较大,产程中应放宽剖宫产手术指征;剖宫产手术中出现产后出血,严重的凝血功能障碍未考虑羊水栓塞,未及时输血纠正贫血及凝血功能障碍,丧失最佳抢救时机,以致器官功能衰竭。

（5）医务人员要谨记医疗文书一定由要当班医师或护士翔实、及时记录或抢救后补记,禁止涂改,伪造病历。

（程丽琴）

## 二、产妇寒战、发热停用缩宫素后 3 小时发生羊水栓塞死亡损害启示

**【病情摘要】**

原告亲属徐某于 2015 年 7 月 17 日 16:25 因停经 40$^{+5}$ 周,要求终止妊娠入住被告某县人民医院产科待产。入院诊断为孕$_4$ 产$_2$ 宫内妊娠 40$^{+5}$ 周(未临产),巨大儿? 后完善相关辅助检查,诊疗计划择期行剖宫产终止妊娠。被告医师提示不排除巨大儿,有手术指征,为母婴相对安全建议行剖宫产术终止妊娠,向患者及家属说明病情及阴道试产或剖宫产术利弊,均表示理解并要求阴道试产。7 月 18 日 9:00 患者出现不规则宫缩,被告医师向患者及家属说明使用缩宫素的风险,均表示理解并签署同意书。7 月 19 日 9:30 予患者缩宫素静脉滴注催产。7 月 20 日 11:00 患者开始临产,14:30 出现寒战、发热,停用缩宫素,行对症处理。7 月 20 日 16:30 徐某顺产分娩一活男婴,产时出血 200ml,产妇诉四肢无力。17:20 患者出现呼吸困难、胸闷,予对症处理。18:00 患者出现呼吸极度困难,潮式呼吸,被告向徐某家属发出病危通知书,原告梁某 1 签字表示愿意继续治疗,被告医护人员进行一系列救治之后患者病情仍不断加重。后因抢救无效,徐某于 7 月 20 日 22:59 宣布临床死亡。被告某县人民医院死亡报告诊断:羊水栓塞并发 DIC,失血性休克,G$_4$P$_3$G 41$^{+1}$ 周顺产。原告预交徐某医疗费 1300 元及新生儿梁某 4 医疗费 1000 元。

**【法院处理】**

原告对于徐某的死亡认为是被告的责任,为此双方发生纠纷,并将病历资料予以封存。因双方就赔偿问题无法达成一致,并提请上诉。

原告认为:①停经 40$^{+5}$ 周,巨大儿,有手术指征,诊疗计划为行剖宫产术终止妊娠。但随后被告没有按诊疗计划给患者进行手术,而是自第二天起持续性为患者注射缩宫素,连续注射两天半。②在注射缩宫素的过程中,护士没有 5 分钟进行一次检测。③2015 年 7 月 20 日 14:00—15:00 患者由于注射缩宫素过量导致子宫破裂,进而发生羊水栓塞。④患者出现此症状长达一个多小时,被告仍没有进行救治,仍将患者带入产房进行生产,进一步延误了治疗时间,让患者失去了生存的机会。⑤同日,患者自然分娩出一男婴,男婴也出现高热症状而死亡。

被告存在以下过错:①患者入院诊疗计划没有实际执行,被告却未向患者家属尽到告知义务。患者作为一个产妇,在巨大儿又超过预产期近 1 周的情况下,是无法自然分娩的。被告没有向患者家属告知,患者自然分娩将会带来怎样的风险,且被告的实际操作与诊疗计划不一致,即被告未能履行向患者告知风险及严格按诊疗计划执行的义务。②被告为患者不断注射缩宫素长达两天半,严重违反了缩宫素使用规范,且注射后没有尽到 5 分钟一次的观察记录,致使患者子宫破裂,进而发生羊水栓塞。③患者在 20 日 14:30 已经出现发热及呕吐等症状,被告没有及时发现和救治,延误了挽回患者生命的最好时机。被告的错误判断让已经处于羊水栓塞的患者进行自然分娩,导致患者失去生命、婴儿高热的后果。④被告在患者死亡后篡改

病历,故意隐瞒治疗过程中的过错,且患者的病历中存在多处前后矛盾的情况,证明了被告明知自己的治疗行为存在错误。⑤被告为患者提供的医师中,多人没有正式的助产士资格证,导致患者失去生命的严重后果。

被告某县人民医院辩称:①被告对患者徐某的诊疗行为符合法律法规和诊疗规范,诊疗过程中不存在过错,依法不承担任何赔偿责任。关于分娩的过程,通过对产前监测的结果分析,未发现剖宫产的适应证或顺产的禁忌证,故结合产妇要求阴道分娩的知情同意,选择顺产的分娩方式符合诊疗原则。且产妇产程基本顺利,顺产一活男婴,情况良好,分娩过程符合诊疗规范。关于分娩方式的选择,产前 B 超提示"巨大儿",医师及时将病情向产妇及家属告知,建议产妇进行剖宫产手术,但患者及家属拒绝手术并签字。被告在尽到特异性的病情告知和分娩方式风险告知后,产妇愿意继续采取顺产方式符合诊疗原则。关于羊水栓塞和产后出血,产妇产后出现反复阴道出血,医师立即按常规给予缩宫药物、止血、输血等处理,但患者病情却迅速变化。17:20 出现呼吸困难、胸闷、烦躁不安,18:00 出现极度呼吸困难,潮式呼吸昏迷,立即给予抢救措施。此系羊水栓塞分娩过程中最严重的并发症所致,大出血是因继发 DIC,该分娩并发症病情凶猛,呈不可逆性改变。其间,被告积极组织全院力量抢救,还会请上级市人民医院的主任予以支援。法律层面的医疗过错评判标准应当按照侵权责任法第五十七条的规定,确定医护人员的诊疗行为是否具有医疗过失,应当根据当时的医疗水平,包括地区、医疗机构资质、医护人员资质等因素综合判定。②患者徐某的疾病恶化是并发羊水栓塞所致,与自身特殊体质有关,是现有医学科学技术条件下所无法预料、不能防范、无法避免的不良后果,是分娩期所发生的并发症,与被告的诊疗行为不存在因果关系。故根据《医疗事故处理条例》第三十三条的规定,被告应当依法免责。③针对患者选择阴道分娩可能增加分娩并发症风险的特殊病情,被告产前进行充分告知,患者及家属表示理解并明确要求阴道试产并签字。由于被告对不良医疗风险已尽到充分的预见、告知、回避和抢救等法定谨慎注意义务,诊疗操作规范,因此该不良医疗风险应当由原告自行承担。④患者徐某在被告处用去医疗费 4788.39 元,预交 1300元,欠款 3488.39 元;徐某之子用去医疗费 27 342.59 元,预交 1000 元,欠款 26 342.59 元,两项相加共欠款 29 830.98 元,恳请求法院一并处理。综上所述,被告请求法院查明事实,正确适用法律,依法驳回原告的诉讼请求。

2015 年 7 月 24 日,经原告方同意对徐某的尸体进行解剖,某大学法医鉴定中心做出(2015)病鉴字第 B9235 号司法鉴定意见书记载:组织学检验发现产后,肺泡壁毛细血管及间质血管相对空虚,较多小血管、毛细血管内见角化上皮、胎粪等羊水成分,各肺叶小血管内以中性粒细胞为主的炎症细胞聚集及小血管内透明血栓形成,全身脏器血管相对空虚。鉴定意见:徐某符合分娩过程发生羊水栓塞,继发 DIC、大出血致死。后经本院委托某司法鉴定所对被告某县人民医院在对徐某的诊疗行为中是否存在过错,其过错与徐某死亡的损害后果之间是否存在因果关系及过错参与度进行鉴定。某司法鉴定所于 2016 年 5 月 27 日做出(2016)医鉴字第 135 号《法医学司法鉴定意见书》,鉴定结论为:某县人民医院在徐某的诊疗行为中存在过错,其过错与徐某死亡的损害后果之间存在一定因果关系,为次要因素,建议过错参与度以21%～30%为宜。原告支付了法医临床鉴定费用 10 500 元。

本案中,被告医务人员在对徐某的诊疗过程中存在对羊水栓塞认识不足,在发病初期未能及时发现疾病,胎膜早破时记录不完整,羊水栓塞发生后处理欠及时、积极的过错,被告的医疗行为与徐某死亡之间存在一定程度的因果关系,被告存在民法上的过错。依据《中华人民共和国侵权责任法》第五十四条患者在诊疗活动中受到损害,医疗机构及其医务人员有过错的,由医疗机构承担赔偿责任的规定,被告应承担相应的民事赔偿责任。参考鉴定机构对过错比例的鉴定结论,考虑受害人徐某病情复杂和被告的诊疗条件及技术水平,本院认为被告应承担原告损失的 30%赔偿责任。关于被告某县人民医院提出的原告不是本案适格主体的问题。是原告梁某 1 的母亲,是受害人徐某的婆婆,根据相关法律规定,原告不属于受害人徐某的继承人,故原告不是本案适格主体,本院依法驳回原告的起诉。被告某县人民医院的上述主张,本院予以采纳。

判决如下:①被告某县人民医院应于本判决发生法律效力之日起 10 日内赔偿原告经济损失人民币 286 636.38 元;②驳回原告的其他诉讼请求;③驳回原告的起诉。

**【损害启示】**

依据美国母胎医学会《羊水栓塞指南(2016 年)》精要,结合本例进行分析。

(1)美国母胎医学会《羊水栓塞指南(2016 年)》认为:羊水栓塞(AFE)是妊娠期特有的罕见并发症,可以导致母儿死亡等灾难性后果。由于病例散发、少发,目前对其诊断标准还缺乏确切的共识。AFE 的确切发生原因目前仍不清楚,其高危因素包括所有可能增加羊水及胎儿成分进入母体机会的状况,如剖宫产、会阴切开等手术操作,催引产诱发的宫缩过强也曾被认为是 AFE 的高危因素,但是这一观点目前存在争议。AFE 患者早期往往存在宫缩过强的表现,但是目前认为这种平滑肌高张是由于子宫灌注不足导致的内源性儿茶酚胺释放引起的。宫缩过强是结果而不是原因。其他被认为是 AFE 高危的因素有宫颈裂伤、子宫破裂、子痫、羊水过多、多胎妊娠及高龄、人种差异等。但是由于发病例数少,目前数据显示,没有任何一项高危因素可针对性地指导产科处理规范而降低 AFE 的发生率。

对于产时或产后短时间内突发急性循环呼吸障碍表现时一定要在鉴别诊断中考虑到AFE 可能。临床上多种疾病都可能导致产时或产后短时间内急性呼吸循环障碍,如大面积肺栓塞、急性心肌梗死、围生期心肌病、肺水肿、子痫发作、过敏性休克、麻醉意外等。因为 AFE病程进展的特殊性,能否早期识别处理对预后的影响非常重要,所以在诊治中一定要考虑到与AFE 的鉴别。

AFE 的临床表现存在很大的异质性,特征性地表现为产时突发的低氧血症、低血压、继发的凝血功能障碍三联征。但是在临床中发生的 AFE,有相当一部分起病时机或临床表现并不是如此典型。针对资料研究分析显示,70%的 AFE 发生在第一、二产程中,11%发生在阴道分娩后,19%发生在剖宫产手术进行的过程中。也有极少部分发生在中孕引产和羊膜腔穿刺操作过程中。一旦产程中或产后出现心肺功能异常等表现,在保证基本的呼吸循环支持治疗的同时,充分结合病史、起病特征及胸部 X 线片、心脏超声、凝血功能等辅助检查和实验室诊断,多数情况下做出正确的鉴别并不困难,重要的是能想到 AFE。

目前一致的观点认为,AFE 是以临床表现为基本诊断依据的。要做出 AFE 的诊断并不依赖于母体血液中是否存在羊水有形成分,而是根据产时产后发生无法用其他原因解释的肺动脉高压、低氧血症、低血压、凝血功能障碍等这几项典型症状的出现。因此,AFE 仍然是一项排除性诊断,需要与其他可能引起心搏停止、氧饱和度下降、肺动脉高压及凝血功能障碍的围生期并发症相鉴别,如急性心肌梗死、肺栓塞、空气栓塞、过敏性休克、麻醉意外、围生期心肌病。特别强调的是,临床医师有时容易将部分出血量估计严重不足的产后出血、失血性休克,甚至死亡病例归结为 AFE。超过83%的 AFE 病例会表现凝血功能障碍。这种凝血系统的改变可以发生在呼吸循环障碍症状后,但也有少数病例是以凝血功能障碍为唯一临床表现。AFE 引起的弥散性血管内凝血(DIC)表现为多发的严重出血倾向,包括生殖道出血、消化道出血、血尿、手术切口及静脉穿刺点出血等。同时,由于内源性儿茶酚胺的升高,AFE 早期一般不会并发宫缩乏力的表现。所以,在诊断时要特别注意,避免把宫缩乏力、产后出血继发的低血容量性休克、消耗性或稀释性凝血功能障碍归为 AFE,而在其他突发呼吸循环障碍后数小时出现的轻微凝血障碍也不应该考虑 AFE。

(2)本病的早期识别有:①气急、咳嗽、发绀;②寒战、抽搐、出血;③低氧血症、低血压、凝血功能障碍三联征。结合本例,被告医务人员对羊水栓塞认识不足,在发病初期未能及早识别,导致处理不及时,存在一定程度的因果关系。

(田春芳)

## 三、剖宫产术后 3 小时羊水栓塞致产妇死亡,婴儿丢弃在医院 3 个多月损害启示

**【病情摘要】**

2007 年 1 月 8 日,黄女士入住医院待产,医师检查后估计胎儿体重可能在 4000g 左右。黄女士虽然是第二胎,但医院考虑其身高仅 151cm,前次分娩已 9 年,自然分娩有一定难度,故决定给黄女士施行剖宫产手术。当日 14:50 黄女士剖宫产产下一女婴,体重 3950g。手术后的 18:00 左右黄女士出现阴道出血多等现象,医院给予了治疗。21:00 黄女士出现呼之不应,面色苍白等症状。医院给黄女士输液治疗后,黄女士才苏醒。但到了 22:00 黄女士再次出现了休克状态,面色苍白,呼之不应,阴道大量出血约有 800ml,医院遂对黄女士实施子宫切除手术,术后黄女士处于昏迷状态。医院虽然请来外院医师会诊协助诊疗,但黄女士最终还是因抢救无效死亡。经诊断,黄女士的死因为:多脏器功能衰竭,弥散性血管内凝血,休克,羊水栓塞,产后出血。

悲伤的邹先生认为,黄女士的死亡医院有责任,一气之下便将自己刚降生的女儿丢弃在医院 3 个多月之久。后该医院将他起诉到法院。在法官的协调下,邹先生将女儿接回了家。

**【法院处理】**

法庭上,医院辩称:医院对原告之妻的治疗没有任何过错,原告起诉事实与真实情况不符。2007 年 1 月 8 日,原告之妻入我院治疗检查,医院妇产科大夫估计胎儿重量有 4000g 左右,而产妇的身高仅有 151cm 左右,医师将阴道分娩可能发生的问题向患者及家属进行了告知。产妇要求剖宫产,并要求产后绝育。产妇及其家属在手术同意书上签字,表明要求做剖宫产。因生下的是女孩,原告又要求不做绝育;产妇死亡的原因是羊水栓塞,在医学上死亡率在 80% 以上。医院为产妇剖宫产过程中,完全按照剖宫产规定给予观察、记录,并积极采取措施,在抢救过程中没有任何过错。2007 年 1 月 16 日,经某市尸检中心对产妇的尸体解剖检验证实,产妇死因系羊水栓塞。医院在该产妇的救治过程中采取的检查及治疗是适当的,抢救患者的态度是积极的。医院对患者的诊疗过程中严格遵守诊疗护理规范,在诊疗中为避免对患者产生不利后果,对产妇的医疗风险已经告知了家属。医院没有任何过错,请求法院依法驳回原告的诉讼请求。对于原告的索赔,被告对认为不合理的地方不予认可。

本案在审理过程中,法院委托某医学会对邹先生与医院的医疗争议进行了是否构成医疗事故的鉴定。2007年12月3日,出具医疗事故技术鉴定书做出鉴定结果。在鉴定书中的专家分析意见为:医方在剖宫产术后的观察和处理方面存在以下医疗过失:①医方在剖宫产术后患者的生命体征、阴道出血、子宫收缩情况的观察没有按照剖宫产术后诊疗护理常规进行。②没有及时观察到产妇产后病情变化,对其原因未能进行分析、做出正确的诊断并给予恰当的处理,直到患者出现意识丧失、病情危重时才考虑到羊水栓塞的可能,才进行相应救治,延误了羊水栓塞的救治时机。根据产妇产后的临床表现、尸检结果判断,产妇产后发生了羊水栓塞这一产科严重并发症,并因此导致DIC、多脏器功能衰竭,最终导致产妇死亡。医方上述医疗过失与产妇死亡有一定的因果关系。羊水栓塞的发生与分娩方式的选择无必然的因果关系。③羊水栓塞不可预料并难以防范且极其凶险,即使得到了及时救治,死亡率仍很高;加之本例为迟发性羊水栓塞、临床表现不典型,给早期诊断带来了一定困难。这些因素是产妇死亡的主要原因,医方的上述医疗过失只起了次要作用。鉴定结论为:本例属于一级甲等医疗事故。医方负次要责任。

法院审理后认为,医院与黄女士为医患关系。医院应履行其职责和义务,为患者提供及时、高效和安全的医疗服务。医院在为黄女士诊疗过程中存在过失,与黄女士的死亡有一定的因果关系,且根据某医学会鉴定,医院对黄女士死亡后果应承担次要责任。本案涉及的医疗过失行为,经鉴定属于一级甲等医疗事故,故原告要求赔偿鉴定费、医疗费、交通费、伙食费、精神损失及其岳父母的生活费,应参照《医疗事故处理条例》进行处理。但根据某市高级人民法院关于审理医疗损害赔偿纠纷案件若干问题的意见(试行),如参照《医疗事故处理条例》处理将使患者所受损失无法得到基本补偿的,可以适用《民法通则》及相关司法解释的规定适当提高赔偿数额的规定,本案参照《医疗事故处理条例》计算损失,无法使原告的损失得到基本补偿,故法院就死亡赔偿金、丧葬费、两个女儿的生活费、邹先生误工费的赔偿,依据《中华人民共和国民法通则》及《最高人民法院关于审理人身损害赔偿案件适用法律若干问题的解释》处理。

**【损害启示】**

根据人民卫生出版社出版的第9版《妇产科学》中羊水栓塞的内容精要,结合本例分析。

(1)第9版《妇产科学》中羊水栓塞认为:羊水栓塞通常起病急骤、来势凶险。70%发生在阴道分娩时,19%发生在剖宫产时。大多发生在分娩前2小时至产后30分钟。极少发生在中孕引产、羊膜腔穿刺术中和外伤时。典型羊水栓塞以骤然出现的低氧血症、低血压(血压与失血量不符合)和凝血功能障碍为特征,也称羊水栓塞三联征。前驱症状30%～40%的患者会出现非特异性的前驱症状,如呼吸急促、胸痛、憋气、寒战、呛咳、头晕、乏力、心慌、恶心、呕吐、麻木、针刺样感觉、焦虑、烦躁和濒死感,胎心减速,胎心基线变异消失等。重视前驱症状有助于及时识别羊水栓塞。心肺功能衰竭和休克出现突发呼吸困难和(或)发绀、心动过速、低血压、抽搐、意识丧失或昏迷、突发血氧饱和度下降、心电图ST段改变及右心受损和肺底部湿啰音等。严重者,产妇于几分钟内猝死。凝血功能障碍出现以子宫出血为主的全身出血倾向,如切口渗血、全身皮肤黏膜出血、针眼渗血、血尿、消化道大出血等。除心肺功能衰竭及凝血功能障碍外,中枢神经系统和肾是最常见受损的器官。羊水栓塞以上临床表现有时按顺序出现,有时也可不按顺序出现,表现具有多样性和复杂性。不典型羊水栓塞:有些羊水栓塞的临床表现并不典型,仅出现低血压、心律失常、呼吸短促。抽搐、急性胎儿窘迫、心搏骤停、产后出血、凝血功能障碍或典型羊水栓塞的前驱症状。当其他原因不能解释时,应考虑羊水栓塞。

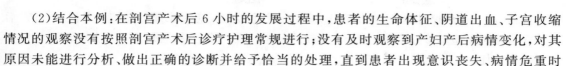

（2）结合本例：在剖宫产术后 6 小时的发展过程中，患者的生命体征、阴道出血、子宫收缩情况的观察没有按照剖宫产术后诊疗护理常规进行；没有及时观察到产妇产后病情变化，对其原因未能进行分析、做出正确的诊断并给予恰当的处理，直到患者出现意识丧失、病情危重时才考虑到羊水栓塞的可能，才进行相应救治，延误了羊水栓塞的救治时机。

（程晓宇）

## 四、产妇顺产发生羊水栓塞，行宫腔填塞，介入栓塞，子宫切除不及时死亡损害启示

**【病情摘要】**

原告李某甲与周某某系夫妻关系，双方育有两个子女，长女李某乙（12 周岁），次女李某丙（未满 1 周岁）。2015 年 1 月 2 日 1:00 周某某因怀孕到被告×集团总医院处就诊，并于当日办理住院手续，入院诊断为：急性胎儿宫内窘迫？胎膜早破，先兆临产，宫内孕 $38^{+6}$ 周 $G_2P_1$ LOA。当日 7:16 周某某经阴道分娩一女婴（系原告李某丙），产后出血严重，11:20 被告对周某某行宫腔填塞止血，12:00 行髂内动脉造影子宫动脉栓塞术，术后转入 ICU 监护治疗。后因阴道持续活动性出血，于 15:00 行剖腹探查子宫切除阴道填塞止血术，术后周某某病情仍持续恶化。2015 年 1 月 3 日 3:15 宣布临床死亡。事发后，被告向原告李某甲共计支付了250 000 元。

**【法院处理】**

在周某某死亡后，被告以种种理由与原告私下调解，仅仅向原告支付了死亡赔偿金250 000 元，并未向原告支付被抚养人生活费、精神损害赔偿金等费用，故请求依法判决被告赔偿被抚养人李某乙、李某丙的生活费 175 644 元（当庭将数额变更为 197 737.5 元），精神损害赔偿金 50 000 元，本案诉讼费由被告承担。

被告辩称：原告李某甲妻子周某某系因产后羊水栓塞导致凝血功能障碍，引起大出血，经抢救无效死亡。周某某的死亡属于自然分娩过程中出现的医疗风险，对于这种风险被告已履行了告知义务，并经李某甲签字确认，对于周某某的死亡被告不存在任何过错和责任；其次，事情发生后，考虑到患者的实际情况，被告对包括原告在内的患者亲属进行了一定的补偿和救济。综上，原告的诉讼请求无任何事实基础和法律依据，请求依法予以驳回。

经审理查明：原告李某甲系周某某丈夫，原告李某乙、李某丙系周某某女儿。本案审理过程中，经本院询问及释明，原告李某甲表示不申请对被告×集团总医院的医疗行为进行司法鉴定。

本案争议焦点：①被告×集团总医院对周某某的死亡是否应承担赔偿责任？②原告主张被告赔偿的损失有何依据？费用应如何计算？

针对本案争议焦点①，原告主张根据《最高人民法院关于民事诉讼证据的若干规定》第四条，医疗损害责任纠纷应当由医疗机构承担举证责任，但被告并未提供证据证明其诊疗行为不存在过错，故应当承担赔偿责任；周某某死亡后，原告曾多次到被告处要求复制病历，但被告一直予以拒绝，最后为原告复制的病历（共计 119 页）比被告当庭提供的病历（共计 180 页）明显要少，故被告存在隐匿或拒绝提供病历的情况，适用侵权责任法第五十八条规定，应推定被告

存在过错;被告在诊疗过程中,未尽到告知义务,严重侵犯了患者家属的知情同意权,并且产后的治疗措施明显违反诊疗常规,延误了抢救的最佳时机。综上,被告对患者周某某的死亡应当承担赔偿责任。

原告提供了周某某的病历复印件1份(共计119页),第8版妇产科学第211~218页,周某某病情诊治经过。

被告对原告提供证据的真实性无异议,但认为妇产科学只是一种学术论著,并不是强制性规范,上述证据并不能证明被告应对周某某的死亡承担赔偿责任。

被告提供了周某某的病历复印件1份(共计180页),主张根据病历管理规范,原告复印的只是客观病历,没有主观病历,而被告提供的是全案病历,主观病历只能向鉴定机构和法院等相关部门提供;病历记录了被告对周某某提供诊疗服务及抢救的全过程,可充分证明被告对患者进行了积极的治疗和抢救,自然分娩告知书明确告知了周某某及家属自然分娩存在的风险,并经原告李某甲签字确认,该告知书明确记载了产后羊水栓塞属正常的医疗风险,原告李某甲对此是知情的,被告不存在任何过错,患者的死亡与被告的医疗行为不存在因果关系。

原告对被告提供证据的真实性无异议,但认为病历只是诊疗行为的记录,并不能证明被告没有过错,被告是否有过错应通过诊疗常规来衡量。

针对本案争议焦点②,原告主张周某某死亡后,被告赔偿了李某甲死亡赔偿金250 000元,对于李某乙、李某丙的抚养费及精神损害抚慰金未进行赔偿。李某乙出生于2004年1月4日,李某丙出生于2015年1月2日,按照2015年山西城镇居民人均消费支出15 819元的标准,15 819×(7+18)×1/2＝197 737.50元,精神损害抚慰金酌情要求50 000元。原告提供了李某乙、李某丙的户口本复印件,山西省人民政府网站截图1张。

被告对证据的真实性无异议,但认为李某丙的户籍于2015年4月才迁至×市城区某镇,之前是农业家庭户口,如果赔偿的话,2个子女的抚养费应当按照2014年农村居民消费支出标准进行计算。

以上证据,经当庭质证,双方对证据的真实性均表示无异议,本院依法予以确认。

本院认为,当事人对自己提出的诉讼请求所依据的事实或者反驳对方诉讼请求所依据的事实有责任提供证据加以证明。没有证据或者证据不足以证明当事人的事实主张的,由负有举证责任的当事人承担不利后果。根据侵权责任法第五十四条规定,医疗损害责任纠纷案件适用过错责任原则,患者一方认为医疗机构有医疗过错,以及医疗行为与损害后果之间存在因果关系,应当由患者一方承担相应的举证责任。

本案中原告起诉被告要求医疗损害赔偿,应当由原告举证证明被告的医疗行为存在过错,以及原告的损害后果与被告的医疗行为之间存在因果关系,经本院询问并释明,原告表示不申请司法鉴定,应当承担举证不能的不利后果。虽然《最高人民法院关于民事诉讼证据的若干规定》第四条第一款第(八)项规定在因医疗行为引起的侵权诉讼中,由医疗机构承担举证责任,但该规定于2002年施行,而侵权责任法于2010年施行,依据新法优于旧法原则,本案应适用侵权责任法。故原告要求被告赔偿相关损失及精神抚慰金的诉讼请求,无事实和法律依据,本院不予支持。

对于原告主张被告存在隐匿或拒绝提供病历的情况,本院认为,被告提供的病历较原告多出的部分主要为病程记录、死亡讨论记录等内容,该部分病历为主观资料,不影响原告对于被告诊疗行为的认识,且在本案诉讼过程中,被告已将全部病历资料在庭审中提交,不属于侵权责任法第五十八条第(二)项规定的情形,故对原告该意见不予采纳;原告主张被告侵犯了其知情权,但从病历中可以看出,自然分娩知情同意书、病危通知单、介入诊疗同意书、手术同意书、患者病情告知书等告知书中均有原告李某甲签字,证明被告已就相关事项对原告履行了告知义务,故对原告该意见不予采纳。依照《中华人民共和国侵权责任法》第五十四条,《最高人民法院关于民事诉讼证据的若干规定》第二条,《中华人民共和国民事诉讼法》第一百三十四条第一款、第六十四条之规定,判决如下:驳回原告李某甲、李某乙、李某丙的诉讼请求。

**【损害启示】**

根据人民卫生出版社出版的第 9 版《妇产科学》中羊水栓塞的内容精要,结合本例分析如下。

(1)羊水栓塞是起病急骤、病情凶险、难以预测、病死率高为临床特点,是极其严重的分娩并发症。

(2)本例有经产妇、多胎妊娠、胎膜早破诱因。因大部分羊水栓塞发生在胎膜破裂以后,羊水可从子宫蜕膜或宫颈管破损的小血管进入母体血液循环中。

(3)羊水栓塞的处理原则是维持生命体征和保护器官功能。一旦怀疑羊水栓塞,立即按羊水栓塞急救流程实施抢救,分秒必争,推荐多学科密切协作以提高抢救成功率。处理主要采取支持性和对症性方法,各种手段应尽快和同时进行。

(4)增加氧合应立即保持气道通畅,尽早实施面罩吸氧、气管插管或人工辅助呼吸,维持氧供以避免呼吸和心搏骤停。

(5)保证心排出量和血压稳定,避免过度输液。

(6)羊水栓塞初始阶段表现为肺动脉高压和右心功能不全,可用多巴酚丁胺、磷酸二酯酶-5 抑制药兼具强心和扩张肺动脉的作用,是治疗的首选药物。

(7)低血压时应予升压多巴酚胺、去甲肾上腺素,静脉泵入。

(8)解除肺动脉高压,也可考虑给予盐酸罂粟碱、阿托品、氨茶碱、酚妥拉明等药物。

(9)液体管理需注意管理液体出入量,避免左心衰和肺水肿。

(10)抗过敏早期使用大剂量糖皮质激素或有价值。首次氢化可的松 100～200mg 加于 5%葡萄糖注射液 100ml 快速静脉滴注;或地塞米松 20mg 加于 25%葡萄糖注射液静脉推注后,再加 20mg 于 5%～10%葡萄糖注射液中静脉滴注。

(11)纠正凝血功能障碍及时补充凝血因子包括输注大量的新鲜血、血浆、冷沉淀、纤维蛋白原等,最好使用大输血单位 1∶1∶1∶1(10U 红细胞 2000ml,1000 血浆,10U 冷沉淀,1 个治疗单位血小板)。

(12)全面监测血压、呼吸、心率、血氧饱和度、心电图、中心静脉压、心排出量、动脉血气和凝血功能等。

(13)产科处理羊水栓塞发生于分娩前时,应考虑立即终止妊娠,心搏骤停者应实施心肺复苏。复苏后仍无自主心跳可考虑紧急实施剖宫产。出现凝血功能障碍时,应果断快速地实施子宫切除术。

(14)结合本例,阴道分娩产后出血,行宫腔填塞止血,行髂内动脉造影子宫动脉栓塞术,行 ICU 监护治疗,行子宫切除阴道填塞止血术,最后还是病情仍持续恶化死亡。作者认为,如果不去行髂内动脉造影,时间用来果断快速地实施子宫切除术,再纠正凝血功能障碍及时快速补充凝血因子可能结果不一样。

（15）产科及时签字非常重要，分娩知情同意书、病危通知单、手术同意书、患者病情告知书等，以防告知义务不到位。

（程晓宇）

## 五、产妇顺产宫颈裂伤，致羊水栓塞大出血，气管插管前胃内容物反流进入气管死亡损害启示

**【病情摘要】**

田××因怀孕于 2012 年 3 月 28 日上午住进××县妇幼保健院待产。经产妇同意，予阴道试产。3 月 29 日 3:40 经产妇家属同意后人工破膜。6:00 左右田××在会阴侧切下自娩 1 活男婴，重 3900g，后取名为易××。数分钟后，胎盘自娩完整，流血约 300ml。医务人员告知家属田××病重，6:45 查脉搏加快，血压下降，子宫收缩差，压宫底阴道流血约 500ml，报请院抢救小组来院抢救。后行子宫全切术抢救生命，田××经抢救无效于 3 月 29 日 13:07 死亡。某附属医院进行尸体解剖，做出尸体解剖检验报告，死亡原因：田××因宫颈裂伤造成羊水进入子宫颈内膜静脉，致肺羊水栓塞死亡；在羊水栓塞后，气管插管前胃内容物反流进入左右支气管、肺内加速死亡。

**【法院处理】**

易××、田××于 2013 年 4 月 25 日向法院申请对××县妇幼保健院在诊疗活动中是否存在医疗过错，如有过错，过错在损害后果中的责任程度，××县妇幼保健院的诊疗活动与田××的死亡是否存在因果关系进行司法鉴定。××县人民法院委托湖南某司法鉴定中心进行鉴定，2013 年 7 月 12 日（2013）临鉴字第 492 号司法鉴定意见书，鉴定分析说明：田××产后并发羊水栓塞致产后大出血、DIC、多系统器官功能衰竭，是其死亡的主要原因；医方在血源配备、产道损伤的处理、防窒息、DIC 的防治等方面存在不足，是田××死亡的次要原因。鉴定意见为：被鉴定人田××产后并发羊水栓塞（死亡率高）是其死亡的主要原因；医方在被鉴定人住院期间的诊疗过程中存在不足（过错）是被鉴定人死亡的次要原因。易××、易××、田××因田××死亡造成如下损失：①死亡赔偿金 148 800 元（7440 元×20 年）；②丧葬费 20 014 元，易××、易××、田××只要求××县妇幼保健院赔偿田××丧葬费 17 760 元，确认丧葬费为 17 760 元；③易××的抚养费 52 830 元（5870 元×18 年÷2）；④误工费 451.80 元，易××、田××因田××的死亡造成误工，要求赔偿误工费 451.80 元，没有超过实际损失，予以确认；⑤精神损害抚慰金 30 000 元，田××的死亡给易××、易××、田××造成了精神痛苦，根据本地的平均生活水平，酌定精神损害抚慰金为 30 000 元；⑥交通费酌情认定为 1500 元。以上项共计 251 341.80 元。

原审法院认为，本案系医疗损害责任纠纷。田××在××县妇幼保健院待产，××县妇幼保健院应履行其职责和义务，为患者提供及时、高效和安全的医疗服务。患者在诊疗活动中受到损害，医疗机构及其医务人员有过错的，由医疗机构承担赔偿责任。田××在××县妇幼保健院住院待分娩，××县妇幼保健院作为医方在血源配备、产道损伤的处理、防窒息、DIC 的防治等方面存在不足，是田××死亡的次要原因。××县妇幼保健院在诊疗活动过程中存在过错，与田××的死亡有一定的因果关系，对田××的死亡后果应承担次要责任，由××县妇幼

保健院对易××、易××、田××的损失承担 35%的赔偿责任为宜。

故由××县妇幼保健院赔偿易××、易××、田××各项损失 87 970 元,其余损失由易××、易××、田××自负。易××、易××、田××要求××县妇幼保健院赔偿住宿费 270元,因没有提供相关票据,对该项诉讼请求不予支持。易××、易××、田××要求××县妇幼保健院赔偿生活补助费 108 元,因无相关法律依据,亦不予支持。依照《中华人民共和国侵权责任法》第六条第一款、第十六条、第五十四条,《最高人民法院关于审理人身损害赔偿案件适用法律若干问题的解释》第十七条第三款、第十八条、第二十七条、第二十九条和《最高人民法院关于确定民事侵权精神损害赔偿责任若干问题的解释》第八条第二款、第十条之规定,判决如下:①由××县妇幼保健院赔偿易××、易××、田××各项损失共计 87 970 元,此款限××县妇幼保健院在判决生效后十日内付清;②驳回易××、易××、田××的其他诉讼请求。

上诉人易××、易××、田××上诉称,上诉人易××等人在原审中提出湖南某司法鉴定中心做出的司法鉴定意见程序严重违法、鉴定结论明显依据不足,并为此申请重新鉴定,而原审法院对上诉人易××等人的重新鉴定申请未予准许违反法律规定。××县妇幼保健院不具备产科的行医许可,不具备产科接生的能力,导致田××死亡,××县妇幼保健院对此具有完全的过错,应承担事故的全部责任。故请求二审法院撤销原判,判决由××县妇幼保健院向各上诉人赔偿因田××死亡造成的经济损失 251 341.80 元。

被上诉人××县妇幼保健院答辩称,原判决认定事实清楚,适用法律正确,请求二审驳回上诉,维持原判。

本院经二审审理查明的事实与原判决查明的事实一致,对原判决认定的事实予以确认。

上诉人易××、易××、田××向原审法院申请对××县妇幼保健院在诊疗活动中是否存在医疗过错、过错行为在损害后果中的责任程度及××县妇幼保健院的诊疗活动与受害人田××的死亡是否存在因果关系等事项进行司法鉴定,原审法院征得双方当事人的同意后组织双方当事人通过摇号确定了湖南某司法鉴定中心进行鉴定。湖南某司法鉴定中心系具备专业鉴定资格的合法鉴定机构,其根据受害人田××的病历资料、尸检报告做出的鉴定意见依据充分,程序合法,上诉人易××等人虽对鉴定意见提出异议,并向原审法院提出重新鉴定申请,但并未提出证据证明该鉴定存在鉴定机构或者鉴定人员不具备相关鉴定资格、鉴定程序严重违法、鉴定意见明显依据不足等情形,原审法院根据《最高人民法院关于民事诉讼证据的若干规定》第二十七条的规定书面通知对易××等人的重新鉴定申请不予准许,并采信湖南某司法鉴定中心做出的(2013)临鉴字第 492 号鉴定意见作为认定××县妇幼保健院过错程度的依据于法有据,上诉人易××等人就此提出的上诉理由不能成立,本院不予采纳。

被上诉人××县妇幼保健院作为医疗事业单位法人,××县事业单位登记管理局于 2008年 12 月 24 日颁发的《中华人民共和国事业单位法人证书》上已明确确定××县妇幼保健院的诊疗范围包括产前诊断与接生。虽然××县妇幼保健院向原审法院提供的《中华人民共和国医疗机构执业许可证》《中华人民共和国母婴保健技术服务执业许可证》均系 2013 年 1 月以后颁发,但根据相关的医疗机构管理条例,《中华人民共和国医疗机构执业许可证》《中华人民共和国母婴保健技术服务执业许可证》均具有一定的有效期限,在有效期满后,须凭原许可证申请换领新证。××县妇幼保健院正是基于该规定,于 2013 年 1 月换发了相应的执业许可证,上诉人易××等人以××县妇幼保健院仅提供 2013 年 1 月以后的执业许可证为由,主张该院在 2012 年不具有相应的行医资质,与客观事实不符,本院亦不予采纳。

综上,原判决认定事实清楚,适用法律正确,实体处理并无不当,应予维持。据此,依照《中华人民共和国民事诉讼法》第一百七十条第一款第(一)项的规定,判决如下:驳回上诉,维持原判。本案二审诉讼费 1556 元,由上诉人易××、易××、田××共同负担。

**【损害启示】**

根据人民卫生出版社出版的第 9 版《妇产科学》中羊水栓塞的内容精要,结合本例分析如下。

(1)羊水栓塞(AFE)是由于羊水进入母体血液循环,而引起的肺动脉高压、低氧血症、循环衰竭、弥散性血管内凝血(DIC)及多器官功能衰竭等一系列病理生理变化的过程。以起病急骤、病情凶险、难以预测、病死率高为临床特点,是极其严重的分娩并发症。发病率(1.9～7.7)/10 万,死亡率 19%～86%。

(2)发生 AFE 的病因为高龄初产、经产妇、宫颈裂伤、子宫破裂、羊水过多、多胎妊娠、子宫收缩过强、急产、胎膜早破、前置胎盘、子宫破裂,剖宫产和刮宫术等可能是羊水栓塞的诱发因素。具体原因不明,可能与下列因素有关。①羊膜腔内压力过高:临产后,特别是第二产程子宫收缩时羊膜腔内压力可高达 100～175mmHg,当羊膜腔内压力明显超过静脉压时,羊水可能被挤入破损的微血管而进入母体血液循环。②血窦开放:分娩过程中各种原因引起的宫颈或宫体损伤、血窦破裂,羊水可通过破损血管或胎盘后血窦进入母体血液循环。③胎膜破裂:大部分羊水栓塞发生在胎膜破裂以后,羊水可从子宫蜕膜或宫颈管破损的小血管进入母体血液循环中。

(3)结合本例,可能是宫颈裂伤导致 AM。减少宫颈裂伤的发生非常重要,在宫颈口未开全之前不要用力向下屏气。宫颈裂伤的原因:①自发性撕裂,如宫口未开全时,产妇即用力屏气;或宫缩过强,宫颈尚未充分扩张而已被先露部的压力所冲破;或因产程过长,宫颈因压在胎头与骨盆之间,以致水肿、缺血,如缺血严重,可使部分或全部宫颈坏死脱落;宫颈较硬,宫颈过长等先天性发育异常,分娩时宫颈也可有自发性不全破裂或环状脱落;种植于子宫下段和覆盖于子宫颈口上方的前置胎盘,使该处组织脆弱,容易裂伤。②损伤性撕裂,在宫颈口未开全时,即行阴道助产术或阴道手术,操作方法不正确,如产钳之钳叶误置于宫颈之外,或用产钳旋转胎头的方法不当,或在第一产程时曾用力把宫颈托上,企图刺激宫缩与促使宫颈口迅速扩张,这些因素均可能引起宫颈撕裂。此外,静脉点滴较高浓度的缩宫素引产或催产,对一些先天性宫颈发育不良的孕产妇也可促使宫颈撕裂。

(4)《中华人民共和国医疗机构执业许可证》《中华人民共和国母婴保健技术服务执业许可证》在有效期满后,要及时申请换领新证,以防无证非法问题。

(5)产科最怕的是出血,及时输血非常关键,任何有产科的医院必须在检验科血库备血应急。

(程晓宇)

# 第三章

# 子宫破裂的损害启示

## 一、错过手术时机，孕 34 周发生麻醉后子宫完全破裂胎死腹中损害启示

**【病情摘要】**

2012 年 11 月 10 日，白某到某县人民医院妇产科住院待产，并预交药费 1500 元。入院诊断为先兆早产、瘢痕子宫。11 月 13 日，白某出现规律宫缩，被建议剖宫产结束分娩，医师将详细病情及存在风险告知患者及家属，经同意后行急诊剖宫术。术前听胎心音正常，腰麻成功平卧后却未闻及胎心音，术中发现子宫完全破裂，胎死宫内。

**【法院处理】**

××市医学会医疗事故技术鉴定委员会做出了本病例属于四级医疗事故，医方承担次要责任的鉴定结论。某司法鉴定中心做出了白某子宫破裂修补的伤残程度为十级伤残的鉴定结论。

白某认为，正是由于医院对她的病情特殊性风险认识不足，错过手术最佳时机，致胎死腹中，造成医疗事故。白某将医院告上法庭，要求赔偿。

近日，××县人民法院经审理，判令医院承担 40％的责任，赔偿白某医疗费、误工费、精神损害抚慰金等共计两万余元。

法官表示，公民的生命健康权受法律保护，医院应当对患者的特殊风险进行全面的考虑，并积极与其沟通。鉴定意见是具有医学专业知识的人员根据法定程序所做出的鉴定结论，对于被告的医疗行为是否存在过错以及其过错与患者的损害是否有因果关系，具有比较强的证明力。根据鉴定意见，医院在诊疗过程中，对患方病情特殊性（瘢痕子宫）风险认识不足，沟通不到位，患者发生子宫破裂，胎死宫内与医方诊疗行为有因果关系。据此，法院做出了如上判决。

**【损害启示】**

(1)第 9 版《妇产科学》中早产章节中认为：妊娠≥34 周如无母胎并发症，就停用宫缩抑制药，顺其自然，不必干预，继续监测母胎情况。

(2)结合本例，患者入院时先兆早产、瘢痕子宫，如孕周满 34 周，有剖宫产手术指征，应向孕妇及家属充分说明情况，征求意见后尽早剖宫产手术终止妊娠，无须等待规律宫缩再行急诊手术，避免规律宫缩致子宫破裂发生。

（程丽琴）

## 二、子宫破裂致新生儿窒息并死亡损害启示

**【病情摘要】**

2014 年 2 月 2 日 15:20 吴到被告的产科入院待产。入院时,吴产前记录为:体温 36.8℃,血压 116/78mmHg,腹围 105cm,子宫高度 33cm,胎心音 140 次/分,胎方位 LOA,宫口未开;入院诊断:孕$_5$产$_2$孕 40$^{+6}$ 周、LOA 未临产;处理计划:完善相关检查,检测胎心音情况,汇报上级医师,有阴道试产条件,评估宫颈成熟度及头盆情况。同时,吴及其丈夫签署了《阴道分娩知情同意书》。

2014 年 2 月 3 日上午孙签字同意缩宫素点滴治疗。同日 17:30 由于胎心出现减速,予停滴缩宫素。19 时,因持续性枕后位,胎头下降延缓,医嘱建议行剖宫产手术。19:25 孙签署了《麻醉手术知情同意书》。19:40 医院对吴实施剖宫产术,产下一活女婴。术中发现吴子宫破裂,产后出血,发生 DIC,胎儿宫内窘迫,新生儿重度窒息,重度失血性贫血。22:30 医院向吴的丈夫告知吴的病情及与其进行谈话后,吴的丈夫孙签署同意书,要求切除子宫及转上级医院。随后,医院对吴进行了子宫全切术。

2014 年 2 月 3 日,吴及其女儿一并转至某市妇幼保健院治疗。吴女儿于当天 21:42 办理了入院手续,吴于次日办理入院手续。2014 年 2 月 9 日,吴女儿被诊断为:新生儿窒息(重度),颅内出血,头颅血肿,巨大儿,产瘤,代谢性酸中毒,多器官功能障碍,低钾血症,低钙血症,低钠血症。现患儿呈昏迷状态,瞳孔对光反射消失,病情危重,随时可能出现心搏、呼吸骤停等生命危险等情况,即使抢救成功,很大可能会留下脑瘫、智力低下、癫痫等后遗症。建议转上级医院继续住院治疗。同日,吴、孙在上述诊断意见中签字,注明"放弃治疗要求出院",吴之女于同日死亡。吴支付住院医疗费 16 508.6 元。

**【法院处理】**

根据吴的申请,一审法院委托了医疗过错司法鉴定。经鉴定,某司法鉴定中心于 2015 年 6 月 24 日出具鉴定意见书,鉴定意见为:被告医院对吴的诊疗行为存在过错,是导致吴子宫切除的主要因素,其参与度为 70%;吴自身因素及不当行为对损害后果负有次要责任,其参与度为 30%。该鉴定机构又于 2015 年 12 月 8 日出具鉴定意见书,鉴定意见为:被鉴定人吴之女因新生儿重度窒息死亡,新生儿窒息是胎儿宫内窘迫的延续。医院的诊疗行为错误是导致被鉴定人宫内窒息的主要原因,其参与度为 70%。被鉴定人母亲吴自身因素、不当行为及其女儿自身因素增加了胎儿宫内窘迫与新生儿窒息的风险,与目前的损害后果存在次要因果关系,其参与度为 30%。综上,某医院的诊疗行为与新生儿吴之女死亡的损害后果之间存在因果关系,其参与度为 70%。

判决:①被告医院于判决发生法律效力之日起 5 日内向吴、孙赔偿医疗费 11 556.02 元;②被告医院于判决发生法律效力之日起 5 日内向吴、孙赔偿住院伙食补助费 420 元;③被告医院于判决发生法律效力之日起 5 日内向吴、孙赔偿交通费 560 元;④被告医院于判决发生法律效力之日起 5 日内向吴、孙赔偿误工费 1400 元;⑤被告医院于判决发生法律效力之日起 5 日内向吴、孙赔偿死亡赔偿金 494 022.2 元;⑥被告医院于判决发生法律效力之日起 5 日内向吴、孙赔偿丧葬费 27 126.4 元。

**【损害启示】**

根据人民卫生出版社出版的第 9 版《妇产科学》中子宫破裂的内容精要,结合本例分析如下。

(1)第 9 版《妇产科学》中子宫破裂章节中认为:①子宫破裂是指子宫体部或子宫下段于分娩期或妊娠期发生裂伤,为产科严重并发症,威胁母儿生命。②子宫破裂多发生于梗阻性难产、滥用宫缩药、高龄多产和子宫曾经手术或有过损伤的产妇。③发现先兆子宫破裂,必须立即采取有效措施抑制子宫收缩,如肌内注射哌替啶 100mg 等,以缓解子宫破裂的进程,同时尽快行剖宫产术。

(2)结合本例:①由被告医院手术医师术中发现患者子宫破裂,推断子宫破裂这一诊断未能在术前明确,从而错失最佳抢救时机,最终导致患者子宫切除、新生儿重度窒息并死亡。②有些先兆子宫破裂或子宫破裂的临床表现并不典型,但多数都会有胎心监护的异常,所以胎心监护异常往往是先兆子宫破裂或子宫破裂的最早期表现,对此产科医师及助产士应引起足够的重视。

(康美花)

第七篇

# 产褥期感染与产褥期疾病篇

# 一、产褥期残角子宫积脓误诊为普通产褥感染剖析

**【病情摘要】**

患者,女,21岁。足月分娩3000g男婴后3小时胎盘未娩,到医院手取胎盘,因出血性休克住院3天。产后11天突然寒战、发热(42℃),再到医院以产褥感染静脉点滴青霉素、庆大霉素4天,体温不降。又以产褥感染,失血性贫血收住上级医院。入院体格检查:宫底脐下6cm,宫体偏左,有压痛,阴道有粉红色恶露,无臭味。血红蛋白80g/L;白细胞计数$20×10^9$/L,中性粒细胞0.95,淋巴细胞0.50。经抗感染治疗1周,体温曾下降后又升高达40.5℃,弛张热型。B超检查:双子宫,左子宫增大积液。行剖腹探查术,术中发现左侧为残角子宫,如孕3个月大,张力高。右侧子宫正常大。切除残角子宫。标本切开,见积脓液300ml。术后体温很快下降。病理诊断:子宫内膜急性化脓性炎,宫腔积脓,宫壁蜂窝织炎,血栓性静脉炎。出院诊断:产褥期感染,残角子宫积脓。

**【误诊剖析】**

本例于正常产后,因胎盘滞留而手取胎盘,以后出现高热,误为普通产褥感染,施行一般抗感染治疗效果不佳。因残角子宫未被发现,致病菌经血行感染到残角子宫,其宫腔内的脱落蜕膜及分泌物有利于细菌繁殖,造成宫腔积脓。如尽早行B超检查,发现残角子宫及其腔内积液,便会早期确诊。残角子宫腔中积脓排不出,并进一步感染子宫肌层及血管,出现栓塞性静脉炎。如脓性栓子进入血液可造成败血症,脓毒血症,危及患者生命。只有及早进行子宫切除,清除积脓,为其根本治疗措施。

(田春芳)

# 二、产褥期急性阑尾炎误诊为产后痛剖析

**【病情摘要】**

患者,女,23岁。足月正常产后1天余,因脐右侧阵发性疼痛4小时入院。产褥期恶露正常。问诊遗漏右下腹复发性疼痛史。体检:体温37.5℃,血压105/75mmHg。仰卧位,腹膜刺激征(一),宫底高度脐下1横指。入院诊断:产后痛。治疗6小时后,原部位疼痛转为持续性并加重。令患者左侧卧位,髂嵴上2横指处有触痛,反跳痛、肌紧张,右后腰部触痛,腰大肌征(十)。白细胞$12.4×10^9$/L,中性粒细胞0.82。诊断:急性阑尾炎。术中见阑尾位于子宫体后,明显肿胀,浆膜充血,见纤维素性分泌物,切除阑尾。术后诊断:单纯性阑尾炎。

**【误诊剖析】**

本例误诊原因是只注意搜集产科病史而遗漏转移性腹痛、右下腹复发性痛病史。本例提示:可疑产褥期急性阑尾炎时,令患者卧向左侧使其子宫向左移动,常可发现右下腹局限性腹膜刺激征(十)。若腰大肌征(十)、闭孔内肌试验(十),支持盲肠后位,盆腔位阑尾炎的诊断。另外提示:由于增大的子宫使盲肠和阑尾的位置由右下腹部移动至右上腹部,且盲肠在向上移

位的同时,阑尾呈逆时针旋转,宫底高度越高,触痛部位越移向外侧和后上方。

(田春芳)

## 三、产褥期急性阑尾炎误诊为子宫内膜炎剖析

### 【病情摘要】

患者,女,22岁。以产后7天,臭味恶露3天,脐右侧疼痛6小时为主诉入院。查体:体温38.9℃,血压98/68mmHg。腹膜刺激征(一),宫底耻骨联合上2横指,宫体软,压痛(±),附件(一)。白细胞$16.3×10^9$/L,中性粒细胞0.84。入院诊断:子宫内膜炎。给全身支持、抗感染治疗。5小时后患者突感原部位疼痛如刀割,医师误认为是"肠痉挛",未予处理,疼痛自行缓解。2小时后患者诉疼痛波及整个下腹部,请外科会诊。体检:腹部两侧触痛,反跳痛,肌紧张,移动性浊音(十)。腹腔穿刺抽出粪样脓液,以坏疽穿孔性阑尾炎行探查术,术中见阑尾呈坏疽状,于中段见一0.5cm×0.3cm破口,切除阑尾。术后诊断:坏疽穿孔性阑尾炎。

### 【误诊剖析】

阑尾炎腹痛初为阵发性,后呈持续性。转移性腹痛发生率为70%～80%。在腹痛进展的过程中突然减轻,可能是阑尾坏疽穿孔,并非是病情好转的表现,应引以为训。之所以发生穿孔是由于复旧子宫在使盲肠受压的同时,可引起阑尾曲折、扭转,阑尾腔梗阻,感染,子宫缩复作用致使化脓阑尾破溃,而大网膜被增大子宫推向上方,不易达到阑尾区包围病灶,致使炎症扩散,形成弥漫性腹膜炎,严重可导致感染性休克。阑尾穿孔主要表现为腹部两侧触痛、反跳痛,肌紧张。产褥期不仅要想到产科疾病,也要注意外科疾病。

(田春芳)

## 四、全身粟粒性结核误诊为产褥感染和产后心肌病剖析

### 【病情摘要】

患者,女,44岁。因发热、心悸、气促2个月入院。2个月前顺产一男活婴,产后出现发热、心悸和气促,无盗汗。近1周来出现少尿及双下肢水肿。查体:体温38℃,脉搏100次/分,呼吸20次/分,血压75/60mmHg。贫血貌,全身皮肤及巩膜轻度黄染,咽充血,双肺呼吸音粗,无啰音。肝肋下2.5cm,剑下1.5cm,质中等,压痛明显。血常规:白细胞$4.3×10^9$/L,中性粒细胞0.74,淋巴细胞0.26,血红蛋白65g/L。胸部透视:双肺纹理略增强。入院诊断:产褥感染。抗感染及抗贫血等治疗无效,病情逐渐加重,以产后心肌炎转入内科。查血沉5mm/小时,血钾1.8mmol/L,血钠112mmol/L,血氯75mmol/L。肝功能:黄疸指数15U,凡登白反应直接阳性,谷丙转氨酶1700U,尿胆原(十),尿胆红素(十)。心电图示:窦性心动过速,心肌劳损。复查血常规,转科后继续进行抗感染、补钾及对症治疗仍不见好转,体温持续在37.5～39.5℃,心率加快(高达150次/分)。抢救无效死亡。尸检结果为全身粟粒性结核病。

### 【误诊剖析】

(1)诊断思路窄,对高热的鉴别诊断认识不足。仅根据患者产后发病这一特点。将诊断思路局限于常见疾病上而未考虑到其他疾病的可能,在抗感染治疗体温不降的情况下亦未能按发热的鉴别诊断程序进行鉴别,因而导致误诊。

（2）缺乏必要的实验室检查。本例若能于入院后及时进行胸片等实验室检查则有可能在生前明确诊断。

（3）对粟粒性结核病的认识不足。本病的早期诊断多需借助胸片检查,由于医师对此认识不足而仅根据血沉和胸透结果排除了结核病,此为造成误诊的关键。

（田春芳）

## 五、产褥期急性粟粒型肺结核误诊为产后感染剖析

**【病情摘要】**

患者,女,22岁,农民。足月顺产第1胎,产后3天发热,体温38～40℃,呈弛张热型。在院外按产后感染先后用青霉素、链霉素、红霉素、氯霉素、庆大霉素、四环素、氨苄西林等治疗1个月无效而入院。体检:体温38℃,脉搏120次/分,两肺有少许湿啰音,余无阳性发现。实验室体格检查:血红蛋白90g/L,白细胞$10.8×10^9$/L,中性粒细胞0.80,血沉112mm/小时,血培养（-）。心电图示:窦性心动过速。X线检查:全胸片两肺布满粟粒状阴影。诊断:急性粟粒型肺结核。入院后用链霉素、异烟肼、PAS并加小剂量地塞米松治疗,1周后体温正常,全身症状改善,出院后继续抗结核治疗,3个月后复查胸片粟粒状阴影基本吸收。随访1年,病情稳定。

**【误诊剖析】**

在产褥期或妊娠期出现发热,经一般抗感染治疗无效,尤其对来自农村的患者,更需警惕患急性粟粒型肺结核的可能,宜做进一步检查,早期胸片上未显示者更应引起警惕。

（田春芳）

## 六、系统性红斑狼疮误诊为产褥感染剖析

**【病情摘要】**

患者,女,27岁。因产后3天伴发热,以产褥感染收住产科。查体:体温38.4℃,血压135/90mmHg,贫血貌,眼睑水肿,双锁骨上淋巴结增大,双肺底可闻及水泡音,心尖区可闻及Ⅱ级收缩期吹风样杂音,腹平坦,肝右肋下3.0cm,脾未及,下肢水肿（＋）。产科检查:子宫如儿头大小,收缩好,压痛（＋）。血常规检查:血红蛋白50g/L,白细胞$4.6×10^9$/L。尿常规检查:白细胞50～60/HP,红细胞5～10/HP,尿蛋白（＋）。骨髓穿刺检查:感染骨髓并增生性贫血。经抗感染、输血等治疗,下肢水肿加重,并有心悸、气短、胸闷表现。胸部摄片:心包炎、胸腔积液。超声心动图示:心脏普大,中等量心包积液。B超检查示:肝大、脾增厚,肾实质弥漫性回声异常。抗核抗体（＋）。联合会诊:诊断为系统性红斑狼疮,给予大量激素、中草药等治疗,7天后病情好转出院。

**【误诊剖析】**

本例误诊的主要原因是对系统性红斑狼疮（SLE）认识不足所致。SLE属自身免疫性疾病,多数人认为妊娠分娩可导致SLE恶化,产后病情恶化多数较重,其恶化征候是发热、皮肤红斑、水肿、关节痛、胸膜炎、心包炎、眼炎、中枢神经系癫痫样大发作和器质性脑病等。实验室检查可见血沉加快,贫血加重,查到SLE细胞,抗核抗体（＋）,尿蛋白、红细胞及肾功能异常

等。SLE 的诊断主要根据临床征象和实验室检查。治疗首选泼尼松。预防恶化需在分娩时至产后 3 周内应用足量类固醇。

（田春芳）

## 七、产后弥漫性腹膜炎误诊为正常产褥期剖析

**【病情摘要】**

患者,女,31 岁。因足月产后 14 天,下腹部持续性疼痛伴呕吐 3 小时入院。当时门诊体格检查:神志清楚,腹部轻度饱满,广泛性压痛,以右下腹部明显,阑尾部压痛不明显,反跳痛（±）,无移动性浊音,肠鸣音存在,未扪及包块。体温 40.7℃,血压 100/70mmHg。阴道分泌物检查报告:脓球（++）。即请妇产科会诊,检查子宫水平位,拳大,质软,宫口稍松,分泌物酱色,少许,无特殊臭味,全腹均有轻度压痛,无反跳痛。会诊认为,患者产后已 15 天,子宫复旧良好,可排除产后感染。在排除妇、外科疾病的情况下转内科治疗。内科查体:体温 39.3℃,脉搏 144 次/分,呼吸 41 次/分,血压 74/56mmHg。颜面水肿,口唇发绀。右下肺可闻及细湿性啰音,心率快,律齐。腹平软,中下腹有压痛及反跳痛,按中毒性休克处理,继续抗感染,扩容,纠正酸中毒,应用血管活性药物,并加用毛花苷 C、呋塞米、氢化可的松等。但终因病情恶化死亡。尸检结果:产后子宫复旧不全,盆腔内生殖器炎症合并弥漫性化脓性腹膜炎,肺、肝、肾、脾增大淤血。

**【误诊剖析】**

（1）拘泥于症状不典型:本病在门诊检查时已具备腹膜炎的表现,但不熟悉产后发生腹膜炎时临床表现可不典型。

（2）会诊不力:会诊者应具有扎实的专科理论知识和丰富的临床经验,会诊者不能人云亦云,马虎了事。本例妇产科医师在会诊时,错误地排除了产后感染的诊断,以致造成不良后果。本例最沉痛的教训是:当弥漫性腹膜炎的诊断已确立,又伴有难以矫治的休克,就应剖腹探查。

（3）观察患者病情不仔细,思维狭窄:本例阴道分泌物无臭味,并不能排除感染,因为有些菌种感染是没有臭味的。本例仅在入院时测量过血压,之后转内科之前一直未测量,无法判断血压在何时下降,贻误了治疗时机。

（4）检查不全面:本例忽视了超声波、腹部透视、腹腔穿刺等基本检查。

（田春芳）

## 八、产后胎盘残留子宫,致晚期产后出血损害启示

**【病情摘要】**

2012 年 12 月 28 日,原告李某在被告某医院生下一男婴,2013 年 1 月 21 日出院。出院后,原告阴道流血不止,到被告某医院复查,经过 B 超显示宫内残留。2013 年 2 月 17 日,原告李某去某市人民医院就诊,诊断为:"胎盘残留",在医师建议下,李某住院进行治疗,2013 年 3 月 7 日出院。

**【法院处理】**

发现胎盘仍残留在子宫,随即找某医院协商解决。因协商不成,该女子遂状告到法院。原

告认为被告的治疗过程中存在过错,造成原告的身体变差,侵犯了原告母乳喂养权利,给原告的身体和精神上造成了严重的损害,被告应赔偿原告由此造成的所有损失和遭受到的精神损害。某区人民法院调解了这起侵权纠纷案。被告某医院在协议书签收后七日内补偿原告李某经济损失 5000 元,原告李某自愿放弃其他诉讼请求。

**【损害启示】**

不论顺产和剖宫产出院前常规 B 超检查,可以早日发现胎盘残留子宫和副胎盘。

(田春芳)

# 第八篇

# 产科相关手术篇

# 第一章

# 剖宫产术有关误诊剖析与损害启示

## 一、剖宫产术中误扎双侧输尿管教训剖析

### 【病情摘要】

患者,女,23岁,孕$_1$产$_0$。孕39周在当地乡医院分娩,行胎头吸引3次均失败,改行子宫下段剖宫产术。术中见子宫下段水肿,娩出胎儿后出血较多,遂行钳夹、缝扎止血,术后24小时无尿,术后第2天起每天均补液6000ml。但每日尿量少于400ml,术后第3天排气,但一直高热、腰痛、腹胀,术后第6天急诊转上级医院。入院时脉搏120次/分,体温38.1℃,重度贫血貌,颜面全身水肿,心率120次/分,呼吸急促,双肺呼吸音粗糙。腹部膨隆,可见肠型,全腹压痛,肌紧张,无反跳痛,肾区叩击痛及移动性浊音均为阳性,肠鸣音极弱,留置尿管但无尿液流出,请泌尿外科会诊后诊断为双侧输尿管损伤,遂行剖腹探查术,术中在髂内、外动脉分叉处,分别打开两侧后腹膜见双侧输尿管均增粗,追踪输尿管至膀胱附近,见双侧输尿管被缝扎,看不到明显蠕动波,颜色尚正常,遂放置输尿管导管,引流尿液。术后尿量明显增加,异常表现消失,痊愈出院。

### 【误诊剖析】

本例发生输尿管结扎是因产程异常,局部受压组织水肿,加之3次胎吸失败胎头过低嵌入盆腔,行子宫下段横切口时手法粗暴,导致子宫下段撕裂,引起急性大量活动性出血;术者经验少,对解剖关系不清楚,即盲目钳夹和缝合止血,从而误扎双侧输尿管。为此,在行子宫下段横切口剖宫产时,于切开子宫下段之前,应把右旋子宫扶正,以防切口向左侧撕裂;当发现切口撕裂急剧出血时,应先用无卵齿圆钳迅速钳夹切口缘,对出血的血管断端,及时用止血钳钳夹,以控制出血。若可疑损伤输尿管时,应在宫颈旁侧,用手指上下反复探索,可扪到一管状条索,即为输尿管,搞清楚两侧输尿管的部位,然后再避开它缝扎止血,以防误扎输尿管。

(田春芳)

## 二、剖宫产术后胎盘残留误为子宫内翻教训剖析

### 【病情摘要】

患者,女,27岁,$G_3P_1$,妊娠31周。因无痛性阴道流血,量较多,急诊入院。查体:脉搏92次/分,血压100/70mmHg,血红蛋白70g/L。B超检查示:部分性前置胎盘。住院给予期待疗

法。至妊娠 36 周时又一次出现较多量阴道流血,行剖宫产,顺利娩出一女活婴。剖宫产术后第 28 天,因持续性阴道流血加剧 2 天,伴晕厥再次入院。检查:脉搏 110 次/分,血压 70/50mmHg,血红蛋白 50g/L,内诊发现阴道内有一手拳大肉样组织,未见宫颈边缘。诊断:慢性子宫内翻,失血性休克。立即在补液、输血条件下行剖腹探查术。术中发现子宫恢复至妊娠50 天左右大小,无内翻。此时,手术中医师从阴道取出手拳大小组织 1 块,关腹。术后病理报告:胎盘残留。

**【误诊剖析】**

本例由于剖宫产人工剥离胎盘后,未查清有无残留即草率关腹,造成晚期产后阴道出血,误以为是慢性子宫内翻,导致误行剖腹探查术。教训颇为深刻,应引以为训。

(1)对于部分性前置胎盘行剖宫产术时,由于胎盘附着于子宫下段,有时为了娩出胎儿需破水,常将一部分胎盘撕破,最后剥离胎盘时容易残留,导致晚期产后出血,故必须认真检查对合胎盘是否完整。

(2)不论是行剖宫产还是正常顺利分娩,对慢性子宫内翻的诊断均需慎重,以免误诊。本例仅凭阴道内有一手拳大肉样组织即做出诊断是不够的,还必须辨认有无输卵管开口,腹部或肛诊检查有无完整的子宫体或杯状凹陷,看探针能否探入宫腔,行 B 超检查等,以免误行剖腹探查,给患者增添不必要的痛苦。

(田春芳)

# 三、剖宫产术后腹腔遗留纱布误为结肠肿瘤教训剖析

**【病情摘要】**

患者,女,37 岁。因下腹部肿块 10 年伴疼痛 1 月余入院。该患者 10 年前曾行剖宫产手术,术后 2 个月因下腹不适,偶然发现左下腹有一肿块,有鸡蛋大小,自觉经期肿块出现疼痛,呈持续性,肿块大小无变化,经期过后无任何不适。1 月前左下腹隐痛,卧位或仰卧位时疼痛可缓解,大便由原来的干结转为稀糊状,内有大量黏液,每日 3~4 次。查体:慢性病容,左下腹局限性隆起,可触及 4.0cm×4.5cm 大小包块,质硬,边界尚清,活动度差,有压痛。血白细胞 $10.5×10^9$/L,中性粒细胞 0.79,隐血试验(+),钡灌肠提示结肠肿瘤。麻醉下行左半结肠切除术,术中见靠近结肠脾曲处大网膜粘连包裹,轻分离,流出白色脓液,并有恶臭味,剥离后发现内有纱布 2 块,棉纱纤维已变腐,但尚能展开摊平,测量其直径 30cm×20cm。取出后检查肠壁已穿透 5.0cm×4.2cm,其肠壁周围组织较脆,触之易出血,故行穿透处切断,行结肠端端吻合,痊愈后出院。

**【误诊剖析】**

本例可见手术结束前清点器械及敷料至关重要。纱布侵蚀穿透肠壁,致使肠腔充盈、黏膜缺损破坏,可疑结肠肿瘤,但临床最后确诊仍需要结合病史及临床表现,切不可盲目施术。经期出现肿块疼痛,可能与纱布上子宫内膜异位有关。

(田春芳)

## 四、无脑儿误诊为臀位行剖宫产教训剖析

### 【病情摘要】

患者,女,28 岁,第 1 胎。因停经 43 周,规律性下腹痛 3 小时入院待产。平素月经规律,停经 40 余天有早孕反应,化验妊娠试验(+),诊断为早孕。之后一直未做产前检查,5 月余自觉胎动,活跃至今,因预产期已过 3 周,并进入产程而住产科。查体:血压 130/80mmHg,心肺无异常,下腹膨隆,宫高 37cm,腹围 110cm,胎心 132 次/分,肛诊及腹部触诊拟诊臀先露,宫口开大 2cm。因夜间未行 B 超检查。初步诊断:妊娠 43 周,过期妊娠,巨大儿,臀位。决定行剖宫产术。术中顺利,但剖出一无脑儿,体重 4000g,5 分钟后死亡。术毕家属意见很大,经劝阻未产生纠纷。

### 【误诊剖析】

(1)无脑儿是脑组织部分或全部缺如,伴缺乏覆盖于大脑的头盖骨和头皮,胎头小而不规则,无论在腹部检查或肛查都易将畸形胎头误诊为臀位。

(2)无脑若无羊水过多,由于胎儿的神经内分泌改变,以及小而不规则的胎头对子宫下段的刺激不够,使分娩动因不足,易致过期妊娠,且为一般妊娠的 3 倍,必须加以注意。

(3)避免把无脑儿当作臀位剖宫产,必须及时诊断无脑儿,下面情况应引起高度怀疑。羊水过多。腹部或肛诊胎先露不清或无明显胎头摸及。过期妊娠。然后进一步做 B 超检查或 X 线摄片即可明确诊断。

(4)一经明确无脑儿诊断,须尽快引产终止妊娠。

(田春芳)

## 五、妊娠合并巨膀胱在剖宫产手术中损伤膀胱损害启示

### 【病情摘要】

产妇 22 岁,因妊娠 34 周,阴道大量出血 1 小时急诊入院。该妇孕期未做产前检查,妊娠 6 个月时无诱因发生阴道出血,基层医院曾保胎治疗。此次因阴道大量出血,疑中央性前置胎盘。由外院转入。入院检查:一般检查无异常出现,双下肢无水肿,产科检查:宫高 30cm,腹围 89cm,胎位为 LSA 位,胎心率 146 次/分,无宫缩,化验检查尿蛋白(-)。血白细胞 $16.9 \times 10^9$/L,红细胞 $63 \times 10^9$/L,血红蛋白 95g/L,血小板 $254 \times 10^9$/L。心电图检查窦性心动过速,大致正常心电图。B 超检查:双顶径 89mm,左骶前位,羊水指数 89mm,胎盘位于子宫后壁,胎盘完全覆盖子宫颈内口。初步诊断:孕 $_1$ 产 $_0$,宫内妊娠 34 周,中央性前置胎盘。产妇家属坚决要求终止妊娠。入院第 3 天在腰硬联合麻醉下行腹部纵切口腹膜外剖宫产术。术中分离腹直肌,以顶侧入式分离膀胱前筋膜,显露左侧膀胱三角区,但推离膀胱困难,见整个切口下方均为膀胱,改为进腹手术。切开腹膜见腹膜紧贴子宫底,继续在腹膜外分离膀胱,见术野一膜状组织紧贴子宫误认是子宫肌层,即切开 3cm,见膀胱黏膜及 Foley 导尿管,确认已进入膀胱,即请泌尿外科医师上台会诊。手指进入膀胱探查,上界高至脐平,两侧达侧腹壁,考虑为巨膀胱。自左侧腹壁与膀胱分界处分离膀胱,将膀胱顶从子宫底处分离,推下膀胱至子宫下段,而后用 3-0 可吸收线连续缝合膀胱黏膜层、连续缝合膀胱肌层。切开子宫肌层,钝性延长切口,破水

羊水清,以 LSA 位娩出一女婴,Apgar 评分 1min 评为 8 分,新生儿体重 2400g,常规缝合子宫切口,检查未见异常关腹。术后留置 Foley 尿管 10 日,如期痊愈出院。

**【损害启示】**

(1)先要认真询问有无巨膀胱病史。巨膀胱又称膀胱肥大,非常罕见,为先天性发现(如下图)。其膀胱体积明显增大,有的膀胱可占据腹腔大部分,大多数病例伴有先天性尿道梗阻现象。先天性巨膀胱可合并巨结肠或细小结肠及其他生殖系统异常,无明显先天性尿道梗阻现象。该产妇术中见膀胱体积明显增大,无盆腔粘连,仅左侧附件被膜样组织包裹,右侧附件正常。

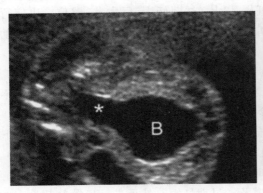
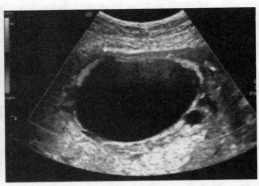

巨膀胱

(2)若有巨膀胱病史,剖宫产最好采取直切口,有利于暴露,又可避免膀胱损伤。

(3)若发生膀胱破裂后,膀胱修补术后应留置导尿,使膀胱处于空虚状态,这样既可避免膀胱张力过大,促进伤口愈合,又可避免尿潴留所致的感染。拔除导尿管后嘱产妇多饮水,可起到自然冲洗膀胱尿道作用,既可防治感染,又可减少尿盐结石阻塞尿管。

(田春芳)

# 六、剖宫产中羊水栓塞意外死亡损害启示

**【病情摘要】**

患者,女,29 岁。因停经 10 个月,胎动 6 个月入院待产,经检查发现骨盆狭窄而行剖宫产术。术中顺利剖娩一女婴,取出胎儿徒手剥离胎盘时,产妇突然面色青紫,呼吸困难,抽搐,最后呼吸心搏停止,经各种抢救无效而死亡。死后 8 小时行剖检:颈静脉怒张,气管内无异物,左心室显著缩小,右心室显著扩大。肺小动脉和毛细血管可见鳞状上皮和一些分化较原始的合体细胞。子宫壁小静脉中可见成堆的鳞状上皮及染成粉红色椭圆或杆状的羊水成分。肌层浅层有多量胞质粉染的大合体细胞侵入,其形态与肺小血管中所见者一致。

**【损害启示】**

本例属于暴发型羊水栓塞症。其致死的主要机制是羊水颗粒物质机械阻塞肺小血管。羊水经胎盘与子宫附着部位的血管窦进入子宫壁间静脉,其中大量颗粒物质堵塞在肺小动脉及肺泡壁毛细血管中。由于肺血管栓塞及因之而产生的肺血管痉挛,一方面使右心流出量锐减

和左心排出量减少,导致末梢血管虚脱;另一方面产生肺动脉高压症,表现为右心室显著扩张,颈静脉怒张,终至右心衰竭。急死的另一种机制是颗粒物质引起过敏性休克,主要表现为肺血管及支气管痉挛。本例提示胎儿娩出前后均要尽量吸净宫腔内的羊水,一旦发生或未发生之前要密切观察面色有无青紫及呼吸有无困难,给予正压吸氧,抗休克,解除肺动脉高压及抗心力衰竭等综合治疗,扼制急死的发生。

(田春芳)

## 七、臀位剖宫产操作不当致胎儿股骨骨折损害启示

**【病情摘要】**

第 1 胎,足月妊娠,骶左前位,左足先露,早破水,做子宫下段横切口剖宫产术。切开子宫后,术者顺利取出宫腔内胎儿之右足,向背侧牵拉该足,企图娩出胎体时失败。又用手指勾取已入盆之胎儿左足,着力于股骨中下段,感有困难,最后勉强娩出了左足,当即听到"咔嚓"一声。术后拍片,证实为左股骨中下段斜行骨折。胎儿重 3800g,予 Bryant 法牵引、复位处理,3个月后随访愈合良好。

**【损害启示】**

本例骨折原因主要是:牵出宫腔内之胎儿右足后,向胎背方向牵拉,企图娩出胎体。但因另一下肢在盆腔内,故未成。此时胎位由骶左前位转至骶前位。再用手指勾取盆腔内之左下肢,着力于股骨中下段,使膝关节屈曲,娩出了下肢。正常的足月胎儿髋膝关节长 12cm,而正常骨盆入口前后径为 11.5cm。在此径线出盆是有困难的。股骨二端长于骨盆壁,中间用力,势必骨折。为了避免骨折,应当正确牵出已入盆之下肢。如果是单臀,不需牵拉下肢,让臀部从切口娩出。伸直入盆之下肢,首先应使膝关节屈曲。方法为用示指、中指压迫腘窝或示指置于腘窝,拇指置于股骨下端前方,两指捏紧进行牵引、上提,使膝关节屈曲。然后术者用中指沿胫骨前方滑至足背,勾住小足,牵出下肢。切忌随意用手指勾取股骨,并着力于股骨中段用力。髋膝关节应在骨盆入口之斜径或横径上出盆。因而,骶左前位时不应转至骶前位。

(田春芳)

## 八、剖宫产撕裂子宫动脉阴道内大出血损害启示

**【病情摘要】**

患者,女,35 岁,因过期妊娠入院待产。入院后 15 天行子宫下段剖宫产术。术中胎儿娩出时撕裂右子宫动脉,当即连同切口缝扎止血,术后阴道不断流出鲜血和血块,致急性失血性休克。术后 4 小时,再次手术探查结扎子宫动脉止血,术中 2 次呼吸心搏骤停,经抢救复苏。术中输血 900ml,术后患者曾一度重度贫血,血红蛋白 30～40g/L。后经积极对症治疗,痊愈出院。

**【损害启示】**

子宫下段横切口剖宫产术,因术中子宫切口部位太低,切口长度受限,娩出胎儿时撕裂切口角部,损伤子宫动脉。处理时,又未单独分离结扎子宫动脉,而盲目缠绕缝合子宫切口,造成"止血"假象。因此,子宫下段横切口剖宫产时,在暴露子宫下段后应按胎头宽度充分估计所需

切口长度做弧形切口，一般长为 10～12cm。娩胎头时，助手应保护子宫切口两角部以防撕裂。如发现切口角部有血涌出，应找到出血点，单独结扎止血，切不可盲目缠绕缝合。

（田春芳）

## 九、剖宫产术后感染出血损害启示

**【病情摘要】**

患者，女，27 岁。因剖宫产术后 23 天，突发阴道大出血 3 小时急诊入院。23 天前患者因宫颈扩张阻滞行子宫下段剖宫产术。胎盘病理诊断为羊膜绒毛膜炎。术后 7 天按时拆线，伤口 I 期愈合出院。本次入院查体：脉搏 116 次/分，血压 90/60mmHg，血象正常，予以抗感染、收缩子宫、止血的同时行剖腹探查术。见子宫如孕 50 天大小，左侧峡部切口处有 2cm×2cm 暗紫色区，充血、水肿。行次全切除术后的子宫组织脆，裂开，有脓苔，肌层呈暗紫色。术后病理诊断：子宫内膜炎，肌炎伴切口部位脓肿形成。术后继续抗感染治疗，痊愈出院。

**【损害启示】**

本例系剖宫产术后晚期出血，多由感染引起。为了减少术后感染的发生，必须注意以下几点。

（1）严格掌握剖宫产指征，尽量避免宫口开全后剖宫产术；主张术中用甲硝唑；术前已知宫内感染，剖宫产首选腹膜外术式；术后应合理选用抗生素。

（2）子宫下段横切口不宜过低，因为子宫下段横切口易将子宫动脉下行支切断，致使切口血供不足影响愈合，而且切口越低肌细胞越少，愈合能力越差。

（3）缝合技术要好，因为缝合不好时，将切口肌层连同蜕膜一起缝合，缝线裸露子宫腔，不仅增加感染机会，也影响愈合。

（4）一旦发生术后感染，若出血量＞1000ml，趋于休克状态，应急行子宫次全切除术。不可行刮宫，因为刮宫可使感染扩散和加重出血。

（田春芳）

## 十、剖宫产术后致子宫腹壁瘘损害启示

**【病情摘要】**

患者，女，25 岁。因下腹壁瘘口反复流脓、出血半年入院。患者半年前因第一胎难产去某乡医院行下腹部古典式剖宫产术。术后 4 天伤口红肿流脓，腹部持续性疼痛，阵发性加剧，腹胀，呕吐，无便，无排气，以粘连性肠梗阻经原切口开腹，术中分离肠管之粘连后行肠腔减压，术后肠梗阻症状消失。但仍遗有化脓性瘘口，经多次搔刮换药未愈，随月经周期瘘口也周期性出血，月经干净瘘口流血即止。曾行瘘管切除未成功。查体：下腹部正中切口有一小孔道，深 7cm 并有脓性分泌物流出，局部不红肿。子宫与腹壁粘连，边界不清，压痛（＋），双合诊触压子宫时自腹壁瘘孔流出少许脓性分泌物。经瘘管造影发现，子宫腹壁瘘孔，拟行子宫切除术。术中见瘘管自腹壁入腹，由子宫前面下行经宫体下部进入宫腔。术中不慎分破瘘管，并从管中取出一根黑色粗线，长 11cm。术后切口 I 期愈合。术后病理诊断：子宫腹壁瘘。

**【损害启示】**

在诊断本病之前必须和腹壁切口的子宫内膜异位症相鉴别:子宫内膜异位症切口均能Ⅰ期愈合,经过几个月经周期后即在切口内出现紫蓝色包块,如包块表浅,并发感染者可破溃流血形成窦道,这种流血也随月经周期变化而周期性出血,二者鉴别需依靠宫腔瘘管造影。内膜异位症造影时见宫腔与窦道不通,而子宫腹壁瘘则宫腔与瘘管相通。为了防瘘管发生,剖宫产缝合子宫不宜缝得过紧过密,松紧要适度,以免影响局部血液供应造成组织坏死感染成瘘。缝线不要穿透宫腔黏膜,以防子宫内膜异位及瘘管形成,更不应使用粗丝线缝合并穿透宫腔黏膜。本例入院时未考虑到子宫腹壁瘘,经追问才知瘘管出血与月经有关及经瘘管造影时才获确诊,应引以为训。

（田春芳）

## 十一、剖宫产术后子宫回肠瘘损害启示

**【病情摘要】**

患者,女,31岁,因臀位在外院行剖宫产术。术后第2天感左下腹阵发性绞痛,腹胀明显。第5天出现高热,经抗感染治疗后体温降到正常,腹胀无缓解。7日拆线,切口Ⅰ期愈合。术后第8天,患者诉阴道内有排气感与虫钻感,并有粪臭样黄水流出,腹痛腹胀减轻。查体:腹部膨隆,左下腹压痛及反跳痛,无肌紧张,阴道口见两条蛔虫及蛋花汤样便流出。诊断为剖宫产术后子宫回肠瘘。即行剖腹探查术,术中见左下腹及左髂窝处有稀粪约200ml,蛔虫50余条,该区小肠表面附有少量脓苔,肠壁充血水肿,距回盲瓣30cm处回肠与子宫下段切口左侧粘连,轻轻分离粘连后,见该处肠管有2cm圆形破口,与之粘连的子宫切口裂开4cm。手术取出蛔虫,吸净粪液,冲洗腹腔,行肠穿孔及子宫切口修补术,腹腔引流术。术后恢复顺利,2周后痊愈出院。

**【损害启示】**

本例因为术中未辨清子宫与周围脏器而盲目缝合子宫切口,误将肠管缝扎在子宫切口周围所引起。诊断上,凡剖宫产术后如有腹痛、腹胀、高热等症状,伴阴道有气、粪液及蛔虫体流出,即可明确诊断。Fazio认为,在脓毒症和粘连未形成前早期手术,是治疗成功的关键,一般多于3个月后施行。本例教训在剖宫产时,要熟悉局部解剖关系,仔细辨认组织器官及掌握手术技巧。一旦发生损伤要及时发现并采取积极治疗措施。

（田春芳）

## 十二、剖宫产术后再次妊娠子宫瘢痕裂开损害启示

**【病情摘要】**

患者,女,27岁。2年前有剖宫产史,现因孕38周去省医院待产。入院第2天晚下腹有坠胀感,值班医师请求会诊。查体:宫底剑突下3横指,子宫轮廓清楚,头先露,胎心160次/分,腹部原切口瘢痕有压痛,诊断为子宫瘢痕裂开,即行剖宫产手术。术中发现:原子宫体部切口瘢痕中段有3cm×3cm大小的裂口,胎膜突出其中,取出一女性活婴。

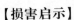

**【损害启示】**

近年随着剖宫产的不断增加，子宫破裂的人数亦在不断地增加。剖宫产虽然是解决难产、处理某些高危妊娠的重要措施，但也增加了手术后的后遗症，为再次妊娠时子宫破裂留下了隐患。子宫破裂多见于古典式剖宫产。一些医务人员，尤其是乡级妇产科医师及基层接生员，对有剖宫产史的孕妇重视不够，从而导致子宫破裂的严重恶果。发生子宫破裂后最重要的是及时诊断、及时手术治疗。子宫破裂时间短，裂口整齐者，可行子宫次全切除。这样既切除了感染灶，又可比子宫全切手术减少术中出血量。

（田春芳）

## 十三、二次剖宫产致腹膜后血肿损害启示

**【病情摘要】**

患者，女，27岁，第二胎足月妊娠临产。因瘢痕子宫行第2次剖宫产加双侧输卵管结扎术而入院。术中见子宫下段菲薄，血供差，切口恰好在原瘢痕处，手术过程顺利，胎婴成活，术后常规抗感染。前3天体温正常，第4天体温高达40℃，诉右下腹闷痛。体检发现右下腹近髂窝处有一肿物约6cm×8cm大小，质中，有压痛，子宫在脐下1指。考虑为炎性肿物，加大抗生素用量并用激素后，第7天体温正常，术后9天出院。患者于出院后1个月因右下腹持续性闷痛，伴腰酸再次入院。妇科检查：右附件处可扪及拳头大肿物，质硬，活动度差，经各种治疗无效后行剖腹探查术。术中见右侧盆腔腹膜后紧贴右骨盆侧壁有一肿物8cm×6cm×3cm，基底部宽，包膜清楚，质硬呈暗红色，将包膜切开，内为陈旧性咖啡色血块，清除血块后在腔内置入抗生素及吸收性明胶海绵，关闭血肿腔。术后给抗生素治疗10天，痊愈出院。

**【损害启示】**

本例行再次剖宫产，子宫下段横切口，有可能伤及子宫动脉下行支，局部切口无弹性、脆弱，若取胎头困难时更易造成侧角的严重撕伤，由于子宫多右旋，缝合右侧角手术难度大，若伤及血管且血管回缩的情况下不易发现而形成腹膜后血肿。因此，再次剖宫产时，子宫切口应尽量避免在原手术瘢痕处。施行子宫下段横切口时，应避免双侧角的严重撕裂伤，提倡弧形切口。术后发现盆腔肿物在大量抗生素治疗无效时，应考虑血肿之可能，必要时可行剖腹探查术。

（田春芳）

## 十四、家属要求剖宫产，未及时剖宫产胎儿缺氧死亡，一级甲等医疗事故损害启示

**【病情摘要】**

2012年6月23日，郑某到被告医院分娩。在分娩过程中，被告为原告行会阴侧切术并进行低位胎吸，其间郑某感觉胎动频繁且疼痛难忍，于是要求医院进行剖宫产，但遭到拒绝，后原告自然分娩出一女活婴，但几分钟后，女婴便因宫内缺氧而窒息死亡。

**【法院处理】**

经鉴定，医方在诊疗过程中存在医疗过失行为，新生儿之死与医方医疗行为存在直接因果

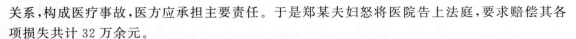

关系,构成医疗事故,医方应承担主要责任。于是郑某夫妇怒将医院告上法庭,要求赔偿其各项损失共计 32 万余元。

一审法院审理后认为,被告医院的医疗行为经鉴定为一级甲等医疗事故,负主要责任,对原告之女的死亡存在医疗过失,应当承担民事赔偿责任。原告提出要求被告赔偿的诉讼请求,应当根据责任程度支持。最终法院判令被告医院依法赔偿原告夫妇各项损失共计 58 000 元。

**【损害启示】**

(1)依据剖宫产手术的专家共识(2014 年):产科医师必须掌握手术指征,有指征不做,将有风险存在。剖宫产手术的指征(指胎儿不能或不宜经阴道分娩,如果经阴道分娩可能会对母儿造成一定的伤害)具体包括:①胎儿窘迫:指妊娠晚期因并发症所致的急、慢性胎儿窘迫和分娩期急性胎儿窘迫短期内不能阴道分娩者。②头盆不称:绝对头盆不称或相对头盆不称经充分试产失败者。③瘢痕子宫:二次及以上剖宫产术后再妊娠者,既往子宫肌瘤剔除手术穿透宫腔者。④胎位异常:胎儿横位或初产足月单胎臀位(估计胎儿体重>3500g 者)、足先露。⑤前置胎盘及前置血管:胎盘部分或完全覆盖宫颈内口者及前置血管者。⑥双胎(多胎)妊娠:第一个胎儿为非头位,复杂性双胎妊娠,连体双胎、三胎及以上的多胎妊娠应行剖宫产。⑦脐带脱垂:胎儿有存活可能者,评估不能迅速经阴道分娩,行急诊剖宫产术以尽快挽救胎儿。⑧胎盘早剥:胎儿有存活可能,应监测胎心并尽快行急诊剖宫产娩出胎儿;重度胎盘早剥,胎儿已死亡,也应行急诊剖宫产术。⑨孕妇存在严重的心脏病、呼吸系统疾病、重度子痫前期或子痫、急性脂肪肝、血小板减少、重型 ICP 等情况不能承受阴道分娩者。⑩糖尿病孕妇估计胎儿体重>4250g 者。⑪孕妇要求是不可回避的,为了避免更多的医疗纠纷,结合国外经验,做了必要说明:孕妇要求剖宫产本身并不是剖宫产的指征,患者强烈要求手术的时候要做病历记录;要告知患者剖宫产术的利与弊;医师有权拒绝,剖宫产术作为次要的选择,经过试产失败再行剖宫产。

(2)结合本例,家属要求医院进行剖宫产,符合上面⑪条,但遭到拒绝,导致自然分娩出一女活婴,但几分钟后女婴便因宫内缺氧而窒息死亡,从而进行损害赔款。

(田春芳)

## 十五、盆腔结核剖宫产膀胱裂伤损害启示

**【病情摘要】**

孕妇,女,37 岁,因停经 37$^{+1}$ 周,下腹胀痛 1 天于 2017 年 8 月 31 日入院。入院后详细追问病史、查体及完善辅助检查。孕妇为高龄(37 岁)初产妇,既往有盆腔结核病史多年,自诉曾在深圳市某人民医院因盆腔结核行腹腔镜探查术发现右侧卵巢包裹,粘连无法分离。试管婴儿(IVF-ET 术后),胎儿较珍贵,骨盆内测量各径线均在正常范围内,估计胎儿 3300g 左右,可阴道试产,向孕妇及家属交代病情并征求分娩方式。告知高龄初产妇在试产过程中可能因产力欠佳导致胎头下降停滞、胎儿窘迫可能,同时告知曾有盆腔结核剖宫产可能术中盆、腹腔粘连,造成手术困难,导致周围脏器损伤、出血等。孕妇及家属商量后要求暂行阴道试产。上级医师查看患者,仔细查体,考虑孕妇因行阴道检查时,医师二指放入阴道对痛较敏感,不配合,喊痛。结合手术指征明确:高龄初产(37 岁),珍贵儿(试管婴儿)。再次向孕妇及家属交代病情征求分娩方式,孕妇及家属商量后决定行剖宫产术,并告知术中有脏器可能损伤,家属同意,

并签名。术中见子宫前壁与腹壁粘连致密，非常罕见，无法进入腹腔，仅在腹膜外操作，膀胱覆盖子宫下段处，与子宫下段粘连致密，由于有盆腔结核病史，膀胱粘连位置上移，膀胱比正常人脆，容易出血，不下推膀胱无法取出胎儿，下推膀胱时发现膀胱顶端纵形裂伤约 3cm，因手术台上紧急，立即电话告知医务科科长，汇报具体情况，并指示泌尿外科主任医师上台行膀胱破裂修补术及膀胱临时造口术（等伤口修复完全长好后再拔除）。发生手术并发膀胱撕裂伤后及时通知了家属。助产士带新生儿出手术室时已经第一时间告知家属要等待一些时间；10:55 左右在手术室门口主任医师向孕妇家属交代病情，因原来患盆腔结核广泛致密粘连导致膀胱上升，向下分离时撕破，要请泌尿外科上台缝合，时间会久一点，望耐心等待。手术于 11:15 开始，14:50 术毕，历时 3 小时 35 分。术后产妇恢复良好，无腹痛、无发热、无出血、新生儿无异常。9 月 14 日产科出院转泌尿外科治疗。转泌尿外科后有天中午值班护士发现家属猛力拍打主任办公室的门，砸病床，扬言要杀医师。

家属四处投诉，动用一切手段，主要是二次手术为什么没经过患者及家属签字同意，而是医师自行悄悄手术，手术时经 4 个多小时到底对患者做了什么，家属要求调取患者手术过程全部监控视频；为什么出了手术室之后还一直隐瞒，患者及家属觉得手术时间及其他问题医师一直回避，直到手术 6 天后泌尿科医师来会诊我们才确定是出了问题，而就在这时医师还是避而不谈，直到我们找了医务科医师才承认，请问医院做何解释？必须赔偿 200 000 元，医调委进行调解。

（1）患方提出的原计划顺产后改剖宫产，属于医疗正常行为，患方已在知情同意书上签字。

（2）患者手术过程中膀胱破裂属医疗意外，但医方在出现医疗意外后未及时告知患方，存在告知不足；医方在事发后虽积极给予处理，仍给患者造成一定的伤害。

（3）经审查病历，发现医师有篡改的嫌疑，违反病历书写相关规定。

（4）患方所诉医方使用禁忌药物，所指药物为复方甘草口服液，经查该药物实为孕妇禁用，医方存在用药不当之过错。经核查，该药物的药量药性现未产生对孕妇及婴儿危害，本次纠纷中无法从事实上证明有导致损害后果，暂不做损害衡量；如患方在日后出现能证明与该药物使用不当而导致的损害，可就禁用药造成不良后果而追溯医方责任。

**【医调委处理】**

本纠纷以我委调查分析指导意见为协调处理依据。

本事件中，医方存在违规、告知不足及用药不当等行为，虽以上行为与损害后果无直接因果关系，但医方的不当行为是纠纷的直接原因，对于本次医疗纠纷事件，建议医方承担主要责任，赔偿患者本次医疗意外所导致的医疗费等相关损失。

故给出以下协调处理意见。

（1）医方按主责 90% 的损害比例给予患方经济赔偿（如下表，需扣除产妇正常生产费用）。

（2）鉴于患者损害可能导致伤残，建议进行伤残等级鉴定，按鉴定结果给予计算赔偿。

（3）建议医方当事人及相关科室负责人向患方当面赔礼道歉。

（4）建议医方改善并落实病历书写和手术告知制度。

（5）医案人身损害赔偿计算。

（6）患方其他诉求，因无法量化及无法判断与损害后果相关联，本次医疗损害赔偿不予计算。

对于本纠纷的最终赔偿（补偿）金额以协议书为准。

**赔偿项目及费用**

| 项目 | 计算方式 | 计算方法 | 结果(元) |
|---|---|---|---|
| 医疗费 | 医疗费凭据支付 | 医保未报销时<br>14 600 | 需扣除正常生产费用 |
| 误工费 | 固定收入=误工时间×因误工减少固定收入;无固定收入=误工时间×最近三年平均收入(不能举证证明最近三年平均收的,可参照当地相同或相近行业上一年职平工资计算) | 71 292/365×22 | 4297.05 |
| 住院伙食补助费 | 患者住院时间×100元/天(普通地区70元,特殊地区80~100元,深圳100元) | 22×100 | 2200.00 |
| 护理费 | 护理人员有收入,参照误工费规定计算;如果护理人员没有收入的,依照一审法庭辩论终结时的上一年度广东省人身损害赔偿计算标准;中国有同行业在岗职工年平均工资中居民服务业年平均工资予以计算。护理人员原则上为1人,但医疗机构或者鉴定机构有明确意见的,可以参照确定护理人员人数 | 71 292/365×22 | 4297.05 |
| 残疾赔偿金 | 上一年度城镇居民人均可支配收入或者农村居民人均纯收入标准,按20年计算,60岁以上增加1岁减1年,75岁以上的按5年计算,再乘以伤残系数 | 48 695×20×0.1 | 97 390.00 |
| 残疾辅助器具费 | | | 0.00 |
| 丧葬费 | | | 0.00 |
| 被扶养人生活费 | | | 0.00 |
| 交通费 | 交通费根据受害人及其必要的陪护人员因就医或者转院治疗实际发生的费用计算。交通费应当以正式票据为凭;有关凭据应当与就医地点、时间、人数、次数相符合 | 300 | 300.00 |
| 住宿费 | | | 0.00 |
| 营养费 | 根据受害人伤残情况参照医疗机构意见确定(深圳标准100元/天) | 22×100 | 0.00 |
| 死亡赔偿金 | | | 0.00 |
| 上述物质损失合计 | | 108 484.10 | |

**方案一：患方不做鉴定结果**

(1)本案是否支持精神抚慰金及精神抚慰金给付金额：考虑患者损害事实存在，我委专家意见可能造成 10 级伤残，故按 10 级标准给予支持精神抚慰金 10 000 元。

(2)本医案上述损失计算意见：13 294.10×90％＋10 000＝21 964.69。

**方案二：按 10 级伤残标准结果**

(1)本案是否支持精神抚慰金及精神抚慰金给付金额：按 10 级给予 10 000 元。

(2)本医案上述损失计算意见：108 484.10×90％＋10 000＝107 635.69。

**【损害启示】**

(1)膀胱破裂的发生原因为生殖器结核所致的粘连常较广泛、紧密粘连，盆腔解剖和结构发生破坏，没有任何层次而言，随着孕期增加，子宫增大，膀胱上提，膀胱间隙界限不清，与腹膜和子宫体粘连致密，胎儿要取出来必须下推膀胱，极易发生膀胱破裂。膀胱撕破一个小口，膀胱愈合能力非常快，缝补几针即好，在产科住院知情同意书中第(5)条中对于产科各种产科并发症，产科医师均会依据病情做出相应恰当的处理(包括脏器损伤)家属是有签字的。

(2)剖宫产手术同意书中第(3)条为脏器损伤。术前手术同意书上已经让孕妇及家属签名了解风险，要求剖宫产。脏器损伤是包括输尿管、肠管、膀胱的。

(田春芳)

## 十六、剖宫产术，阔韧带血肿缝扎止血，输尿管损伤，切除子宫损害启示

**【病情摘要】**

原告白某因宫内妊娠 39 周于 2014 年 6 月 5 日到被告处入院治疗。2014 年 6 月 6 日，被告为原告行子宫下段剖宫产术，在缝合子宫切口时发现近切口左侧角下缘处广泛渗血，并见血肿，同时见左侧阔韧带出现血肿，给予缝扎止血；仍出血不止，被告采取相应治疗措施，结扎子宫动脉分支 3 次，结扎骨盆漏斗韧带的卵巢动脉；但缝合针眼处仍有渗血，原告血压仍低，被告考虑有内出血，需进一步诊治，建议原告转上一级医院。出院诊断为产后出血、阔韧带血肿等。2014 年 6 月 6 日 15:15 原告被转至唐山某妇幼保健院，后又转至某大学附属医院治疗，入院诊断为剖宫产术后盆腔血肿、失血性休克、弥散性血管内凝血、瘢痕子宫。于当日为原告全麻下行剖腹探查、子宫次全切除、盆腔血肿清除术，术后原告被送往重症医学科。原告于 2014 年 6 月 18 日办理出院手续，出院诊断为剖宫产术后盆腔血肿、失血性休克、弥散性血管内凝血、瘢痕子宫、两侧胸腔积液。2014 年 7 月 10 日，原告因腹胀加重，伴左侧腰背部酸痛，间断出现呼吸困难，为求进一步诊治，再次到某大学附属医院治疗，入院诊断为腹腔积血、子宫次全切术后、双侧肾盂扩张、左肾血肿。2014 年 7 月 12 日行腹腔穿刺引流；2014 年 7 月 22 日该院为原告行经尿道输尿管镜左侧输尿管检查术＋经皮左肾穿刺造口术；2014 年 8 月 3 日该院为原告行经尿道输尿管检查术＋左侧输尿管狭窄段钬激光切开术＋左侧输尿管狭窄段球囊扩张术＋左肾周血肿穿刺引流术。2014 年 8 月 11 日，原告出院，主要医嘱为 3～6 个月复查泌尿系统彩超检查、继续口服抗感染药物 3～5 天、6 个月后来我院更换输尿管 DJ 管。2015 年，原告到首都医科大学附属某医院进一步治疗，经该院诊断为左输尿管损伤、左输尿管狭窄、左肾周血

肿、泌尿系感染、左侧胸腔积液、左输尿管支架植入术后、子宫次全切除术后。2015年2月26日出院,出院医嘱为全休4周,3个月后我科门诊复查换管。

**【法院处理】**

要求依法判令被告赔偿:医疗费263 023.15元;住院伙食补助费3350元;误工费14 400元;护理费24 608.08元;伤残赔偿金55 255元;法医鉴定费26 450元;被扶养人生活费58 273.88元;营养费3000元;购买奶粉费用17 660元;交通费7504.7元;外地就医住宿费和伙食费4550.6元;病历复印费158.40元;精神抚慰金100 000元。以上损失合计578 233.81元。

被告某大学附属医院答辩称,本案经过北京某司法鉴定中心鉴定,原告的损伤与我院的诊疗行为没有因果关系,在此基础上原告变更了诉请,所有的请求均是向第二被告某县妇幼保健院主张的,所以我方不应承担赔偿责任。

被告某县妇幼保健院答辩称,在对原告实施二胎剖宫产手术治疗过程中,我方的治疗符合治疗规范。就手术中可能出现的并发症在术前与其亲属进行了告知,并得到了同意而实施的手术,术后出现出血症状,属于手术风险,我方及时与原告方协商转至上级医院进行就治。后期原告实施了子宫部分切除术导致输尿管的损伤,均不是我方医院治疗行为所致。我方认为就我方的治疗不存在过错,不应承担原告所主张的各项损失费用,北京某司法鉴定中心所做出的鉴定书,我方有异议。认为这是一份带有歧视性、不具有权威性的鉴定,我方不予认可。就原告所主张的各项损失具体的答辩意见在质证中发表。

经审理查明,原告自2014年6月5日因孕足月第二胎,无腹痛入住被告某县妇幼保健院,入院诊断为宫内孕39周孕$_4$产$_1$、枕左横、瘢痕子宫,次日行子宫下段剖宫产术并娩出一女婴。医师在缝合其子宫时见多处血肿,予缝扎止血、结扎子宫动脉、压迫止血、输血治疗、升压药物静脉滴注等处理后,原告血压仍低,遂转至某大学附属医院进一步治疗。经该医院入院诊断为剖宫产术后盆腔血肿、失血性休克、弥散性血管内凝血、瘢痕子宫。2016年6月6日,该院为原告全麻下行剖腹探查、子宫次全切除、盆腔血肿清除术。术后原告被送往重症医学科,原告于2014年6月18日办理出院手续,出院诊断为剖宫产术后盆腔血肿、失血性休克、弥散性血管内凝血、瘢痕子宫、两侧胸腔积液。2014年7月10日,原告因间断腹痛腹胀半月余再次到某大学附属医院治疗,入院诊断为腹腔积血、子宫次全切术后、双侧肾盂扩张、左肾血肿。2014年7月12日行腹腔穿刺引流。2014年7月22日该院为原告行经尿道输尿管镜左侧输尿管检查术+经皮左肾穿刺造口术。2014年8月3日该院为原告行经尿道输尿管检查术+左侧输尿管狭窄段钬激光切开术+左侧输尿管狭窄段球囊扩张术+左肾周血肿穿刺引流术。2015年2月6日原告到首都医科大学附属某医院行输尿管镜检+内镜下激光切开+左侧输尿管扩张+左输尿管双J管置入术,经治后恢复良好。

本院在审理过程中,经原告申请,唐山市中级人民法院委托,2016年8月9日北京某司法鉴定中心出具的京正(2016)临医鉴字第126号司法鉴定意见书,该鉴定书及意见如下。

(1)某县妇幼保健院在对被鉴定人的诊治过程中存在手术风险评估不足、重视不够、术中处置经验不足、缝扎不到位的医疗过错,该过错与被鉴定人的损害后果(子宫次全切、左输尿管损伤)之间存在因果关系,其过医疗过错参与度为部分因果关系(建议赔偿范围40%~60%)。

(2)河北某大学附属医院在对被鉴定人的诊治过程中,其诊疗行为符合诊疗规范,无明显医疗过错之处,与被鉴定人损害后果之间不存在因果关系。

（3）被鉴定人本次损伤分别构成 9 级、10 级伤残、综合伤残赔偿指数 25%。

（4）被鉴定人所受损伤目前尚无需特殊治疗，但需要定期复查，所需检查费用目前无法评估，建议以实际发生为准。

（5）被鉴定人在河北某大学附属医院第一次住院期间需要护理，护理人数建议 2 人；第二次在河北某大学附属医院住院期间亦需要护理，护理人数建议 1 人；其在首都医科大学附属某医院住院期间需要护理，护理人数建议 1 人；出院后无须护理；其本次所受损伤误工期评定为150 日、营养期 60 日。

本院认为，北京某司法鉴定中心出具的京正（2016）临医鉴字第 126 号司法鉴定意见书程序合法，依据事实清楚，分析说明理由充分，结论明确，本院应予采信。该鉴定结论某县妇幼保健院在对被鉴定人的诊治过程中存在手术风险评估不足、重视不够、术中处置经验不足、缝扎不到位的医疗过错，该过错与被鉴定人的损害后果（子宫次全切、左输尿管损伤）之间存在因果关系，其医疗过错参与度为部分因果关系（建议赔偿范围 40%～60%），被告某县妇幼保健院承担赔偿系数本院酌定为 50%。原告主张的精神损害抚慰金，本院支持 5000 元。依据《中华人民共和国民法通则》第九十八条、第一百一十九条和最高人民法院《关于审理人身损害赔偿案件适用法律若干问题的解释》第十七条之规定，判决如下：①被告某县妇幼保健院赔偿原告各项经济损失及精神损害抚慰金合计 204 598.6 元（409 197.13 元×50%），在和之前垫付的医疗费 30 000 元折抵后，被告某县妇幼保健院给付原告各项经济损失合计 174 598.6 元；②驳回原告其他的诉讼请求。

**【损害启示】**

（1）剖宫产手术是最常见的手术，但是发生失血性休克、弥散性血管内凝血是比较难处理的，应引起高度重视。术中应该如何处置？是压迫、是结扎、是缝扎，必须由经验丰富的医师根据当时的情况做出抉择。

（2）在缝合子宫切口时，发现近切口左侧角下缘处广泛渗血，并见血肿，同时见左侧阔韧带出现血肿，给予缝扎止血，仍出血不止。作者认为，此时最佳的处理技巧是：可从子宫动脉上行支处行止血带压迫止血，打开血肿，7 号丝线结扎血肿内的血管，如果是切口延裂出血，也是 7 号丝线结扎出血。

（3）子宫切口延裂处理技巧，作者认为是 7 号丝线结扎止血，再缝合裂开的组织。

（田春芳）

# 十七、剖宫产术后，膀胱冲洗庆大霉素发生急性肾衰竭损害启示

**【病情摘要】**

2012 年 11 月 17 日，原告谭××因诊断为 $G_4P_1$、孕 $38^{+4}$ 周、宫内单活、胎头位、瘢痕子宫入住被告××卫生院。当日行剖宫产手术，术后患者出现 28 小时无尿，××卫生院建议患者及家属立即转院，办理转院手续。2012 年 11 月 19 日 3:30，原告谭××转入某中心医院进一步检查治疗。入院诊断：急性肾衰竭，剖宫产术后，失血性贫血等。住院 48 天后，患者一般情况好转，尿量正常，仍有贫血，原告办理出院手续。2013 年 4 月 13 日，原告谭××以剖宫产后大出血致肾功能异常 5 月入住另一医院治疗 8 天。

**【法院处理】**

请求判令被告赔偿医疗费 86 827 元,伙食费 1680 元,护理费 5600 元,残疾赔偿金 59 066.16 元,误工费 8700 元,交通费 3239 元,精神抚慰金 20 000 元,病历复印费 215 元,被抚养人生活费 60 223.67 元,营养费 5000 元,奶粉费 8300 元,退房损失 95 140.50 元,以上合计 435 591.33 元。

被告××卫生院辩称,原告在我院剖宫产属实。在剖宫产后,我院多次建议原告转院,原告拒不转院,在治疗过程中原告存在过错。我院在处理过程中符合医疗规范,虽然鉴定机构鉴定有责任,但是鉴定机构忽略了患者的病情参与度,医院顶多承担 50% 的责任。对原告主张的医疗费中外院医疗的费用不认可,原告没有提供证据证明该院能治疗肾病;原告提出的护理费标准过高;马某不是本案的当事人,对其误工费不认可;交通费发票来历不明,营养费要求过高;奶粉费和退房损失没有法律依据。我方已垫付了 84 100 元,应在赔偿费用中扣除。

在审理过程中,原告谭××申请医疗过错鉴定,本院委托某市法医学会司法鉴定所鉴定,该所认为:该患者因诊断 $G_4P_1$、38 周$^{+4}$ 孕、瘢痕子宫入院。诊断明确,有手术指征,术后出现尿少,经某中心医院确诊为急性肾衰竭。根据《内科学》全国高等医药院校教材第 7 版急性肾衰竭中指出:病因有广义和狭义之分,广义分为肾前性、肾性和肾后性,狭义常见有:血容量减少(肾前性)等,肾小球病(肾性)等,药物(肾后性)等。该患者术前检查,肝肾功能正常,可排除自身疾病,即肾性因素。关于产后出血致急性肾衰竭问题,这个出血需是大出血,而产生失血性休克,才能发生急性肾衰竭。病史资料显示:手术记录术中出血量为 300ml 左右,患者入某中心医院时复查血红蛋白 101g/L,所以不支持失血性休克,可排除血容量减少因素(肾前性)。根据《新编药物学》第 17 版,庆大霉素不良反应中指出:庆大霉素有肾毒性不良反应,即庆大霉素无指征,并将庆大霉素作为膀胱冲洗液即使用途径错误,且庆大霉素使用药量超量,从而产生了急性肾衰竭。因此,该患者出现急性肾衰竭时,医方多次建议转上级医院治疗,患者拒绝。所以,患方对急性肾衰竭的救治有一定的耽误,目前患者的后果是肾功能受损。

该所鉴定认为:①中心卫生院在对谭××的医疗行为存在过错。②其过错行为是致患者损害后果的主要因素。根据原告谭××的申请,本院委托某司法鉴定中心对谭××的后续治疗费、伤残等级及营养费进行鉴定。该所经鉴定认为:被鉴定人谭××慢性肾功能不全(代偿期)致双肾功能中度受损的病残程序综合评定为 7 级。被鉴定人谭××先后在其他两医院住院治疗,出院医嘱均建议继续治疗,鉴于两家医院分别为西医和中医两种治疗方式,其医嘱上的药物不一致,且医院随时需根据患者病情的变化调整治疗方案,其后续治疗费用及治疗时间目前难以科学准确评估,建议以实际发生为准。

以上事实,有原、被告提供的证据及双方当事人的陈述可以佐证,本院予以确认。

本院认为,根据《侵权责任法》第五十四条的规定,患者在诊疗活动中受到损害,医疗机构及其医务人员有过错的,由医疗机构承担赔偿责任。原告谭××在××卫生院剖宫产后导致了急性肾衰竭的伤害后果,经鉴定被告的医疗行为存在过错,其过错行为是致原告损害后果的主要因素,综合考虑被告××卫生院的过错程度,被告应承担 80% 的赔偿责任。

由被告某中心卫生院赔偿原告谭××各项损失 174 043.18 元,此款限本判决生效后十日内立即付清。

**【损害启示】**

产科医师都知道剖宫产术后不需要常规冲洗膀胱。本例术后患者出现 28 小时无尿,将无指征的庆大霉素膀胱冲洗,庆大霉素有肾毒性不良反应,且庆大霉素使用药量超量,从而产生了急性肾衰竭,产生损害结果。

(田春芳)

## 十八、剖宫产术后1分钟,呼吸心搏骤停致植物状态损害启示

**【病情摘要】**

小雨23岁,2007年9月1日入住某医院做剖宫产手术,产下一健康男孩。可手术后仅1分钟,小雨突然出现血压偏高、神志不清、呼吸心搏骤停等现象,半小时后,昏迷不醒。当日晚小雨被转至某市人民医院治疗,经检查确诊为:心搏骤停复苏后,肺功能衰竭,急性呼吸衰竭,重症肺内感染。2007年9月19日,小雨又返回原来医院治疗。2007年12月4日经专家会诊诊断为,原发性疾病诊断不清,乏氧性脑病,植物人状态,今后恢复的可能性极小。小雨家属认为,该医院在手术过程中存在过错,而医院认为没有过错,为此请某医学会进行鉴定。鉴定结论为:"本例医疗事故争议不属于医疗事故。"当时患者已支付医疗费45 000元,还欠医院126 000元。2008年7月28日,小雨的亲属找到某市一家法医司法鉴定所,做出的司法鉴定结论为:小雨临床表现为"醒状昏迷""植物状态",因病致残程度一级。但医院认为此鉴定不合法。

**【法院处理】**

此后小雨的家属在某市人民法院提起诉讼,请求法院判令该医院赔偿其各种损失71万余元。此案历经一年诉讼,一审法院认为,小雨和医院存在医疗服务合同法律关系,小雨在医院就诊期间出现乏氧性疾病,呈现植物状态并致残等级为一级,这个损害事实存在。医院因不能拿出本身无过错的证明,因此判决赔偿小雨母子各种经济损失275000元,双方不服,均提出上诉。经艰难地调解,最后由某市财政出资165 000元,医院出资100 000元,共同赔偿小雨母子各项经济损失265 000元,双方达成了和解协议,分别撤回了上诉。

**【损害启示】**

依据美国心脏协会(AHA)《孕妇心搏骤停(2015年)》精要资料,结合本例进行分析如下。

(1)心搏骤停的原因:孕妇最常见的心搏骤停和死亡的原因如下:①麻醉并发症:高位轴索阻断、低血压、气道不畅、误吸、呼吸抑制、局麻药物的毒性反应。②意外/创伤:创伤、自杀。③出血:凝血系统疾病、子宫弛缓、胎盘剥离、胎盘破裂、胎盘前置、胎盘滞留物、子宫破裂、外科手术、输血反应。④心血管原因:心肌梗死、主动脉夹层、心肌病、心律失常、瓣膜病、先天性心脏病。⑤药物:缩宫素、硫酸镁、药物错误、违禁药、鸦片、胰岛素、过敏反应。⑥栓塞:羊水栓塞、肺栓塞、脑血管事件、静脉空气栓塞。⑦发热:脓毒血症、感染。⑧一般性:低氧、低容量、酸中毒、低/高血钾、低温、中毒、心包填塞、张力性气胸、肺栓塞、冠状动脉血栓。⑨高血压:先兆子痫、子痫、HELLP综合征(溶血、肝酶升高、血小板减少)、颅内出血。

(2)心搏骤停后即刻的治疗

①在心搏骤停后期间得到多学科的继续治疗非常必要,因为成功复苏的患者需要全面评估,监测和治疗各种并发症。例如,当灌注改善后,出血会成为严重的事件,如果患者尚未分娩,主动脉和腔静脉受压会诱发低血压和再次心搏骤停。

②如果患者仍在妊娠,患者应处于充分左侧卧位,这个位置不影响监护、气道控制和静脉

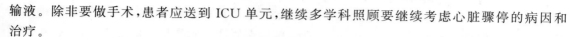

输液。除非要做手术,患者应送到 ICU 单元,继续多学科照顾要继续考虑心脏骤停的病因和治疗。

③妊娠患者和非妊娠患者一样,如反复发作威胁生命的心律失常应考虑置入心脏除颤器或药物治疗。β受体阻滞药常用于各种心律失常的一线治疗,在妊娠期使用是安全的,多选用美托洛尔。对于长 QT 综合征,β受体阻滞药有效地减少恶性事件,强烈推荐用于妊娠期或产后。对于反复发作原发性室性心动过速和室颤,应考虑胺碘酮。要常规评估心律失常的可逆性原因。甲状腺功能不全、药物不良反应、电解质紊乱、心肌缺血和心力衰竭等要及时纠正。

④呼吸心搏骤停即使复苏成功恢复了循环,神经损伤仍影响最后的结果。心搏骤停后轻度的低温可带来明显的好处。2002 年发表的两项随机临床试验中,对院外室颤恢复循环的昏迷患者,体温降到 32～34℃维持 12～24 小时,获得良好结果。因此建议,根据妊娠患者个体情况,可考虑应用靶向低温治疗;靶向治疗的方案遵循非妊娠患者的方案;在整个低温治疗过程要对胎儿进行监护。

(3)复苏后胎儿的风险:在母亲复苏后应用了大量的药物,应考虑这些药物是否对胎儿有害。除了因循环衰竭的损害外,还有缺乏足够的胎盘灌注和损害母亲与胎儿的氧及营养物质的交换。在此阶段,医生做决定要考虑以下 3 个原则。

①母亲的安全是最重要的,因为母亲的死亡或恢复不好永远不会使未出生的胎儿完好。

②12 周孕龄时,胚胎发育大多完全,因此即使是致畸的药物(如华法林、苯妥英钠、皮质类固醇),如事件发生在 3 个月以后不可能引起畸形。

③在后期妊娠,药物会引起中毒而不是畸形,如 ACEI,会引起胎儿肾衰竭和羊水过少。

大多数药物的分子量＜1000,允许通过胎盘,从母亲到胎儿循环。大分子量的药物除外,如肝素、低分子肝素、胰岛素和其他蛋白质。然而,在孕龄 20 周以后,所有含 IgG 的生物制剂都能通过 Fc 转运蛋白而通过胎盘,我们并不关心通过胎盘本身,因为大多数这些药物的浓度不足以使胎儿受损。需根据个体情况权衡心搏骤停后阶段药物使用的利弊。

(4)新生儿的评估:大多数由 PWCD 娩出的新生儿需要积极的复苏,围生期的抑制和复苏的程度可能不同,PWCD 后新生儿的处理应遵循最新的 AHA 指南。在母亲心搏骤停抢救未分娩胎儿,且胎儿仍存活的情况下,应用胎心监测仪对胎儿心率持续监测,直到母亲临床恢复。监测的目的是发现胎儿不稳定的征象及母亲子宫的活动能力。由于胎儿对变化的环境很敏感,不稳定的胎儿状态可能是母亲临床情况衰减和失代偿的首发征象,此时需要紧急剖宫产。

(5)结合本例:专家认为,原发性疾病诊断不清,乏氧性脑病,植物状态。作者认为,其原因多为麻醉并发症:高位轴索阻断、呼吸抑制、局麻药物的毒性反应。

(田春芳)

## 十九、剖宫产术后 8 天大出血,子宫动脉远端假性动脉瘤栓塞后损害启示

**【病情摘要】**

2014 年 3 月 22 日,原告因妊娠分娩到被告处住院治疗,2014 年 3 月 23 日在被告处行剖宫产术,住院 8 天后出院。2014 年 4 月 16 日,因出血又分别 2 次在某中医院及被告处治疗,均

未能治愈。2014年4月29日转院到某省医院治疗,经省医院检查,原告系子宫动脉远端假性动脉瘤,并及时做了栓塞术。原告认为,子宫动脉远端假性动脉瘤情况的形成,与被告在剖宫产手术过程中的医疗过错存在因果关系。因双方协商赔偿事宜未果,特向法院起诉。

**【法院处理】**

原告向本院提出诉讼请求如下:要求被告赔偿原告医疗费等共53 031元。诉讼费用由被告承担。诉讼过程中,原告变更诉讼请求为,要求被告赔偿医疗费等各项损失共54 703元。

委托某司法科学证据鉴定中心于2016年11月14日出具司法鉴定意见书,鉴定意见为:被告在对被鉴定人剖宫产术操作存在过错,与其出现反复性产后出血在多家医院接受治疗并实施子宫动脉栓塞术结果具有主要因果关系,支付鉴定费12 000元。被告对鉴定报告无异议,并认为根据鉴定报告认定被告在诊疗过程中符合诊疗规范,不存在医疗过错。另外,对于此鉴定认定被告在手术操作中存在过错,对产后出血在多家医院接受治疗并实施子宫动脉栓塞术结果具有主要因果关系,对此被告虽然有异议,但是不再要求重鉴定,也不再要求鉴定人员出庭质询及书面答复;委托鉴定事项中第一项妇幼保健院对原告的诊疗行为及医疗过错及过错程度,本鉴定认定被告不存在诊疗过错,被告仅同意按此鉴定结论的结果主要因素,仅对产生的原告接受动脉栓塞术产生的费用承担60%的责任;由于申请人申请事项仅支持了申请人一小部分请求,因此鉴定费用要求按比例承担。原告称,该鉴定结论已经明确被告在手术操作时,未能履行必要的防范损伤主要血管脏器的诊疗义务,损害后果的发生,是由于被告的上述过错,应当承担全部责任。经审查,某司法科学证据鉴定中心之鉴定,系本院依法对外委托后做出,合法有效,本院予以采信。

判决如下:①被告妇幼保健院赔偿原告医疗费18 890.88元(23 613.6元×80%)。②被告妇幼保健院赔偿原告张哺乳费1280元(1600元×80%)。③被告妇幼保健院赔偿原告张住院伙食补助费(450元×80%)360元。④被告妇幼保健院赔偿原告张护理费2787.84元(3484.8元×80%)。⑤被告妇幼保健院赔偿原告张交通费1600元(2000元×80%)。⑥被告妇幼保健院赔偿原告张精神抚慰金5000元。⑦驳回原告张其他诉讼请求。

**【损害启示】**

(1)子宫动脉假性动脉瘤是一种可以继发于各种妇产科操作的罕见并发症,但是由于临床上对其认识不足及诊断延误常导致致命性大出血。妇产科各种操作,尤其是产后出现的不明原因阴道流血,均应考虑到此病存在的可能,超声,尤其是彩超和CT可以对其进行快速而准确的诊断。病因目前尚不明确,一般认为与子宫动脉的损伤密切相关。剖宫产后"开关式"出血,超声检查:峡部右侧壁处探及边界清的无回声,囊壁厚,内见红蓝彩色涡流,探及双期双向频谱。股动脉置管子宫动脉栓塞术,是主要的治疗方法,不仅具有微创、高效等优点,并能保留患者的生育功能。

(2)结合本例,只有在剖宫产术操作中子宫动脉被损伤才有可能发生,手术中不损伤子宫动脉才是关键,故有损害的因果关系。

(田春芳)

## 二十、剖宫产术后缩宫素过敏，发生重症肺炎，产妇死亡损害启示

**【病情摘要】**

2013年1月9日，原告妻子到某妇幼保健院住院待产，5天后剖宫产娩出一女婴，剖宫产后行左侧卵巢囊肿剥除术。妻子回到病房后感觉身上奇痒，浑身起疱，不久又开始发热。护士表示，刚做完手术发热属正常现象，并要求他给妻子进行物理降温。由于物理降温无效，医师便开具处方药对乙酰氨基酚（百服宁），但妻子仍高热不退。1月18日，妻子被转入房山妇幼保健院内科治疗，当日内科诊断为支气管哮喘合并肺部感染。因病情危重，妻子于2天后转入北京友谊医院住院治疗，被诊断为重症肺炎、重度ARDS，当日下病危通知书。后经抢救治疗无效，于4天后死亡。

**【法院处理】**

某法院一审时委托法源鉴定中心进行了鉴定，司法鉴定意见书认为：张先生的妻子因缩宫素过敏，继发严重肺部感染引起弥漫性肺纤维化，并最终导致呼吸衰竭死亡。自产妇开始发热后，某妇幼保健院在诊治过程中未能及早发现肺部病变，及时给予对症治疗，后病情发展至双肺肺炎，保健医院仅诊断为急性支气管炎，表明医院在诊断、判断及治疗方面存在不足，存在明显延误。因此，鉴定中心认定医院存在一定医疗过错，与患者最终因严重肺部疾病导致呼吸衰竭死亡的结果存在一定因果关系，过错程度为次要责任。

某妇幼保健院辩称，该院的诊疗行为均符合诊疗规范。患者死亡系其自身疾病发展所致，与医院的诊疗行为没有因果关系，不同意承担赔偿责任。同时认为，因尸检条件比较差，影响了死因的鉴定，考虑到医院是远郊区基层医院及患者身体肥胖等因素，如法院按照鉴定意见确定医院的赔偿责任，应该确认医院20%的过错比例是适宜的。

某法院审理后认为，因医疗行为造成患者人身损害并且医疗机构确有过错的，应承担相应的损害赔偿责任。根据鉴定结论，某妇幼保健院在对患者诊疗行为中存在医疗过错，以40%予以赔偿为合理。

最终法院一审判决某妇幼保健院除已支付的30 000元外，于判决生效之日起10日内赔偿原告等各项损失费共计57万余元。

一审判决后，某妇幼保健院不服，提起上诉，认为对鉴定费等计算有误，因此请求二审审法院撤销原判，对赔偿数额进行重新计算。二审理后做出最终判决，撤销房山法院一审判决中的部分判决，对赔偿金额变更为55万余元。

**【损害启示】**

(1)剖宫产术后的发热原因有许多，要注意区分非感染性因素和感染性因素。

①非感染性因素：术后第2天吸收热。术后第3天是泌乳热。术后6～10天是药物热，一般药物热多由抗生素引起，均在每次静滴用药后2小时左右出现，体温39～41℃，呈弛张热，应用一般退热药效果差；停用抗生素后1周亦未在出现高热。米索前列醇也可引起发热。

②感染性因素：上呼吸道感染。腹部切口脂肪液化感染。切口部位血肿。泌尿系感染。下肢静脉栓塞。全身性因素贫血等。

(2)术后的上呼吸道感染，患者咽部充血、红肿，有时有脓苔，发热时体温比较高，更严重还有肺炎。所以，发热的患者一定要仔细查体。

（3）要及时分析发热原因，未能及早发现肺部病变，及时给予对症治疗，阻止病情发展至双肺肺炎，不可延误病情。

（田春芳）

## 二十一、剖宫产术一年半后，发现腹内留有大纱布，致腹腔脓肿乙状结肠瘘损害启示

**【病情摘要】**

2014 年 9 月，吴某入住某市某医院行剖宫取胎术，术后一年多来，一直出现间歇性腹痛、发热。2016 年 3 月，吴某入住某大学第一附属医院住院治疗，被诊断为腹腔异物、腹腔脓肿、乙状结肠瘘，在全麻下行腹腔异物取出术＋回肠造瘘术＋肠粘连松解术。术中发现腹腔一肿物，经病理学检查，于肠管周围直径 4.5cm 囊腔内见一纱布。8 月，吴某再次入住某大学第一附属医院进行回肠造瘘还纳术＋肠粘连松解术，2 次住院费用共计 83 980.47 元。2017 年 3 月，吴某经鉴定腹部损伤属于 7 级伤残，鉴定中心认定吴某腹腔异物存留应系某医院过失行为所致，此过失行为与吴某损害后果存在因果关系（建议参与度 60%～90%，供参考）。吴某支出鉴定费 5000 元。吴某认为，自己所受损害因某医院工作极端不负责任，把一大块止血纱布遗留在自己腹部内所致，遂将该医院告上法庭，请求判令赔偿自己医疗费、伤残赔偿金、精神损害抚慰金等共计 671 658.54 元。

**【法院处理】**

庭审中，该医院辩称对吴某人身损害构成的损害后果应承担主要责任，但不应该是全部责任。根据《司法鉴定意见书》的鉴定意见，医院的诊疗行为虽然与吴某损害后果存在直接因果关系，但其参与度为 60%～90%，并非全部，因此就相关经济赔偿责任而言，吴某的赔偿责任应为主要责任，而非全部责任。参照其他人身损害案件的赔偿惯例，主要责任的赔偿比例一般为 70%。赔偿比例应在 60%～70% 为宜。该医院同时认为吴某请求的赔偿数额过高，过高部分不符合法律规定和实际情况，应依法不应予支持。

法院审理后认为，本案系医疗损害责任纠纷，根据《中华人民共和国侵权责任法》相关规定，患者在诊疗活动中受到损害，医疗机构及其医务人员有过错的，由医疗机构承担赔偿责任。本案中，鉴定意见认为原告腹腔异物存留应系被告过失行为所致，该过失行为与原告损害后果存在因果关系。虽然司法鉴定意见书中鉴定了过错参与度，但医疗过错参与度只是一个法医学概念，它是医学专家从疾病与损害后果之间的关系来确定的一个度，并不是承担民事赔偿责任比例的当然标准，医疗损害责任大小，需综合损害后果、原因力大小及医疗损害后果与患者原有疾病的关系等来确定。本案从司法鉴定结论来看，导致原告腹腔异物存留应系被告过失行为所致，该过失行为与原告损害后果存在因果关系，结合法医司法鉴定结论意见和院方的过错程度，认定被告承担全部赔偿责任。遂做出上述判决。

**【损害启示】**

（1）手术室有着严格的查对制度，手术前后，关腹前后，台上和台下的护士要进行 4 次核对，以确保异物（器械和纱布等）没有遗留在患者的体腔内。

（2）发生原因多为手术中出现出血等意外情况，常用纱布进行填塞，以减少出血和避免不

良后果的发生。因病情出现腹腔内血液大量涌出，而需进行填塞。手术操作者过分自信，坚信不会残留，而没有或疏于进行清点。

（3）结合本例手术，纱布遗留其实这是一个非常低级的错误，手术中都有清点器械和纱布的清单，需要手术者、器械护士和巡回护士签字确认。医疗护理有"三查七对"原则，手术室有手术前后、关腹前后清点针线、纱布和器械的原则。如果严格执行了，就不会出现这样的恶性事故了。

（田春芳）

## 二十二、剖宫产术后子宫腹壁瘘伴宫腔感染愈合不良子宫全切术后损害启示

**【病情摘要】**

原告于 2014 年 6 月 20 日怀孕到医院 A 待产，2014 年 6 月 22 日凌晨在医院 A 行剖宫产手术，当天 1:22 产下一健康女婴，某医院 A 诊断为：活跃期停滞，胎膜早破，脐带异常，产后出血，早产儿。2014 年 6 月 22 日 9:00，原告转到医院 B 住院治疗，当天 11:00 就产后出血采取子宫动脉栓塞手术治疗。医院 B 诊断为：产后出血，剖宫产术后，低钾血症，低蛋白血症，肠梗阻。2014 年 7 月 4 日医院 B 认为原告可以出院。2014 年 8 月 14 日，原告因子宫腹壁瘘伴宫腔感染、剖宫产术后、子宫肌炎入住某医科大学附属某医院住院治疗。采取经腹全子宫切除术＋右附件切除＋腹壁瘘切除＋某肠粘连松解术＋广泛性盆腔粘连松解术手术治疗，2014 年 9 月 11 日出院。原告认为，医院 A、医院 B 在手术过程中存在过错，导致原告子宫和右附件切除的后果，被告应当承担赔偿责任。

被告医院 A 辩称：原告在妇产科待产及处置过程清楚，符合规范，医院针对当时待产孕妇的身体状况、临床表现、检查结论做出的分娩方式选择符合医疗技术规程，并履行了严格的知情同意制度。产妇在产后发生子宫收缩无力、复位不好，导致产后大出血是产科常见的可以预见、但不能完全避免的并发症，医院履行了谨慎和注意、积极防范和处理的义务。原告仅以产后大出血，医院最终采取了切除子宫、右附件的结果，推定医院存在医疗过失及因果关系，有违生理病理学原则。另原告自 2014 年 7 月 4 日出院到 2014 年 8 月 14 日因子宫腹壁瘘入住某附一院的病情演变及医疗过程缺失，存在这一期间医院处置行为是否符合诊疗规范、患者是否存在主观放任感染后果发生的可能。另重庆市某司法鉴定所的司法鉴定意见书，认定被告的医疗行为可能与医方过多捆绑或缝合子宫有因果关系，系不确定的分析意见，法院不应当采纳。

被告医院 B 辩称，原告因剖宫产术后大出血 9 小时入院，诊断为妊娠 $36^{+3}$ 周孕$_2$产$_1$剖宫产术后，产后出血，早产。在原告知情同意情况下，行双侧子宫动脉栓塞术＋右髂内动脉前干栓塞术。手术过程顺利，患者病情平稳，术后加强抗感染治疗，出院后门诊伤口换药符合医疗常规，被告医院不存在过错，与原告最终子宫和附件切除之间没有因果关系，故不应当承担赔偿责任。

某医科大学附属第一医院述称，原告在该院入院时诊断为剖宫产术后 53 天，发现子宫腹壁瘘 10 天，在持续冲洗换药后，行全子宫切除术＋右附件切除＋腹壁瘘管切除＋肠粘连松解

术+广泛性盆腔粘连松解术,手术顺利,符合诊疗规范。

审理中,原告申请对医院 A 和医院 B 在医疗过程中是否有过错及与损害后果之间的因果关系程度进行鉴定。经双方选择,本院委托某司法鉴定所进行鉴定,鉴定机构关于医院 A 的鉴定意见为:医院 A 对患者的医疗行为存在以下过错:①予以硫酸镁抑制宫缩保胎欠妥,哌替啶的使用缺乏依据;②在产程中宜加强宫缩,疑为高直后位宜采取纠正胎方位的措施;③手术过程中因宫缩乏力出现产后出血,采取过多捆绑式缝合可能影响了子宫的血供,可能是子宫切口愈合不良的原因之一。产后切口感染愈合不良是产后出血导致机体抗感染能力低下的结果,主要与其自身因素(如未足月胎膜早破、子宫收缩乏力导致产后出血及子宫缺血等)因素有关。就目前的医疗技术水平,子宫收缩乏力的原因尚无法完全明确,医方存在的医疗过错行为可能是患者产后子宫收缩乏力的参与因素。同时患者子宫缺血的原因可能与医方过多捆绑式缝合子宫有关;故患者目前损害后果主要系其自身因素所致,医方存在医疗过错行为可能参与患者病情的发展,为次要因素。

关于医院 B 的鉴定意见为:急诊行双侧子宫动脉栓塞术+右髂内动脉栓塞术,术后予以预防感染等对症支持治疗,于 2014 年 7 月 4 日出院,出院后在该门诊换药治疗多次,医方上述行为符合医疗常规。

医院 B 存在的过错:出院指征掌握欠严格,2014 年 7 月 3 日血常规:白细胞(13.4×$10^9$/L)。医院介入治疗加重子宫缺血,可能是子宫切口愈合不良的原因之一,但医院 B 为了挽救患者生命对患者所行介入治疗合理。综上,医院 B 医疗行为存在出院指征掌握欠严格的过错,该过错与 A 剖宫产术后切口感染愈合不良,形成子宫腹壁瘘管最终行经腹全子宫切除等后果无因果关系。审理中,医院 B 提出某医附一院在治疗过程可能存在过错,本院将某医附一院通知为第三人参加诉讼,被告医院 A 提出对某医附一院的医疗行为进行医疗过错鉴定,本院委托某司法鉴定所进行补充鉴定,鉴定过程中,医院 A 表示放弃鉴定。原告支付上述鉴定费 12 000 元,医院 A 申请鉴定人出庭接受质询,支付出庭费用 500 元。

原告申请对其伤残等级、续医费、误工期限、护理期限进行司法鉴定,经双方选择,本院委托某司法鉴定所进行鉴定,鉴定意见为:子宫全切术后属 6 级伤残;误工时限约为 2014 年 6 月 20 日至 2014 年 12 月 10 日;护理时限约为 2014 年 6 月 20 日至 2014 年 10 月 10 日。

腹部瘢痕手术治疗需费用约 5000 元人民币;卵巢早衰需长期服用 HRT(激素替代疗法)至 45 岁,并定期复查肝、肾功能,每年需费用约 4000 元人民币。原告支付鉴定费 4537.30 元。

本院认为,患者在诊疗活动中受到损害,医疗机构及其医务人员有过错的,由医疗机构承担赔偿责任。根据鉴定机构的鉴定分析意见,可以认定原告产后切口感染愈合不良,其自身身体原因系主要因素,被告医院 A 在的诊疗过程中存在过错,其过错系造成原告损害后果的次要因素。被告医院 A 虽提出鉴定机构对其过错程度评价过高的意见,但未举示充分的证据推翻鉴定机构做出的分析意见。故本院对司法鉴定意见予以采纳,根据本案的具体情况,综合认定被告医院 A 承担损失 35％的责任,原告自行承担 65％的责任。

经鉴定,医院 B 虽存在出院指征掌握欠严格的过错,但该过错与 A 剖宫产术后切口感染愈合不良,形成子宫腹壁瘘管最终行经腹全子宫切除等后果无因果关系,不符合承担侵权责任的构成要件,故不应对原告的损害后果承担赔偿责任。原、被告未举证证明第三人存在医疗过错,第三人不承担赔偿责任。

关于诉讼中产生的鉴定费。因医疗过错鉴定目的是为了确定医方在医疗行为中是否存在过错以及因果关系,而经鉴定,医院 A 在医疗行为中确有过错,且与原告损害后果之间存在因果关系,故某司法鉴定所的医疗过错鉴定 6000 元及鉴定人出庭费 500 元应当由其承担(出庭费 500 元已付);因医院 B 出院指征的过错与原告损害后果之间没有因果关系,故某司法鉴定所的另 6000 元鉴定费由原告承担。某法医鉴定所关于损害后果的鉴定费 4537.30 元,由原告和医院 A 按比例承担,原告承担 65%,为 2949.25 元;医院 A 承担 35%,为 1588.05 元。

据此,本院依照《中华人民共和国侵权责任法》第十五条第一款(六)项、第十六条、第五十四条、第五十七条,《最高人民法院关于审理人身损害赔偿案件若干问题的解释》第十七条至第二十五条、第二十八条之规定,判决如下:①原告 A 的医疗费 80 041.49 元、误工费 3334.15 元、护理费 11 300 元、住院伙食补助费 2100 元、营养费 1200 元、续医费 49 000 元、交通费 1000 元、残疾赔偿金 375 753.25 元(含被扶养人生活费),共计 523 728.89 元,由医院 A 承担 183 305.11 元,此款限于本判决生效后立即付清。其余由原告自行承担。②由被告医院 A 有限公司于本判决生效后立即支付原告 A 精神损害抚慰金 10 000 元。

【损害启示】

根据人民卫生出版社出版的第 9 版《妇产科学》中产后出血的内容精要,结合本例分析如下。

(1)第 9 版《妇产科学》中产后出血章节中认为:术中产后出血处理:①宫腔填塞:包括宫腔纱条填塞和宫腔球囊填塞。剖宫产术中可选用球囊填塞或纱条填塞。宫腔填塞后应密切观察出血量、宫底高度及患者生命体征,动态监测血常规及凝血功能。填塞后 24～48 小时取出,注意预防感染。同时配合强有力宫缩药,取出纱条或球囊时亦应使用麦角新碱、卡前列素氨丁三醇等强有力宫缩药。②子宫压缩缝合术:适用于经宫缩药和按压子宫无效者,尤适用于宫缩乏力导致的产后出血。常用 B-Lynch 缝合法,近年出现了多种改良的子宫缝合技术,如 Hayman 缝合术、Cho 缝合术及 Pereira 缝合术等,可根据不同的情况选择不同术式。③结扎盆腔血管:以上治疗无效时,可行子宫动脉上、下行支结扎,必要时行髂内动脉结扎。④经导管动脉栓塞术:此方法在有介入条件的医院使用,适用于非手术治疗无效的难治性产后出血且患者生命体征平稳者。经股动脉穿刺插入导管至髂内动脉或子宫动脉,注入吸收性明胶海绵颗粒栓塞动脉。栓塞剂可于 2～3 周后吸收,血管复通。经积极抢救无效、危及产妇生命时,应尽早行次全子宫切除或全子宫切除术,以挽救产妇生命。

另外在胎头高直位处理中,第 9 版《妇产科学》认为:高直前位时,若无骨盆狭窄、胎儿正常大小、产力强,应给予阴道试产机会。加强宫缩同时指导其侧卧或半卧位,促进胎头衔接、下降。若试产失败或伴明显骨盆狭窄,应行剖宫产分娩。高直后位经确诊,应行剖宫产术。

(2)结合本例:①予以硫酸镁抑制宫缩保胎欠妥,哌替啶的使用缺乏依据。②在产程中宜加强宫缩。③产后出血,采取过多捆绑式缝合可能影响了子宫的血供,可能是子宫切口愈合不良的原因之一。④介入后出院指征掌握欠严格,2014 年 7 月 3 日血:白细胞 $13.4 \times 10^9$/L。医院介入治疗加重子宫缺血,可能是子宫切口愈合不良的原因之一。应根据第 9 版《妇产科学》中,第一步:宫腔填塞包括宫腔纱条填塞和宫腔球囊填塞;第二步:子宫压缩缝合术:这二步结合使用多能止血。

(田春芳)

## 二十三、剖宫产术切口撕裂误缝输尿管损害启示

**【病情摘要】**

产妇30岁,因妊娠40周住当地医院待产。当宫口开全时发现羊水Ⅲ度污染,胎心变慢(110次/分),以胎儿窘迫行剖宫产术。因胎头过低,取头时造成子宫切口左侧撕裂5cm,至左侧阔韧带,给予修补缝合。新生儿体重2900g,术后第2天产妇出现尿少,常规处理尿量无增加,急诊B超提示(左侧)输尿管梗阻,左侧肾盂积水,转上级医院。上级医院检查:左侧肾区叩痛明显,尿色尚清、无肉眼血尿。B超复查提示(左侧)输尿管不全梗阻,(左侧)肾盂积水增加,盆、腹腔无积液。考虑左侧输尿管被误缝,经讨论分析估计为输尿管外侧,即浆膜浅层误缝。请泌尿外科医师会诊、决定先行非手术治疗,给予左侧输尿管留置支架引流术,术后3周排尿正常,无其他不适。4周无异常出院,随访半年,排尿无异常。

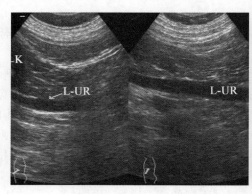
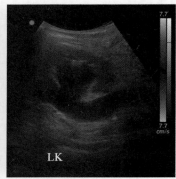

**【损害启示】**

(1)熟悉解剖:为避免剖宫产术中损伤脏器,要尽量做到特别熟悉盆腔脏器之间的解剖关系,正确选择好子宫切口位置、设计好切口长度,宫口开全,胎头过低,常规切口下方多为胎儿肩部,颈部。子宫下段多被拉长,建议切开子宫下段的手术切口偏高,撕开时形成向上的"八字须",可以避免向下延裂。

(2)取胎头技巧:对于术者难以把胎头取出情况,可以从台下经阴道上推胎头;或者术者上推胎儿颈部,使得骨盆和胎头之间形成空隙,便于术者的手插入取头。

(3)切口撕裂出血处理技巧:切口延裂,若<3cm,缝合即可;若3~5cm,甚至更长,此时止血建议用4号、7号丝线结扎止血,多能止住,最后看清输尿管位置,再避开行缝合。切忌在血泊中盲目钳夹、缝扎,导致输尿管拉伤、误扎。

(4)切口延裂缝合后常规检查输尿管蠕动波,如果发现消失,常规请泌尿外科台上会诊,必要时拆除缝线,松开误缝线即可。

(田春芳)

## 二十四、剖宫产术中发生心搏呼吸骤停，产妇变植物状态，因无法提供手术监控摄像败诉损害启示

**【病情摘要】**

2014年8月7日患者潘因停经9个月，感胎动5个月，阴道流液3小时入住被告妇产儿童医院，于2014年8月8日行纵切子宫下段剖宫产术，术中出现呼吸困难，继而心搏骤停等情况，心肺复苏后转市中心医院住院治疗103天，于2014年11月19日出院，出院诊断为二次剖宫产术后，羊水栓塞？心搏呼吸骤停复苏术后，缺血缺氧性脑病，继发癫痫，代谢性酸中毒，乳酸酸中毒，肺内感染。出院情况为患者目前植物状态，眼球有活动，不能进食，鼻饲饮食中，无发热，双肺听诊可闻及痰鸣音，四肢肌力肌张力高。患者潘于出院当天转入解放军某军区总医院并住院治疗78天，于2015年2月5日出院。出院诊断为持续性植物状态，心肺复苏术后，肺部感染，气管切开术后。

**【法院处理】**

另外，经过市医学会和省医学会两级学会鉴定，本案被告妇产儿童医院对患者潘进行的医疗行为不构成医疗事故。在本案审理过程中，四原告提出司法鉴定申请，请求对被告的医疗行为有无过错及过错医疗行为与患者潘的损害结果之间的参与度进行鉴定。某司法鉴定所于2015年12月29日做出司法鉴定所司法鉴定意见书，鉴定意见为市妇产儿童医院存在过失，与被鉴定人潘的损害后果之间存在一定因果关系，责任程度为次要责任与共同责任之间（建议参与度为30％～50％）。该司法鉴定意见书分别于2016年1月6日和2016年1月8日送达四原告与被告，四原告与被告在7日异议期内均未提出重新鉴定申请。四原告要求被告提供患者潘手术期间手术室门前的监控摄像以证明被告在抢救患者潘过程中存在指导医师擅离职守、多科室医师不在现场等过错行为，被告以摄像监视系统画面的电脑自动保存时间为半个月为由不能提供。

原审法院认为，公民的人身权益和财产权益受法律保护。北京博大司法鉴定所做出的司法鉴定所司法鉴定意见书内容合法合理，本院予以采信。根据其鉴定意见，被告妇产儿童医院存在的过失与患者潘的损害后果之间存在一定因果关系，责任程度为30％～50％。被告的监控摄像是能够证明其在对患者潘实施手术过程中所进行的相关医疗行为是否存在过失的直接的重要的证据，被告作为该份证据的持有者，应当在患者潘于手术过程中出现损害后果后及时拷贝保存相关的监控摄像以证明其对潘进行的医疗行为不存在过失，但被告以监控摄像超过半个月自动保存期为由而未能提供，其对此应承担举证不能的责任，故根据司法鉴定所的鉴定意见酌定被告的责任程度为50％较为公平、合理。以上共计879 151.27元；扣除被告已经垫付的236 160.00元，被告还应给付四原告642 991.27元；于本判决生效后10日内给付，若逾期给付，按照《中华人民共和国民事诉讼法》第二百五十三条之规定执行。驳回四原告的其他诉讼请求。案件受理费24 068.00元，四原告缓交至执行回款时，其中四原告应交付11 476.49元，被告应交付12 591.51元。

**【损害启示】**

医院手术室、产房监控摄像是能够证明其在对患者施手术过程中或者大抢救所进行的直

接的重要的证据,医院作为该份证据的持有者,应当在患者术后或者抢救过程中出现损害后果后及时拷贝保存相关的监控摄像以证明其对进行的医疗行为不存在过失。

(田春芳)

## 二十五、剖宫产术中手术刀损伤胎儿面部皮肤损害启示

**【病情摘要】**

产妇 37 岁,以妊娠 38 周,胎膜早破 4 小时于 23:00 入院待产,入院检查产科检查及骨盆外测量未见明显异常。肌内注射抗生素预防感染,等待自行宫缩。于次日 5:00 开始规律宫缩,给予输液、预防性吸氧等治疗。于 11:00 宫口开全因持续性枕后位,胎儿窘迫在联合外麻醉下行剖宫产,因胎儿窘迫急于娩出胎儿,术中误伤胎儿右侧鼻翼外 3.2cm 处面部皮肤约 3cm,深达皮肤全层(如下图)。宝宝面部可能形成瘢痕,如果是瘢痕体质,可以损容。剖宫产损伤新生儿属于 4 级医疗事故。

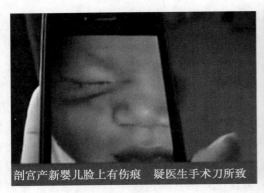
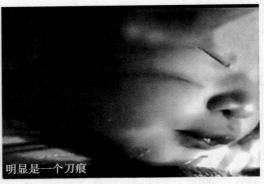

剖宫产新婴儿脸上有伤痕　疑医生手术刀所致　　明显是一个刀痕

相似损伤图片

**【损害启示】**

(1)除了选择性剖宫产外,剖宫产术一般都是急诊手术,这就要求手术医师必须沉着冷静,技术熟练,解剖清楚,处理果断。

(2)凡遇到胎膜早破、羊水过少、枕后位面部超上、瘢痕过薄时,胎儿先露与子宫下段肌层紧贴过紧,不可用刀用力过猛切子宫下段,应轻轻切开子宫浆膜层,并在子宫肌层轻切一小口后,用止血钳向上挑,提起肌层钝性分离,或者术者干脆用手指钝性分离进入宫腔,再向两侧延开,可以避免损伤胎儿。

(田春芳)

## 二十六、社会因素剖宫产发生臂丛神经麻痹损害启示

**【病情摘要】**

2014 年 11 月 19 日 14:57,原告在被告医院以枕横位顺利取出,清理呼吸道后 1 分钟、5 分钟、10 分钟均评 10 分。当日 20:30 原告家属告知原告左手皮肤颜色青紫,被告医务人员立即

到病房查看,见原告侧卧于暖箱中,暖箱温度 30℃。通过检查,原告生命体征正常,心肺听诊阴性,面色红润,全身皮温正常,生理反应存在,查见左手皮肤颜色稍青紫,活动正常。嘱家属继续保温,严密观察病情变化。21:50 家属告知患儿左手皮肤颜色仍青紫,立刻通知科室医师处理。22:50 医师到科室对原告进行检查,原告于保温箱内,面色红润,口周无溢奶痕迹,口唇红润,四肢肢端暖,活动好肌力正常,对刺激有反应,检查双手,在夜光下见左背色泽显浅蓝色,无明显边界,局部无红肿,无溃疡,无血肿,手指握力无明显异常。原告家属对检查结果和医师解释沟通无效,必要时随时转诊。11 月 20 日 0:08 分原告从被告医院转出。原告在被告救护车及医务人员陪同下先到某大学某医院检查,后送往某医科大学儿童医院急诊科,以新生儿冻伤综合征? 收入新生儿科住院治疗。入院诊断:左上肢活动差,青紫原因待诊,左锁骨骨折?左侧臂丛神经损伤?,心肌损害? 产生门诊费用 328.34 元。2014 年 11 月 28 日,原告经过住院治疗病情好转后出院,出院诊断:左侧臂丛神经麻痹? 心肌损害? 出院医嘱:康复科就诊臂丛神经麻痹,进行康复训练等。产生住院费用 8114.12 元。原告出院后,到某医科大学儿童医院门诊康复科就诊,诊断为:左侧臂丛神经麻痹。建议暂予康复治疗。产生医疗费9207.22 元。

**【法院处理】**

原告王某诉称:原告诞生在被告医院,医院检查新生儿评分满分 10 分,体温 37℃。原告在被告处 9 个多小时里,由于被告的严重不负责任、严重违反医疗操作规范造成原告臂丛神经损伤,经某医科大学儿童医院住院治疗和门诊治疗,病情好转。经鉴定,被告医疗过错是造成原告受伤的主要原因。

被告辩称:原告所诉被告医师不按规定操作与事实严重不符。被告医院对原告母亲在生产前后进行了检查,原告出生时评分为 10 分。当原告家属提出原告左手有发青,被告又及时对原告做了全面检查,查体表现为新生儿体征正常,心肺听诊等内容正常。原告家属担心留下后遗症,强烈要求转院治疗,在被告医务人员陪同下,先到某大学某医院对新生儿检查后认为原告各项检查正常,无须特别处理,原告家属不接受,要求转儿童医院。在儿童医院检查后告知新生儿检查正常,不存在损伤,但原告家属仍不同意,坚持住院观察。被告已经尽到合理合法的救护行为,不存在不规范的医疗的行为。原告在儿童医院的诊断结果有几个,都与被告医疗行为有关,因此产生的医疗费中应当剔除与被告医疗行为无关的费用。

2015 年 10 月 26 日,本院收到某司法鉴定所司法鉴定意见书 2 份。对医疗过错鉴定,根据案情摘要和病历资料,结合司法鉴定听证过程中对医患双方的技术质询情况,提出以下分析意见。

①根据委托单位提供病历资料,被鉴定人王某娩出后因家属发现其左手青紫、左上肢活动差转某儿童医院就诊。医院查体见左上肢活动较右上肢差,左上肢肌力较右上肢下降,左上肢皮肤青紫明显。双上肢神经传导检查提示:左侧正中神经、尺神经 CMAP 波幅降低,F 波无异常发现。康复科及门诊诊断为左臂丛神经麻痹,并行左臂丛神经损伤康复治疗,恢复佳。因此,被鉴定人王某娩出后新生儿左臂丛神经损伤的诊断明确。

②新生儿臂丛神经损伤,通常是指分娩过程中因助产人员暴力或过度牵拉胎头导致胎儿肩颈分离造成的产伤。从发生新生儿臂丛神经损伤的因素上看有胎儿自身原因、产妇原因和医疗行为原因三部分,从发生新生儿臂丛神经损伤的时间段上看,有分娩前、分娩中、分娩后三个时段。患儿分娩前检查提示:胎头未衔接,胎先露-3,胎位为枕左位,胎儿估重为 3432g,双

顶径 9.3cm,头围 33.8cm,股骨长 6.9cm,胎盘成熟度 Ⅱ 级,羊水指数 6.1cm,羊水 0 度,S/D1.8;宫颈评分 5 分,头盆评分 7 分,宫口未开,坐骨棘不内聚,坐骨切迹 > 2 指,骶骨弧度中弧,骶尾关节活动,胎膜已破,不规律宫缩等。结合待产记录及新生儿记录,认为:患儿分娩前无发生新生儿左臂丛神经损伤的胎儿自身原因及产妇原因存在,亦无分娩前宫内发生臂丛神经损伤的高危因素存在及其相应的临床症状、体征存在。患儿分娩后一直在产房及暖箱内,且转院过程中有医护人员及家属陪伴,某儿童医院入院检查提示锁骨无骨折、左上肢无骨折。因此,新生儿左臂丛神经损伤可排除系娩出后的医源性损伤或意外损伤所致。

患儿系因"社会因素"行剖宫产术娩出,剖宫产记录示:胎儿娩出顺利,手娩,胎方位枕左横位。因此,分娩中可以排除器械助产导致左臂丛神经损伤的可能,但是不能排除因接生技术不当,手娩中通过腹部切口娩出胎儿时过度侧牵而导致臂丛神经损伤。

③根据委托单位提供病历资料,被鉴定人王某分娩后家属发现其左手皮肤青紫,左上肢活动差。医院查体:四肢温暖、活动好,肌力正常,对刺激有反应,左手背色泽稍显浅蓝色,手指握力无明显异常。转儿童医院后查体:左上肢活动较右上肢差,左上肢肌力较右上肢下降,左上肢皮肤青紫明显。结合电生理检查,诊断为左臂丛神经损伤。因此,医院对新生儿娩出后护理、观察欠及时,未能及时发现、诊断新生儿臂丛神经损伤,存在不足。

④根据委托单位提供病历资料,被鉴定人王某转某儿童医院后实验室检查提示:新生儿血白细胞正常范围。综上所述,依据《医疗过错司法鉴定规则(施行)》第三十条(二)有过错、主要因素:指医疗行为存在过错,损害后果主要由医疗行为造成,但存在患方自身因素。认为:某妇产医院在被鉴定人王某诊疗过程中存在接生技术不当,手娩中过度侧牵致臂丛神经损伤,产后观察、护理欠及时,未及时发现、诊断臂丛神经损伤等医疗过错,但也存在患方自身因素对手娩操作的影响,如羊水偏少、胎位为枕左横位、经过一段时间待产、胎头骨盆可能存在部分衔接等因素。因此,医院医疗过错行为为损害后果(新生儿左臂丛神经损伤)发生的主要因素,起主要作用。鉴定意见为:某妇产医院在被鉴定人王某诊疗过程中存在医疗过错,其医疗过错行为为损害后果(新生儿左臂丛神经损伤)发生的主要因素,起主要作用。对伤残程度评定,分析认为被鉴定人王某出生后发生新生儿左臂丛神经损伤的诊断明确。经医院治疗后,目前伤情稳定。鉴定意见为:被鉴定人王某损伤未到达有关伤残等级评定标准。

对医疗过错鉴定意见,被告有异议,故申请了鉴定人员出庭接受质询。质询中被告提出:本案的损害后果(新生儿左臂丛神经损伤)没有经过正规专业的医疗机构确诊,只是相关鉴定人员推断得出的结果。分娩中不能排除因接生技术不当,手娩中通过腹部切口娩出胎儿时过度侧牵而导致臂丛神经损伤,系鉴定人员的推断。鉴定人员对被告提出的问题进行了说明。但被告仍然认为,鉴定意见书是推断做出的结论,不应作为定案依据。原告认为,被告应承担全部过错责任。

审理中,被告于 2015 年 12 月 24 日提出申请,要求对原告在儿童医院的住院费和门诊费用中哪些费用与臂丛神经损伤的检查和治疗有关;用药的合理性;在门诊真实的就诊次数和天数及门诊治疗终止的时间进行鉴定。本院委托重庆西南司法鉴定所鉴定,2016 年 4 月 8 日,该所认为本院委托的事宜,该所无法对其进行客观评价,做出退案处理。经征求被告意见后,被告要求再次选择鉴定机构进行鉴定。本院又委托重庆市巴南区司法鉴定所鉴定。2016 年 8 月 17 日,某司法鉴定所认为委托的事项超出鉴定机构的鉴定范围等做出退案通知,本院于 2016 年 9 月 2 日收到。审理中,原、被告一致确认,被告垫付原告费用 13 000 元,王某的损伤未到达伤残等级。

本院认为：患者在诊疗活动中受到损害，医疗机构及其医务人员有过错的，由医疗机构承担赔偿责任。鉴于医疗技术的复杂性、医疗活动的专业性等特性，医疗纠纷中医疗单位有无过错需借助专业、权威的机构进行鉴定。本案经原告申请，本院委托重庆市某司法鉴定所鉴定，鉴定意见为：某妇产医院在被鉴定人王某诊疗过程中存在医疗过错，其医疗过错行为为损害后果（新生儿左臂丛神经损伤）发生的主要因素，起主要作用。虽双方对该鉴定意见有异议，但本院认为上述鉴定意见与原告的治疗情况相符合，本院予以采信。据此，原告因臂丛神经损伤产生的损失应由被告承担主要责任。本院酌情主张原告的损失由原告自行承担 20%，被告承担 80% 的责任。判决如下：①被告某妇产医院有限公司于本判决生效之日起 15 日内向原告王某支付赔偿款共计 8522.05 元。②驳回原告王某其他诉讼请求。

**【损害启示】**

根据人民卫生出版社出版的第 9 版《儿科学》中臂丛神经麻痹的内容精要，结合本例分析如下。

（1）第 9 版《儿科学》中臂丛神经麻痹章节中认为：臂丛神经麻痹是新生儿周围神经损伤中最常见的一种。由于难产、臀位，或肩娩出困难等因素使臂丛神经过度牵拉受损，足月及大于胎龄儿多见。按受损部位不同可分为：①上臂型第 5、6 颈神经根受损，此型临床最多见。患侧整个上肢下垂、内收，不能外展及外转，肘关节表现为前臂内收，伸直，不能旋后或弯曲。腕、指关节屈曲，受累侧拥抱反射不能引出。②中臂型第 7 颈神经根损伤，前臂、腕、手的伸展动作丧失或减弱，而肱三头肌、拇指伸肌为不完全麻痹，受累侧拥抱反射通常不能引出。③下臂型 $C_8$ 至 $T_1$ 神经根受累，腕部屈肌及手肌无力，握持反射弱，临床上较少见。如第 1 胸椎根的交感神经纤维受损，表现为瞳孔缩小，睑裂变窄等。磁共振可确定病变部位，肌电图检查及神经传导试验也有助于诊断。预后取决于受损程度，若损伤为神经功能性麻痹，数周内可完全恢复。生后第 1 周开始做按摩及被动运动，大部分病例可于治疗后 2～3 个月获得改善和治愈。如为神经撕裂则多留有永久性麻痹。

（2）结合本例：作者推断可能存在剖宫产切口小，羊水偏少，子宫紧裹胎儿，可能取胎相对困难，手娩中过度侧牵致臂丛神经损伤。另外，护理欠及时，未及时发现，诊断臂丛神经损伤等医疗过错。因此，医院医疗过错行为为损害后果（新生儿左臂丛神经损伤）发生的主要因素，起主要作用。

（田春芳）

# 二十七、剖宫产术中大出血输血不及时，致子宫切除损害启示

**【病情摘要】**

2009 年 7 月 5 日，武女士因分娩入住某医院待产。同年 7 月 11 日晚间，武女士腹内胎动频繁，检查发现有胎儿脐带绕颈等症状，该医院医务人员认为胎儿宫内窘迫，属于剖宫产适应证，经武女士及其家属同意，为武女士实施了子宫下段剖宫产术，取出一女婴，新生儿出生后正常。在给武女士缝合子宫切口清理腹腔准备关腹时，出现子宫收缩乏力性出血（即产后大出血）。医务人员在对武女士采取了相应的治疗方法后，仍然出血不止，血压持续下降，处于失血性休克状态。该医院医务人员在征得武女士家属同意后，为武女士实施了子宫次全切除术。

术前,医务人员对武女士进行了交叉配血,但由于血液量准备不充分,术中输血不及时。术后,武女士的血压等生命体征逐渐恢复正常,同年 7 月 27 日出院。出院时诊断:产后出血、失血性休克、凝血功能障碍、子宫收缩乏力、胎儿窘迫、脐绕颈 2 周、子宫全切术后等。

**【法院处理】**

武女士认为,医院在对其的医疗过程中,事前对手术的风险估计不足,没有准备足够的血浆,发生大出血后不能及时输血,又未能组织有效的抢救,耽误了宝贵的抢救治疗时间,导致其子宫被切除。遂于 2010 年 6 月 23 日诉至法院,要求该医院承担医疗损害赔偿责任,支付武女士包括残疾赔偿金、精神损害抚慰金等各项费用在内近 50 万元。

庭审后,经双方协商同意,法院委托某司法鉴定所进行了鉴定,鉴定结论认定:①某医院在对武女士的诊疗行为中存在选择剖宫产手术指征不充分及术中输血不及时等医疗过失,上述医疗过失与武女士的损害后果之间存在间接因果关系,医疗过失参与度为 C 级。②武女士子宫切除的残疾程度为 7 级。

法院认为,某医院作为占有社会医疗资源的医方,应当严格遵守诊疗常规,综合判断患者病情并以此确定完整的治疗方案,对于在诊疗过程中存在的医疗过失而给患者造成的损害应当承担相应的民事赔偿责任。本案中,武女士到该医院住院分娩,医院在对其的诊疗行为中存在选择剖宫产手术指征不充分及术中输血不及时等医疗过失,该医疗过失与武女士的损害后果之间存在间接因果关系,故该医院应对武女士的损害后果承担相应的民事赔偿责任。经鉴定,该医院医疗过失参与度为 C 级,参与度数值为 20%~40%,法院根据医疗过错鉴定结论及本案的具体情况酌定某医院承担 30% 的民事赔偿责任。最终,法院判决医院赔偿武女士各项损失近 12 万元。

**【损害启示】**

(1)根据剖宫产手术的专家共识(2014 年)认为:指征(略);备血要求:手术前日为患者抽血进行血交叉检查,通过血库准备适量鲜血,以备手术中应用。如为胎盘早剥、子宫破裂、前置胎盘、多胎妊娠等可能在手术过程中出血超 1000ml 者,需在具备充足血源的医疗单位实施。

(2)结合本例:在对武女士的诊疗行为中存在选择剖宫产手术指征不充分及术中输血不及时等医疗过失,与武女士的损害后果之间存在间接因果关系,有损则有赔。

(田春芳)

# 二十八、先天性骨发育异常,剖宫产手术使用产钳助产,致颅骨骨折损害启示

**【病情摘要】**

杨×在原审诉称,2011 年 7 月 23 日 21:00,原告杨×经被告×县×街道中心卫生院行剖宫术生育袁×。在原告杨×才将胎儿分娩完,手术室就遭遇停电,医师打电筒才将产妇手术切口缝合。在这期间,新生儿父亲袁×发现小孩啼哭不止,后来喊来医师发现小孩属缺氧性出血,随后新生儿被送至×县人民医院治疗。经×县人民医院诊断,新生儿颅骨骨折、新生儿窒息(轻度)、急性心肌损害、缺氧缺血性脑病、硬膜外血肿、新生儿肺炎。7 月 28 日又转到某医科大学附属儿童医院治疗。在诉讼中,原告主张有以下损失:医疗费 26 000.00 元、交通及护

理费 47 530.00 元、残疾赔偿金 162 000.00 元、误工费 32 700.00 元、护理费 12 120.00 元、住院伙食补助费 6060.00 元、鉴定费 7600.00 元、后续治疗费 100 000.00 元、精神抚慰金 100 000.00 元、鉴定支出的交通费 1000.00 元，合计 501 010.00 元（上述款项不包括袁×双下肢损失）。原告要求被告赔偿上述损失的 80%（即 400 808.00 元）。

2011 年 7 月 23 日 22 时 22 分，原告杨×经被告×县×街道中心卫生院行剖宫术，产下袁×。因袁×出现新生儿窒息等症状，当日即被 120 送到×县人民医院住院治疗（2011 年 7 月 24 日至 2011 年 7 月 28 日），2011 年 7 月 28 日又被送至某医科大学附属儿童医院住院治疗（该院证实袁×有两个半月未在医院探视）。2012 年 2 月 7 日，袁×与被告达成协议，于 2012 年 2 月 9 日将小儿从某医科大学附属儿童医院接回。原告袁×在治疗过程中，在×县人民医院开支医疗费 5790.15 元、某医科大学附属儿童医院开支住院医疗费 77 000.00 元（医疗费总计为 92 516.33 元，该院以病房贫困基金名义减免 15 516.33 元）、门诊医疗费 330.00 元、开支鉴定费 7600.00 元及交通费等若干。被告垫付款项合计有 67 143.00 元，其中医疗费有 57 000.00 元、救护车费 2800.00 元，其余为生活费、住宿费等。另外，原告在起诉时，曾要求第三人×县人民医院、某医科大学附属儿童医院也承担责任，后撤回了对上述二家医院的诉讼。

**【法院处理】**

×县×街道中心卫生院在原审辩称，原告杨×在本院行剖宫术属实。新生儿呈轻度窒息状，经抢救才呼吸正常。术后发现新生儿畸形，并告知了小儿父亲袁×，同时及时呼叫了 120 将小儿送往×县人民医院治疗。被告检查正确，手术无误，并尽到了告知义务，原告的损失不是被告造成的。

某区医学会受×县卫生局委托进行了技术鉴定，认为患儿颅骨及双下肢骨质改变，伴骨折，疑似有先天性骨发育异常，造成病理性骨折；孕妇有妊娠胆淤病史，可造成胎儿慢性宫内缺氧，胎儿脑血管脆性增高，可导致颅内出血。其新生儿目前不良后果，自身疾病参与度高，应为主要因素。剖宫产手术切口偏小，造成取头困难，使用产钳指征欠妥，可诱发颅骨骨折（颅骨骨折位置与产钳使用位置一致），以及引发硬膜外血肿。×县第三人民医院在对杨×剖宫产过程中存在医疗行为过失，为杨×之子颅骨骨折及硬膜外血肿产生的诱发因素，为次要原因。并认定本次医疗纠纷为 4 级医疗事故，×县第三人民医院承担次要责任。

原、被告均对某区医学会鉴定不服，原告申请重新鉴定，本院委托某司法鉴定所重新予以了鉴定，鉴定认为医方在剖宫产过程中，子宫切口较小，麻醉效果可能不满意，术野显露不佳，取头困难，在使用产钳助产过程中致胎儿颅骨骨折及硬膜外血肿的不良后果，按《医疗过错司法鉴定规则》之相关规定，医方的行为存在过错。患儿患代谢性骨病属实，与颅骨骨折及硬膜外血肿有一定因果关系，系次要因素，建议承担次要责任。医方的医疗行为与患儿颅骨骨折及硬膜外血肿有一定因果关系，系主要因素，建议承担主要责任。被鉴定人袁×因轻度智力障碍（智商 70 以下）的伤残等级为 7 级。被鉴定人袁×的后续治疗费用大约需 100 000 元左右（或遵医嘱以实际治疗费用为准）。原、被告对被告医疗人员资质有争议，原、被告各自提供了被告医疗人员的资质证书。原告提供了 CDCC 智能检查报告、医疗事故技术鉴定书及情况说明、某司法鉴定所鉴定意见书。被告对上述证据有异议，认为鉴定结论明显依据不足，后续治疗未终结，不应进行伤残评定，并要求再次鉴定。

原审法院认为，患者在诊疗活动中受到损害，医疗机构有过错的，应承担赔偿责任。根据本院所采信的证据，本次医疗事故系由患者自身因素（特殊体质）与被告医疗行为共同发生作用所导致,所以应根据被告过失程度,由其承担 70% 的赔偿责任为宜。

宣判后,杨×、×县×街道中心卫生院均不服,向本院提起上诉。二审认为:一审认定事实清楚,适用法律正确,实体处理恰当。根据《中华人民共和国民事诉讼法》第一百七十条第一款第(一)项的规定,判决如下:驳回上诉,维持原判。

**【损害启示】**

根据人民卫生出版社出版的第 9 版《儿科学》中新生儿颅内出血中的硬膜下出血内容精要,结合本例分析如下。

(1)第 9 版《儿科学》中新生儿颅内出血中的硬膜下出血中认为:硬膜下出血(SDH)多由于机械损伤导致硬膜下血窦及附近血管破裂而出血,是产伤性颅内出血最常见的类型,多见于足月巨大儿或臀位异常难产、高位产钳助产儿。近年由于产科技术提高,发生率已明显下降。出血量少者可无症状;出血量较多者一般在出生 24 小时后出现惊厥、偏瘫和斜视等神经系统症状。严重的小脑幕、大脑镰撕裂和大脑表浅静脉破裂导致严重颅后窝出血,可引起脑干压迫症状,患儿可在出生后数小时内死亡。也有在新生儿期症状不明显,而数月后发生慢性硬脑膜下积液的病例。

(2)结合本例,在剖宫产过程中,子宫切口较小,加之麻醉效果可能不满意,术野显露不佳,取胎头困难,在使用产钳助产过程中致胎儿颅骨骨折及硬膜外血肿的不良后果。按《医疗过错司法鉴定规则》之相关规定,行为存在过错。故建议麻醉不满意时要延长切口,或者撕大切口,最好剖宫产不用产钳。麻醉好时要根据双顶径的大小选择切口的大小。

(田春芳)

# 二十九、硬膜外麻醉下剖宫产腰骶神经根及马尾神经损害启示

**【病情摘要】**

2014 年 7 月 19 日,原告在县中医院行硬膜外麻醉下剖宫产,经县中医院出院诊断为:①妊娠 39 周,孕$_1$产$_1$,LOA,剖宫产;②二次剖宫产,腰骶神经根损害。原告于 2014 年 9 月 4 日出院,共住院 47 天。原告预交 4800.00 元医疗费(包括其子的医疗费 1000.00 元)。2014 年 9 月 3 日,县中医院书面承诺原告若需返回继续治疗,该院将继续收住原告,并按操作规程继续给予治疗。当天,原告入住某医科大学附属第一医院住院治疗,被诊断为:①双侧腰骶神经根损害;②马尾神经损害;③剖宫产史术后;④胆囊结石;⑤慢性浅表性胃窦炎;⑥高脂血症;⑦无症状性菌尿。于 2014 年 10 月 6 日出院,共住院 32 天。2014 年 10 月 8 日,原告再次入住县中医院住院治疗,于 2015 年 8 月 17 日出院,共住院 313 天。2015 年 4 月 22 日,原告的损伤经某司法鉴定所做出鉴定意见为:①左下肢肌力Ⅳ级属 7 级伤残。②后续治疗费用需104 000～130 000 元。

**【法院处理】**

被告县中医院辩称:被告医疗行为对原告的损害从医疗角度上讲应认定为医疗意外。根据司法鉴定结论,被告的医疗行为对原告损害的参与度应为 25%,原告认为被告承担全部责任没有事实依据。原告诉讼请求部分不合理,被告为原告垫付的各项费用共计 203 083.23 元应在本案中处理。被告同意原告之子的医疗费不在本案中处理。请法院按被告承担 25% 的赔偿比例,并按农村人口计算标准计算原告的损失后依法判决。

本案在审理过程中,原告申请被告对原告行硬膜外麻醉下剖宫产是否存在医疗过错,该过错与双侧腰骶神经根损害和马尾神经损害有无因果关系进行鉴定;被告申请对原告伤残等级和后续治疗费重新进行鉴定。

本院委托了某大学司法鉴定中心进行鉴定。2015 年 11 月 10 日,该鉴定中心做出(2015)鉴字第 2144-45 号鉴定意见:①县中医院在为(硬膜外麻醉下剖宫产)的诊疗行为中存在过错;②县中医院的过错与患方因素是导致(双侧腰骶神经根损害、马尾神经损害)的共同因素。③被鉴定人属于 5 级伤残。④被鉴定人目前无后续医疗费。原告支出鉴定费 8000.00 元、车费 253.00 元、鉴定护理费 200.00 元,被告支付鉴定费 1500.00 元。为了查明案情,2015 年 12 月 17 日,2016 年 1 月 12 日,该鉴定机构做出说明函,明确共同因素主要指医患双方各约占 50%,已明确参与度大小的问题。

最后判决如下:①被告某县中医院在本判决生效后 30 日内赔偿原告各项损失共计 779 640.08 元的 50%(即 389 820.04 元),扣除被告已支付的 201 556.18 元,还需支付 188 263.86 元;②驳回原告的其他诉讼请求。

**【损害启示】**

根据《中华人民共和国侵权责任法》第五十四条"患者在诊疗活动中受到损害,医疗机构及其医务人员有过错的,由医疗机构承担赔偿责任。"之规定,被告在术后原告出现神经损伤的相应临床症状表现时,没有引起高度警惕,没有考虑到有可能出现了麻醉并发症,没有及时请相关科室会诊及进行相应检查,延误了疾病的诊断及治疗,影响了疾病的预后,故被告在为原告的诊疗行为中存在过错,应该承担赔偿责任。

(田春芳)

# 三十、孕妇剖宫产纱布遗留体内 4 年后起诉医院获赔 13 余万损害启示

**【病情摘要】**

2009 年 7 月 17 日,原告小张因怀孕待产,入住某卫生院行剖宫产手术,并顺利产下一男婴。事后,小张感觉腹部一直有疼痛感,怀疑是术后刀口发炎,故到卫生院清洗伤口更换药棉纱布,但未见明显好转。以为是妇科病症状,几年来一直不定期就诊并服用妇科疾病药物缓解。2013 年 9 月 29 日,小张因腹部疼痛难忍到上海市北医院进行检查,发现体内下腹部存有异物,需要进行手术切除。第二天,小张入住某医院,10 月 9 日行剖腹探查术+腹腔异物取出术。术后病理示:(腹腔)异物(纱布)巨细胞性肉芽肿,内含纱布及一块蓝色皮条。因为自己从出生到现在仅在其子出生时进行了剖宫产,除此以外未进行过任何其他手术,所以小张认为自己腹腔内的纱布等医疗物品只能是在某卫生院行剖宫产手术过程中遗留的。

**【法院处理】**

小张一气之下诉至法院,要求卫生院赔偿各项损失 13 余万元。法院受理后,经过调查,该卫生院认可上述事实。后经调解,卫生院一次性赔偿原告小张医疗费、误工费、护理费、残疾赔偿金、精神损害抚慰金等共计 13 余万元,双方纠纷到此了结。

**【损害启示】**

(1)手术开始前,洗手护士应提前 15~20 分钟洗手、穿手术衣、戴无菌手套、整理器械台、

清点物品,所有物品必须清点无误后方可开始手术配合,物品清点未完成不得开始手术配合。洗手护士对所有器械和敷料全面整理,做到定位放置,心中有数,巡回护士应清理并检查手术间环境,确保没有遗留的手术器械和敷料。物品清点必须由巡回和洗手护士 2 人于术前、关闭体腔及深部伤口前、后及缝合皮肤后共同清点共同完成。

(2)结合本例点数不清,纱布遗留体内 4 年,损害赔偿。

(田春芳)

# 三十一、剖宫产致子宫全切除损害启示

**【病情摘要】**

2012 年 8 月 19 日,原告王某到被告县中医院住院分娩,生育一女婴。次日,原告因剖宫产后阴道流血 6 小时,由县中医院急救车急诊送入××医学院第一附属医院 ICU 治疗,进行了子宫全切术,于当月 28 日出院。在案件一审审理过程中,经原告申请,法院委托司法鉴定机构进行司法鉴定,鉴定意见为:王某的伤残等级评定为 6 级。县中医院存在治疗措施不力的过错,与王某子宫全切除之间存在次要的因果关系,拟定过错参与度为 20%~30%。

一审法院认为,原告王某到被告县中医院住院行剖宫产,被告县中医院治疗措施不力,造成原告王某子宫全切除的后果,原告自己的身体因素是主要原因,被告治疗措施不力与损害后果之间存在次要的因果关系,结合司法鉴定,被告负次要责任,被告对原告的损失应承担的赔偿责任以 30%为宜。核定原告损失包括医疗费、误工费、护理费、住院伙食补助费、营养费、交通费、残疾赔偿金、被抚养人生活费等合计 238 483.86 元,由被告赔付 71 545.16 元给原告。结合被告过错程度、所造成的后果、经济能力等情况,原告主张精神损害抚慰金 60 000 元过高,鉴于子宫系女性独有的器官,彰显女性的尊严和荣耀,子宫切除对女性的生理、心理及生育将产生严重的影响,该案与一般医疗损害案件相比具有特殊性,综合确定由被告赔偿精神损害抚慰金 30 000 元。据此,一审法院判决被告县中医院一次性赔付人民币 101 545.16 元给原告王某。

宣判后双方均不服,提起上诉,××市中级人民法院审理后驳回上诉,维持原判的终审判决。

**【损害启示】**

(1)根据人民卫生出版社出版的第 9 版《妇产科学》中产后出血章节中认为:产后出血是分娩严重并发症,居我国孕产妇死亡的首位。子宫收缩乏力、胎盘因素、软产道裂伤及凝血功能障碍是产后出血的主要原因,这些原因可共存、相互影响或互为因果。处理原则包括针对病因迅速止血、补充血容量、纠正休克等。产后密切监测生命体征,包括血压、脉搏、阴道出血量、子宫高度、膀胱充盈情况,及早发现出血和休克。经积极抢救无效、危及产妇生命时,应尽早行次全子宫切除术或全子宫切除术,以挽救产妇生命。

(2)结合本例,产后出血未能及早发现,未能快速查找病因对症处理,未能及早输血纠正失血性休克,以致丧失最佳抢救时机,出现难治性产后出血,需行子宫切除术。如能够在剖宫产术后严格遵守诊疗规范,详细观察并记录产后出血量,及早发现产后出血,积极抢救无效后再行全子宫切除术,医方则无医疗过错,可免责。

(程丽琴)

## 三十二、剖宫产手术记录产程及新生儿护理观察记录不详损害启示

**【病情摘要】**

经审理查明,原告赵××之母刘××因停经 39 周,阴道流液半小时于 2011 年 8 月 18 日 1:17 入住被告人民医院。初步诊断:$G_2P_1$,G39 周,宫内孕活胎,臀位;胎膜早破。当日 9:30××人民医院对刘××行臀助产 1 活男婴赵××,体重 3130g,身长 50cm,Apgar 评分 9 分-10 分-10 分。2011 年 8 月 18 日 21:27,新生儿赵××因呕吐 1 次伴发绀 5 分钟收入新生儿科。入院诊断:新生儿羊水吸入综合征,新生儿颅内出血? 予以抗炎止痉降颅内压及对症支持治疗好转,并于 2011 年 8 月 27 日出院。出院诊断:新生儿脑病;新生儿羊水吸入综合征,先天性代谢性疾病? 2011 年 8 月 28 日刘××出院并办理了出院手续。同年 9 月 6 日,赵××以新生儿脑病到四川大学华西第二医院门诊诊治,经检查:一般情况可,神志清楚。神经系统肌张力正常;颅神经正常;肢体运动正常;脑膜刺激征阴性;病理反射阴性;叩眉、握持、觅食、交叉、踏步反射引出,膝反射无异常。诊断:新生儿脑病? 赵××在四川大学华西第二医院门诊诊治期间,××人民医院向赵××家属支付了 3000 元诊治费。

**【法院处理】**

被告人民医院辩称:①赵××与××人民医院虽然存在医患关系,但××人民医院对赵××的诊治过程符合诊疗规程。诉讼中,被告××人民医院依法申请对医院的诊疗过程是否存在过错、原告有无损害后果及损害后果与医院的诊疗行为是否存在因果关系进行司法鉴定。根据成都市医学会出具的医疗事故技术鉴定书,确定:××人民医院对患者的诊治符合诊疗常规,患儿发育与年龄相符,无神经系统损害的症状、体征,本病例不属于医疗事故。②庭审中,原告提交 2 份"产后记录"(一份为空白,另一份记载截止时间为 8 月 22 日)欲以证明××人民医院对病历进行篡改的事实。原告之母刘××生产后于 8 月 28 日出院,原告提交的记载截止时间为 8 月 22 日的产后记录是尚未进行审查修改,尚未固定的病历。而××人民医院保存的记载截止时间为 8 月 28 日的产后记录真实记载了刘××产后情况。医院对有关内容的修改,属于根据病历书写规范由上级医师对下级医务人员书写病历的修改,符合病历书写规范的规定,医院不存在篡改病历文件的问题。对于剖宫产知情同意书中手书的要求臀助产,风险表示理解确非患者及患者亲属书写,而是××人民医院告知患者家属各种手术风险后,患者家属选择了臀助产,由医务人员书写,患者家属签名后形成。医院不存在伪造病历的问题。综上,××人民医院在对原告诊治过程中未给原告及其母亲造成损害后果,且在诊治过程中也无擅自、伪造病历的事实,故不应承担侵权赔偿责任。

审理中,被告对本起医疗争议申请医学鉴定,经法院委托,成都医学会于 2012 年 4 月 24 日做出成都医学会医鉴(2012)022 号医疗事故技术鉴定书,并于 2012 年 8 月 23 日移交本院。医学会通过对赵××现场查体,赵××发育可、反应好、四肢肌张力、肌力正常,四肢活动自如,病理反射未引出,能竖头、翻身、独立坐。该鉴定书分析意见同时表明:医方对患者入院诊断"$G_2P_1$,孕 39 周,宫内孕活,胎臀位,胎膜早破"正确,临产后经臀助产阴道分娩符合诊疗规范。新生儿发生病情变化,转新生儿科诊治符合诊疗常规。根据送鉴资料及现场查体,患儿发育与年龄相符,无神经系统损害的症状、体征。医方的医疗行为存在以下缺陷:①医方对孕妇入院后产程观察记录不规范;②医方就产程中分娩方式选择及分娩方式的改变与患者沟通不够及

时、充分。③在母婴同室期间,医方对患儿的护理观察、记录不规范。④医方对患儿新生儿脑病诊断依据不足。医方的上述医疗行为未造成患儿及其母亲相关损害后果。该鉴定书的鉴定结论为:本病例不属于医疗事故。

上述事实,有双方当事人的陈述,住院病历及成都市医学会出具的成都医学会医鉴(2012)022号医疗事故技术鉴定书予以证实,本院予以确认。

本院认为如下内容。

①原告关于××人民医院篡改、伪造病历文件问题:赵××之母刘××入住被告医院生产,产下原告赵××后于2011年8月28日出院。参照《病历书写基本规范(试行)》第二条,"病历书写是指医务人员通过问诊、查体、辅助检查、诊断、治疗、护理等医疗活动获得有关资料,并进行归纳、分析、整理后形成医疗活动的记录的行为"及第三条,"病历书写应当客观、真实、准确、及时、完整"的规定。××人民医院应当客观、真实、准确、及时、完整地书写病历。本案被告人民医院相关医务人员根据刘××的生产时间对相关资料进行归纳、分析、整理后形成的产后记录,符合《病历书写基本规范(试行)》的规定。故原告关于人民医院故意篡改病历文件的诉称依法不能成立,本院不予支持。

对原告关于剖宫产知情同意书中要求臀助产,风险表示理解系医方伪造,而非原告及其亲属亲笔书写的问题。庭审中,××人民医院认可剖宫产知情同意书中要求臀助产,风险表示理解是其医务人员书写,同时对书写内容做出了解释,即刘××在检查时发现宫口已开全,宜行臀助产,为此向刘××亲属进行了讲解,其亲属表示理解的情况下签名,故原告关于人民医院伪造病历文件的诉称理由亦不能成立,本院不予支持。

②《中华人民共和国侵权责任法》第五十四条规定:患者在诊疗活动中受到损害,医疗机构及其医务人员有过错的,由医疗机构承担赔偿责任。从本条规定可以看出,医疗损害侵权责任的构成要件为:医疗机构和医务人员的诊疗行为,患者的损害,诊疗行为与损害后果之间的因果关系,医务人员的过错。而医疗损害赔偿责任的承担,是以医疗过错及过错与损害后果之间存在因果关系为其基本条件。由于医疗行为具有较强的专业性,对该行为是否适当的判断,除依照一般常理及当事人提供的证据材料以外,还需由相关部门做出公正鉴定。根据《最高人民法院关于民事诉讼证据的若干规定》第二十六条规定,当事人申请鉴定,经人民法院同意后,由双方当事人协商确定有鉴定资格的鉴定机构、鉴定人员协商不成的,由人民法院指定。本案双方的医疗争议经过成都市医学会鉴定,鉴定程序合法,其根据案件情况所做出的鉴定结论具有客观性和权威性,鉴定结论明确认定患儿赵××发育与年龄相符,无神经系统损害的症状、体征;医方的医疗行为未造成患儿及其母亲相关损害后果。根据《最高人民法院关于民事诉讼证据的若干规定》第二条第二款"没有证据或者证据不足以证明当事人的事实主张的,由负有举证责任的当事人承担不利后果。"之规定,原告起诉要求被告承担侵权民事赔偿责任证据不充分,本院不予支持。

鉴定中,医学会同时指出医方对孕妇入院后产程观察记录不规范;医方就产程中分娩方式选择及分娩方式的改变与患者沟通不够及时、充分;在母婴同室期间,医方对患儿的护理观察、记录不规范;医方对患儿新生儿脑病诊断依据不足等问题,上述不足虽然未造成患儿及其母亲相关损害后果,但会导致患者家属对医院诊疗活动产生合理怀疑,引发医患纠纷,故本院确定××人民医院承担本案诉讼费及鉴定费。

综上,依照《中华人民共和国侵权责任法》第五十四条,《最高人民法院关于民事诉讼证据

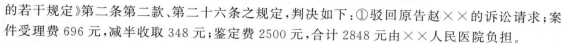

的若干规定》第二条第二款、第二十六条之规定,判决如下:①驳回原告赵××的诉讼请求;案件受理费 696 元,减半收取 348 元,鉴定费 2500 元,合计 2848 元由××人民医院负担。

**【损害启示】**

(1)根据人民卫生出版社出版的第 9 版《妇产科学》中胎位异常章节中认为:臀先露临产初期应根据产妇年龄、本次妊娠经过、胎产次、骨盆类型、臀先露类型、胎儿大小、胎儿是否存活及发育是否正常及有无并发症等,决定正确的分娩方式。择期剖宫产手术指征:骨盆狭窄、瘢痕子宫、胎儿体重>3500g、胎儿生长受限、胎儿窘迫、胎头仰伸位、有难产史、妊娠并发症、脐带先露、完全或不完全臀先露等。

(2)结合本例,胎儿体重 3130g,出生 Apgar 评分 9 分-10 分-10 分,说明医方在与患方沟通后选择阴道助产的分娩方式正确。在诊疗活动中不存在过错,仍然引发医患纠纷,其焦点是病历书写中未能详细记录产程及新生儿的护理观察记录,提醒医务人员要谨记医疗文书一定由要当班医护翔实、及时记录,避免产生医患纠纷。

(程丽琴)

# 三十三、剖宫产术中胎儿股骨骨折损害启示

**【病情摘要】**

2013 年 7 月 16 日 8:30 原告母亲钟某经某县妇幼保健院检查后对其实施分娩手术,分娩时由于措施不当导致原告右大腿股骨中段骨折。骨折后经治医师故意隐瞒病情,后告知了原告父亲黄某,后将原告转至某市第一人民医院。该院认为病情严重,在下达病危通知书后接收原告住院治疗。原告在某市第一人民医院住院治疗 37 天后出院。住院期间,医院对原告的病情诊断为右股骨中段骨折,断端错位、成角。出院医嘱:院外继续治疗,不适随访。该次医疗损害,完全是被告的过错所致,原告的所有损失应由被告赔偿。

**【法院处理】**

被告某县妇幼保健院辩称,原告在分娩过程中不慎导致骨折,我院已积极进行了处理,垫付了原告的医疗费,给付了原告交通费、奶粉费,同时原告的法定代理人向被告借支了费用,被告共计垫支费用 42 353.13 元。原告的损伤构不成伤残,原告的诉求过高。

本院经审理认定事实如下:2013 年 7 月 16 日,钟某待产到该县妇幼保健院住院治疗。同日,该县妇幼保健院对钟某行剖宫产手术,医师用手取出胎儿(后取名黄某某)后发现胎儿右大腿中段肿胀、成角畸形。同日,胎儿被送至该市第一人民医院检查治疗。该院对胎儿的病情主要诊断为:右股骨中段骨折,对胎儿进行调整骨折及牵引处理。2013 年 8 月 22 日,新生儿治愈出院。新生儿住院期间及出院后,该县妇幼保健院给付黄某、钟某新生儿入院时的出诊费 78 元,入院时出车费 300 元,入院时放射科检查费、材料费 198 元,入院时治疗费、诊查费 99 元,住院费 20 292.13 元,复查费 1000 元,奶粉费 7447 元,医疗费、护理费、车船费、住宿费 3939 元。黄某,向某向县妇幼保健院借支费用 9000 元,共计 42 353.13 元。黄某某出院后,到某市第二人民医院摄片检查,支付门诊费用 828.40 元。双方对赔偿事宜协商未果,2016 年 1 月 4 日,黄某某向本院提起民事诉讼。诉讼中,黄某某的法定代理人黄某、钟某向本院提出申请,要求对黄某某的伤残等级、后期治疗费、护理依赖及时限、因果关系进行鉴定,某县妇幼保健院也向本院提出申请,要求对黄某某的伤残等级进行鉴定。本院准许并通知双方协商鉴定

机构,双方要求法院指定鉴定机构,后本院委托泸州科正司法鉴定中心进行鉴定。2016 年 4 月 21 日,泸州科正司法鉴定中心做出鉴定意见。2016 年 5 月 6 日,某县妇幼保健院以鉴定时代理人未在场,认为鉴定程序违法,要求重新进行鉴定,本院未予准许。2016 年 6 月 7 日,泸州科正司法鉴定中心致函本院,认为司法鉴定中无必须通知双方当事人到场的规定,为公开、公正、透明,鉴定过程和满足当事人需要,请本院代为通知双方在其指定的时间到该中心重新检查鉴定。2016 年 6 月 15 日,黄某某及其法定代理人钟某,该县妇幼保健院的委托代理人王某、杨某到场,泸州科正司法鉴定中心对委托事项重新进行检查鉴定。2016 年 6 月 20 日,泸州科正司法鉴定中心重新作出鉴定意见:根据黄某某的病情治疗及法医学检查表现,评定为 10 级伤残;出院后门诊复查治疗费用评估为 2000 元或以实际产生为准;护理依赖评定为出院后部分护理依赖,时间为 6 个月;黄某某上述鉴定事项与该县妇幼保健院的医疗行为存在因果关系。该次鉴定,黄某某的法定代理人钟某支付鉴定费 3500 元。后该县妇幼保健院申请鉴定人 2 人出庭做证。经本院通知,鉴定人出庭做证,收取鉴定人做证费用 1500 元。庭审过程中,该县妇幼保健院对该次医疗损害原告主张其承担全部责任无异议。

本院认为,该起医疗损害,双方对被告应承担全部责任无异议,被告应赔偿原告因该损害造成的损失。本案的主要争议是原告的损伤是否构成 10 级伤残。承办人认为,黄某某右下肢较左下肢短缩 0.5cm,行走时轻度跛行,日常活动能力轻度受限;鉴定意见认为,其构成 10 级伤残并无不当,且做出该鉴定意见的鉴定机构和鉴定人员具备相关资格,不存在鉴定程序严重违法或鉴定结论明显依据不足,对该鉴定意见本院予以采信,产生的鉴定费应计入损害损失。

综上所述,对原告的诉讼请求部分予以支持。依照《中华人民共和国民法通则》第一百一十九条、第一百三十四条,《中华人民共和国侵权责任法》第六条、第十五条、第十六条、第二十二条、第二十五条、第五十四条、第五十七条,《最高人民法院关于审理人身损害赔偿案件适用法律若干问题的解释》第十七条、第十八条、第二十一条、第二十五条,《中华人民共和国民事诉讼法》第六十四条第一款之规定,判决如下:①被告县妇幼保健院在本判决生效后十日内赔偿原告黄某某 46 763 元;②驳回原告黄某某的其他诉讼请求。

如果未按本判决指定的期间履行给付金钱义务,应当依照《中华人民共和国民事诉讼法》第二百五十三条之规定,加倍支付迟延履行期间的债务利息。案件受理费减半收取 650 元,由被告某县妇幼保健院负担。

如不服本判决,可在判决书送达之日起 15 日内,向本院递交上诉状,并按对方当事人的人数提出副本,上诉于四川省泸州市中级人民法院。

**【损害启示】**

根据中华人民共和国《侵权责任法》及《执业医师法》中的有关规定及内容精要,结合本例分析如下。

该县妇幼保健院医师在对钟某行剖宫产手术时,医师用手取胎儿时造成胎儿右股骨中段骨折,造成患者 10 级伤残,构成医疗事故,该院在对患儿的医疗行为中存在过错;综上,医院应对原告受到损害的后果与其医疗过错行为有因果关系承担责任。

(黄志行)

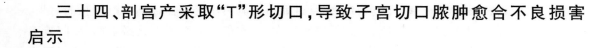

## 三十四、剖宫产采取"T"形切口,导致子宫切口脓肿愈合不良损害启示

**【病情摘要】**

2013 年 6 月 29 日,罗某因需分娩入住某中医院待产。2013 年 7 月 1 日 9:00 罗某在临产时因第一产程活跃期停滞,该院在当日下午对其进行了子宫下段剖宫产手术。术后诊断:孕$_1$产$_1$,宫内孕 41$^{+2}$ 周、LOA 剖宫产一活女婴;第一产程活跃期停滞;新生儿轻度窒息。次日,罗某所产女婴夭折,双方就婴儿夭折事宜进行了赔偿。同年 7 月 17 日,罗某出现发热症状。7 月 19 日,中医院对其进行彩超复查,因疑为子宫切口血肿引起感染,并转往市第一人民医院治疗。市第一人民医院入院诊断为:发热原因子宫切口愈合不良。罗某经治疗于 2013 年 9 月 10 日出院。出院诊断:子宫切口脓肿并愈合不良,剖宫产术后,月经失调。罗某在市第一人民医院住院治疗 53 天,花去医疗费 10 900 元,中医院已全部承担。2014 年 2 月 24 日,罗某委托某市凯信司法鉴定所对其损失及院方参与度进行鉴定,结论为:剖宫产术后致子宫切口愈合不良,已构成 9 级伤残;剖宫产术后致子宫切口脓肿、子宫切口愈合不良是由院方主治医师手术不仔细操作不当所致,院方应承担全部责任,医疗参与度为一级(100%)。2014 年 7 月 8 日,经中医院申请,本院委托某市司法鉴定中心对罗某的损伤程度、院方是否存在医疗过错及过错对损害后果的参与度进行了鉴定,分析意见为:罗某系育龄妇女,其子宫取"T"形切口,剖宫产术后感染致瘢痕增生、增大,较正常剖宫产愈后子宫瘢痕显著严重,从而影响子宫的伸缩功能,使再次妊娠特别是妊娠中晚期出现子宫破裂等风险,从医学角度考虑该患者再次妊娠需以剖宫产终止,罗某再次妊娠后需行剖宫产即可构成 9 级残。结论为:县中医医院在对罗某的剖宫产术时,选择"T"形切口欠妥;罗某目前属 9 级残;罗某的目前后果,院方的参与度为三级(40%~60%)。

另查明罗某为农业家庭户口,自 2011 年 7 月起在深圳市务工、居住、生活,月工资收入为 3500 元。2013 年度深圳市城镇居民人均可支配收入为 40 741.88 元。

本案有如下直接损失:医疗费 10 900 元;残疾赔偿金 162 967.52 元(40 741.88 元×20 年×20%);护理费 4240 元(53 天×80 元/天);误工费 21 500 元(215 天×100 元/天);住院伙食补助费 1590 元(53 天×30 元/天);营养费 1000 元(酌定);交通费 500 元(酌定);鉴定费 5000 元。以上共计 207 697.52 元。

原审法院认为:本案有两个争议焦点:一是院方的医务人员在诊疗行为中有无过错;二是罗某 9 级伤残的损害后果与院方的诊疗行为有无因果关系。

关于焦点一:罗某到中医院分娩,中医院在其出现第一产程活跃停滞症状后对其行剖宫产手术符合诊疗规范,根据中医院 2013 年 7 月 1 日剖宫产手术记录记载:"术式:子宫下段切口为横切口",但院方在行剖宫产术后的切口为"T"形切口。某市司法鉴定中心分析认定"T"形切口比横切口的愈合能力差,更易导致感染,进而出现子宫切口脓肿并愈合不良、子宫瘢痕明显增生等后果。中医院在对罗某进行剖宫产术时,选择子宫"T"形切口欠妥,故认定院方在诊疗过程中未尽到充分注意义务,存在医疗过错。

关于焦点二:院方对其行剖宫产术虽然符合诊疗规范,且剖宫产术后必然构成 9 级伤残,但院方在手术过程中未尽到充分注意义务,本应采取横切口而实际采取"T"形切口,导致罗某出现子宫切口脓肿并愈合不良、子宫瘢痕增生,进而造成其再次妊娠需以剖宫产终止的后果。罗某本次生产的一女婴又于次日夭折,且系育龄妇女,再次妊娠生育子女是必然的,故院方本次诊疗过程中的过错行为与罗某再次妊娠的剖宫产术后果具有因果关系,某市司法鉴定中心认定中医院对罗某的 9 级伤残的医疗参与度为三级(40%～60%)的鉴定意见应予以采信,确定院方的医疗参与度为 60%。

综上,罗某在中医院处接受诊疗服务受到损害,中医院应承担赔偿责任。根据所受损害的参与度,确定损失的赔偿比例为 60%,故罗某要求院方赔偿损失 259 717.52 元的诉讼请求部分予以支持。院方关于在诊疗活动中无过错,罗某的 9 级伤残损害后果与其无因果关系,不应承担赔偿责任的辩解意见不予采纳。罗某的损失总额为 207 697.52 元,中医院应赔偿124 618.51 元,减去院方已承担的医疗费损失 10 900 元,还应赔偿 113 718.51 元。本案中中医院因其医疗过错行为导致罗某 9 级伤残,使其遭受了较为严重的精神损害,要求赔偿精神损害抚慰金的诉讼请求符合法律规定,酌定其金额为 20 000 元。综上,中医院共应赔偿133 718.51 元。遂判决:被告某县中医院于本判决生效后 10 日内赔偿原告罗某损失133 718.51 元。本案诉讼费 5196 元,减半收取 2598 元,由原告罗某负担 1039 元,被告县中医院负担 1559 元。如果未按本判决指定的期限履行给付金钱义务,应当依照《中华人民共和国民事诉讼法》第二百五十三条之规定,加倍支付迟延履行期间的债务利息。

宣判后,中医院不服,提起上诉,请求二审撤销原判,依法改判。其理由,罗某剖宫手术后留下 9 级伤残的损害后果不属于医疗过错所致,上诉人不予承担责任。

被上诉人罗某答辩意见为,上诉人上诉请求不明确,上诉人在罗某住院诊疗过程存在一定的过错,原判采信鉴定机构的鉴定意见正确,请求驳回上诉,维持原判。

在上诉期内,上诉人中医院向本院提交了三组证据材料:罗某转入某市第一人民医院住院治疗预交费临时收据(三份)、鉴定费收据、二审案件受理费票据,拟证明中医院三次已垫支了罗某在某市第一人民医院住院治疗费用共 13 000 元,交纳鉴定费 5600 元和二审案件受理费5196 元,对其上述费用应予以扣减。罗某的质证意见为,上诉人出钱交费无异议,但借条不是被上诉人出具的,且上诉人承诺,包把病治好,有派出所组织调解的见证人可以证明。本院认为,中医院提交的交费票据是真实的,但这三组证据不能证明院方对罗某的损害没有过错,也不能证明院方的过错行为与罗某的损害后果没有因果关系,故对这三组证据的证明目的不予认定,这三组证据均不能作为本案的定案依据。

本院二审查明的事实与一审查明的事实一致。

本院认为,本案系医疗损害责任纠纷案件。其争议焦点一,罗某在中医院行剖宫手术,留下 9 级伤残,中医院的医疗行为有无过错。

经查,罗某因分娩住入中医院后,2013 年 7 月 1 日该院为其剖宫产手术,根据院方手术记录记载:术式:子宫下段切口为横切口,但院方在行剖宫产术后的切口为"T"形切口。市司法鉴定中心鉴定意见分析认定,"T"形切口比横切口的愈合能力差,更易导致感染,进而出现子宫切口脓肿并愈合不良、子宫瘢痕明显增生等后果,中医院在对罗某进行剖宫产术时,选择"T"形切口欠妥,故中医院的医疗行为有过错。其争议焦点二,罗某在中医院行剖宫手术留下9 级伤残与院方诊疗行为有无因果关系。院方对罗某行剖宫产术虽然符合诊疗规范,且术后必然构成 9 级伤残,但院方在手术过程中未尽到充分注意义务,本应采取横切口而实际采取

"T"形切口,导致罗某出现子宫切口脓肿愈合不良、子宫瘢痕增生,造成了罗某再次妊娠亦需要以剖宫产终止的后果,故中医院在本次诊疗过程中的过错行为与罗某的损害后果具有因果关系。原审法院又依据双方当事人的申请,委托市司法鉴定中心对罗某的损伤程度及中医院对损害的参与度进行了鉴定,其鉴定意见为:某县中医院在对罗某的剖宫产术时,选择"T"形切口欠妥。罗某目前属 9 级残。罗某的目前后果,院方的医疗参与度为三级(40%～60%)。对此鉴定意见双方均无异议。原审法院依据该鉴定意见做出判决并无不当。

综上所述,原判认定事实清楚,适用法律正确,审判程序合法,实体处理恰当,应予维持。上诉人中医院上诉提出罗某在中医院行剖宫手术后,留下 9 级残不属医疗行为所致,请求对罗某的损失不承担责任的上诉理由不能成立,对其上诉请求本院不予支持。据此,本院依照《中华人民共和国民事诉讼法》第一百七十条第一款(一)项之规定,判决如下:驳回上诉,维持原判。本案二审案件受理费 5196 元,由某县中医医院负担。

**【损害启示】**

该例纠纷在于医院虽剖宫产指征明确,但手术切口选择存在问题,病例记录中应详尽描述常规行子宫下段横切口的危害及行子宫"T"行切口的必要性。直接行子宫下段横切口不符合诊疗常规,医院存在过错。故临床工作中,需严格掌握诊疗常规,做好医患沟通。

(吕发辉)

## 三十五、剖宫取胎术时疏忽大意将丝线遗留在原告体内致长期尿痛损害启示

**【病情摘要】**

2015 年 3 月 10 日,原告到被告处住院行剖宫取胎术,术后感觉身体不适,尿痛难忍。一开始,原告以为是术后身体没有恢复引起,但一段时间过后,疼痛越来越严重。2015 年 6 月,原告到被告处进行检查,但未能检查出病因。2015 年 8 月 25 日,原告到某市人民医院进行检查,并住院治疗 6 天,用去医疗费 8317.24 元。原告被诊断:膀胱结石,膀胱异物,双肾结石,剖宫产术后。出院后,原告的病情并未得到缓解,于 2015 年 11 月 19 日再次到某市人民医院住院治疗 14 天,用去医疗费 12 335.72 元。经诊断,原告尿痛的原因是被告对原告实施剖宫取胎术时疏忽大意将丝线遗留在原告体内所致。2016 年 3 月 28 日,原、被告双方委托河源市医学会对该医案进行技术鉴定,河源市医学会于 2016 年 3 月 28 日做出的《医疗事故技术鉴定书》认定本案构成 4 级医疗事故,医方负主要责任。

被告县人民医院辩称:首先,本次诊疗行为,原告发生的后果是由于手术结扎后丝线脱落所致。丝线脱落是人体对异物的排斥功能所导致,是难以完全避免的。其次,本案已经医学会鉴定,被告认为医学会的鉴定认定丝线误入膀胱是不客观的,事实上是由于人体对异物的排斥导致丝线的脱落。所以被告认为在考虑责任时应当偏轻考虑对原告提出的诉讼请求。再次,医疗费项目被告认为应当扣除社保支付的部分,仅以个人支付部分作为损失计算,经核算在某市人民医院个人支付部分为 10 652.96 元。而在被告处支出的费用是原告本身剖宫产属于原发病的费用,不是损害发生的医疗费用,所以对该部分医疗费不应当进行赔偿。最后,被告同意医学会做出的鉴定结论,但根据上述理由请求法院从轻按被告承担 60% 责任处理本案。

经审理查明,2015年3月10日,原告到被告处住院行剖宫取胎术,顺利产下一名男婴。术后原告感觉身体不适,尿痛难忍,原告以为是术后身体没有恢复引起,但一段时间过后,疼痛越来越严重。2015年6月,原告到被告处进行检查,但未能检查出病因。2015年8月25日,原告到某市人民医院进行检查,并住院治疗6天,用去医疗费8317.24元。原告被诊断:膀胱结石,膀胱异物,双肾结石,剖腹产术后。出院后,原告的病情并未得到缓解,于2015年11月19日再次到某市人民医院住院治疗14天,用去医疗费12 335.72元。经诊断,原告尿痛的原因是被告对原告实施剖宫取胎术时疏忽大意将丝线遗留在原告体内所致。2016年3月28日,原、被告双方委托某市医学会对该医案进行技术鉴定,某市医学会于2016年3月28日做出的《医疗事故技术鉴定书》认定本案构成4级医疗事故,医方负主要责任。

本院认为,某市医学会于2016年3月28日做出的《医疗事故技术鉴定书》认定本案构成4级医疗事故,医方负主要责任。该鉴定是原、被告共同委托,且双方对此均予以认可,故本院予以认定。故被告应承担本次医疗事故70%的责任。

判决如下:被告县人民医院应在本判决发生法律效力之日起10日内,赔偿原告经济损失人民币32 974.40元。驳回原告其他诉讼请求。

**【损害启示】**

根据描述,该例医疗纠纷事实明确。在实施剖宫产手术中,若既往有剖宫产病史,盆腔粘连、膀胱位置改变发生率较高。故在缝合过程中需注意有无穿透膀胱或其他组织,及时纠正,提高手术技巧。

(吕发辉)

# 第二章

# 产钳手术损害启示

## 一、产钳致新生儿角膜挫伤损害启示

**【病情摘要】**

足月新生男婴,体重3500g。因胎儿宫内窘迫,持续性右枕横位行产钳助产术。产后12小时发现新生儿右眼角膜呈灰白色混浊,右眼眶有产钳压痕,给予50％葡萄糖注射液和0.25％氯霉素眼药水点眼,5天后角膜深层有一条横行的线状浑浊。一年后随访仍然存在。

**【损害启示】**

挫伤后的角膜混浊,是由于角膜内皮渗透性失常,液体进入实质层而使角膜变混。角膜水肿一般经数日或数周可以自行消失,恢复其透明度,如果系角膜实质层纤维撕断所致水肿,治疗后撕断纤维由结缔组织修复则留下永久性混浊。

熟练产钳术是手术成败及预防母婴手术并发症的关键。术前仔细阴道检查,正确判断有无头盆不称,胎头径线及胎头下降程度十分重要。使用普通产钳时,应待胎枕转至正前位后才能上钳。如果枕部未能完全转成正前位,上产钳就会产生意外,应引以为戒。

(田春芳)

## 二、正常体重胎儿无肩难产产钳术发生臂丛神经损伤及颅内出血损害启示

**【病情摘要】**

原告孙××诉称,于2016年7月12日入××医院待产。入院诊断:妊娠期糖尿病,宫内妊娠39周,孕1产0,头位,脐带缠绕。7月14日17:57因胎儿窘迫经产钳助娩一女婴,体重3430g,产妇阴道裂伤1cm,给以抗生素预防感染等对症治疗。出院诊断:妊娠期糖尿病,宫内妊娠39周已分娩$G_1P_0$,LOA;脐带缠绕(绕颈1周),胎儿窘迫,阴道裂伤。新生儿于2016年7月14日入住××医院儿科,于2016年7月18日出院。出院诊断:糖尿病母亲婴儿,新生儿肺炎,代谢性酸中毒,新生儿高血糖症,低氧血症,新生儿贫血,臂丛神经麻痹(左侧)?新生儿于7月18日左上肢活动障碍3天就诊××省儿童医院,查体:左上肢活动欠佳,握持反射极弱,刺激后有肌肉活动,余肢体肌力正常,原始反射存在。入院诊断:新生儿肺炎,左侧臂丛神经麻痹,颜面部挤压伤,颅内出血,新生儿贫血。

**【法院处理】**

原告认为，医方存在如下重大诊疗过失：①医方于2016年7月14日7:24使用缩宫素时未进行胎儿监护，出现胎儿窘迫，未采取剖宫产术，均存在过错。②院方在孕妇分娩的过程中，胎儿娩出采用直接暴力，过度牵拉胎头，造成左肩关节脱位及臂丛神经损伤，存在过错。③胎儿娩出后，左上肢活动不能，未及时进行诊断及治疗，影响神经恢复，存在过错。为维护原告合法权益，请求人民法院判令：被告赔偿原告医疗费33 961.8元、伙食补助费21 900元、营养费27 500元、护理器具费2100元、交通费14 784.3元、护理费35 212.83元、精神抚慰金30 000元、餐饮食宿费11 916元、鉴定费16 500元，总计193 874.93元。本案全部诉讼费用由被告承担。

原告提供的证据有：上海某司法鉴定所2016法临鉴字第984号司法鉴定意见书。原告的出生证明、户口本。2016年7月14日到18日在被告处的住院病历。2016年7月18日到7月28日××省儿童医院住院病历。2016年9月20日到11月11日北京某儿童医院门诊病历。2016年8月22日到24日、12月20日到21日北京某医院门诊票据6张。2016年11月9日到11月13日上海华山医院门诊病历1份。2017年2月17日到2月20日上海华山医院门诊病历1份。医疗费票据。鉴定费票据。护理费票据。餐饮食宿费票据。租房协议。太原某司法鉴定中心司法鉴定意见书2016临鉴字第607号司法鉴定意见书。上海某司法鉴定所做出上海东南（2016）法临鉴字第984号鉴定意见书。

被告××医院辩称，关于原告方提出的医院方存在以下几方面的过错，我方认为不能成立。①院方于2016年7月14日7:24使用缩宫素时未进行胎儿监护，出现胎儿窘迫，未采取剖宫产术，存在过错的问题。事实是，患者7月12日入院，于7月12日及7月13日均行胎儿监护，为正常反应型，检查骨软产道无异常，故于7月14日晨始行OCT试验阴道试产，静点缩宫素前听胎心正常范围，因当时无宫缩，故不需进行胎儿监护，患者于9:00出现规律宫缩，10:00左右达到OCT试验要求（有效宫缩，每10分钟3~4次），立即给予行胎儿监护，当时结果阴性，于是继续给予缩宫素引产，并至少每1小时听胎心1次，均在正常范围。当患者宫口开5$^+$cm后我们再次给予连续胎心监护，于17:20出现胎心早期减速，最低至88次/分，当时宫口近全开先露位于棘下2cm，羊水Ⅱ度污染，当时情况不能诊断胎儿窘迫。继续严密观察，17:45分宫口开全，胎方位右枕后，羊水Ⅱ度污染，胎心出现晚期减速，最低至80次/分，考虑胎儿窘迫，应尽快结束分娩，当时阴道已触及胎耳，故徒手旋转胎头右枕前位后行低位产钳术助产，我方认为选择术式正确，并非所有的胎儿窘迫都要行剖宫产术。②院方在孕妇分娩的过程中，胎儿娩出采用直接暴力，过度牵拉胎头，造成左肩关节脱位及臂丛神经损伤，存在过错的问题。患者行产钳时胎先露位于棘下2.5cm，所行为低位产钳，新生儿3430g，不存在头盆不称，术程顺利，未出现肩难产，我方认为并未暴力操作。新生儿出生后肌张力差，考虑与胎儿窘迫有关，转儿科后考虑臂丛神经麻痹可能，行床旁X线检查，并未见肩关节脱位。造成臂丛神经损伤的原因虽以产伤多见，但多见于胎儿体重>4000g并且肩难产患儿，其他正常体重胎儿无肩难产也可出现臂丛神经损伤，无肩难产而出现臂丛神经损伤者屡有报道，可能在分娩前已存在宫内损伤（胎儿在宫内适应不良，手臂位置不适等），而非产伤所致。因其为糖尿病母亲所生新生儿相对普通胎儿体脂肪多，宫缩的挤压可能导致患儿出现臂丛神经麻痹。且在阴道引产前与患方签署的同意书中我方提到了阴道分娩可能发生新生儿窒息、臂丛神经损伤等并发症，患者及家属表示理解，并已签字。③胎儿娩出后，左上肢活动不能，未及时进行诊断及治疗,影响神经恢复,存在过错的问题。新生儿在产房出生时四肢肌张力均较弱,因肌张力弱转儿科,故当时无法判断是否存在臂丛神经麻痹。转儿科后儿科医师发现患儿左上肢活动欠佳,疑似臂丛神经麻痹,行床旁 X 线未见骨骼异常,遂给予严密观察及患肢制动,住院后第 4 天患儿家属签字出院,故不存在延误治疗一说。综上所述,对于孙××之女发生左侧臂丛神经麻痹我们深表遗憾,但我方认为此为阴道分娩的并发症之一,且与此次产钳助产无直接关系。对于原告方提出的赔偿请求,我们在核实原告提供的证据后,请求法院依法判决。

被告提供的证据有:孙××病历。上海某司法鉴定所做出上海某(2016)法临鉴字第 984 号鉴定意见书。

经审理查明,原告孙××是孙××与腾××的女儿。2016 年 7 月 12 日,孙××入××医院待产。入院诊断:妊娠期糖尿病,宫内妊娠 39 周,孕$_1$产$_0$,头位,脐带缠绕,7 月 14 日 17:57 因胎儿窘迫经产钳助娩一女婴(原告孙××),新生儿体重 3430g,孕妇阴道裂伤 1cm 产后给以抗生素预防感染等对症治疗。出院诊断:妊娠期糖尿病,宫内妊娠 39 周已分娩 $G_1P_1$,LOA:脐带缠绕(绕颈 1 周),胎儿窘迫,阴道撕裂。

原告孙××于 2016 年 7 月 14 日入住××医院儿科,于 2016 年 7 月 18 日出院,出院诊断:糖尿病母亲婴儿,新生儿肺炎,代谢性酸中毒,新生儿高血糖症,低氧血症,新生儿贫血,臂丛神经麻痹(左侧)? 花费医疗费 4180.5 元。

出院后原告孙××于当日因左上肢活动障碍 3 天就诊于××省儿童医院,查体:左上肢活动欠佳,握持反射极弱,刺激后有肌肉活动,余肢体肌力正常,原始反射存在。入院诊断:新生儿肺炎,左侧臂丛神经麻痹,颜面部挤压伤,颅内出血,新生儿贫血。2016 年 7 月 28 日出院诊断:新生儿肺炎,左侧臂丛神经麻痹,颜面部挤压伤,颅内出血,新生儿贫血。

2016 年 10 月 10 日,××律师事务所就原告孙××是否存在护理依赖及是否需要加强营养委托太原某司法鉴定中心进行了司法鉴定,2016 年 10 月 27 日太原某司法鉴定中心做出了(2016)临鉴字第 607 号司法鉴定意见书,该司法鉴定意见书建议治疗期间加强营养,部分护理依赖。为此,原告主张从 2016 年 7 月 14 日至 2017 年 4 月 14 日按 275 天,按每天 100 元的标准计算营养费,计算为 27 500 元。原告主张从 2016 年 7 月 14 日至 4 月 14 日共计 275 天,日常家庭康复治疗按 1 人,外出治疗按 2 人,73 天,参照××省 2016 年服务业平均工资的标准计算护理费为 35 212.83 元(其中日常家庭护理费为 27 826.23 元,外出治疗护理费为 7386.6 元)。为治疗还购置了护理器具,花费金额为 2100 元。另外,在治疗期间原告及陪护人员共支出交通费 14 784.3 元、餐饮住宿费 11 916 元。

审理中原告孙××的法定代理人腾×、孙××提出鉴定申请,要求对××医院给孙××及孙××之女诊疗是否存在过错、与孙××目前的损害后果是否存在因果关系及责任度进行司法鉴定,经原、被告双方协商同意,本院委托上海某司法鉴定所对上述事项进行了鉴定,2017 年 3 月 23 日,上海某司法鉴定所做出上海某(2016)法临鉴字第 984 号鉴定意见书,结论为:××医院在对孙××及孙××之女的医疗过程存在医疗过失(错),该医疗过失(错)与孙××的损害后果存有因果关系,建议其过失(错)参与度系数值可为 60%～90%。对该鉴定结论双方均无异议。2 次鉴定费花费 16 500 元。原告方主张的精神抚慰金为 30 000 元。

判决如下:①被告××医院在本判决生效后三日内赔偿原告孙××医疗费、治疗期间伙食补助费、营养费、护理费、护理器具费、交通费、住宿费、精神损害抚慰金、鉴定费等共计154 717.79 元。②驳回原告孙××的其他诉讼请求。

**【损害启示】**

(1)关于鉴定意见书中提到的过失参与度的问题,参照有关医学解释,参与度是指被诉对象在诉讼损害结果的介入程度或所起作用的大小。

(2)所诉医疗损害主要是医疗过错所致,就诊人自身体质、所患疾病及其他行为增加了所诉医疗损害出现的可能性。

(3)本案中确定的医疗过错参与度为60%~90%,并不能排除产妇孙××自身体质、所患疾病对增加该医疗损害后果的可能性。

(4)原告尚是一个刚刚出生的婴儿,治疗和恢复可能需要一个漫长的过程和大量的费用,为了尽可能给原告提供充足的治疗费用,不至于因经济问题而影响原告的治疗和康复,体现被告作为一个负责任的医疗机构的社会责任和救死扶伤的人道主义原则,结合全案的证据材料,以85%作为赔偿的比例。

(5)患者行产钳时胎先露位于棘下2.5cm,所行为低位产钳,新生儿3430g,不存在头盆不称,术程顺利,未出现肩难产,未用暴力操作。新生儿出生后肌张力差,考虑与胎儿窘迫有关,转儿科后考虑臂丛神经麻痹可能,行床旁X线检查,并未见肩关节脱位。造成臂丛神经损伤的原因虽以产伤多见,但多见于胎儿体重>4000g并且肩难产患儿,其他正常体重胎儿无肩难产也可出现臂丛神经损伤,无肩难产而出现臂丛神经损伤者屡有报道,可能在分娩前已存在宫内损伤(胎儿在宫内适应不良,手臂位置不适等),而非产伤所致。

(6)因其为糖尿病母亲所生新生儿,相对普通胎儿体脂肪多,宫缩的挤压可能导致患儿出现臂丛神经麻痹。

(7)从损害结果导出,本例若行剖宫产不会产生如此问题。

(田春芳)

## 三、产前系统回顾不详尽、用药不规范、注意和告知义务不到位,致重度窒息儿死亡损害启示

**【病情摘要】**

刘某因孕38周于2010年8月28日到某医院住院待产,9月1日经产钳助娩出一活男婴。婴儿出生当日转入儿科救治,入院诊断为新生儿窒息(重度)、吸入性肺炎、新生儿缺氧缺血性脑病、高血糖等。给予呼吸机辅助通气等治疗措施,在该医院治疗39天无好转,原告无奈将患儿转回北京继续治疗。回京后,患儿经长期治疗仍无好转,反复因新生儿肺疾病入院抢救,但是均未治愈。原告带患儿先后至某儿童医院、某大学第一医院等医院接受治疗。经过长期痛苦的治疗,患儿于2014年6月28日经救治无效临床死亡,死亡诊断为闭塞性细支气管炎合并肺部感染等。

**【法院处理】**

原告认为,司法鉴定意见认定:某医院对原告和患儿的医疗行为存在医疗过失,其过失与患儿死亡后果有一定因果关系,责任程度为次要。

该鉴定意见亦载明:某儿童医院对患儿的医疗行为存在告知义务不到位存在不足;某大学第一医院对患儿的医疗行为存在最后诊断不够全面、注意和告知义务不到位、存在不足。据

此，原告主张由三被告医院对原告相关合理损失按照责任比例承担连带赔偿责任。赔偿金额为200余万元。

某医院辩称，医院已经履行告知义务，将可能发生的风险向家属进行告知，并取得书面同意，无任何诊疗过错。我方对原告遭遇表示同情，但患儿为先天性疾病导致，如果有问题，原告应针对孕检提出异议。认为患儿疾病发生因先天缺陷导致，出生后基础疾病多，死亡是一个发展结果。

某儿童医院辩称，我方不同意原告诉讼请求。原告起诉认为我方未能及时治疗，选择治疗方案上存在过错。现本案经司法鉴定，认定我方治疗行为并无过错，请求法院驳回原告对我方的诉讼请求。

某大学第一医院辩称，原告对我方起诉超过诉讼时效。我方诊疗行为符合常规，患儿自身疾病严重，死亡系自然转归，与我方无关，请求法院驳回原告对我方的诉讼请求。

鉴定意见指出，某医院存在对原告刘某产前系统回顾不详尽、用药不规范、注意和告知义务不到位等过错，诊疗过错与患儿的死亡后果具有次要（偏上限为宜）程度的因果关系。鉴定意见同时亦认定，某儿童医院及某大学第一医院的诊疗行为与患儿死亡后果之间不存在因果关系。

法院酌定某医院对患儿死亡的相关合理损失承担40％的赔偿责任；赔偿赵某、刘某医疗费、住院伙食补助费、营养费、死亡赔偿金、精神损害抚慰金等共计89万余元。

一审判决后，某医院不服，向二中院提起上诉。

上诉方：一审认定责任比例过高

某医院表示，要求撤销一审判决，在查清事实的基础上，依法改判或发回原审认定的事实基本清楚，但原审认定我方承担的责任比例过高，应当予以减低。

此外，按照最高法院的规定，死亡赔偿金的标准应当适用某省的标准，而不是北京市的。对于精神损害抚慰金的标准，原审法院支持了90 000元，标准也过高，而某省法院支持的精神损害抚慰金的标准最高不超过50 000元，请求二审法院依法改判或发回重审。

赵某夫妇则表示了不同意见，赵某夫妇的代理人表示不同意上诉人的上诉意见，次要责任的参与度就是40％～50％，原审法院判决确认某医院承担40％的责任，比例合适。关于死亡赔偿金的问题，按照最高法院的规定，一审以法院受理地，即北京市城镇居民的赔偿金标准判决，是没有问题的。关于精神损害赔偿金的问题。一审法院判决90 000元的精神损害抚慰金，是法官综合考虑此事件对我方造成的精神伤害而酌定的一个数字，金额并未超过法律规定。

患儿死亡是先天问题还是后天造成，医疗鉴定报告中指出了某医院有七项不足。对此，某医院提出了异议，对其中3项不认可。"当时你医院是否诊断出患儿的病情"法官问。"已经诊断出了患儿外源性肺部感染、先天性心脏病、血糖高，我们第一时间告诉了患儿的病情和治疗方式；但就现在，我医院也没有治疗好这类新生儿患病的技术"院方代理人表示，就放眼世界上的其他国家，也没有100％能治愈此类病的机构。

对此说法，赵某夫妇则反驳称，在上诉人的入院记录第7页当中，在2010年9月时，上诉人一直未建议家属转院也未请专家来会诊；当时医院已经诊断患儿为肺部外源性感染，上诉人在2002年即被评为三级甲等医院，而患儿当时是2010年，说明上诉人早就具备可以应对该病症的医疗措施，条件完备的，鉴定机构对此的认定是客观正确的。

某医院主张其不具备治愈该病例的条件，不符合客观事实，我方不认可。还有，报告上也写明了，某医院当时是诊断出患儿的病情，对此医院却一直未采取积极治疗措施。

赵某夫妇的代理人说："我方入驻上诉人医院时，胎儿情况良好，羊水未破。如果依据上诉人的病历记录说28号就出现胎儿窘迫，那么为何上诉人28、29、30号未进行处理，而在30号才处理？如果28号出现了胎儿窘迫，那么为何在31号还给产妇使用可能造成胎儿窘迫药物呢，因此我们认为患儿的死亡并不是先天问题，而是后天造成"。

**【损害启示】**

结合本例，某医院存在对原告刘某产前系统回顾不详尽、用药不规范、注意和告知义务不到位等过错，诊疗过错与患儿的死亡后果具有次要（偏上限为宜）程度的因果关系。鉴定意见同时亦认定，某儿童医院及某大学第一医院的诊疗行为与患儿死亡后果之间不存在因果关系。

（田春芳）

# 第三章

# 会阴侧切术误诊剖析与损害启示

## 一、会阴侧切术后晚期出血误诊为胎盘残留剖析

**【病情摘要】**

患者,女,29 岁,孕$_2$产$_1$,因产后 7 天,阴道出血 5 小时伴昏厥 3 次入院。患者 7 天前因足月妊娠伴妊娠高血压综合征,血压(160/100mmHg),宫口开全后行左侧会阴侧切及低位产钳助产,总产程 15 小时,新生儿体重 3080g。分娩后检查,见阴道切口有向上撕裂,予以缝合,并常规缝合会阴切口。产后会阴Ⅰ期愈合。产后第 7 天突然阴道大量流血,在家中曾昏厥 3 次。查体:脉搏 112 次/分,血压 80/50mmHg,阴道内有多量积血块,宫颈口松,子宫增大如孕 2 个月大小,两侧附件无异常。夜班医师诊断为胎盘部分残留而行刮宫术。宫腔深 10cm,刮出组织物 20ml。病理报告为血块及蜕膜组织。刮宫后出血未止,当日下午又有大量阴道流血,约400ml。再次入手术室检查,见左侧阴道壁距穹 2cm 之伤口有活动性出血点,用 1 号羊肠线做两针"8"字缝合后血止。产后 11 天又有阴道出血约 400ml,遂再次检查,将阴道内的羊肠线全拆除,见局部有坏死组织,乃修剪去边缘的坏死组织后,从内向外用 7 号粗丝线缝合血止。出院后 2 个月在阴道内拆除阴道内丝线,阴道壁愈合良好。

**【误诊剖析】**

本例误诊主要原因是检查不仔细,所用阴道扩张器的下叶正好遮盖了后方阴道壁切口所致。由会阴侧切术引起的晚期产后出血比胎盘残留引起的少见。其发生机制是产后 5～7 天,羊肠线松弛,阴道壁血管内血栓脱落引起出血。确定诊断后可用 7 号粗丝线做阴道壁全层缝合,间隔 0.5cm,以防术后羊肠线松弛时再度发生出血。术后 6～10 天拆线,此时阴道壁水肿已消失,阴道黏膜及其皱襞已恢复,极易拆去。有明显出血倾向做会阴侧切时,可用粗丝线代替羊肠线做阴道壁全层缝合,以防阴道壁坏死感染引起晚期产后出血。

(田春芳)

## 二、会阴侧切术损伤直肠教训剖析

**【病情摘要】**

患者,女,30 岁。因过期妊娠,第一胎,胎儿偏大,会阴高度膨隆时做与会阴正中线成 45°常见角度的大侧切口。侧切后胎儿顺利娩出,体重 3700g,Apgar 评分 10 分,胎盘娩出后行会阴侧切缝合术。产后 10 小时发现会阴切口漏粪,检查为侧切时损伤直肠。1 年后行第 1 次修

补失败,又过 3 年后行第 2 次修补术,基本痊愈。

**【教训剖析】**

本例在会阴高度膨隆,应该自会阴后联合中线向左侧 60°～70°方向剪开会阴,不应以 45°进行,切口一般长为 4～5cm,否则容易损伤直肠,产生粪瘘,给患者增添不必要的痛苦。

(田春芳)

## 三、会阴侧切缝合误伤会阴神经损害启示

**【病情摘要】**

患者,女,25 岁,第一胎。因孕 38 周不规律宫缩 6 小时入院。血压 140/100mmHg,宫口开全后行人工破膜,局麻后行左斜会阴切开术,娩出一男活婴。常规用 0 号肠线分层缝合会阴,1 小时后回休息室。6 小时后感到会阴肛门处隐痛,每隔 1～2 小时发作一次,每次持续 0.5～1 分钟,10 天后疼痛间隔缩短,服镇痛片无效。检查切口缝合处无红肿硬结,于左侧坐骨结内侧,肛门后下方有压痛。肛查:左侧会阴侧切上方距坐骨棘 1.5cm 处有明显压痛,并扪及 4.0cm×1.0cm×0.5cm 大小索状物,怀疑缝住会阴神经,拆除缝合阴道黏膜顶端缝线一针,患者立刻感到疼痛减轻,索状物消失,疼痛渐止,痊愈。

**【损害启示】**

会阴侧切术后切口疼痛原因较多,必须加以区别,否则易误诊,常见原因及防治方法有:①切口痛:操作要轻柔,缝合不要太紧,缝线不宜过多,保持会阴清洁,每次擦洗后局部涂液状石蜡,肿胀用 50%硫酸镁湿敷,拆线后疼痛自愈。②局部血肿:小血肿可自行吸收,大血肿要清除积血。③切口感染:早期用抗生素控制感染,促使炎症消散,脓肿形成要切开引流。④误伤神经:会阴部的神经分布主要是阴部神经,由会阴神经及阴蒂背神经组成。其中会阴神经分为浅支和深支。浅支分布在阴唇及会阴前部,深支主要分布在肛门和会阴部各肌肉。本例疼痛主要在肛门及会阴后部,可能缝住会阴深支,这是由于缝针过深所致。多在术后 2～4 小时疼痛,随后组织水肿,血供受限,疼痛逐渐加剧,肛查可扪及索条状物伴有压痛,拆除缝线后症状逐渐缓解。

(田春芳)

# 第四章

# 瘢痕子宫阴道分娩的损害启示

## 37 岁孕妇瘢痕子宫破裂，剖宫产发生母子双亡损害启示

**【病情摘要】**

37 岁的××产妇今年怀上了第二胎，预产期为 11 月 15 日。11 月 10 日下午，××因腹痛到××市妇幼保健院妇产科做检查，医生建议她住院待产，叫她先去做 B 超。妻子交钱后准备做 B 超，但一时没有找到做 B 超的医护人员，由于要接孩子放学，她就急忙赶回家了。10 日 20:00 左右，××再次感到下腹疼痛，家人急忙送××到××市妇幼保健院。20:20 赶到医院后，医师检查后说孕妇情况很严重，必须马上做剖宫产手术。其丈夫立即拿着妻子的身份证去交钱办理住院手续。由于当时没有看到相关做手术的医务人员，其丈夫焦急地催值班医师快点给妻子做手术。值班医师却对他说："别急，一步一步来。"随后，值班医师打电话联系做手术的医护人员来到现场。21:30 左右主刀医师语气有些紧张地告诉其丈夫，他妻子测不出血压，估计子宫出血，大人和小孩的情况都很严重，要马上做手术。其丈夫随后在手术意见书上签了字。21:40 医师告诉其丈夫，经剖腹取出一名男婴，但已经没有心搏。医护人员抢救到当晚 22:30 分左右宣布婴儿抢救无效死亡。医师随后对产妇做子宫清理并进行缝合。其丈夫说，医师在宣布婴儿抢救无效死亡后不久，他妻子的情况开始恶化：子宫出血不止，数次休克昏迷。由于××市妇幼保健院备用血不够，只好临时安排人员去外面取血。23:00，医院向其丈夫提出让产妇转院，他表示同意，但是迟迟不见××市妇幼保健院将他妻子转院。23:30，××第一人民医院、××医院妇产科的专家先后赶到××市妇幼保健院，对生命体征不稳定、阴道持续出血、数次休克的产妇进行会诊。考虑产妇出现羊水栓塞，专家们一致认为急需做第二次手术。经与家属沟通后，由××医院妇产科主任、××中心医院妇产科主任、××市妇幼保健院妇产科主任联合对产妇实施第二次手术，切除子宫。11 月 11 日 6:00 左右做完手术后，因为××市妇幼保健院没有 ICU 病房。7:30，产妇被转到××市第一人民医院 ICU 病房抢救。11 月 11 日 9:00 左右，医师把其丈夫叫到 ICU 病房接待室，告诉他产妇目前的情况很严重，因休克时间过长，随时有生命危险，已联系省××总医院的专家来会诊。11 月 11 日 11:00 和 11:30，产妇的心搏先后出现 2 次暂停。11 月 11 日 12:30 左右××总医院的专家来到××市第一人民医院会诊，表示不宜将产妇转院，因为路上随时会有生命危险。13:30 医院宣布产妇抢救无效死亡。

11 月 18 日下午，××市妇幼保健院院长××说，对于产妇母子双亡一事，他深表同情。据他初步了解，产妇死亡的原因可能是子宫瘢痕破裂、出现羊水栓塞所致，××以前生第一胎

时也是剖宫产。医院按照相关程序做了手术。事发后,死者家属到医院"讨说法",他及时向××市医疗纠纷调解委员会和××市卫生局反映了情况。××市医疗纠纷调解委员会派员到该院查封了相关诊断书、手术记录等原始资料。产妇的家属质疑××市妇幼保健院延误了抢救时机。

**【调解处理】**

据了解,在××市医疗纠纷调解委员会工作人员的协调下,××市妇幼保健院出于人道主义,向死者家属先垫付了 80 000 元安葬费和 10 000 元医疗费用。

**【损害启示】**

根据人民卫生出版社出版的第 9 版《妇产科学》中剖宫产术后再次妊娠阴道分娩的要求:

(1)TOLAC 的成功率为 60%~70%,子宫破裂率通常＜1%。结合本例分析可能发生子宫破裂导致羊水栓塞。

(2)对瘢痕子宫孕妇医师应在首诊时回顾病史,详细了解患者一般情况,既往有无阴道分娩史,剖宫产时的孕周,剖宫产指征(尤其是头盆不称或产程异常),剖宫产的时机(择期、急诊或产程中转剖宫产),宫口开大情况,子宫切口类型及缝合方式,是否有手术并发症(子宫切口撕裂、产后出血或感染)及新生儿出生体重、是否存活等。2 次分娩间隔＞18 个月者可以考虑TOLAC。结合本例分析认为可能评估不到位,入院产检时有腹痛应开入院证并入院手术,开 B 超没有意义。

(2)禁忌证有子宫破裂史,高位纵切口的古典式剖宫产史,≥2 次剖宫产史,倒"T"或"J"形切口或广泛子宫底部手术,子宫下段纵切口,有其他并发症不适宜阴道分娩,不具备急诊剖宫产条件者。结合本例分析认为门诊医生评估不到位,可能 39 周应入院手术了。

(3)TOLAC 产程管理分娩发动后,做好术前准备。产程中给予连续电子胎心监护,早期识别子宫破裂征象。异常胎心监护图是子宫破裂最早、最常见的征象。产程中应注意有无瘢痕部位的压痛,尤其在宫缩间歇期子宫破裂的其他表现有异常阴道流血、血尿、低血容量休克、胎头位置升高或阴道回缩等。结合本例分析认为,应该采取 5 分钟剖宫产技术,可能结果良好。

(田春芳)

# 第九篇

# 产科与相关科室篇

# 第一章

# 产科与妇科的误诊剖析

## 一、胎盘息肉误诊为绒癌剖析

**【病情摘要】**

患者,女,31岁。因葡萄胎清宫术后18个月,不规则阴道出血16天入院。18个月前曾因葡萄胎行2次清宫术,未曾化疗,术后经过良好,血hCG转阴,月经渐恢复,周期规律。16天前月经来潮,量少呈点滴状,色紫黑,持续至今,不伴腹痛、咳嗽、咯血。查体:一般情况好,心肺及腹部无异常体征。妇科检查:阴道有少量紫褐色血,宫颈口松,见暗红色组织块,表面见出血坏死,子宫似孕50天大,质软,无压痛,双侧附件无异常。B超检查:子宫孕40天大,子宫后壁见3cm×4cm×3cm强回声,形不整,提示滋养细胞病灶可能,化验血hCG>4800U/L。初步诊断:绒癌。入院后次日给ABTD,MTX、CTX三联序贯化疗。1个疗程结束后行诊断性刮宫术,病理报告为蜕膜样组织。复查血hCG 9600U/L,并发现阴道出血不止。遂行剖腹探查。术中见子宫均匀增大似孕50天大,双侧附件正常,行子宫全切术。剖检子宫见宫腔内有8cm×2cm×2cm一带蒂肿块,暗红色,蒂附于右宫角部,肿块切面暗红色、血凝块状,质脆,见绒毛。病理诊断为子宫胎盘息肉。术后血hCG转阴,痊愈出院。

**【误诊剖析】**

胎盘息肉是足月分娩或流产中部分胎盘组织遗留在子宫内,呈息肉状附着于子宫壁上,像赘生物样向宫腔突出,常表现为阴道流血,子宫复旧不全。本例主要误诊原因如下。

①胎盘息肉和绒癌大体有相似之处,如呈暗红色出血状、质脆,还可伴hCG升高。②过分相信B超检查提示滋养细胞疾病。绒癌特点是广泛侵入子宫肌层,其影像为肌层蜂窝状低回声,而胎盘息肉无此表现。③胎盘息肉和绒癌均可发生于人工流产及葡萄胎清宫术后,且本例发生于葡萄胎清宫术后18个月,易误为绒癌。人工流产后阴道出血伴hCG异常应先考虑宫腔残留,葡萄胎清宫术后hCG转阴又转阳,应先除外妊娠可能,最后方可诊断为绒癌。

(田春芳)

## 二、子宫内翻误诊为黏膜下肌瘤教训剖析

**【病情摘要】**

患者,女,23岁,第一胎。因40周妊娠,阵发性腹部坠痛10小时,阴道流水6小时入院。以右枕前位顺娩一女婴,2600g,Apgar评分10分。10分钟后胎盘未剥离即按压子宫,牵拉脐

带,并徒手剥离胎盘。胎盘娩出后涌出血液约400ml,立即肌内注射缩宫素20U,并按压子宫,血液仍不断向外涌出,患者休克。阴道检查:在阴道内触到一球形软性包块,色红,其上方有一环如宫颈,疑为黏膜下肌瘤。至分娩后7小时输血近2000ml,出血约3000ml。于分娩后9小时在全麻下剖腹准备切除子宫,术中见盆腔内无子宫,只见一漏斗状凹陷,腹腔内无出血。诊断急性子宫内翻。行还纳术成功,术后痊愈出院。

**【误诊剖析】**

子宫内翻主要由于子宫壁肌肉软弱无力,宫颈松弛及不适当地挤压宫底,胎盘未剥离用力牵拉脐带,致宫体随同尚未剥离的胎盘翻出。本病例因分娩时用力牵拉脐带及过早徒手剥离胎盘,胎盘娩出后在阴道内查及一球形包块,伴大量出血,却未考虑子宫内翻,应吸取教训。

(田春芳)

## 三、中期妊娠自发性子宫破裂误诊为葡萄胎剖析

**【病情摘要】**

患者,女,40岁。停经4个月,因阴道流血40天,伴下腹隐痛、呕吐1天入院。体格检查:体温37.9℃,脉搏110次/分,血压90/60mmHg,贫血貌,下腹膨隆,轻压痛,无反跳痛。产科检查:宫底脐下1指,胎心音不清,阴道少量流血,宫颈口闭,宫体轻压痛,轮廓清楚。血红蛋白64g/L,白细胞$15.2×10^9$/L,中性粒细胞0.90。入院诊断:葡萄胎。给予补液、抗感染、止血治疗。次日下午腹痛加剧,满腹压痛,轻度肌紧张,腹腔穿刺抽出不凝血2ml。内出血原因不明,即行剖腹探查术。术中见腹腔内出血约1200ml,宫体左侧壁有一约4cm长破裂口,有绒毛组织膨出并流血不止。取出胎儿、胎盘后行子宫次全切除术。术后病理报告:胎盘植入。最后诊断:中期妊娠子宫自发性破裂,胎盘植入。

**【误诊剖析】**

中期妊娠子宫破裂与分娩期破裂的病理不同,大多发生在子宫上段,常因出血速度缓慢,使内出血症状不明显;加之本病少见,年轻医师对该病认识不足,临床极易被忽略或误诊为其他急腹症。加之子宫比妊娠月份大,则误为葡萄胎。因此,凡妊娠期有突发性腹痛,腹穿抽出不凝血,无论有无腹膜刺激征或胎心音,均应警惕子宫破裂可能,并即行剖腹探查术,以便能及时诊治。

(田春芳)

## 四、妊娠合并宫颈肌瘤大出血误诊为中央性前置胎盘剖析

**【病情摘要】**

患者,女,34岁。因妊娠26周,无痛性阴道大出血3小时入院。患者末次分娩于两年半前。本次妊娠在停经2个月及6个月时各发生无痛性阴道流血一次,每次持续3～4天,出血量相当于经血量,未经治疗出血自然停止。7天前阴道口突出一肿物,因无不适未予治疗。入院当日上午曾去乡医院就诊,阴道检查后发生大出血,失血约1500ml,急转上级医院。查体:脉搏120次/分,血压70/40mmHg。明显贫血貌,心音低弱,心率快,肺部正常,肝脾未触及,腹部膨隆。产科检查:宫高26cm,头先露,胎心160次/分,左枕前,未闻及胎盘杂音。外阴视

诊：阴道口突出一肿物，核桃大，表面溃烂似烂肉样。化验：血红蛋白 70g/L，白细胞 12.8×10⁹/L，中性粒细胞 0.76，淋巴细胞 0.24。因患者处于休克状态，故未再行阴道检查，拟诊中央性前置胎盘，行急诊剖宫产术，手术顺利娩一女婴，体重 1000g，产后 2 小时死亡。术中见胎盘附着于子宫底，颈管后壁有肿瘤突出于阴道内，因瘤蒂粗 6cm×7cm，不易施行肿瘤剜除术，遂行全子宫切除术，保留双附件。病理报告：子宫颈管平滑肌瘤，远端瘤体部坏死。

**【误诊剖析】**

因晚期妊娠无痛性阴道大出血，阴道检查后发生大出血，患者入院处于休克状态，未再仔细检查，只片面考虑常见的病因误诊为中央性前置胎盘，而急诊手术。此患者阴道口已看到一核桃大肿物，表面溃烂，从这一点就不大可能是前置胎盘所致。应在输血、输液病情好转后，再行检查。只要轻轻伸一手指入内，不难触及大部分肿瘤，即可想到为子宫或宫颈管黏膜下肌瘤脱出坏死致大出血。如术前诊断明确可在纠正患者全身情况后，经阴道切除已脱于阴道及外阴之黏膜下肌瘤。因仅 26 周妊娠，胎儿尚未成熟，经阴道切除肿瘤后，可在密切观察下进行保胎治疗或许能获足月活婴。当然也可能局部刺激引起流产。亦可能经阴道手术失败，但在有充分准备情况下再经腹部手术还是来得及的。妊娠晚期出血最常见于前置胎盘胎盘早剥；也可见于帆状胎盘血管前置破裂；胎盘边缘血窦破裂；有时宫颈病变如宫颈息肉，糜烂，宫颈癌也可致阴道流血，但也应想到颈管黏膜下肌瘤仍可能怀孕，也可引起阴道大出血。

（田春芳）

## 五、妊娠合并宫颈癌误诊为先兆流产

**【病情摘要】**

患者，女，32 岁。因停经 2 月余，诊断为早孕。随后发现阴道少量流血，白带亦似略有增多，到医院未做详细妇科检查，即诊断为先兆流产。马上给予保胎治疗。用药后效果不好，再次到医院求治，行双合诊检查宫体近孕 3 个月大小，再次给予保胎治疗及维生素。数日后症状如前，检查宫颈糜烂（＋），后唇微突出，行宫颈常规刮片检查阳性，后行宫颈组织切片检查。病理诊断：宫颈原位癌。立即中止妊娠，行子宫全切除术及放射治疗。

**【误诊剖析】**

本例误诊的主要原因是宫颈癌的临床表现常常误为妊娠并发症，而忽略了宫颈检查，所以早孕时的阴道流血多误为先兆流产，而在晚期妊娠时多误为先兆早产，前置胎盘及胎盘早期剥离。由于妊娠之后宫颈变软，如有硬的部分或结节存在，都提示病变之可能。为了减少误诊，凡对妊娠期的任何阴道流血均应做宫颈检查及常规的细胞涂片检查，如有必要可行活组织切片检查。

（田春芳）

## 六、妊娠合并子宫肌瘤红色变性误诊为卵巢囊肿扭转剖析

**【病情摘要】**

患者，女，30 岁，已婚，孕 4 月，第一胎。因左下腹阵发性疼痛逐渐加剧伴恶心呕吐 2 天入院。体检：脉搏 104 次/分，血压 100/60mmHg。面色苍黄、冷汗淋漓，心肺无异常，腹部隆起，

宫底脐下 3 指,全腹有压痛及反跳痛,肌紧张(＋)。妇科检查:宫口闭,宫体妊娠 4 月大小,靠宫体左侧可触及一个拳头大小之包块,似囊性感,表面光滑,压痛明显,不活动。化验,血红蛋白 90g/L,白细胞 $15.3 \times 10^9$/L,中性粒细胞 0.92。行剖腹探查术,见妊娠子宫的左前壁上有一似 8cm×6cm×4cm 大小的带蒂肿块。突出于子宫表面,光滑,与周围无粘连。双侧卵巢输卵管未见异常,行肿块剜除术。剖开肿块,切面呈肉红色。病理诊断:子宫平滑肌瘤红色变性。术后 8 天痊愈出院。随访时,疼痛消失,现已孕 8 个月。

**【误诊剖析】**

(1)子宫肌瘤红色变性,为一种特殊型肌瘤坏死,主要发生于较大单一的壁间肌瘤,多发生在妊娠期,但也可发生于与妊娠无关的病例。

(2)肌瘤红色变性时,患者常有剧烈腹痛,并伴有呕吐及腹膜刺激症状等全身不适,尤其是带蒂的子宫浆膜下肌瘤,更易误诊为卵巢囊肿扭转。

(田春芳)

## 七、妊娠合并黄体破裂误诊为阑尾炎及胎盘早剥剖析

**【病情摘要】**

患者,女,35 岁。因宫内孕 38 周上腹突然持续性胀痛 5 小时入院。入院查体:血压 140/90mmHg。一般情况好,呼吸困难,不能平卧,宫高 36cm,腹围 102cm,胎位 ROA,胎心 140 次/分。B 超检示:单胎头位,急性羊水过多。入院后给利尿降压治疗,第 2 天症状缓解。第 3 天右下腹痛加剧,并有反跳痛,外科会诊后考虑阑尾炎,给抗感染治疗。第 4 天有宫缩,右下腹痛如前,麦氏点上方明显压痛,有反跳痛。血象和体征异常。疑有胎盘早剥。剖宫产术中见盆腔内有游离血及血块 350ml,子宫下段发育不良,娩出一活女婴。右侧卵巢周围有凝血块,见卵巢破裂出血,破口约 6cm×3cm,做右侧附件切除。术后病理报告:卵巢黄体囊肿破裂伴输卵管慢性炎症。

**【误诊剖析】**

卵巢黄体囊肿破裂多见于内分泌失调之未孕妇女,破裂时间与月经周期有一定关系。一般妊娠黄体在孕 10 周后开始萎缩或变小,由于本例系妊娠晚期,甚为罕见,医师在诊断时先考虑常见病,导致延误诊断。本例黄体破裂可能是额外一次排卵后黄体囊肿出血所致,或者黄体因某种原因未萎缩,继续存在造成破裂。

(田春芳)

## 八、子宫内膜肉瘤误诊为死胎剖析

**【病情摘要】**

患者,女,25 岁。因子宫增大伴阴道不规则流血,门诊以稽留流产收入院。1 年前足月顺产第一胎,产后月经不规律,宫体逐渐增大如 5 个月妊娠,阴道流血多,曾在当地医院以死胎合并贫血收住院。先后刮宫 3 次,病理诊断为子宫内膜增生,住院 21 天,阴道流血暂停而自动出院。查体:中度贫血貌,下腹膨隆,宫底脐下 1 指,软硬不均,未触及胎块。双合诊检查:宫颈口开大 2.5cm,宫体如 5 个月妊娠大,质硬,无明显压痛。给予抗生素及大剂量己烯雌酚治疗后

行诊刮术,刮出烂鱼肉状物约 500g,病理报告为子宫内膜间质肉瘤。即行子宫及双侧附件切除术,术中见宫体如 4⁺ 月妊娠,右前壁突起约鸡蛋大,囊性感,左侧卵巢略大。术中切开标本,见瘤组织自左前内侧壁向宫腔生长,15cm×8cm×8cm 大小,下方达宫颈内口处,组织脆如鱼肉状,部分液化、感染、坏死。病理报告为子宫内膜间质肉瘤,浸润子宫肌层达浆膜。

**【误诊剖析】**

发生子宫内膜间质肉瘤少见。肿瘤多向宫腔内生长,故有阴道不规则流血。患者正处于生育年龄,1 年前足月顺产第一胎,产后月经不调,半年后宫体增大如 5 个月妊娠,且伴有阴道不规则流血,故易误诊为死胎。

（田春芳）

## 九、卵巢恶性畸胎瘤误诊为胎死宫内剖析

**【病情摘要】**

患者,女,29 岁。因停经 4 个月,阴道断续流血 1 个月入院。停经后无明显恶心呕吐等早孕反应,腹部逐渐增大,自认为是妊娠。1 个月前发现阴道少量流血,不伴腹痛,一直无胎动。查"子宫"如孕 4 月大,尿妊娠免疫试验(-),B 超及多普勒超声检查均未见胎心及胎动,提示胎死宫内。查体宫底位于脐下 1 指,质硬,听不到胎心。入院行依沙吖啶引产,在子宫右侧囊性区抽出淡黄色羊水,注入依沙吖啶 100mg。注药第 2 天下腹隐痛,第 3 天腹痛加重,予 2% 缩宫素静点引产无宫缩,第 7 天腹痛更重,遂查腹部,下腹肌紧张,宫底边界不清,压痛及反跳痛(+),考虑子宫破裂。行剖腹探查术中见子宫右前方有一卵巢肿物 15cm×15cm×13cm 大小,囊实相间,右侧角有 1cm 破口,有黄色血性液体从破口流出,此肿物源于左卵巢。切除之,冰冻病理切片检查报告:卵巢恶性畸胎瘤。后行子宫、附件及大网膜切除术。术后恢复正常。

**【误诊剖析】**

本例误诊原因主要是医师不进行科学思维,过于轻信患者,犯了先入为主的诊断错误。虽然临床上确有停经月份与肿物大小基本相符的巧合现象,但只要对病史和体格检查进行认真剖析,即可找出不同之处:无早孕反应。无胎动感觉。宫颈无着色,子宫硬,右侧囊性均不符合妊娠子宫表现。胎死宫内后,循环中断,胎盘脐带充血水肿,坏死渗出羊水呈褐色,不应该为淡黄色。

（田春芳）

## 十、月经失调误诊为早期妊娠剖析

**【病情摘要】**

患者,女,40 岁。避孕 10 年未育,现有一子二女。一年多来月经不规则,周期 40～70 天,经期正常,爱人已结扎输精管 5 个月。此次停经 3 个多月,无妊娠反应,先后做 4 次尿妊娠试验均为阴性。行妇科检查,将子宫体由后位纠正为前位,发现子宫体约妊娠 2 月大小,黄体酮试验(-),诊断早期妊娠。施行人工流产术。吸刮宫时,发现宫腔深 8.5cm,刮出内膜经病理切片检查为:增殖早期子宫内膜,经随访最后确诊为月经失调。

**【误诊剖析】**

妇科检查存在错误,将子宫位置由后位转为前位时,使检查者对子宫大小之感觉稍有改变,误认为子宫体在逐渐增大。对年已 40 岁之妇女,月经不规则已 1 年,爱人已结扎输精管,无妊娠反应,停经月份与子宫大小不相称,尿妊娠试验 4 次阴性等注意不够。该例黄体酮试验(一),从刮出之子宫内膜为增殖早期子宫内膜,注射孕激素后,子宫内膜不能从增殖早期转变为分泌期,停经后不会引起撤退性出血。

(田春芳)

## 十一、腹腔妊娠误诊为宫内妊娠剖析

**【病情摘要】**

患者,女,31 岁。因孕 45 周,胎动消失 3 天入院。患者平素月经规律,停经 50 多天劳动时突然下腹部持续性疼痛,无阴道流血,经肌内注射黄体酮 2 支好转。孕 5 个月始感胎动,每次胎动时腹部坠痛,入院前 3 天胎动消失,腹痛 1 夜,翌晨腹痛消失。3 年前曾行宫外孕手术。查体:宫高 33cm,胎位 LOA,胎心音未听到,先露头,高浮,无宫缩,于下腹部偏左可触及成人拳头大小,中等硬度,活动度差之光滑包块。阴道内诊示:颈管未消失,宫口未开。化验正常。拟诊:过期妊娠合并卵巢瘤,死胎。先后用利凡诺羊膜腔内注射,缩宫素静脉滴注引产,患者仅有轻微腰痛,无宫缩。后行人工破膜引产时,见颈管长约 2cm,无羊膜囊感觉,用探针探查宫颈内口未成功,疑颈管闭锁,决定行剖宫取胎术。术中发现系腹腔妊娠,胎包膜完整,较厚,与周围组织广泛粘连,羊水呈胎便样,黏稠,胎儿系女性,重 3250g,胎盘附着于右侧阔韧带后叶。切除右侧附件。术后痊愈出院。

**【误诊剖析】**

腹腔妊娠较少见,故易忽视而误诊。本例曾有一次宫外孕史,此次妊娠早期有急性下腹疼痛,以后经常腹部不适,胎动时腹痛加剧等均为腹腔妊娠的可疑现象。腹腔妊娠胎儿由于胎盘附着部位供血不足,常致死亡。由于胎包膜外无平滑肌包绕,故对各种引产方法皆无反应。如早注意到这一点,即可鉴别宫内、宫外妊娠。一般认为,腹腔妊娠的胎盘多附着于盆腹腔脏器组织,分离时可致大出血,故主张不取胎盘,留于腹腔,使其自行吸收。本例由于胚胎死亡,血管闭锁,可便于取出胎盘。

(田春芳)

## 十二、足月腹腔妊娠误诊为前置胎盘及死胎教训

**【病情摘要】**

患者,女,26 岁。停经 39 周,阴道流血 4 小时,急诊入院。患者系第一胎,无腹痛及宫外孕史。妇科检查:腹膨隆,宫底轮廓不清,先露部较高,胎位不清,未闻及胎心音,阴道少量流血,宫颈糜烂。化验血:白细胞 $14.6 \times 10^9/L$,血红蛋白 105g/L。尿常规检查:蛋白(+),白细胞 4～5 个,红细胞 20～30 个/400 倍。入院诊断:孕$_1$产$_0$,前置胎盘,死胎,宫颈糜烂。行利凡诺尔 100mg 羊膜腔内注射引产失败,自觉腹胀、腹痛难忍、伴发热,遂行剖腹术。术中见腹腔内有一完整羊膜囊,内为绿色羊水及胎儿,胎盘植入肝膈面及前腹壁,双子宫,大小正常,输卵

管及卵巢完整,肉眼未见异常。术中诊断:腹腔妊娠(胎盘附于肝)。取出死胎后,切除羊膜囊及大部分胎盘,因胎盘植于肝较牢固,未能全部切除,肝膈面残留约 4cm×4cm,创面出血约 400ml,以大网膜敷盖胎盘残留肝创面后缝合止血,修复肝。术后痊愈出院。

**【误诊剖析】**

本例误诊为前置胎盘,死胎,曾 2 次行药物引产均失败,应引以为训,如术前子宫轮廓不清,胎儿肢体表浅,胎心音异常清晰,胎位不正,先露很高,应想到腹腔妊娠之可能,应慎重处理,且以选择手术治疗较为安全。

（田春芳）

## 十三、胎盘早剥误诊为子宫不全破裂剖析

**【病情摘要】**

患者,女,29 岁,孕₃产₁。因停经 8 个月,腹部胀痛伴阴道出血流水 1 小时入院。既往无高血压与外伤史。一年半前因孕 36 周前置胎盘行剖宫产术,胎儿死亡。查体:脉搏 80 次/分,血压 112/60mmHg,轻度贫血貌。宫高 30cm,腹围 93cm,胎位不清,胎心未闻及,双下肢无水肿。阴道有少许血性分泌物,未做肛诊。化验血:血红蛋白 70g/L。B 超检查:胎心好,胎盘前壁,钙化Ⅰ级,羊水池 3cm。诊断:妊娠 32 周,先兆早产,胎膜早破,瘢痕子宫。用硫酸镁、沙丁胺醇等抑制宫缩。住院后 10 多个小时,突然出现阴道出血伴血块排出,总量约 200ml。宫高 33cm,右下腹宫体压痛,子宫呈持续收缩状态。诊断:子宫不全破裂,行急诊剖宫产术。开腹所见:腹腔内血性腹水 200ml,子宫大于孕周,张力高,表面呈暗紫色,尤以子宫下段前壁明显,做下段弧形横切口,羊水呈血性 400ml,取出一死男婴,胎盘已完全剥离,宫腔积血 1500ml。诊断:重型胎盘早剥、子宫胎盘卒中,给予大剂量宫缩药,并按摩、热敷子宫 30 分钟无效,遂行子宫次全切除术。术中术后共输血 1500ml。

**【误诊剖析】**

(1)产前检查不仔细,对有可能引起胎盘早剥的疾病没有积极防治,一些诱发因素没能得到很好的控制是导致子宫胎盘卒中的原因之一。本例 1 年半前曾因前置胎盘行过剖宫产,有高危因素存在。

(2)本例最初以先兆早产错误地处理,延误控制病情发展的关键时机,是导致子宫胎盘卒中行子宫次全切除术的另一原因。由于胎盘早剥时剥离面积与腹痛成正比,而阴道出血的多少与贫血程度并不平行,流血少或无流血不等于没有内出血。故对发生于孕中晚期进行性加重,并伴子宫张力高的有或无原因的腹痛,无论有无阴道出血,均应考虑有胎盘早剥的可能。

(3)过于相信 B 超检查结果,忽略了病史和体征的剖析也是造成误诊的原因。

（田春芳）

## 十四、子宫卒中误诊为子宫收缩乏力教训剖析

**【病情摘要】**

患者,女,25 岁。以停经 9 月余下腹部阵发性痛 1 天入院待产。妇科检查:宫高 33cm,腹围 106cm,胎头已衔接,胎心 142 次/分,宫颈消失,宫口开大 8cm,胎头 S-3。入院后因宫缩

乏力滞产,给静脉滴注1%缩宫素,历时4小时50分,宫口开全,胎头S+3,胎心160次/分,遂行会阴侧切,产钳术助娩一女婴,Apgar评分8分。胎盘5分钟娩出完整。破口距胎盘边缘达7cm,随即阴道流出大量凝血块及血液共计1000ml,立即检查阴道、宫颈及子宫下段无裂伤,宫腔内无胎盘残留,宫体大、软,立即按子宫收缩乏力处理:静脉及宫体直接注射缩宫素,宫体直接冷敷,宫腔填塞压迫止血,抢救达6小时仍有出血,急行剖腹探查术,术中见子宫体大、软,子宫右角部及子宫后壁大片状紫蓝色瘀斑,诊断为子宫卒中,即行子宫切除术。术后7天痊愈出院。

**【误诊剖析】**

(1)子宫卒中多发于胎盘早期剥离底蜕膜的隐性出血,血液不外流渗入到子宫肌层,甚至达子宫浆膜层,子宫表面可出现瘀斑,呈紫铜色。故产后子宫收缩极差,易发生不可控制的产后出血,常需行子宫切除术。胎盘娩出后要认真检查有无压迹及破口,尽早发现异常情况。

(2)产后出血的治疗应积极慎重,找准原因,想到一些少见原因的发生,避免时间长,出血多,发生不可逆休克,失去手术的机会。

(3)产妇仰卧时间不宜过长,避免子宫对下腔静脉的长期压迫。

(田春芳)

# 十五、阴道上段裂伤漏缝致失血性休克教训剖析

**【病情摘要】**

患者,女,23岁。第1胎孕39周临产,因胎儿左枕横位,行左侧会阴切开加胎吸术,娩出一男活婴儿,胎盘胎膜完整,产后会阴切口缝合后,查出血不多,送回病房。产后3小时,发现产妇面色苍白,出冷汗。查体:脉搏摸不到,血压50/0mmHg,阴道多量流血。立即静脉推注50%葡萄糖注射液60ml,静脉切开快速补液,并紧急配血。30分钟后血压升至70/50mmHg,速将产妇送入产房一边输血,一边行阴道检查及宫腔探查。阴道共计流血约1000ml。检查见阴道右侧壁上段裂伤约4cm,有活动性出血。左侧阴道切开缝合处有一血肿约鸡蛋大小。先行宫腔探查取出积血块少许及胎盘、胎膜组织少量。再用1号肠线间断缝合阴道裂伤处,并拆除原左侧阴道外阴缝线,重新缝合。术毕检查未见活动性出血。产后8天痊愈出院。

**【误诊剖析】**

(1)在行阴道手术助产牵引胎头时用力要均衡,方向要正确,胎儿娩出时不宜过快,以防阴道壁的裂伤。

(2)在行会阴侧切时,局麻要满意,这不仅可减少产妇痛苦,而且可使会阴肌肉松弛,利于胎儿娩出。

(3)胎盘娩出后要从宫颈开始到阴道前后左右壁认真细致检查,发现裂伤后,要注意从切口或裂口的顶端开始,严密缝合,不留死腔。

(4)要加强产后对产妇的观察,及早发现异常出血,尽快予以处理。

(田春芳)

## 十六、分娩致阴道壁撕裂出血教训剖析

**【病情摘要】**

患者,女,25 岁,第 1 胎。因停经 10 个月,规律宫缩 2 小时入院。查体:血压 120/80mmHg,水肿(+),宫高 34cm,腹围 98cm,LOA,胎心 148 次/分,骨盆外测量正常。宫口开大 3cm,产程进展较快,入院 6 小时后分娩一女婴,10 分钟后胎盘娩出。会阴Ⅱ度裂伤,出血量 200ml,用铬制肠线及丝线缝合会阴,30 分钟返回病房,阴道仍持续少量出血。产后 1 小时,阴道出血量增加,并有血块排出,患者诉头晕眼花,查宫缩好,宫颈无裂伤,发现阴道壁距左侧穹部有 4cm 长的裂口,流血不止。立即缝合,缝合后阴道出血停止。

**【误诊剖析】**

本例误诊主要是对阴道壁撕裂认识不足,产科分娩所致的软组织损伤有会阴、阴道及宫颈裂伤,而阴道壁裂伤至阴道壁上端的较少见,故助产士在检查软组织损伤时易忽视。本例告诫我们产后除观察子宫、外阴、宫颈是否正常外,一定要仔细检查阴道壁是否有损伤,若有损伤应及时处理,以免引起产后出血。

(田春芳)

# 第二章

# 产科与外科的误诊剖析与损害启示

## 一、妊娠合并蛛网膜下腔出血误诊为妊娠呕吐剖析

**【病情摘要】**

患者,女,26 岁,已婚。因停经 3 个月伴头痛及剧吐 10 多个小时入院。患者入院前因呕吐用力头向后仰觉剧烈头痛及喷射状呕吐多次。病后 10 多个小时去医院门诊,诊断为妊娠呕吐收住妇科。在入院后用镇静药、葡萄糖注射液 1000ml,病情反而加重。病者头痛剧烈,频繁呕吐,神志不清,乱语,颈硬,Kernig 征阳性,经神经内科会诊做腰穿,发现脑脊液血性,压力偏高,确诊为妊娠 3 个月合并蛛网膜下腔出血。转神经内科后给镇静、止血、利尿、脱水、预防感染及支持疗法,3 周后好转。然后行 CT 及脑血管造影检查,支持诊断。又住院 3 个月,康复出院。妊娠中、晚期情况良好,孕 38 周入院待产。产科检查:血压正常,宫高 29cm,腹围 86cm,胎位 LOA,胎心好,骨盆外测量正常。诊断为宫内妊娠 38 周合并蛛网膜下腔出血(恢复期)。为了防止出血,行剖宫产术,局麻下剖娩一正常男婴,重 3200g,评分好。术后 7 天拆线,痊愈出院。术后追踪 2 年,母子情况良好。

**【误诊剖析】**

(1)对呕吐症状鉴别不清:早孕反应呕吐多在清晨空腹时较严重,又称为“晨吐”,一般在 12 周前后自行消失,多伴头晕;蛛网膜下腔出血呕吐为喷射状呕吐,可伴有剧烈头痛及高热。

(2)对二者的发生机制认识不清:早孕反应多认为是血中绒毛膜促性腺激素水平急剧上升,或自主神经系统功能紊乱,而本例无外伤蛛网膜下腔出血,可能是孤立的血管破裂出血所致,它的确诊依据是脑脊液中含血。

(3)由于发生误诊,导致治疗方法截然不同:早孕反应靠对症补液;而蛛网膜下腔出血必须靠脱水、止血、利尿、镇静,必须加以区别。

(田春芳)

## 二、妊娠合并肾破裂误诊为子宫破裂教训剖析

**【病情摘要】**

患者,女,42 岁。因孕 37 周,阵发性腹痛 12 小时,阴道流液 6 小时入院。该患者否认高血压及外伤史。查体:急性痛苦病容,重度贫血貌。血压 60/45mmHg,脉搏 120 次/分。腹部膨隆,腹壁张力大,压痛明显,双下肢水肿(++)。宫高 38cm,腹围 100cm,胎心胎位不清。妇

科检查:宫口开大 4cm,胎膜已破。先露头于棘下 2cm。化验:血红蛋白 40g/L,白细胞 12.2×$10^9$/L,中性粒细胞 0.78。导尿无肉眼血尿,导出尿量约 150ml。诊断子宫破裂行急诊剖腹探查术。术中见子宫壁完整,腹腔内大量淡红色血水。先行子宫下段剖宫产术,取出一男死婴,手取胎盘胎膜后反复仔细探查宫腔,不见宫壁有破口。探查盆腹腔,见右侧阔韧带,右侧输卵管系膜,右侧骨盆漏斗韧带均淤血。未见活动性出血,术中考虑妊娠晚期自发性阔韧带血管破裂,未行特殊处理,关腹。回病房后 30 分钟患者血压开始下降(70/40 mmHg),术后 2 小时发现腹壁切口有少量血性渗液,并逐渐增多,经补液输血等纠正休克处理,病情不见好转,患者腹胀痛明显,呕吐 1 次,尿管通畅,但术后 5 小时尿量不足 100ml,色深仍无肉眼血尿。于术后 9 小时行第二次剖腹探查术,见右侧腹膜后血肿 28cm×20cm×13cm 大小,切开右侧后腹膜探查右肾,发现肾蒂大部分断裂,周围有大量积血块,肾蒂残端不整齐并继续出血,右肾已缺血坏死,行右肾切除术。肾蒂残端缝扎止血,检查无活动性出血,然后关闭后腹膜,并逐层关腹。右肾病理报告:肾门血管裂开,肾盂内有大量凝血块,慢性膜性肾小球肾炎。

**【误诊剖析】**

该患有慢性肾炎,又合并妊娠高血压综合征,周身小动脉痉挛可使肾组织缺氧脆性增加,导致坏死破裂。本例误诊提示我们在处理急诊危重患者时不要只局限在产科范围,应想到其他科疾病。既已剖腹探查,就一定要查明原因,否则会给患者带来不应有的损伤。

(田春芳)

## 三、妊娠合并巨大肾囊肿误诊为卵巢肿瘤剖析

**【病情摘要】**

患者,女,21 岁,孕 38 周初产妇。因平卧时胸闷气促 5 天,持续性下腹坠痛 4 小时急诊入院。孕 7 个月时腹部增大速度加快,无自觉症状。体检:血压 140/80mmHg。水肿(+++),全腹膨隆,以右上腹膨隆明显,呈囊性感。宫高 40cm,经右上腹最大腹围 110cm,经脐腹围 100cm,左下腹腋前线听胎心音 140 次/分,辅助检查:尿比重 1.022,尿蛋白(++),脓细胞(++),余(一)。腹部 B 超检查示:晚期妊娠,头位;巨大腹腔肿物,右侧卵巢肿瘤。入院经对症处理后行卵巢囊肿摘除并剖宫产术。术中见右上腹一巨大腹膜后肿物,上界达右膈下,下界达右髂窝,子宫被肿物推向左侧腹,呈左旋状态,无法行剖宫产。急请外科会诊,即行囊肿穿刺,抽出略带臭味的乳白色液体,考虑右肾肿瘤可能。因不明左肾功能而暂行囊肿引流术,术中及术后共引流液体 5550ml。术后第 3 天自发宫缩,胎吸助娩一男婴。产后半个月,行右肾摘除术。病理报告:右肾单纯囊肿伴慢性感染。

**【误诊剖析】**

本例误诊原因主要是腹膜后肿瘤呈囊性时与卵巢肿瘤很相似,位置较高;足月妊娠合并肾囊肿位置也随着增大而被推高,故两者不易鉴别。本例患者既往无腹部肿物史,且妊娠 7 个月时腹部增大加快,应考虑到产科外疾病或肾积水等可能。妊娠中晚期肾积水与雌孕激素增加、子宫右旋膨大压迫输尿管有关,本例患者子宫被推向左侧,肾积水继续存在,可能与其慢性感染致泌尿系统畸形有关。若术前行肾盂造影则可能有助鉴别,避免误诊。

(田春芳)

## 四、妊娠期膀胱静脉破裂误诊为先兆早产剖析

### 【病情摘要】

患者,女,22岁。因停经7个月阴道流血10小时入院。患者挑水后自感下腹部不适,之后排尿时发现流出约20g暗红色血块。B超检查示:胎盘右侧偏下。诊断为先兆早产,低置胎盘住院治疗。查体:宫底脐上2指,左枕前,胎心140次/分,先露头浮,肛查宫口未开。化验示凝血时间正常,血红蛋白93g/L。入院后第2天尿血量剧增,暗红色,每次约200ml,伴头昏心悸。行阴道检查:阴道及宫口无出血。脉搏120次/分,血压80/40mmHg,血红蛋白62g/L。B超检查肾、膀胱无异常。离心尿检查未见癌细胞。纤维膀胱镜检查:左侧输尿管开口附近有几处静脉曲张,局部有活动性出血。诊断:妊娠7个月,膀胱静脉自发性破裂,失血性休克。经吸氧、输血、止血、抗生素、补液治疗,血尿逐日减少。3天后尿色正常,住院10天痊愈出院。2个月后顺娩一活婴。

### 【误诊剖析】

膀胱静脉自发性破裂出血,可能是由于膀胱静脉先天性异常,增大的子宫压迫下腔静脉使血液回流受阻,膀胱静脉压力增高,充血、曲张静脉壁薄弱,在腹压突然增加的诱因下导致破裂。本例误诊主要原因是把尿血误为阴道出血,借助B超检查发现胎盘偏下。没行阴道检查,导致诊断及治疗错误,是医师查体不细,主观臆断的结果。

(田春芳)

## 五、产妇自发性小肠穿孔误诊为尿路和产褥感染剖析

### 【病情摘要】

患者,女,24岁。停经27周,因持续性下腹痛伴高热2天急诊入院。孕$_1$产$_0$。查体:体温39.4℃,血压90/60mmHg,呼吸30次/分,脉搏110次/分。急性重病容,腹壁稍紧张,无明显压痛。腹围90cm,宫底26cm,胎位右枕前,胎心好,无宫缩。化验:血红蛋白110g/L,白细胞$12×10^9$/L,中性粒细胞0.80,淋巴细胞0.30,血小板$16×10^{12}$/L。尿液脓细胞(+)。入院诊断:妊娠并尿路感染。给予抗生素治疗,次日出现腹胀,且越来越重,宫底扪不清。1周后早产一女婴,产后腹胀未减轻,全腹压痛、反跳痛(±),腹部揉面感,腹水征(+)。遂行腹腔穿刺,抽出金黄色米汤样液体7ml,可疑穿入肠腔。5天后腹胀仍重,第2次行腹腔穿刺,抽出红黄色浑浊液体2ml送检:细胞数$2/mm^3$。过7天后内、外、妇科会诊,拟诊自发性肠穿孔、弥漫性腹膜炎,转外科剖腹探查。术中所见:腹膜增厚,腹膜下有一增厚之纤维壁。分离后见有较多小肠内容物,下腹及盆腔也充满肠内容物,肠壁充血、水肿,局部肠管粘连不易分离,无法探查肠管瘘孔。子宫、输卵管、卵巢均无异常。经冲洗腹腔引流脓液及对症治疗。术后体温恢复正常,逐次拔出引流管,痊愈出院。

### 【误诊剖析】

病史采集及查体欠仔细,思路局限,忽略了发病早期出现的腹痛、腹胀、高热等症状。在整个治疗过程中所行腹穿抽出同样液体,菌检为大肠埃希菌,细胞数少,提示为肠内容物。若为化脓性积液,细胞数应很多。值得注意的是,化脓性腹膜炎应及早手术探查,以免病程拖延而

危及生命。产褥感染一般在产后 3～7 天出现，虽有腹痛但较轻，并多局限子宫体和下腹部，可出现盆腔炎块，很少出现弥漫性腹膜炎，且恶露多、臭、持续不净。本例穿孔时间长，已造成腹腔严重感染，肠壁充血、水肿，不宜强行分离修补瘘口，故应充分引流，用抗生素控制感染。给予支持疗法，让穿孔自行愈合。

（田春芳）

## 六、妊娠合并肠梗阻误诊为自发性子宫破裂教训剖析

**【病情摘要】**

患者，女，26 岁，孕$_2$产$_1$。孕 36 周，突然发现持续性腹痛，卷曲体位，难以忍受而急诊入院。体检：神清，痛苦面容，呻吟，巩膜无黄染，血压 130/80mmHg。宫底剑突下 3 横指，胎位右肩前，胎心音正常，无宫缩。腹部压痛明显，呈持续性腹痛。次日开始频繁呕吐，吐出物为胃内容物及黄水。约 5 小时后呼吸急促，血压下降到 0，脉搏 122 次/分，呼吸 40 次/分。腹部压痛仍明显，胎心音消失。诊断：横位自发性子宫破裂，中毒性休克。在全麻下行剖腹探查，见妊娠子宫完整，腹腔有较多渗液，浑浊呈脓性，味臭。乙状结肠变黑，逆时针方向扭转 840°，见盆腔髂窝有大量脓液及纤维脓苔，做古典式剖腹取胎及乙状结肠切除吻合术。术后诊断：乙状结肠扭转、梗阻坏死。术后情况很好，伤口愈合。

**【误诊剖析】**

妊娠合并肠梗阻诊断较为困难，在妊娠早期，较早的症状是腹痛、便秘、恶心呕吐，而在早孕时此类症状也经常出现，故容易被忽视。在妊娠后期腹痛往往易被误认为临产，偏重于产科情况，忽视外科疾病而造成误诊。因此，对孕妇不明原因的持续性腹痛者，或伴有腹胀、呕吐者，或有腹痛与临床体征不符者，应做进一步检查，加强观察，以免误诊。

（田春芳）

## 七、妊娠合并肠梗阻误诊为急性羊水过多剖析

**【病情摘要】**

患者，女，25 岁。妊娠 30 周，因上腹痛 6 天，加剧 2 小时伴呕吐，以急性胃炎收住内科。查体：体温 36℃，血压 105/75mmHg。腹膨隆，中上腹压痛，血红蛋白 125g/L，白细胞 13.2×$10^9$/L。给予对症处理，仍频繁呕吐。入院后 9 小时突感胸闷、气喘、腹部更膨隆。妇产科会诊：子宫孕 5 个月大小，触痛，有宫缩，可闻及胎心。拟诊急性羊水过多，行人工破膜，流出羊水 20ml，突然神志不清，血压为 0，心率 160 次/分，瞳孔散大，经强心、升压、抗休克治疗，30 分钟后神志转清，血压回升至 68/45mmHg，呕吐咖啡色及鲜红色血性物，左臀部见瘀斑，肠鸣音消失，腹腔穿刺为血性腹水，腹围持续扩大，3P 试验强阳性，白细胞 23×$10^9$/L。外科会诊为：腹膜炎，肠绞窄，DIC，肾衰竭。入院后 40 小时剖腹探查，见腹腔内大量血性液，系小肠肠系膜根部扭转全小肠坏死。行小肠切除术，术后 10 小时抢救无效死亡。死亡原因：肠系膜根部扭转全小肠坏死，中毒性休克，急性肾衰竭，DIC。

**【误诊剖析】**

妊娠期肠梗阻常因延误诊断和治疗，导致孕产妇和胎儿的死亡率增高，故早期诊断肠梗阻

尤为重要。其主要原因以肠粘连多见,其次为肠扭转、肠套叠、恶性肿瘤。由于妊娠中晚期子宫膨大,肠襻移向子宫的后方或双侧,使肠梗阻的主要症状(如腹痛、腹胀、呕吐、便秘)等易被忽略,体征不明显,不典型,腹腔炎症波及子宫可引起宫缩,妇产科医师往往误为先兆早产,因此易造成误诊。本例在诊断急性胃炎、急性羊水过多,难以解释其临床症状时,内科和妇产科医师一再误诊,使病情恶化,失去抢救时机而造成死亡,应引以为戒。

(田春芳)

## 八、子宫穿孔乙状结肠嵌顿误为胎盘滞留教训剖析

### 【病情摘要】

患者,女,37 岁。妊娠 28 周,因阵发性腹痛在去医院途中娩出一女婴,女婴于娩出片刻即死亡。当时产妇流血较多,并觉乏力、头晕。送至当地医院行手取胎盘术及钳刮术,术者疑子宫穿孔转至县医院。门诊未详细询问病情,就以胎盘滞留收住院。入院检查:脉搏 120 次/分,血压 60/30mmHg。一般状况极差,面色苍白,四肢冰冷。子宫底脐下 1 指,有压痛,无反跳痛,未叩出移动性浊音。内诊宫口已闭,未见活动性出血,宫颈无举痛,后穹饱满。入院后经抗休克、抗感染治疗后,症状有所好转。入院后第 2 天无诱因出现下腹剧痛,并进行性腹胀。近 2 天未排便,次晨呕吐 2 次胃内容物。经腹穿抽出血性分泌物,化验为脓细胞。即行剖腹探查术。术中见腹腔内脏器官被脓性假膜覆盖,切开脓腔壁溢出粪臭气体,吸出带血脓液 500ml。清理腹腔可见子宫如孕 4 个月大小,前位,紫红色,子宫底后壁正中有一横形裂口长 4cm,深达宫腔,灰黑色肠管堵于破口处,分离受损肠管长约 15cm,经热敷后,肠壁颜色稍有好转。行子宫修补,腹腔引流术。术后 48 小时,切口处渗出大量粪臭分泌物,行第 2 次手术。开腹见整个腹腔被粪便污染。第 1 次手术所见灰黑色的肠管已坏死 40cm。进一步证实为乙状结肠及部分降结肠坏死,切除约 50cm,行乙状结肠末端封闭,降结肠外置,腹腔引流。术后发生中毒性休克,经抢救无效死亡。

### 【误诊剖析】

产后子宫软,在手取胎盘或施钳夹术时应加倍注意。发现穿孔应及时诊断处理。门诊也应详细询问病史,不能因为没有病情介绍就凭空想象,随便诊断。怀疑子宫穿孔的患者,要警惕内脏受损。争取做到早期诊断,及时治疗,以免贻误时机,给患者造成无可挽回的损失。认为产后就一定是失血性休克,失去正确诊断休克病因,贻误了及时治疗处理的时机,至患者出现明显肠梗阻症状时,才行剖腹探查术,且术中发现肠坏死变黑而仍未及时做肠切除术,致使患者再次出现不可逆转的休克。通过本例教训提醒医务人员对产后休克患者应详细检查,及时处理,切不可盲目草率乱诊乱治。

(田春芳)

## 九、先兆子痫伴腹部卒中误诊为胎盘早剥剖析

### 【病情摘要】

患者,女,39 岁。因停经 33 周余,持续性全腹痛 24 小时急诊入院。平时月经规律,本次孕早期无不适,孕 4 月觉胎动,孕期内未做检查。近 10 天有轻微下肢及阵发性头痛头晕;入院

前 1 日晚上搬重物之后突然腹痛,自右下腹开始持续性剧痛,伴恶心、呕吐,在当地医院腹腔穿刺吸出不凝血 4ml。诊断先兆子痫伴胎盘早剥,子宫胎盘卒中。经输血与对症治疗数小时未显效。查体:血压 248/165mmHg,表情痛苦,头颈部及心肺未见异常。腹隆起,似足月妊娠大小,腹围 88cm,全腹有压痛、反跳痛、肌紧张,子宫底及胎位未扪清,移动性浊音(+),肠鸣音弱,听不到胎心音,下肢水肿(+)。眼底检查见视网膜动脉痉挛及少许渗出。血红蛋白 101g/L。心电图:窦性心动过速。既往患高血压病史 10 年。诊断高血压、宫内死胎。遂行剖腹探查术。术中见腹腔内有不凝血 800ml,子宫如妊娠 6 月大小,颜色正常,双侧输卵管、卵巢正常,剖宫取出一死婴,无胎盘早剥,缝合子宫壁后,进一步探查发现回盲部有 14cm×13cm×10cm 血肿,盲肠浆膜下出血,降结肠后水肿渗血,未发现出血点,予以腹腔及后腹腔引流。

**【误诊剖析】**

本例腹部卒中在妇产科少见,是由于患者妊娠 33 周时腹内压增加,搬重物时用力引起腹内压骤然进一步增加,致肠系膜微细小动脉破裂出血所致。先兆子痫易发生胎盘早剥、子宫胎盘卒中,但不能断定上述情况已经发生。若已发生胎盘早剥、子宫胎盘卒中,可向腹腔渗血,穿刺吸出的是血水,这与腹腔内出血不同。未能采用 B 超检查。

(田春芳)

# 十、分娩时发生脑出血损害启示

**【病情摘要】**

2012 年 2 月 20 日 8:30,张因停经 30+6 周、头晕、呕吐 1 小时伴晕厥 1 次,到某医院的妇产科就诊,并于当日 9:30 办理入院手续并请内科会诊。入院初步诊断:孕1产。宫内妊娠 30+6 周双活胎;头晕查因:上呼吸道感染? 双胎妊娠。某医院在张的住院病程记录中记述张的住院经过:入院后完善相关检查,予补液、监测胎心等对症处理后,孕妇头晕、呕吐伴全身乏力未能缓解,要求转市博爱医院。出院时医嘱:转市博爱医院进一步诊治。张在某医院就医产生门诊医疗费 243.9 元及住院医疗费 555.7 元。

张于当日 18:50 转入某市博爱医院(以下简称博爱医院)颅脑外科住院治疗,入院初步诊断:孕1产。孕 30+6 周双活胎,双胎妊娠,头晕查因:脑血管意外? 张在博爱医院入院后行开颅右额颞顶叶脑内血肿清除、去骨瓣减压术,经住院治疗,于 2012 年 3 月 23 日办理出院手续,出院诊断:右侧额颞顶叶脑出血,孕1产。孕 35+1 周双活胎,双胎妊娠。出院时医嘱:每周二上午神经外科门诊定期复诊,如有不适门诊随诊,产科就诊。张出院后又于同日在博爱医院产科办理住院手续,于同年 3 月 24 日行剖宫产手术,术后住院治疗至 2012 年 3 月 30 日,出院诊断:孕1产1孕 35+2 周 LSA/RSA 剖宫产 2 活婴,双胎妊娠,臀位妊娠,早产,脑出血恢复期。张出院后又于同日在博爱医院颅脑外科办理住院手续,入院后予积极护脑、改善循环、康复锻炼等治疗,促进肢体功能康复。张在博爱医院住院治疗至同年 5 月 11 日,出院诊断:脑血管畸形,脑出血术后,颅骨缺损,继发性癫痫。出院时医嘱:上级医院继续治疗,每周二上午神经外科门诊定期复诊,如有不适门诊随诊。上述张在博爱医院住院共计 81 天,产生门诊医疗费 425 元及住院医疗费 92 522.08 元。

张于 2012 年 5 月 14 日在解放军广州军区广州总医院(以下简称广州军区总医院)就诊及住院治疗,并于同年 5 月 17 日行伽马刀放射手术治疗,住院至同年 5 月 19 日。出院诊断:右额动静脉畸形。出院时医嘱：注意休息，对症支持治疗；建议进一步综合治疗。上述张在广州军区总医院住院共计5天，产生住院医疗费19 660元。

张于2012年5月21日在广东三九脑科医院（以下简称三九脑科医院）就诊及住院治疗，住院至同年5月30日，出院诊断：脑出血恢复期，左偏瘫，脑动静脉畸形放疗术后，去骨瓣减压术后，继发性癫痫，高脂血症。出院时医嘱：注意休息，坚持服抗癫痫药，不适随诊。上述张在三九脑科医院住院共计9天，产生住院医疗费4145.47元。

张于2012年5月30日在南方医科大学珠江医院（以下简称珠江医院）就诊及住院治疗，入院后予以稳定情绪、改善智能、营养神经、改善循环、抗癫痫、降脂及支持治疗，张住院至2012年7月21日，住院52天，产生医疗费48 257.5元。出院诊断：脑出血恢复期，额叶动静脉畸形（伽马刀治疗术后），去骨瓣减压术后，继发性癫痫出院医嘱：继续住院进一步治疗。张于同日在珠江医院继续住院治疗，入院后予营养神经、缓解肌张力、抗癫痫、改善智能、康复训练及对症支持治疗。张住院至2012年8月17日，住院27天，产生医疗费26 327.4元。出院诊断同上。出院医嘱：左侧肢体康复理疗，门诊随诊，出院带药继续治疗。张于2013年8月2日在珠江医院住院治疗；于同年8月14日行脑血管造影、畸形团栓塞术，同年8月27日行右额颞部颅骨修补术，张住院至2013年9月10日，住院40天，产生住院医疗费91 373.7元。出院诊断：右额叶血管畸形伽马刀术后，继发性癫痫，右额颞部颅骨缺损。出院医嘱：口服抗癫痫药，定期复查。张于2013年11月8日在珠江医院住院治疗，入院后予抗癫痫、改善微循环、神经营养及对症支持等治疗。张住院至2013年11月23日，住院16天，产生医疗费12 910.9元。出院诊断：脑出血后遗症，症状性癫痫，额叶动静脉畸形（伽马刀治疗术后），右顶叶脑动静脉畸形栓塞术后，右额颞部颅骨修补术后。出院医嘱：注意休息，保持情绪稳定，加强患肢功能锻炼，定期门诊复诊。上述张在珠江医院住院共计135天，产生住院医疗费178 869.5元。由入院治疗至2014年6月3日期间还产生门诊医疗费18 179.8元。

另，张从2013年3月1日至2014年9月24日期间还在某市人民医院多次门诊治疗，产生门诊医疗费3 111.4元。张上述门诊及住院的医疗费共计317 287.85元。张因要求某医院支付其各项经济损失未果，遂诉至原审法院，请求判决：某医院赔偿张医疗费196 353.24元；误工费55 684元（从2012年2月20日暂计到2013年2月20日，55 684÷365×365）；住院伙食补助费8800元（176天×50元/天）；护理费26 850元（55 684÷365×176）；残疾赔偿金215 179.84元（暂按7级伤残计算，26 897.48×20×40%）；被抚养人生活费1 45813元（20 251.82×18×40%÷2×2）；交通、食宿费酌定20 000元；精神损害抚慰金40 000元。以上合计：708 680元×70%＝496 076元；诉讼费用由某医院承担。张在庭审过程中，申请变更其诉讼请求为：请求判令某医院赔偿：医疗费316 665.45元；误工费188 928元（从2012年2月20日暂计到2015年4月27日，59 345÷365×1162）；住院伙食补助费23 200元（232天×100元/天）；护理费37 720元（59 345÷365×232）；残疾赔偿金273 829元（张构成一处7级、一处9级伤残，32 598.7元/年×20×42%）；被抚养人生活费182 238元（张有2个小孩需要抚养24 105.6×18÷2×42%×2）；交通、食宿费酌定25 000元；营养费酌定5000元；后续医疗费100 000元（暂计10年，5000元/年×20）；精神损害抚慰金40 000元；医疗损害及伤残等鉴定费16 500元。以上共计517 532元。

【法院处理】

原审另查明：本案在诉讼过程中，张于2013年4月15日提出鉴定申请，要求对某医院在张的诊疗行为中是否存在医疗过错。如存在医疗过错,其过错与张脑出血后遗症之间是否存在因果关系及原因力大小进行司法鉴定,以及对某医院病历资料中的 2011 年 12 月 27 日的尿检单与张脑出血后遗症是否存在因果关系进行鉴定。原审法院根据张的申请及征询某医院的意见后,于 2014 年 5 月 8 日委托广东南天司鉴定所进行鉴定,该鉴定所接受委托并于 2014 年 7 月 4 日做出粤南医鉴(2014)医鉴字第 20141 号鉴定意见书,分析意见如下:被鉴定人张,女,21 岁,因停经 $30^{+6}$ 周、头晕、呕吐 1 小时伴晕厥 1 次,于 2012 年 2 月 20 日 9:30 入住某医院妇产科。入院诊断考虑到了头晕查因,是否存在上呼吸道感染,请内科会诊,患者仍有头晕,全身乏力,伴呕吐,呕吐物为胃内容物,非喷射状。体查:神志清醒,生理反射存在,病理反射未引出。考虑经治疗后症状无改善,建议转上级医院诊治。当日转往博爱医院,入院时出现伸舌偏左、左侧肢体偏瘫、左侧巴氏征(+)等定位体征,经头颅 CT 证实为右额顶脑出血,行开颅手术治疗,后行脑动脉 CTA 显示右侧大脑前动脉额后支动脉呈畸形血管团改变。进一步证实张脑出血为脑动静脉血管畸形所引起。经进一步治疗,现遗留左侧肢体不全瘫。脑动静脉畸形(AVM)是一种胚胎时期血管发育异常所致的先天性血管畸形。由异常的供血动脉、畸形血管团和粗大的引流静脉构成,颅内出血是脑 AVM 最常见的症状,占 52%～77%,××人半数在 16－35 岁时发生,妊娠期妇女的出血危险增加,出血可以反复发生。张患有脑 AVM,在妊娠期(妊娠 $30^{+6}$ 周)发生脑内出血,虽经治疗仍遗留左侧肢体不全瘫。根据其出血部位(额叶)及出血原因(脑动静脉畸形),结合头颅 CT 影像所见(血肿周围有低密度水肿带),考虑出血为缓慢出血,位于额叶非功能区,当出血量少时,临床无定位体征,加之患者为孕妇,入院时血压不高,呕吐为非喷射状,接诊者(某医院妇产科)为基层医院,入住的又是妇产科。没有诊断颅内出血的依据,首先考虑除外上呼吸道感染引致。鉴于其医院条件所限转往博爱医院住院治疗,没有违反诊疗规范。

但是某医院在对张的诊疗中存在以下过错,某医院在张的诊疗中没有尽到谨慎注意义务。年轻孕妇且怀孕晚期是脑 AVM 的高发者,对此医方没有引起足够注意,入院诊断也没有考虑到与其相鉴别。某医院又无 CT 检查条件,张在该院治疗近 8 小时,因此不排除其诊疗对张手术治疗的推后而导致脑出血后遗症存在一定的间接影响,故院方未尽到谨慎的注意义务存在过错,但过错轻微,其过错参与度的比例为 1%～20%。从某医院病历资料中记录尿检时间为 2011 年 12 月 27 日,其时间为张脑出血之前,故其 2011 年 12 月 27 日尿检单与张脑出血后遗症之间无因果关系。

审查意见:①某医院在张的诊疗行为中存在医疗过错,但其过错轻微,过错参与度为 1%～20%。②某医院 2011 年 12 月 27 日张的尿检单与张脑出血后遗症之间无因果关系。此次鉴定产生鉴定费 10 500 元,由张预交。

张于 2014 年 8 月 6 日提出鉴定申请,要求对其脑出血后遗症是否构成残疾及伤残等级、护理依赖程度、护理人数、护理期、后续治疗费进行鉴定。原审法院根据张的申请及征询某医院的意见后,于 2015 年 3 月 9 日委托广东南天司鉴定所进行鉴定,该鉴定所接受委托并于 2015 年 4 月 27 日做出粤南医鉴(2015)医鉴字第 104 号鉴定意见书,鉴定意见:①被鉴定人张的伤残等级为 7 级和 9 级。②被鉴定人张目前日常生活活动基本自理,不构成护理依赖,无须他人护理。③被鉴定人张目前已达医疗终结,除癫痫药物医疗外无须其他治疗。④被鉴定人张的继发性癫痫药物控制、对症治疗费用约为人民币 5000 元/年。此次鉴定产生费鉴定费 6000 元,由张预交。

判决:①某医院于原审判决生效之日向张赔偿医疗损害责任的各项经济损失 238 610.57元;②驳回张其他的诉讼请求。

**【损害启示】**

根据中华人民共和国《侵权责任法》及《执业医师法》中的有关规定及内容精要,结合本例分析:某医院医师在对张行剖宫产手术时,对原告的诊疗中没有尽到谨慎注意义务。其诊疗对原告手术治疗的推后而导致脑出血后遗症存在一定的间接影响。综上,某医院应对原告受到损害的后果与医疗过错行为有因果关系,应承担责任。

(黄志行)

# 第三章

# 产科与内科的误诊剖析与损害启示

## 一、妊娠合并糖尿病昏迷误诊为妊娠肾病剖析

### 【病情摘要】

患者,女,25 岁。因停经 7 月余,下肢水肿 8 个月,发热半天入院。查体:体温 39℃,脉搏 140 次/分,呼吸 30 次/分,血压 90/38mmHg,意识蒙眬,心肺及肝脾无异常。宫底脐上 3 指,未听到胎心。双肾叩击痛(一),双下肢水肿。实验室检查:血尿素氮 10.3mmol/L,二氧化碳结合力 12mmol/L,血钾 5.8 mmol/L,血钠 128mmol/L,尿糖(+),尿蛋白(一),尿酮体(+)。白细胞计数 $24.6×10^9/L$,中性粒细胞 0.8,淋巴细胞 0.2。诊断:妊娠死胎合并感染,妊娠肾病。予以抗生素及 10% 葡萄糖注射液静脉滴注,并纠正酸中毒、利尿、吸氧治疗,病情未见改善,渐出现昏迷。8 小时后复查尿素氮 16mmol/L,二氧化碳结合力 6mmol/L,血钾、钠同前,尿糖(卌),尿酮体(卌)。修正诊断:妊娠死胎感染,糖尿病酮症酸中毒昏迷。经用胰岛素治疗患者意识渐清晰,于第 5 天死胎娩出。

### 【误诊剖析】

(1)没有认识到糖尿病酮症酸中毒可以无糖尿病病史,且可在妊娠的诱发因素下、应激情况下发病,严重威胁产妇和胎儿的健康,这点易被忽略而误诊。

(2)没有认真分析糖尿病酮症酸中毒的化验结果,并主观认为意识蒙眬为感染、高热所致,这也是误诊的原因之一。其结果是在治疗中大量使用含糖液体,造成病情迅速加重。

(田春芳)

## 二、妊娠合并肝硬化腹水误诊为腹腔妊娠教训剖析

### 【病情摘要】

患者,女,30 岁。以停经 8 月余,伴腹胀、腹痛、下肢水肿、心悸气短 1 周入内科诊治。查体:体温 36.5℃,脉搏 80 次/分,血压 98/68mmHg。营养差,慢性病容,心肺未见异常。腹部膨隆,触诊宫底不清,右下腹可闻及胎心音,胎儿肢体表浅。宫颈软,着色明显,探宫腔仅 7cm,故诊断为腹腔妊娠行剖腹术。术中证实为宫内妊娠 8 个月,腹腔液体经检查为肝硬化腹水,关腹,患者出院后在家中自然分娩,母婴健康。

### 【误诊剖析】

原发性腹腔妊娠比继发性腹腔妊娠更为少见,它们都有共同的临床表现,本例产前不但产

科检查不完善,而且对全身状况的了解特别是对极易鉴别的肝硬化腹水也未考虑,只凭所谓"B超"的诊断贸然手术,其教训极为深刻。

(田春芳)

## 三、妊娠合并肾盂肾炎误诊为先兆子痫教训剖析

**【病情摘要】**

患者,女,34 岁,经产妇。因停经 10 个月,全身抽搐 1 小时伴昏迷入院。入院查体:血压 220/120mmHg。尿液检查:尿蛋白($+\!\!+$),白细胞($+\!\!+$),红细胞($+$),管型($+\!\!+$),非蛋白氮 47.8mmol/L。初步诊断:先兆子痫。给予对症处理。体温波动于 38~39℃,治疗约 1 周死于尿毒症。追问过去有高血压史,本次妊娠早期即有气促头晕、视物模糊等表现。尸体解剖为慢性单纯性双侧肾盂肾炎,未发现有先兆子痫病理改变。

**【误诊剖析】**

本例误诊主要是询问病史不详。此患者过去即有高血压病史,只要想到高血压发生于孕早期,有继发于肾盂肾炎的可能,给予尿细菌定量培养,可支持肾盂肾炎之诊断。其次,本患者在孕早期就产生气促、头晕、视物模糊等异常表现,住院期间体温 38~39℃,用妊娠高血压综合征来解释则不太可能,也不支持诊断。

(田春芳)

## 四、妊娠合并低血钾软病误诊为电解质紊乱剖析

**【病情摘要】**

患者,女,22 岁。因停经 8 个月,四肢无力、恶心呕吐月余,发热 1 周入院。患者已服用粗制棉油 2 个月。呕吐为胃内容物,不思饮食,有多饮、多尿、发热表现。夜间常有小腿腓肠肌痉挛发作,按摩后好转。查体:体温 38℃,心肺无异常,四肢软瘫,双下肢无水肿。宫高 30cm,腹围 90cm,胎心 140 次/分。化验:血常规正常。尿蛋白($+\!\!+$),血清钾 3.0mmol/L。诊断:妊娠 8 个月,孕$_1$产$_0$,脱水,电解质紊乱。予以 50%葡萄糖注射液、5%碳酸氢钠、常规剂量补钾等治疗,病情不见好转,瘫痪反而加重。行心电图检查有心律失常及低钾表现。经内科会诊考虑为低钾性软病。经大量补钾等对症治疗,并停用粗制棉油后 1 周,痊愈出院。

**【误诊剖析】**

低血钾软病是一种在我国南方地区流行,以四肢对称性软瘫及血清钾<3.5mmol/L 为主要表现的疾病。发生在女性患者的妊娠时,容易误诊。其误诊原因有:①对本病认识少;发生在妊娠中、晚期的胃肠道症状;不明原因的发热,多饮,多尿,纳差;尿常规提示肾实质受损又排除了肾性原因,进一步检查有血清钾降低和心电图异常表现应高度可疑低血钾软病。②妊娠期反应和并发症与低血钾软病的症状颇相似,二者不易鉴别;如本例认为是由于胎儿的营养需要,母体长期偏食,以及恶心呕吐导致脱水、电解质紊乱、低钾性无力。③患者的妊娠在先,低血钾软病在后,妇产科医师考虑诊断时受"先入为主"思想指导,把低血钾软病表现归因于妊娠。低血钾软病发病急而快,几十小时内达到高峰,而本例起病隐袭,进展缓慢。

(田春芳)

### 五、围生期心肌病误诊为妊娠中毒症并心衰剖析

**【病情摘要】**

患者,女,30岁,孕₂产₁。妊娠9个月因心悸、气促、头痛、双下肢水肿7天入院。查体:脉搏121次/分,呼吸30次/分,血压150/90mmHg,急性重病容,呼吸困难,口唇明显发绀,颈静脉怒张,肺部呼吸音粗糙,两下肺可闻及湿啰音,心尖搏动不弥散,心界稍向左下扩大,心率121次/分,律不齐,可闻及期前收缩,心尖区可闻及收缩期杂音,肝大右肋下4cm,肝颈回流征(+),双下肢膝以下高度水肿,尿常规检查:蛋白(卌),红细胞1~5/高倍,白细胞0~3/高倍,心电图检查示:房性期前收缩,S-T段下移,T波Ⅱ、Ⅲ、aVF低平。入院诊为妊娠中毒症并心衰,立即予吸氧、利尿、强心降压治疗,病情迅速改善。产后12天X线检查示:心脏向两侧扩大,肺淤血。根据患者起病时间、症状、体征确诊为:围生期心肌病。

**【误诊剖析】**

本例误诊主要是有心悸、气促、下肢水肿、蛋白尿、高血压等表现,与妊娠高血压综合征并心衰有相似之处。但二者是有区分的。妊娠高血压综合征合并心衰时的心脏病理改变为:心肌呈点状出血,局限性坏死,心肌间质水肿,冠状动脉血管弹力膜增厚。围生期心肌病则示心肌断裂,变性,纤维化,但心肌无坏死及血管改变。基于二者心脏病理改变不同,导致临床表现亦不同。妊娠高血压综合征以左心衰竭为主,发作前数日患者常有水肿加重现象,发作常是突然的,患者常在卧床休息及睡眠中突然发生左心衰竭症状。同时有高血压及蛋白尿,但无心脏扩大。围生期心肌病多呈亚急性起病,半数合并有右心衰表现,心脏显著扩大,但无显著高血压及蛋白尿。

(田春芳)

### 六、主动脉夹层分娩后CT血管造影特殊检查的告知不足损害启示

**【病情摘要】**

2014年1月18日,李因先兆早产就诊于附属医院产科,并于2014年1月20日出院。2014年2月17日李再次入住附属医院产科,经诊断为孕38周、主动脉夹层A型(夹层累及升主动脉)、非风湿性主动脉瓣关闭不全、肺动脉高压、胎膜早破、孕₄产₂孕38$^{+3}$周。于2014年2月17日产下一名男婴(李某)并于2014年2月28日从该院心脏大血管外科出院,共计住院11天。李于2014年3月7日至2014年3月18日在附属医院门急诊进行诊治,并于2014年3月18日再次住入附属医院ICU,经诊断为主动脉夹层、心力衰竭、肝性脑病、肾功能不全、休克、肺部感染、呼吸衰竭。于入院当日死亡。

**【法院处理】**

经委托某司法科学证据鉴定中心对李的特殊检查与死亡之间是否存在过错及因果关系进行鉴定,该司法鉴定中心于2015年7月15日出具〔2015〕临鉴字第80号司法鉴定意见书,鉴定意见部分载明如下。

(1)附属医院对被鉴定人李进行CTA特殊检查的医疗行为之中,该特殊CTA检查具有诊断主动脉夹层的作用,但医院在实施该特殊检查的告知方面存在过错,且为何两次下达实施

CTA 检查的原因不明。

（2）依据现有病历材料,被鉴定人李死亡结果符合肝内胆道系统病变及肾损害的作用下因其多脏器功能衰竭死亡。其中 CTA 特殊检查亦可是肾损害因素之一,故其死亡结果与 CTA 特殊检查具有一定因果关系。

该鉴定书分析说明中第三部分即"关于 GGT 和直接胆红素快速、显著升高的原因分析"中载明"本案病历材料之中见医院方就该项临床检查向死者方出具书面告知文书,但签字人不符合医院告知程序要求"。某鉴定中心于 2015 年 12 月 2 日出具(2015)第 101 号《关于临鉴字第 80 号司法鉴定意见书的补充说明函》,载明"损害后果中因果关系程度的评定,实际上属于目前法医临床学领域中最具有争议的工作,不同诉讼参与人或不同鉴定机构鉴定人可具有各自的评价观点;本次鉴定认为该因果关系程度评定本质是建立在鉴定人内心评断基础上的一种学理性观点,不能与审判确定民事赔偿程度完全相同,是供法官审判确定民事赔偿的参考依据之一。本案鉴定人认为该案件因果关系程度评定需要考虑因素有:①孕妇自身病情复杂,且主动脉夹层病情随时具有猝死的可能性;②肝内胆汁淤积或阻塞病情本身具有诊断和治疗的相当难度,其原发病因不详;③医院方的过错作用;④本案未实施尸体剖验的因素;⑤死者方是否配合行 MRCP 的因素。基于以上因素的分析,本次鉴定认为:医院医疗过错与被鉴定人死亡结果的因果关系程度,从法医学立场分析介于次要与同等因果关系程度范围,是否妥当供法庭审理裁定参考。"

李母为此支出鉴定费用 12 000 元。以上事实有(2015)临鉴字第 80 号司法鉴定意见书、(2015)第 101 号《关于〔2015〕临鉴字第 80 号司法鉴定意见书的补充说明函》证明。再查明,2014 年 2 月 18 日,附属医院就李病情及治疗方案进行医患沟通,内容如下:①今日行主动脉增强 CT,尽快明确诊断;②下病危,密切监测患者病情变化;③择期手术。并制作医患沟通记录,该沟通记录载明"患者病情严重,随时可能出现呼吸衰竭、多器官功能衰竭、主动脉夹层破裂出血、猝死可能,已告知家属,且已知晓病情;主任医师查房要求今日行主动脉增强 CT,尽快明确诊断;但家属拒绝行主动脉增强 CT 检查,因此带来的不良后果自负,家属签字",该医患沟通记录由李母刘凤枝签名。附属医院《CT 室接受碘造影剂志愿书》载明"本科采用的各种碘造影剂,一般安全可靠,不会发生药物反应。但有极少患者,由于有特异体质可能会发生各类型过敏反应,最严重者为过敏性休克或死亡。各种现代医疗措施,尚难实现预防。故在进行造影检查或计算机体层扫描(CT)检查前,需办理'同意给药'的签字手续。请患者及亲属予以协助。如同意,若发生上述意外与医院无关。"该志愿书患者家属签字一栏由李三根签名,与患者关系一栏填写为"哥哥"。附属医院在进行特殊检查告知时并未核实签署知情书的人员是否为患者近亲属。附属医院全身动脉血管造影预约单载明定于 2014 年 2 月 20 日进行增强 CT 检查。以上事实有医患沟通记录、《CT 室接受碘造影剂志愿书》、全身动脉血管造影预约单在案证明。

判决:①附属医院于本判决生效之日起十五日内赔偿刘医疗费、死亡赔偿金等各项费用共计 236 996.31 元;②附属医院于本判决生效之日起十五日内赔偿白××被扶养人生活费 26 086.2 元,赔偿李某被扶养人生活费 65 787.75 元;③驳回刘的其他诉讼请求。

【损害启示】

（1）主动脉夹层指主动脉腔内血液从主动脉内膜撕裂处进入主动脉中膜,使中膜分离,沿主动脉长轴方向扩展形成主动脉壁的真假两腔分离状态。本病少见,发病率每年每百万人口

5～10 例,高峰年龄 50—70 岁,男:女(2～3):1。65％～70％在急性期死于心脏压塞、心律失常等,故早期诊断和治疗非常必要。CTA 是 CT 血管造影,也是非创伤性血管成像技术,需要将显影剂注入血管里来成像,三维显示颅内血管系统。做 CTA 检查需要注射造影剂的如果肾功能不好,是可能导致造影剂排泄障碍而影响人的身体。但是这个影响是很小的,对以后的生育不会有任何影响。

(2)结合本例,进行 CTA 特殊检查的医疗行为之中,该特殊 CTA 检查具有诊断主动脉夹层的作用,但医院在实施该特殊检查的告知方面存在过错,两次下达实施 CTA 检查的原因不明。CTA 特殊检查亦可是肾损害因素之一,其死亡结果与 CTA 特殊检查具有一定因果关系。

(田春芳)

# 第四章

## 产科检验损害启示

### 一、产检无创 DNA 正常，出生后发生染色体平衡易位智力落后等畸形损害启示

**【病情摘要】**

吴某夫妇都是 80 后，妻子张某有身孕后于 2012 年 12 月初到广西某医院立卡进行孕期检查。2013 年 1 月的一次产检提示，张某唐氏综合征高风险，建议到妇幼专科医院进行产前诊断。随后，张某到广西某妇幼保健院进行检查，但仅针对胎儿 21 号染色体、18 号染色体、13 号染色体等 3 种染色体三体型综合征进行产前检测。检测结果显示，这 3 种染色体三体型未见明显异常。

但在医嘱中医师特别强调，该检测不能排除其他染色体异常、基因组异常、基因突变所致的遗传病引起的智力障碍、畸形等疾患；如需排除其他染色体异常，建议选择羊膜腔穿刺或脐带血穿刺胎儿染色体检测等。而张某选择了回到广西某医院进行常规产检。

2013 年 2 月底，张某再次到广西某医院产检，B 超显示胎儿四肢长骨（不包括指、趾长骨），不能排除胎儿手指、脚趾的异常，骨骼系统畸形的诊断准确率或检出率较低等。孕妇对超声检查胎儿的局限性已知晓，张某也签署了胎儿超声检查知情同意书。此后，张某一直按时产检，检查也未发现异常。

2013 年 6 月中旬，张某在广西某医院顺利产下一女婴小丽。小丽患有先天性马蹄足、双足内翻。更让人难以接受的是，小丽和其他孩子相比，发育明显迟缓，头控不稳，不会翻身。吴某夫妇带着小丽多次到医院检查，直到小丽 1 岁时，到广西妇产医院做基因检测，结果显示小丽同时有两个染色体末端交异，导致小丽智力落后，发育迟缓，面部畸形，耳力损害等多发畸形。医师推测，是吴某夫妇一方染色体平衡易位所致。

对这个结果，吴某夫妇并不接受，他们认为这一切都是广西某医院造成的。2014 年 6 月，吴某夫妇将广西某医院告上南宁市某区法院，索赔医疗费、残疾赔偿金及后续治疗费等各项损失 50 余万元。

**【法院处理】**

法庭上，吴某夫妇说，孕期他们多次到广西某医院产检，在检查出单脐动脉（正常胎儿的脐带血管中有 2 条脐动脉、1 条脐静脉，如果只有一条脐动脉和一条脐静就称为单脐动脉，单脐动脉的胎儿有可能伴有染色体异常。）时医师未引起足够重视，也未告知单脐动脉伴发胎儿多

发畸形的高危风险。而医学界早已有共识,单脐动脉伴发胎儿其他结构畸形的发生率远远高于正常胎儿。某医院未就此告知,未尽高度注意及充分告知义务,致使畸形的小丽出生,这与医院的疏忽有一定的因果关系。

而且,在对胎儿进行的3次B超检查中,也未检查出胎儿双足存在畸形。根据当前医学影像学技术和医院的技术实力,足以在3次B超产检中发现和诊断出胎儿存在先天性双足内翻畸形。但因某医院未尽高度注意义务,而没有诊断出胎儿的畸形。该医院应该承担赔偿责任。

广西某医院则认为,小丽的足部先天畸形及发育迟滞,并不是其医务人员错误医疗行为导致,对张某的产检及孕情的观察,该医院已尽责任和如实告知义务。张某建卡时初检一般情况尚可,非高龄,头胎,无流产、死产等异常孕产史,亦无身体各系统特殊疾病史,参照《高危妊娠评分标准》不属于高危妊娠。孕期按规定产检,在17周时产前筛查提示唐氏综合征高危后,医院给予告知并建议到有产前诊断资质的妇幼专科医院进行产前诊断等,该医院已尽到高度注意义务。

该医院还认为,小丽患先天性足内翻畸形及其他病症,并非单脐动脉所致,而是其染色体先天缺失和异常,影响后天脏器及智力发育所致。对于足内翻畸形,足部关节发育是个动态过程,中晚孕期两次超声检查胎儿宫内体位不理想,受多种不利因素影响或限制,目前足内翻在产前确定诊断仍有一定的漏诊率,但如果没有合并其他重度出生缺陷,单纯足内翻大多是可以通过手法及手术矫正的,不会导致残疾。由此,该医院没有违反孕产期医疗常规,不存在过错。

一审判决:医院已尽告知义务,不存在漏诊。

在该案审理过程中,吴某夫妇申请进行医疗过错司法鉴定。法院依法委托南宁市××司法鉴定所进行鉴定。2015年12月10日,该所出具了鉴定意见书:在张某产检过程中,广西某医院已履行了知情告知责任,该医院在张某的产前实施的诊疗行为中不存在过错。

据此,一审法院认为,根据鉴定意见援引的产前超声检查指南,目前B超产前检查的诊疗水平对骨骼系统畸形的诊断率或检出率存在局限性,不能确保必然查出胎儿所有的畸形可能。因此,吴某夫妇指责广西某医院未能查出患儿先天畸形,并负有过错的主张,法院不予支持。

至于广西某医院是否充分履行告知义务,经查,对于可能产生唐氏综合征的畸形风险,该医院确已建议到区妇幼进行进一步筛查,已经履行了告知义务。对于吴某夫妇主张单脐动脉伴发其他结构畸形的发生率明显高于双脐动脉胎儿,法院认为,根据鉴定意见和现有医学文献可以了解到,单纯的单脐动脉现象并不是提示胎儿发育异常和染色体异常的直接依据。换言之,单脐动脉与胎儿畸形之间并无直接必然的因果关系。虽然从概率上分析,可以确信单脐动脉胎儿的其他结构畸形发生率较高(鉴定意见称达约49.3%),但对于医方而言,不能苛责其在产检时做出确保最终结果的预测,医者仅能不断通过进一步检查排除其他可能。

由此,一审法院认为,广西某医院已尽诊疗义务,小丽的先天性残疾并非该医院漏诊所致。遂驳回吴某夫妇的诉讼请求。

二审判决:孕妇自身疏忽检查有错,医院无须担责。

吴某夫妇不服,上诉至南宁市××人民法院,并将索赔金额提高到130余万元。今年5月,该案在南宁市××公开审理。

南宁市××人民法院认为,一般情况下,孕妇在怀孕期间要进行产前检查,经产前检查,发现或怀疑胎儿异常的,应当对孕妇进行产前诊断。产前诊断是指对胎儿进行先天性缺陷和遗传性疾病的诊断。经产前诊断胎儿患有先天性缺陷和遗传性疾病的,应向夫妻双方说明情况,并提出终止妊娠的医学意见。产前诊断须由具有相应资质的医疗机构进行诊断,广西某医院不具有产前诊断的资质。2013 年 1 月该医院给张某做产前筛查后建议张某到妇幼专科医院行产前诊断。

2013 年 1 月底,张某到广西某妇幼保健院进行产检,但仅针对胎儿 3 种染色体三体型综合征进行产前检测。该检测机构出具检测结果医嘱中特别提示,该检测不能排除其他染色体异常、基因组异常、基因突变所致的遗传病引起的智力障碍、畸形等疾患;如需排除其他染色体异常,建议选择羊膜腔穿刺或脐带血穿刺胎儿染色体检测等产前诊断。

但张某收到该报告后,并未遵照建议和医嘱进一步行羊膜腔穿刺或脐带血穿刺胎儿染色体检测等产前诊断,最终将有先天缺陷的胎儿产下。而小丽出生后,经广西妇产医院基因检测显示,小丽同时有两个染色体末端交异,推测父母一方染色体平衡易位所致。由此可证实小丽多发畸形是因为染色体异常所致,若经产前诊断是可以诊断出来的。

由此,广西某医院已尽告知义务,吴某夫妇主张广西某医院存在过错致使其生出有畸形的胎儿,理由不成立,法院不予支持。

至于张某进行产前超声检查未查出胎儿双足内翻畸形是否侵害吴某夫妇选择权问题。法院认为,受现有医学条件限制,目前超声检查存在一定局限性。而广西某医院已告知了风险,履行了告知义务,张某也已签署知情同意书。再者,如果胎儿仅仅是双足内翻畸形,也并非是终止妊娠的必要条件。南宁市××人民法院遂判定:驳回上诉,维持原判。

**【损害启示】**

(1)单脐动脉伴发胎儿其他结构畸形的发生率远远高于正常胎儿,发现后产检单位应高度注意及用文字充分告知。

(2)针对胎儿 3 种染色体三体型综合征进行产前 DNA 无创检测。若无异常,要注意书面告知该检测不能排除其他染色体异常、基因组异常、基因突变所致的遗传病引起的智力障碍、畸形等疾患;如需排除其他染色体异常,建议到有产前诊断资质,选择羊膜腔穿刺或脐带血穿刺胎儿染色体检测等产前诊断。

(田春芳)

## 二、住院分娩查出乙型肝炎没告知患者注意事项损害启示

**【病情摘要】**

2000 年 7 月 10 日 8:00 原告胡××入住××县中医院待产,被告为胡××抽血进行肝功能检查。2000 年 7 月 12 日,肝功能结果为乙型肝炎表面抗原阳性。同日,对胡××实施剖宫产,梁××出生。同月 19 日,胡××、梁××出院。胡××于 2006 年 6 月 5 日在被告档案室查阅自己的病历时,才得知在生梁××入住被告医院时,被告已查出自己患肝病的事实,但被告未将这一事实告知胡××,也没有提醒胡××任何注意事项和采取对婴儿的相关预防措施。现梁××患有乙型肝炎"大三阳",每年需进行定期复查,3 个月一次,每年共 4 次,还需服保肝护肝药品,梁××现满 7 岁,到 18 岁还有 11 年,加 2007 年已复查一次,购护肝药品,共需 12 年。2007 年 11 月 27 日,梁××到××市一人民医院进行复查,复查费用为 460.4 元,复查费共计 460.4 元×4 次×12 年＝22 099.2 元,保肝护肝药(乙肝健片)费用为 46.8 元/盒,每盒 A、B 各 1 瓶,每瓶 60 片,每月药费(30 天×18 粒÷120 粒)×46.8 元/盒＝210.6 元,12 年药费

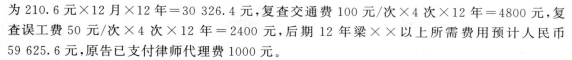

为 210.6 元×12 月×12 年＝30 326.4 元,复查交通费 100 元/次×4 次×12 年＝4800 元,复查误工费 50 元/次×4 次×12 年＝2400 元,后期 12 年梁××以上所需费用预计人民币 59 625.6 元,原告已支付律师代理费 1000 元。

**【法院处理】**

2007 年 6 月 20 日,被告提出申请,要求进行司法鉴定,本院委托某法医学司法鉴定中心进行司法鉴定。2007 年 10 月 10 日,该中心做出 2007-0699 号司法鉴定检验意见书。

××县人民法院一审认为,胡××入住被告医院待产,产前被告为原告进行了肝功能检查,肝功能结果显示胡××为乙型肝炎表面抗原阳性,但被告未将这一结果告知胡××,也未提醒胡××任何注意事项和采取对婴儿的相关预防治疗等医疗措施,使梁××7 岁时才检查发现乙型肝炎"大三阳"。虽然感染乙型肝炎的途径很多,不能确定梁××究竟是哪一种感染途径所致,但是被告未履行这一应尽的告知义务,属医疗过错,违反了《医疗事故处理条例》第十一条规定:"在医疗活动中,医疗机构及其医务人员应当将患者的病情、医疗措施、医疗风险等如实告知患者,及时解答其咨询;但是应当避免对患者产生不利后果。"因被告的过错导致胡××没有对梁××及时采取相应的预防措施,阻止出生后感染,如预防接种等,对梁××感染乙型肝炎应负一定的责任。2007-0699 号司法鉴定检验意见书客观、公正,本院予以采信。胡××作为梁××的监护人,在梁××出生后应进行预防接种,加强防范,本人应引起重视,这是监护人的义务,梁××所患乙型肝炎"大三阳",监护人监护不力也是一个因素,也不能排除与母体胡××本身所患乙型肝炎有一定关系。据此,应适当减轻被告的赔偿责任。根据胡××提交的医学资料,梁××所患乙型肝炎"大三阳"每 3 个月应复查一次,并长期服用保肝护肝药品,因梁××年幼,后期复查、护肝暂定 12 年,请求支付梁××复查费、保肝护肝药品费、误工费、交通费合计人民币 59 625.6 元,原告提出的这一请求有相关医学资料证实,护肝药品仅服用了一种,误工、交通费比较合理,被告亦未提出相应证据予以反驳,本院予以采信。原告请求被告赔偿律师代理费 1000 元,该项费用是因本案实际支出的费用,且数额不大,本院予以支持。梁××合计损失为 60 625.6 元。被告的过错给梁××造成了一定程度的精神损害,梁××请求被告赔偿精神损害抚慰金,本院予以支持,但其请求 15 000 元过高,本院酌情考虑 10 000 元。胡××本身患有乙型肝炎,与被告未履行告知义务无任何因果关系,其请求被告赔偿其精神损害抚慰金,无任何法律根据,本院不予支持。关于诉讼时效,原告于 2006 年 6 月 5 日才发现自己被侵权的事实,至原告于 2007 年 6 月 1 日即起诉之日不到一年,没有超过诉讼时效,故对被告提出的该案已超诉讼时效的辩称意见,本院不予采纳。依照《中华人民共和国民法通则》第一百一十九条、第一百三十一条、最高人民法院《关于审理人身损害赔偿案件适用法律若干问题的解释》第十八条、第十九条,最高人民法院《关于民事诉讼证据的若干规定》第二条,参照《医疗事故处理条例》第十一条之规定,判决:①梁××至 18 岁时的损失人民币 60 625.6 元,由××县中医医院赔偿 70%,即 42 437.92 元;②××县中医医院赔偿梁××精神损害抚慰金人民币 10 000 元;③驳回梁××、胡××的其他诉讼请求。案件受理费 2100元,鉴定费 4866 元,合计人民币 6966 元,由××县中医医院负担 4880 元,梁××、胡××负担 2086 元。

××县人民法院再审查明,2000 年 7 月 10 日,原告胡××入住被告××县中医医院待产,被告为胡××进行了检查,认为胡××难产需要剖宫产。经胡××同意,被告决定对胡××实施剖宫产;同时,被告为胡××进行了手术前的肝功能检查,但在手术前未有检查结果。2000年7月12日,经剖宫产手术,梁××出生,同月19日,胡××、梁××母子出院。2000年7月12日,××县中医医院为胡××检查的肝功能检验结果为乙型肝炎表面抗原阳性,但未将这一结果及时告知胡××。2006年5月,胡××与其姐姐在××县人民医院进行身体检查时发现有乙型肝炎,随后又将梁××送往医院进行检查,才发现梁××也患有乙型肝炎(大三阳)。2006年6月5日,胡××即到当年自己入住待产的医院即××县中医医院查阅自己的病历,才得知自己当年在生梁××入住××县中医医院时,被告已查出自己患乙型肝炎的事实,但未告知自己。2007年6月20日,根据××县中医医院的申请,本院委托某司法鉴定中心进行司法鉴定。该中心于2007年10月10日做出临床-2007-0699号司法鉴定检验意见书,鉴定结论为:①梁××7岁时才检查发现乙型肝炎"大三阳",因乙型肝炎的感染途径很多,产程传播、产后传播只是一个方面,宫内传播也是一个重要的感染方式。另外,社会感染、医源性感染因素均不能排除,故不能确认究竟是哪一种感染途径所致。②梁××的母亲在医院生产时检验有乙型肝炎,医方未履行应尽的告知义务,属医疗过错。③上述过错导致梁××的母亲没有及时采取相应的预防措施,阻止出生后感染,如预防接种等,对梁××感染乙型肝炎应负一定的责任。司法鉴定费为4866元,原告已付1866元,被告支付3000元。2007年11月27日,梁××再次到××市一人民医院进行复查,确诊为乙型肝炎(大三阳),复查费用共460.4元。

　　××县人民法院再审认为,胡××入住××县中医医院待产,因难产需剖宫产,手术前,××县中医医院已为胡××进行了肝功能检查,但检查结果出来后,××县中医医院未将胡××乙型肝炎表面抗原阳性的结果告知胡××,也未及时提醒胡××生产后的任何注意事项和采取对婴儿的相关预防治疗等措施,××县中医医院未尽告知义务,属医疗过错。梁××2006年被查出患乙型肝炎(大三阳),按照某法医学司法鉴定中心的司法鉴定结论,虽然不能确认梁××患乙型肝炎是何种途径感染所致,但由于××县中医医院的上述医疗过错,以至于胡××没有对梁××及时采取相应的预防措施,阻止出生后感染,如预防接种等。××县中医医院应对梁××感染乙型肝炎负一定责任。胡××作为梁××的母亲,在怀孕时未及时检查出自己患乙型肝炎,提前采取预防措施,在梁××出生后又未进行预防接种,加强防范,以至于梁××被感染乙型肝炎。因此,胡××对梁××患乙型肝炎应负主要责任。原审认定的梁××至18周岁时止的乙型肝炎治疗费60 625.6元,其中仅有460.4元是已经实际发生的医疗费用,其余均是未实际发生的后续治疗费用,没有鉴定结论或医疗机构证明作为依据,另有1000元系原告的律师代理费,不应列入赔偿。梁××不存在误工费,其交通费没有提供相关依据证实,梁××的损失应仅限已实际发生的乙型肝炎检查治疗费用。因此,原审判决认定事实不清,处理不当,应予纠正。胡××并非本案受害人,其要求××县中医医院赔偿精神损害抚慰金于法无据,对其请求应予驳回。至于梁××的精神损害抚慰金,应当根据侵权人的过错程度、具体情节、造成的后果及本县平均生活水平来确定,其要求赔偿15 000元精神损害抚慰金过高,本院酌情考虑8000元。××县中医医院辩称已尽告知义务,将胡××患乙型肝炎的事实告知本人,但胡××予以否认,××县中医医院亦无充分证据证实其已履行告知义务,故对××县中医医院的辩解不予认可。关于诉讼时效,原告于2006年6月5日才发现自己被侵权的事实,至原告于2007年6月1日起诉之日不到一年,没有超过诉讼时效,故本院对××县中医医院提出本案已过诉讼时效的辩解不予采纳。

　　梁××、胡××上诉称,××县中医医院并未提供证据证明对胡××检查结果结论出来的时间,一审法院认定该结论系胡××生小孩后出来的,属认定事实错误。梁××出生后,胡××选择离家较近的妇幼保健院按规定对其定期注射了各项疫苗接种,但一审法院却错误地认定梁××出生后未进行预防接种。医学资料表明,乙型肝炎"大三阳"患者应每三个月复查一次,并服用保肝护肝药品,因此复查费、药品费及复查产生的误工费、交通费都属于必然发生的后续费用,一审法院在没有进行任何核实的情况下就断称属于无法鉴定之列不予受理,剥夺了上诉人的合法权利。××县中医医院在查出胡××患有乙型肝炎后,未及时告知,在对胡××实施剖宫产时未采取任何措施以避免产程感染,亦导致胡××在小孩出生后未采取任何防患措施,致使梁××丧失最佳免疫时机。××县中医医院负有过错,应承担全部赔偿责任。由于××县中医医院的医疗过错行为,给上诉人造成严重的精神损害,应予赔偿。综上,一审法院再审判决认定事实不清,责任划分不当,请求二审法院改判××县中医医院赔偿梁××至18岁时的复查费、保肝护肝费、误工费及交通费等各项损失,并赔偿上诉人精神损害抚慰金各15 000元。

××县中医医院答辩称,乙型肝炎感染的途径有多种,现并无证据证明梁××感染乙肝是胡××传染。要求被上诉人承担全部赔偿责任没有依据。

本院二审时,双方当事人均未提交新的证据。本院二审在确认一审法院查明事实的基础上,补充查明以下事实:梁××、胡××于2007年6月1日向一审法院提起诉讼,要求判令××县中医医院赔偿50 000元及精神损失10 000元,并承担全部诉讼费用。一审法庭辩论终结前,两原审原告又变更诉讼请求,要求判令原审被告支付复查费、保肝护肝药费及后期治疗费用、误工费和交通费等共计59 625.6元,赔偿原审原告精神损失各15 000元并承担全部诉讼费用。

**【损害启示】**

(1)《医疗事故处理条例》第十一条规定:在医疗活动中,医疗机构及其医务人员应当将患者的病情、医疗措施、医疗风险等如实告知患者,及时解答其咨询;但是应当避免对患者产生不利后果。

(2)结合本例,进行肝功能检查后,未及时得出检查结果,且在检查结果出来后,又未将乙型肝炎表面抗原阳性的结果告知患者,亦未及时提醒生产后的注意事项和对婴儿采取相关预防治疗等措施,存在明显过错。

(田春芳)

## 三、医院孕检错误查出性病致高龄孕妇人工流产损害启示

**【病情摘要】**

××今年35岁,丈夫42岁,结婚10年夫妻一直盼望能有一个孩子。按正常的生育年龄,他们夫妇都属高龄人群了。据××介绍,9月25日她到长沙某医院不孕不育专科检查。医师简单地问她什么时候来的例假,以前怀过孕没有,就让做了细菌性阴道炎检查。第二天化验报告显示:"支原体阳性"。××怎么也不敢相信这一结果,于是质问主治医师,自己洁身自好,怎么会得这个病呢?主治医师说,你能保证你丈夫不会传染给你?于是,××给自己开药的同时也为丈夫开了些药回家,并按药品说明书服用了医师开的药。9月28日,觉得冤枉的丈夫为了证明自己的清白,独自去医院做了支原体检查,结果显示阴性。××看了丈夫的检查结果,

开始怀疑当初某医院的诊断有误。10月6日,××来到湘雅某医院再次做了支原体检查。化验报告显示支原体阴性。与此同时,××还做了妇检,B超检测自己怀孕已40多天。××把自己怀孕的喜讯告诉了丈夫,好让丈夫分享自己的喜悦。但丈夫查看××服用的药物氟康唑片说明书表明,该药品高剂量给予动物时可出现流产、死胎增多、幼年动物肋骨畸形、腭裂等变化,属于孕妇禁用。夫妇俩来不及分享喜悦,"孕妇禁用"的字眼让他们一下子跌入了冰窖,××痛苦不迭。××和丈夫多次找长沙某医院交涉赔偿事宜,长沙某医院也承认了自己的失误。为了不使未来的宝宝一出生就不健康,××只好选择到省某医院做人工流产手术,这使××非常悲痛,而且这次人工流产手术意味着自己还要承担将来有可能终身不育的风险。长沙某医院也因自己的失误承担了人工流产手术费、B超等费用。10月21日,××的丈夫向某医院提出索赔150 000元的要求,并对该医院用实习医师给××看病提出了质疑。

**【调解处理】**

长沙某医院副院长讲,虽然给××女士看病的是一位实习医师,但院方的程序是规范的。医院愿意和××夫妇协商解决此事,对××女士提出的误工费、护理费、精神损失费进行赔偿。但认为索赔150 000元,院方不能接受××夫妇的要求。

**【损害启示】**

(1)支原体阳性?阴性?不同的医院可出现不同的结果,可能方法不同,实验和敏感度不一,出现假阳性和假阴性。诊断依据主要靠实验室检查,常用的有支原体培养、血清学检查、PCR检测三种。

(2)孕妇感染支原体后可在妊娠16—20周造成绒毛膜炎,导致晚期流产,早产或死产。所以在诊断孕妇感染支原体时要三思,一旦诊断可能导致引产,一旦误诊肯定产生纠纷。

(3)治疗真菌感染的药物氟康唑片,高剂量给予动物时可出现流产、死胎增多、幼年动物肋骨畸形、腭裂等变化,属于孕妇禁用。患者早期未确诊疾病之前不可乱用。

## 四、有DMD家族遗传史,怀孕5个月,未尽到应尽的风险告知义务损害启示

**【病情摘要】**

从懂事开始,陈某就知道自己和别人不一样,因为她身上携带家族遗传的DMD基因。这种病最奇特之处在于:女性携带者不会发病,而男性携带者的发病率为50%。对于这种疾病,国际医学界目前仍然找不到有效的治疗手段。1990年7月,陈某再次怀孕后既喜又怕,她担心胎儿携带DMD基因,尤其担心是个携带DMD基因的男孩。当得知上海市某医院能够鉴定胎儿是否带有DMD基因,怀孕5个月的陈某便找到医院做检查。同年9月,某医院派员陪同陈某到徐州一家医院做穿刺手术抽取血样,带回上海做鉴定。10月10日,医院出具了"杂项检验报告单",认为胎儿的相关指标均属正常,不带有DMD基因。在医师肯定答复下,陈某在1991年1月产下一名男婴。直到2000年10月,陈某才发现儿子表现异常:上楼梯很累,经常无故摔跤。她的心顿时提了起来:她不希望在第一个儿子身上发生的事再次发生。引起警觉的陈某与儿子再去某医院做检查。检验结论与1990年的检验大相径庭。医院确认陈某的儿子患有DMD病症。2002年4月,陈某起诉上海市某医院,要求赔偿经济损失人民币937 600

万元、精神损失费 200 000 元。陈某认为,正是由于院方错误的化验结论和不负责任的态度,才导致她生下患有 DMD 的儿子,给她和丈夫造成重大的经济和精神损失。

**【法院处理】**

某医院辩称,陈某所述事实不实。院方称,当时医院是出于同情才免费为陈某做基因鉴定。陈某来医院时已身怀六甲,实际上无法准确做基因鉴定。虽然医院出具的化验报告显示指标正常,但化验报告只能表明患病概率下降,不能表明完全正常。医院没有、也不可能向陈某做出可以生育的承诺。做母亲的陈某完全知道生育存在的风险,却未做人工流产手术。可见,生育的决定权在陈某手中。所产下的后代患病,完全是陈某自身带病所致,与医院无关。

法院则认定,上海市某医院在治疗过程上存在一定过错。首先,医院忽视了注意义务。陈某有 DMD 家族遗传史,医院也知道陈某怀孕 5 个月,产前诊断的准确率不高,但医院却对整个化验过程无任何记载,故难以排除化验本身存在问题。其次,医院方未尽到应尽的风险告知义务。医院在 1990 年左右成立了遗传学产前咨询课题组,说明他们对基因遗传问题仍处于研究阶段,而 DMD 产前诊断比基因鉴定的准确性更低。不确定性要求医院进行充分的风险告知,特别应对化验报告结果予以说明。审理中,医院方称已向陈某进行了风险告知,可无法举证证明,故应承担举证不能的法律后果。法院认为,陈某应当对生下患儿负直接和主要责任,因为生育儿子的最终决定权在陈某本人。法庭表示,任何医疗行为都存在风险和不确定性,胎儿基因化验单结论仅能作为一种参考,陈某要结合自身情况做出最终决定。而陈某的选择是相信化验单,结果生下了患儿,遗憾终生。

**【损害启示】**

(1)医院对有家族遗传病的孕妇要进行优生指导,引起重视,对遗传病的产前诊断的准确率不高,要对整个化验过程做好记录,因为一旦发生医疗纠纷,难以排除化验本身存在问题。

(2)医院应尽到风险告知义务,任何医疗行为都存在风险和不确定性。胎儿基因化验单结论仅能作为一种参考,要向患者说明后,让患者知情选择,不能让患者过分相信化验。

(3)遗传是指亲代与子代之间的相似,所以遗传与胎儿健康成长有着相当密切的关系,它是胎儿健康成长的基础。父母如患有遗传病,就有可能造成流产、死胎、畸形、智力障碍等不良后果。遗传性疾病的预防需从确定配偶前做起,通过婚前咨询、婚前检查来避免。如已结婚,则不应生育。已婚育龄夫妇如有下列情况之一者,应考虑有遗传病发生的可能:超过 35 岁,特别是超过 40 岁者,因高龄孕妇生产先天愚型婴儿的机会大增。以前生产过染色体异常婴儿者。双亲中任何一方有染色体异常者。近亲中有患先天愚型或其他染色体异常者。连续 3 次以上自然流产者。以前的婴儿发生过先天性畸形者。某些伴性遗传疾病需做性别鉴定者(性别鉴定须经有关部门批准)。以前的胎儿或双亲中有神经管缺陷者。

(4)对于有遗传病发生的可能性的孕妇,仍渴望孕育健康胎儿的夫妇,应与医师做详细探讨,并于怀孕 15—18 周(约 4 个月)时施行羊膜穿刺术,确定胎儿会不会发生遗传疾病。一旦查出胎儿有先天性遗传病,出生后无法存活或矫治者,应立即施行引产,中止妊娠。

(田春芳)

# 第五章

# 产科 B 超的误诊剖析与损害启示

## 一、中央性膜状胎盘 B 超误诊为部分性前置胎盘剖析

【病情摘要】

患者,女,24 岁。人工流产 4 次,第 5 次孕 28 周时出现无痛性阴道出血,似月经量,卧床休息后自止;31 周时再次出血,多于月经量。妇科体格检查:宫口未开,无宫缩。B 超检查示:胎儿及羊水未见异常,胎盘大,胎盘附着于子宫前壁、右侧壁及后壁中下段;前壁胎盘厚3.5cm,后壁胎盘厚 2.5cm,前壁胎盘下缘平行子宫颈内口,左后壁胎盘下缘覆盖宫颈内口的1/5。B 超诊断:部分性前置胎盘。患者再次出血 800ml,血压 60/40mmHg,胎心消失,即行剖宫产娩出一死女婴。术中见胎盘附着于除宫底外的全部子宫壁,约占子宫壁面积的 3/4;胎盘大,形态异常,与子宫壁粘连,徒手剥离对折后测量大小为 25cm×23cm;胎盘最厚处 3.2cm,主要位于左侧壁及前壁,最薄处 0.1cm×0.2cm,位于后壁及宫颈内口。最后病理诊断:中央性前置膜状胎盘。

【误诊剖析】

(1)中央性膜状胎盘病例罕见,不易想到。它是由妊娠早期应当萎缩的平滑绒毛膜部分的绒毛不萎缩而形成,常因胎盘供应胎儿营养不良而引起胎儿死亡,本例胎死宫内即是如此。

(2)膜状胎盘面积大,发育极差,厚度不均,形状异常,B 超对附着于子宫后壁及宫口处的蜕变部分检查非常困难。

(3)膜状胎盘和部分性前置胎盘孕期都具有反复性无痛性阴道出血表现,容易混淆。

(田春芳)

## 二、卵巢妊娠 B 超误诊为宫内胎儿发育迟缓剖析

【病情摘要】

患者,女,36 岁,第 1 胎。停经 40 天出现早孕反应,3 个月后有一次少量阴道流血,无腹痛,自愈。妊娠 5 个月初觉胎动。妊娠 8 个月余因腹胀、呕吐前来做 B 超检查:耻骨上见胎头光环,双顶径和胸腹横径均小于孕龄,胎心 150 次/分,胎盘附于子宫前壁,成熟度Ⅰ级,胎盘中央部母体面与宫壁间见一 2.3cm×1.0cm 液性暗区,于子宫右峡部见一 11cm×15.1cm 低回声区,上界与胎盘相连,突向宫腔,其内见不规则液性暗区。超声示:宫内胎儿发育迟缓,胎盘病变。停经 40 周时突然胎动消失,经胎心率监护仪检测诊断为死胎而行药物引产。因宫口持

续不开,腹部胀痛剧烈,行剖腹取胎。术中见子宫中位,如孕 2 个月大小,盆腔内有一似足月妊娠子宫大小之肿物,外观为卵巢组织,表面有不规则破裂口,局部见胎膜膨出。刺破胎膜,牵出一死婴,体重 2000g,羊水混浊,量少;胎盘附着于卵巢内,其大小为 26cm× 20cm×1.5cm;卵巢呈囊肿样,其表面与大网膜、阑尾及结肠粘连。最后病理诊断:卵巢妊娠。

**【误诊剖析】**

(1)本病罕见,超声工作者对其认识不足。超声检查胎盘附着壁完整,回声与宫壁回声相似。

(2)临床表现和输卵管妊娠相似:短期闭经或无闭经、妊娠反应,不规则子宫出血,腹痛,大量内出血,手术前很难确诊。

(3)术中确诊卵巢妊娠的标准是:患侧的输卵管必须正常,胎囊必须位于卵巢中,卵巢及胎囊必须经子宫卵巢韧带系于子宫,在胎囊壁为卵巢组织。

(田春芳)

## 三、单胎骶尾部畸胎瘤 B 超误诊为双胎

**【病情摘要】**

患者,女,25 岁。因停经 7 个月,伴腹部迅速增大半个月入院。诊断:双胎,羊水过多,先兆早产。患者妊娠过程顺利,停经 6 个多月,腹部增大较快,近半月来腹部明显膨隆,行 B 超检查诊断为双胎(一胎无脑畸形),伴羊水过多。入院后行 B 超再次检查,结果同前。入院第 3 天出现规律宫缩,肛诊宫口已开大 2cm,行人工破膜,流出淡黄色清亮的羊水约 200ml 后羊水不再流出,随即流出血性液体约 20ml,当即用手指探查,发现先露部表面凹凸不平,并流出类似脑组织样物,疑为无脑儿的脑组织流出。当该先露部大部分娩出时方知为一肿物连于胎儿骶尾部,娩出一 2000g 女死婴,之后羊水呈喷射状流出,量约 4500ml。当日抽血化验甲胎蛋白值明显增高。病理回报:畸胎瘤。

**【误诊剖析】**

本例 B 超的主要误诊原因是对胎儿骶尾部畸胎瘤的影像特征不认识。其特征是:实质部分占优势,含随意排列、大小不等、形态不规则的囊,因由不同组织构成而密度不一致,囊肿的边界不规则且有棱角,偶见有钙化区。

(田春芳)

## 四、胎儿多囊肾 B 超误诊为中孕合并葡萄胎

**【病情摘要】**

患者,女,24 岁。因停经 6 个月,腹部迅速增大伴下腹疼痛 1 周入院。查体:腹部膨隆,宫高剑下 3 指,右枕前,胎心好。B 超检查所见:胎头位于脐部,双顶径 6.4cm,未见完整胎体及胎心搏动,耻骨联合上方见宫内充满落雪状回声,内见多个小的液性暗区呈葡萄状,提示宫内中期妊娠合并葡萄胎。经引产臀位娩出一女畸形胎儿,巨大肾,右肾 15cm×9cm×8cm,左肾 10cm×8cm×7cm。病理诊断:先天性多囊肾。

**【误诊剖析】**

先天性多囊肾回声为小液性暗区,由于双侧巨大肾在宫内受压回声似葡萄胎回声,当时仅从图像改变作为诊断依据而忽视了病史,导致误诊。

(田春芳)

## 五、妊娠合并胎儿脑膜脑瘤 B 超误诊为附件囊肿

**【病情摘要】**

患者,女,25 岁。孕$_1$产$_0$,妊娠 39$^{+2}$ 周。因妊娠高血压综合征合并卵巢囊肿入院。妊娠 18 周有胎动,妊娠 28 周出现下肢水肿。妊娠 32 周开始产前检查,并先后 2 次行 B 型超声检查,均诊断为妊娠合并卵巢囊肿。入院前 1 周血压升高。查体:血压 172/105mmHg,水肿(卌),宫高 37cm,腹围 115cm 胎位,枕左前位,胎心 146 次/分,胎头已入盆,腹部未触及明显肿物。化验:尿蛋白(＋)。腹部超声检查:胎头位于耻骨联合上,双顶径 9.4cm,胎心搏动规律,子宫左侧可见 8.9cm×9.1cm 无回声区,边界规则,羊水深 4.4cm。B 超提示:晚期妊娠合并左侧附件囊肿。入院后予以对症治疗,血压降至 135/90mmHg,行子宫下段剖宫产术。先娩出一囊性肿物,大小为 19cm×15cm×13cm,随之娩出一男婴,婴儿与肿物共重 4500g,Apgar 评分 8 分。该肿物由后枕部突出,肿物根部形成一长 4cm 的蒂,蒂直径约 2 指。经神经外科会诊,诊断为脑膜脑瘤膨出。当即行切除修补手术。术中见肿物为液体,仅在蒂根部有少许脑样组织。术后患儿一般情况正常,8 天拆线,切口愈合良好,无漏液,出院。

**【误诊剖析】**

脑膜脑瘤妊娠期 B 超的声像图特征是明显的囊性肿块与颅骨相连,局部颅骨回声缺失,肿块内见脑实质回声。但此病例因蒂长,颅骨缺损小,在妊娠晚期羊水减少,胎头已入盆,脑膜脑瘤被挤向盆腔的一侧。因此,行 B 超检查时难以鉴别肿物的性质。患者为妊娠高血压综合征,腹壁水肿,腹部脂肪厚,这些增加了腹部触诊的困难,因此误诊而行剖宫产。

(田春芳)

## 六、4 次 B 超检查均未发现胎儿先天性复杂性心脏病损害启示

**【病情摘要】**

××因怀孕到××医院做孕检,于 2015 年 4 月 15 日、5 月 25 日、7 月 14 日及 7 月 28 日先后 4 次在××医院做了产前胎儿超声检查,均未发现胎儿有畸形。同年 7 月,××在××医院产下一名男婴,出生后出现颈部、脸部向右侧㖞斜,左侧胸锁乳突肌增粗,新生儿哭时嘴角向左侧斜、鼻唇沟变浅。2015 年 7 月 30 日,男婴被送至××省儿童医院进行彩色超声检查。经检查,男婴患有先天性复合性心脏畸形(法洛四联症、房间隔缺损、动脉导管未闭、左上腔静脉残存)。

××随后就此事向医院讨要说法,但是双方未能达成一致协商意见。在××区法律援助中心的帮助下,××走上了诉讼维权的道路。

**【法院处理】**

2016 年 2 月 29 日,××委托江西天剑司法鉴定中心对婴儿的伤残等级进行鉴定,经鉴定

婴儿的伤残等级为伤残7级。××司法鉴定中心出具的司法鉴定意见书称,该司法鉴定意见书的鉴定意见为:××医院在给××孕检(超声检查)过程中存在对胎儿复杂心脏畸形(法洛四联症等)漏诊的医疗过错,承担50%过错责任。

历经三年的诉讼,这起医疗损害责任纠纷案终于尘埃落定。近日,××省高级人民法院依法做出终审判决,认定××医院存在漏诊的医疗过错,赔偿××共计126 000元。

**【损害启示】**

根据人民卫生出版社出版的第9版《妇产科学》教材要求妊娠中期超声检查(20～24周)必须查出10大问题。①胎儿结构畸形筛查:胎头颅骨完整、透明隔腔、大脑镰、丘脑、双侧脑室、小脑及枕大池;②颜面部:双侧眼眶及上唇连续性;③颈部:有无包块;④胸部/心脏:胸廓/肺形态大小正常、胎心搏动、四腔心位置、主动脉及肺动脉流出道:有无膈疝;⑤腹部:胃泡位置、肠管有无扩张、双肾及脐带入口部位;⑥骨骼:有无脊柱缺损或包块、双臂和双手及双腿和双足的连接关系;⑦胎盘位置:有无占位性病变、副胎盘;⑧羊水测量:最大深度;⑨脐带:三根血管;⑩判定性别:当有医学指征时判定性别。产前超声检查,重要切面必须明确显示。只要熟练掌握了标准手法并实现规范的检查,虽不能诊断胎儿所有畸形,但也不会漏诊胎儿重要畸形,如心脏大的畸形等。

(田春芳)

# 七、6次产前超声检查,出生后左上肢畸形损害启示

**【病情摘要】**

龙某于2012年4月30日因孕在被告处建立围生期系统观察手册,随后逐月在被告处进行包括超声检查在内的产前检查。2012年4月6日的超声检查报告记载:四肢肢芽可显示,胎动好。2012年6月7日的超声检查报告记载:胎儿四肢:双侧上臂及其内的肱骨可见,双侧前臂及其内的尺、桡骨可见,双手呈握拳状;双侧大腿及其内的股骨可见,双侧小腿及其内的胫、腓骨可见,双足可见。超声提示:宫内妊娠,单活胎,胎儿大小约22周(检查告知:超声显示胎儿四肢长骨,不包括指、趾长骨,不能排除胎儿手指、脚趾异常。胎儿四腔心未见异常,只能排除50%～70%胎儿先心病。胎儿耳、性别与生殖器相关的问题不在超声检查范围内。本报告仅供临床诊断参考!)。2012年8月14日、8月30日、9月6日、9月22日的超声检查报告均记载:"面部、四肢及其余器官因胎位、羊水等因素分辨不清。"原告龙某在2012年6月7日签署了产前超声筛查胎儿畸形知情同意书。

原告龙某于2012年9月27日入院,次日行子宫下段剖宫手术娩出一足月活女婴(即原告邝某甲)。但该新生女婴左上肢较右上肢短,无肘关节,左手3指,其中一指为并指。该女婴2012年9月29日的X线检查报告显示:左肱骨远端膨大,与桡骨近端骨性相连,呈弧形状改变,尺骨未见发育,左肘关节消失,左掌仅见三支掌骨、指骨畸形状改变,左腕关节畸形改变。原告龙某于2012年10月3日出院,诊断:孕$_1$产$_1$,孕38周,LOA,活婴,剖宫产;新生儿左上肢畸形。2013年8月22日,原告邝某甲因诊断为桡侧拐棒手入院治疗,于2013年8月28日出院,共住院6天,个人所支付医疗费为5953.29元;2014年10月16日,原告邝某甲因诊断为先天性拇指发育不良入院治疗,于2014年10月22日出院,共住院6天,个人所支付医疗费为14 193.93元。

**【法院处理】**

本案审理过程中,经原告方申请,本院依法委托某司法鉴定所就被告在对原告龙某的医疗行为中是否存在医疗过错,以及过错与龙某(邝某甲)的损害后果之间是否存在因果关系及过错的参与度进行司法鉴定。该鉴定所于 2014 年 11 月 19 日做出粤南(2014)医鉴字第 20241 号法医学司法鉴定意见书认为:结合本案,送检资料示龙某 2012 年 4 月 6 日至 9 月 22 日在某医院共进行 6 次产前超声检查,其中 2012 年 6 月 7 日所进行超声产前筛查 Ⅱ 级产前超声检查,送检的超声号为 20120607159 报告中的双上肢双拼图(2012/06/07)示左半图能清晰显示一侧前臂的尺、桡骨,右半图显示的前臂只见一根长骨,不能清晰显示并存的尺、桡骨,而某医院在该次超声检查报告中描述胎儿四肢为:胎儿双侧上臂及其内的肱骨可见,双侧前臂及其内的尺、桡骨可见。据此认为,医方存在漏诊的医疗过错。邝某甲出生后经临床检查和 X 线检查证实左上肢畸形(左上肢较右上肢短,无肘关节、尺骨未发育,左手 3 指,其中一指为并指等)。其左上肢畸形为先天性疾病,但医方的医疗过错在一定程度上使龙某丧失了优生的机会。因此,医方的医疗过错与邝某甲出生后左上肢畸形之间存在一定的因果关系。胎儿畸形的形成是一个动态发展的过程,往往需动态观察才能明确诊断,龙某在某医院中晚期产前超声检查非Ⅲ级产前超声检查,仅一次可清晰显示胎儿四肢,且单纯肢体短缩畸形产前检出率低。因此,医方的医疗过错系龙某之女邝某甲出生后左肘关节先天性畸形的轻微因素,过错的参与度为 1%～20%。综上所述,某医院在对龙某 2012 年 6 月 7 日产前超声检查中未诊断出胎儿一侧前臂只见一根长骨,存在漏诊的医疗过错,医方的医疗过错与邝某甲出生后左上肢先天性畸形之间存在一定的因果关系,医方的医疗过错在邝某甲出生后左上肢先天性畸形的损害后果中的参与度为 1%～20%。该鉴定所的审查意见为:①某医院在对龙某(邝某甲)的医疗行为中存在医疗过错。②某医院的医疗过错与龙某之女邝某甲出生后左上肢先天性畸形之间存在一定的因果关系。③某医院的医疗过错与龙某之女邝某甲出生后左上肢先天性畸形中的参与度为 1%～20%。原告方为此预缴鉴定费 6500 元,被告预缴鉴定费 3500 元。

经原告方申请,本院依法委托某司法鉴定中心就原告的伤残等级、假肢(义指)治疗康复费用及护理期进行司法鉴定。该鉴定中心于 2016 年 4 月 15 日做出粤通司鉴中心(2016)临鉴字第 0545 号《司法鉴定意见书》分析评定:①伤残程度评定分析:被鉴定人邝某甲先天性左上肢短缩畸形,左侧肘关节处左 30°屈曲畸形,肘关节无活动功能;左上肢肌张力弱,上臂肌力Ⅳ级,前臂肌力Ⅲ级。左手第 2、5 指连同掌骨缺失,第 1、3、4 指指体短缩,轻度屈曲,活动轻度受限。鉴于被鉴定人左上肢既有肌力瘫,又有短缩畸形,由于《道路交通事故受伤人员伤残评定》(GB18667-2002)未就此类型损伤做出相对应的伤残等级规定,而就其实际损伤后果而言,在相当程度上影响被鉴定人基本日常生活活动能力,有鉴于此,依据上述标准 No5.1 附录 A6 及比照 No4.6.1.d 条规定,评定为 6 级伤残。②假肢安装费用评估分析:被鉴定人邝某甲左上肢先天发育畸形,左手第 2、5 指连同掌骨缺失,第 1、3、4 指指体短缩,需要安装半掌美观手套。目前多采用硅胶材料,至 18 周岁之前,由于身体处于发育期,肢体成长较快,美观手更换频率增加,建议每两年更换一次。参照中国康复辅助器具基本产品知道价格目录规定,每次需要人民币 3000～3500 元。18 周岁后,手部形态改变差异变小,建议每四年更换一次,每次需要人民币 6000～7000 元,按中国人人均寿命,更换至 75 岁。③护理期限评估分析:被鉴定人邝某甲先天性左上肢发育畸形,左上肢短缩畸形,对患儿的生活、生理、外形造成了影响。由于某省司法鉴定协会关于《人身损害受伤人员误工期、营养期和护理期评定标准》和公安部关于《人身损害护理依赖程度评定》中没有相关的标准,且患者左上肢先天发育畸形又比较少见,不确定因素太多,建议每做一次骨延长手术,住院期间的护理予以全部支持,出院后的护理期限为120天。18周岁以后或左上肢矫形手术结束后,护理期限取消。④康复治疗费评估分析:被鉴定人邝某甲先天性左上肢发育畸形,目前较健侧短缩5cm,需要应用骨延长的方法,就是通过截断骨头缓慢牵伸,在断骨间生成骨痂逐渐钙化,达到延长骨头的目的。由于治疗的方法比较复杂,实际操作难度较大,牵拉过程可能会造成肩关节脱位、肩肘活动受限、神经血管损伤、骨不连、钉道感染松脱、瘢痕形成等。由于不确定因素很多,无法准确评定治疗费用或康复的费用。建议以专科医院实际发生的费用为准。原告方为此鉴定预缴鉴定费3500元。

本院认为:①关于原告邝某甲的诉讼主体资格问题,根据《中华人民共和国民法通则》第九条的规定,公民的民事权利能力始于出生,终于死亡。原告龙某与被告发生法律关系时,其尚未出生,只是母体中的胎儿,不具有民事权利亦不具备民事诉讼主体资格;原告邝某甲出生时左上肢畸形是先天性畸形,并非被告的医疗行为造成,被告对原告龙某所做的产前检查等医疗行为与原告邝某甲自身先天性畸形无因果关系。综上,被告对原告邝某甲的身体不构成侵权,原告邝某甲在本案中作为诉讼主体不适格。被告对原告邝某甲的诉讼主体资格提出的辩解意见,本院予以采纳。②关于被告在产前检查过程中是否存在过错的问题。根据本院委托某司法鉴定所所做的司法鉴定,从被告在2012年6月7日对原告龙某进行的超声产前筛查Ⅱ级产前超声检查情况来看,在双上肢双拼图(2012/06/07)中右半图所显示的前臂只见一根长骨,并未清晰显示并存的尺、桡骨,而被告在该次超声检查报告中却描述"胎儿双侧上臂及其内的肱骨可见,双侧前臂及其内的尺、桡骨可见"。由此可见,被告在超声影像判断中存在疏忽,未尽到谨慎注意的义务,存在漏诊的医疗过错。该过错影响了原告龙某、邝某乙做出是否终止妊娠的决定,在一定程度上侵害了原告龙某、邝某乙的优生优育选择权。但即使被告尽到谨慎注意义务,做出正确判断结果,原告龙某、邝某乙对选择堕胎还是分娩仍享有最终的绝对的决定权。根据某司法鉴定所所做的鉴定结论,本院认为被告的医疗过错与邝某甲的不当出生之间存在轻微因果关系,被告应当对由此造成原告龙某、邝某乙的损失承担赔偿责任。本院根据被告的医疗过错与邝某甲不当出生之间的关系,参考鉴定结论,酌定被告承担20%的赔偿责任,原告龙某、邝某乙自行承担80%的责任。精神损害抚慰金,鉴于原告龙某、邝某乙作为邝某甲的父母不得不接受邝某甲因先天性畸形而遭受生活不幸的现实,这无疑是一种巨大的精神痛苦,原告龙某、邝某乙应当获得精神损害抚慰金的赔偿,本院根据被告的过错程度酌定精神损害抚慰金为40000元。

判决如下:①被告某医院于本判决发生法律效力之日起10日内赔偿原告龙某、邝某乙72854.83元。②驳回原告龙某、邝某乙的其他诉讼请求。

**【损害启示】**

(1)根据《产科超声检查指南》记载,产科超声检查可分为三类。①Ⅰ级产前超声检查:包括早期妊娠和中、晚期妊娠一般超声检查;②Ⅱ级产前超声检查:包括中、晚期妊娠胎儿超声检查(即超声产前筛查),主要在妊娠16—24周进行;③Ⅲ级产前超声检查:包括中、晚期妊娠系统胎儿超声检查(即超声产前诊断)和针对性(特定目的)超声检查。要明确告知孕妇产科超声检查不能发现所有胎儿畸形。妊娠18—24周时超声应当检查出的致命胎儿畸形,包括无脑儿、严重脑膨出、严重开放性脊柱裂、严重腹壁缺损及内脏外翻、单腔心、致命性软骨发育不良。中、晚期妊娠一般产前超声检查(Ⅰ级产前超声检查)。内容:胎儿生长参数评估(间隔3周以上),评估羊水、胎盘、确定妊娠数、胎位。检查项目:包括双顶径、股骨长、腹围、胎位、胎心率及节律、胎盘、羊水等大体形态指标;估计胎儿大小。中、晚期妊娠胎儿超声检查(Ⅱ级产前超声检查)。内容:除包括Ⅰ级产前超声检查的内容外,还应包括:对胎儿主要脏器进行形态学的观察,如颅内某些重要结构、四腔心切面、腹腔内的肝、胃、肾等脏器的观察,对胎儿严重致死性畸形进行粗略的筛查。妊娠18—24周应诊断的致死性畸形包括无脑儿、严重脑膨出、严重的开放性脊柱裂、严重胸、腹壁缺损、内脏外翻、单腔心、致命性软骨发育不全。检查项目:除包括Ⅰ级产前超声检查的项目中,最少还应包括以上解剖方面的项目:头部,颅骨、大脑、脑中线、侧脑室、丘脑。颜面部,唇。心脏,四腔心切面。脊柱,颈、胸、腰、骶尾段,腹部,腹壁的完整性、肝、胃、双肾、膀胱,胎儿脐带及其附着部位。在胎儿体位允许时,还可以检查其他解剖结构。

(2)结合本案,送检资料示龙某2012年4月6日至9月22日某医院共进行6次产前超声检查,其中2012年6月7日所进行超声产前筛查Ⅱ级产前超声检查,报告中的双上肢双拼图示左半图能清晰显示一侧前臂的尺、桡骨,右半图显示的前臂只见一根长骨,不能清晰显示并存的尺、桡骨,而某医院在该次超声检查报告中描述胎儿四肢为:胎儿双侧上臂及其内的肱骨可见,双侧前臂及其内的尺、桡骨可见。据此认为,医方存在漏诊的医疗过错。

(田春芳)

## 八、产前B超常规检查均显示胎儿无异常,胎儿出生后耳、鼻畸形损害启示

**【病情摘要】**

小林(化名)在怀孕27周和34周到医院做B超常规检查,2次的检查结果均显示胎儿无异常。不久小林顺产分娩一男婴,却没有右耳外耳郭。经某医院诊断,患儿是右耳畸形并外耳道闭锁。小林和丈夫认为,负责产检的医院工作人员在产前检查中存在重大失误,未检查出该胎儿存在缺陷,致使孩子一出生就残疾,无法像正常孩子一样健康成长、工作和生活。遂向法院提起诉讼,请求判决医院赔偿150 000元。

**【法院处理】**

胎儿耳畸形不属B超必检项目,医院工作人员也没有违反诊疗规范和有关规定,产前检查失误存在重大过错不成立,医院不需承担赔偿责任。

**【损害启示】**

(1)超声检查胎儿畸形概率客观存在。超声检查方法和技术虽在现代临床医院中得到广泛应用,但超声检查属于局部观察,受到医疗技术水平本身的局限性和胎儿体位、胎儿活动及羊水等多种因素的影响,超声显像尚不能将胎儿的所有结构显示出来,胎儿畸形的概率客观存在。

(2)该男婴右耳畸形并外耳道闭锁不在B超产前诊断应诊断出的严重畸形范围内。国家卫生部《产前诊断技术管理办法》中"超声产前技术规范"第三项列出了根据目前超声技术水平,超声产前诊断应诊断出的严重畸形,包括无脑儿、脑膨出、开放性脊柱裂、胸腹壁缺损内脏外翻、单腔心、致命性软骨发育不全。实践中,胎儿耳畸形、鼻畸形的检出率都极低,因此目前均不属B超必检项目。

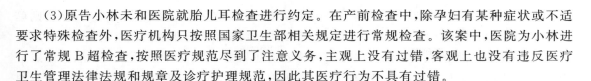

（3）原告小林未和医院就胎儿耳检查进行约定。在产前检查中，除孕妇有某种症状或不适要求特殊检查外，医疗机构只按照国家卫生部相关规定进行常规检查。该案中，医院为小林进行了常规 B 超检查，按照医疗规范尽到了注意义务，主观上没有过错，客观上也没有违反医疗卫生管理法律法规和规章及诊疗护理规范，因此其医疗行为不具有过错。

（4）男婴右耳畸形并外耳道闭锁的后果和医院的产检没有因果关系。该损害系其在胎儿妊娠过程中形成的畸形，而非医院过失所致，因此医院不存在过错。

（康美花）

## 九、B 超把双胎妊娠诊断为单胎，起诉医院要社会抚养费损害启示

### 【病情摘要】

原告陆某夫妇计划超生一个孩子，怀孕后定期到被告某医院孕检。2014 年 3 月，陆某例行到被告处孕检，超声提示为宫内活胎，单胎臀；胎盘成熟度 0 度；羊水值正常。2014 年 6 月 5 日，陆某再次在被告处进行超声检查，超声提示为宫内双活胎，双头位；胎盘成熟度 Ⅰ$^+$ 度；羊水值尚可；一胎儿颈部声像未排除脐带绕颈。同日，陆某在被告处先后生育一男孩和一女孩。2014 年 7 月，某市卫生和计划生育局做出了社会抚养费征收决定书，决定对陆某征收超生二个孩子的社会抚养费。陆某被征收二个超生孩子的社会抚养费后，认为被告如果能早一点检查出其孕育的是双胎，其就会中止妊娠。由于被告的误诊，致使其多超生了一个小孩，也就被计生部门多征收了一个小孩的社会抚养费。因此，被告应为其过错承担相应的民事赔偿责任。于是陆某于日前一纸诉状将某市某医院诉至法院，要求该医院支付其被计生部门多征收的一个孩子的社会抚养费。

### 【法院处理】

法院经审理认为：本案系医疗服务纠纷，医疗机构及其医务人员在医疗活动中，必须严格遵守医疗卫生管理法律、行政法规、部门规章和诊疗护理规范、常规，恪守医疗服务职业道德，因过失造成患者人身损害的，应当承担相应的法律责任。本案中，原告陆某在被告处进行超声检查及分娩，双方形成了医疗服务合同关系，虽然被告于 2014 年 3 月在对原告进行超声检查时，存在未能准确检测出原告宫内为双活胎的过错行为，但原告并未提供相应的证据证实被告的该行为对其人身造成了损害。相反，原告陆某明知其继续生育的行为属超生违法，仍罔顾计划生育这一基本国策及《广东省人口与计划生育条例》的规定，不提前采取终止妊娠的措施，坚持违法生育，最终导致卫计局依法对原告陆某做出征收社会抚养费的决定。显然，该决定的产生是原告自身违法行为所导致的，与被告某医院的医疗服务行为无因果关系，故对原告提出要求被告支付社会抚养费的诉讼请求，于法无据。据此，法院依法判决驳回了原告的诉讼请求。

### 【损害启示】

根据人民卫生出版社出版的第 9 版《妇产科学》中多胎妊娠的内容精要，结合本例分析如下。

（1）第 9 版《妇产科学》中多胎妊娠认为：超声检查对诊断及监护双胎有较大帮助。妊娠 6 周后，宫腔内可见两个原始心管搏动。可筛查胎儿结构畸形如联体双胎、开放性神经管畸形等。超声检查还可帮助确定两个胎儿的胎位和绒毛膜性判断。由于单绒毛膜性双胎特有的双胎并发症较多，因此在妊娠早期进行绒毛膜性判断非常重要。在妊娠 6～10 周可通过宫腔内

孕囊数目进行绒毛膜性判断。若宫腔内有两个孕囊，为双绒毛膜双胎，若仅见一个孕囊，则单绒毛膜性双胎可能性较大。妊娠10—14周，可以通过判断胎膜与胎盘插入点呈"双胎峰"或者"T"字征来判断双胎的绒毛膜性。前者为双绒毛膜性双胎，后者为单绒毛膜性双胎。妊娠早期之后，绒毛膜性的检查难度增加，此时可以通过胎儿性别、两个羊膜囊间隔厚度、胎盘是否独立做综合判断。

（2）结合本例，出于对双胎超声的识别不到位或者注意不到位导致。

（田春芳）

## 十、B超发现鼻骨没有显示，脐血染色体正常，未书面告知，分娩畸形儿损害启示

**【病情摘要】**

2012年2月，王某在医院做三维彩超时提示胎儿的鼻骨没有显示，而且两眼之间的距离也宽，建议进一步产前诊断。王某很快进行了染色体检查，但没有发现异常。同年3月，彩超结果提示依旧。同年5月，王某剖宫产下女儿小花。看见孩子的一瞬间，王某被她的样貌吓着了，本该是鼻的地方，却没有，而且还有一道"沟"，外眼角也往下斜。王某带着小花到另一家医院，诊断为先天多发畸形：颅缝隙开大约0.3cm宽，与后囟门相通，鼻梁塌陷，外眼角下斜，双眼裂宽，阴蒂大，大阴唇稍肿胀……同年7月，沈阳这家医院为小花出具出生医学证明，健康状况为良好。2013年1月，王某再次带小花到另一家医院检查，因鼻正中裂开，鼻梁塌陷，眶距增宽，医师建议手术治疗。孩子家长起诉医院，不构成事故但有过错。

**【法院处理】**

11月，鉴定机构认为产前超声波诊断提示胎儿鼻骨没有显示，眼距增宽，脐血穿刺胎儿染色体核型正常，医方没有针对此情况及可能发生的后果进行详细的书面告知，为医方不足。患儿出生后双眼距增宽，鼻梁塌陷，鼻中裂，不属于严重缺陷，为先天发育不良，与医方告知不足没有因果关系。因此，认定不属于医疗事故。2014年，小花的家人将这家医院起诉到法院，认为小花出生时的先天多发畸形虽然不是医院造成的，但医院在产前检查时已经发现胎儿可能畸形，没有就检查结果可能引发的各种后果向他们详细书面告知，使他们失去了选择胎儿是否出生的机会，还仅依据脐带血染色体检查报告，片面认为胎儿正常，拒绝了他们终止妊娠的请求，最终导致有先天畸形的小花出生。这虽不构成医疗事故，但医院存在过错，应赔偿他们的损失。

这家医院否认存在过错，称在诊疗过程中已尽到详细告知义务。因超声波检查结果不符合相关终止妊娠规定，所以没有向王某提出终止妊娠的建议；即使王某自行提出终止妊娠，由于不符合规定，也一定不能成立。所以，即使他们在诊疗过程中确实存在告知不足，也和小花的损害后果没有因果关系，没有侵犯其家属的选择权。

法院认为，小花一方没有提供证据证明小花出生时的面部畸形是因医院采取错误的诊疗手段造成的，医疗鉴定也没有认定医院存在医疗事故，所以推定小花的面部畸形是由遗传学原因造成。

但在王某进行产前三维彩超检查时，医院已经发现胎儿存在先天畸形的可能，并对其进行

进一步染色体检查。医院没有就胎儿可能出现的情况,以及胎儿出生后可能发生的相关医疗后果对王某及其家属进行详细的书面告知,征求意见,对是否继续妊娠做出选择和决定。所以,小花的面部畸形虽不是医院诊疗造成,但医院在孕检过程中存在不足,没有针对可能发生的后果进行详细的书面告知,是造成病残儿出生的重要原因,应当承担50%的赔偿责任。

法院一审判这家医院一次性赔偿小花一方医疗费3660.61元,精神抚慰金20 000元。宣判后,小花一方和医院都不服,双双提出上诉。目前,法院发布的终审结果显示,已经驳回上诉,维持原判。

**【损害启示】**

(1)医院不应替孕妇做决定:父母在决定生育时,应将身体、心理等都调整到最佳状态。医务人员应将具体检查结果及可能采取的医疗措施、相关医疗风险和替代医疗方案等情况,翔实地书面告知孕妇及家属,由孕妇及家属及时做出正确的医疗选择。医方不能在未征求孕妇及其家属意见的情况下,仅依自己对检查结果的判断,替孕妇及其家属做出医疗风险或者具体医疗方案的选择或者决定。

(2)结合本例:B超诊断提示胎儿鼻骨没有显示,眼距增宽,脐血穿刺胎儿染色体核型正常,没有针对此情况及可能发生的后果进行详细的书面告知,为医院不足,使患方失去了选择胎儿是否出生的机会。另外,还仅依据脐带血染色体检查报告,片面认为胎儿正常,拒绝了患方终止妊娠的请求,这是错误之处。

(田春芳)

# 十一、B超示上下肢完整,出生左手畸形儿损害启示

**【病情摘要】**

2009年8月,年近40岁的麦某怀孕,自11月起便一直在被告医院做产前超声诊断和彩色多普勒超声诊断检查胎儿的发育和健康程度,结果均为一切正常。产前在医院先后做的13次诊断检查都描述胎儿上下肢完整,活动正常,2010年5月麦某产下一名男婴,但发现孩子左手部发育不全并畸形。孩子满月后,麦某一家走访各地多家大型医院,均被告知孩子手部系先天性缺陷,无恢复的可能。麦某认为,医院的检查有误诊、漏诊的过错,未能检查出真实结果,没尽到注意和告知义务,对自己和家人造成了极大的精神伤害,于是向法院提起诉讼,要求被告赔偿各项经济损失。

**【法院处理】**

在法庭调查中,医院提出其在诊疗过程中并未违反相关法律法规和诊疗规范,依据目前医疗科技水平尚不能检查出所有的胎儿畸形状态。同时在安徽省禁止非医学需要鉴定胎儿性别和选择终止妊娠的规定,即使查出胎儿手部畸形亦不属于严重缺陷可以终止妊娠的情形。同年某医科大学司法鉴定所做出司法鉴定,该医院检查部位和项目符合卫生部的要求,诊疗行为未有明显过错。

经多方举证,法院最终认定被告医院在本次诊疗过程中已尽到与现有医疗水平相应的诊疗义务,不存在过错。但鉴于其在胎儿检查报告中关于上下肢完整的描述对原告产生胎儿完全健康的误导,酌情判决一次性补偿5000元。

**【损害启示】**

（1）目前医疗科技水平尚不能检查出所有的胎儿畸形状态，B超描述胎儿上下肢完整，活动正常不妥。

（2）B超医师要明白：上肢包括上臂、前臂、腕和手；下肢包括臀部、会阴部、股部、小腿部、足部。

（田春芳）

## 十二、B 超示胎儿超声心动图大致正常，剖宫产一先天性心脏病患儿心衰死亡损害启示

**【病情摘要】**

2009 年 4 月 22 日，刘先生怀孕 21 周的妻子超声检查的结果显示：胎儿四腔心结构可见、心脏交叉结构未见显示，建议去上级医院做胎儿超声心动图。5 月 12 日，刘先生的妻子至妇婴医院做胎儿超声心动图检查，结果显示胎儿超声心动图大致正常。8 月 25 日，刘先生的妻子剖宫产下一女婴。同日，该女婴因青紫 4 小时至另外一医院住院治疗。10 月 1 日，女婴因全心衰死亡。

**【法院处理】**

2010 年 9 月，刘先生夫妇起诉至一审法院称，因妇婴医院的超声检查有误，导致先天性心脏病婴儿的出生，进而死亡，医院应承担全部民事赔偿责任，要求赔偿 120 余万。妇婴医院辩称，医院的诊疗行为没有过错，婴儿的死亡与医院的诊疗行为没有因果关系。医院并非产前检查医院，而且即便是产前诊断医院对于严重心脏病异常的诊断率也仅为 40%。此外，仅凭一次检查也不可能查出心脏畸形，需要多次进行检查复诊才可以看出。而且刘先生夫妇的诉讼请求已过诉讼时效。

通过司法过错鉴定，鉴定中心鉴定意见认为，妇婴医院在对诊疗过程中存在超声心动图检查错误诊断，未考虑超声心动图的误诊、漏诊率，未告知复查、随诊，妇婴医院的医疗过错行为使刘先生妻子丧失了选择权；妇婴医院的医疗过错行为与刘先生之女死亡结果之间无因果关系。一审法院经审理判决后，刘先生夫妇及妇婴医院均不服，分别上诉至二中院。

二中院经审理认为，根据司法鉴定意见，妇婴医院理应给予刘先生夫妇足额的经济赔偿及适当的精神抚慰金。一审法院判决妇婴医院全额赔偿刘先生夫妇检查费、女儿的医疗费以及婴儿用品费并无不当，酌定的精神抚慰金数额亦与案件的具体情况相适应。妇婴医院提出的时效抗辩不能成立。但刘先生夫妇主张的新生儿死亡赔偿金及丧葬费，因全心衰死亡与妇婴医院的诊疗行为之间并不存在因果关系，不予支持。

**【损害启示】**

（1）超声心动图检查具有一定的误诊、漏诊率，要及时告知复查、随诊。

（2）医院对于严重心脏病异常的产前诊断诊断率也仅为 40%。仅凭一次检查也不可能查出心脏畸形，需要告知；多次进行检查复诊才可以看出。

（田春芳）

## 十三、B 超右肾显示不清,未告知进一步筛查,出生后右肾缺失损害启示

**【病情摘要】**

张某的母亲王女士自 2017 年 5 月 24 日起,多次到某县医院进行生育前检查。7 月 5 日超声检查结果为胎儿双肾显示不清;7 月 19 日复查为双肾可见;预产期为 11 月 14 日。但 10 月 21 日临产前的王女士再次检查 B 超时结果为右肾显示不清。因预产期已到,无法进行引产,王女士无奈产子,产后对婴儿复查,结果为右肾缺失。王女士一家遂起诉要求医院赔偿医疗费、检查费及婴儿后期的治疗费、精神损失费共计 36.8 万余元。

**【法院处理】**

某县医院辩称,张某为先天性右肾缺失,医院未能检出不存在过错。

诉讼中,经鉴定机关鉴定:医院在产前检查中未尽到应注意的义务,在诊疗过程中存在一定的医疗过错,与患儿出生存在一定的因果关系,参与度系数值拟 1%～20% 为宜。

法院认为,某县医院在对王女士孕期检查过程中,因未告知右肾缺失筛查,致使患有先天性右肾缺失的胎儿出生,经鉴定存在一定的医疗过错。该过错致使王女士夫妇丧失了选择是否让患有先天右肾缺失胎儿出生的机会,给他们造成了精神损害,应赔偿精神抚慰金,具体数额由法院依据医院的过错程度酌定为 30 000 元。

**【损害启示】**

(1)先天性肾缺失是婴儿自身的疾病,由多种原因造成。先天性单肾又称孤立肾,是由于胚胎期一侧生肾组织及输尿管胚芽未发育,致对侧为一孤立肾,并不罕见,属发育异常。由于单肾也可以完成生理需要,生长发育不受影响。

(2)结合本例,在孕期检查过程中,因结果为右肾显示不清,未告知右肾缺失筛查,致使患有先天性右肾缺失的胎儿出生,丧失了选择是否让患有先天右肾缺失胎儿出生的机会,存在一定的因果关系。产科医师对 B 超报告显示不清的问题必须建议到上级医院复查。

(田春芳)

## 十四、B 超示胎儿 NT(颈部透明带厚度)检查不清,畸形胎儿出生损害启示

**【病情摘要】**

2014 年 8 月 27 日,张×因怀孕在武警××医院就医建档,进行产前检查。于 2015 年 2 月 25 日被收住院,2 月 27 日自然分娩出一男活婴(取名为吴××),诊断为胎儿畸形等。当日被送至首都儿科研究所附属儿童医院就诊,诊断为先天性心脏病、肺动脉高压、肛门闭锁、尿道下裂等,行开腹探查、肠粘连松解、肠造口术。次日,经超声检查:复杂型先天性心脏病、右心室双出口、室间隔缺损(膜部)、三房心、动脉导管未闭、下腔静脉肝段缺如、肺动脉高压(中-重度),后被鉴定为死亡。在此过程中,吴××共计花费医疗费 10 494.42 元。吴××死亡后,张×、吴×为其花费丧葬费 3000 元。张×在武警××医院产前检查过程中,被诊断为糖尿病合并妊

娠。在产检过程中,2014 年 8 月 27 日超声所见:子宫体积明显增大,宫腔内见孕囊,孕囊内见胎儿,胎心、胎动可见;羊水量正常范围。NT 显示不清。超声提示:宫内早孕,单活胎,超声孕周 $13^{+5}$ 周。2014 年 11 月 6 日超声所见:唇部、侧脑室、丘脑、小脑、四腔心、胃泡、双肾、膀胱、四肢长骨可见;羊水量正常范围。中孕单活胎(超声测值相当于孕周 $22^{+4}$ 周)、脐动脉血流未见明显异常。病案记载:孕 $13^{+5}$ 周我院行 B 超提示 NT 值显示不清;血清 TSH 1.56mU/L。孕 $16^{+6}$ 周行神经管缺陷、唐氏综合征、18-三体综合征筛查提示低风险。孕 23 周行孕中期排畸超声未见明显异常。孕 30、36 及 38 周复查 B 超提示未见异常。张×在武警总医院产检及住院生产花费医疗费及检查费共计 8541.95 元。

**【法院处理】**

被告武警××医院辩称,不同意原告的诉讼请求。产前筛查并非每一个医师都能做的,必须要进行相应的培训,取得合格证才可以进行的。产前筛查的目的是为了找到胎儿致死性畸形,但由于筛查技术的科学局限性及孕妇、胎儿体位等局限性,有些疾病是无法筛查出来的,根据目前的技术水平只有 6 种畸形是要求医院必须要检查出来的。这在鉴定报告中已有列举,跟本案有关的是心脏的问题,其中单腔心是必须要检查出来的,正常的心脏有四个腔室,如果只有单腔是必须要检查出来的。除此以外,其他的心脏畸形以现有的法律规范没有要求必要检查出来,而患者的其他畸形更不在检查的范围内。

鉴定结论指出了医院的不足,主要是在患儿 NT 值显示不清时没有建议患者进一步复查,使其丧失了再次筛查心脏畸形的机会。关于 NT 值,B 超医师进行培训时 NT 值没有作为必须要再次进行复查的指标,因规范是相关主管部门制订出来的,如果要提高筛查率,所付出的代价就要更多。NT 值只是一个提示,如果出现了 NT 值异常,建议患者再次复查,制订这种规范可能会增加筛查的概率,但会增加孕妇的各种代价。毕竟畸形的发生率比较低,如果要是所有的人出现 NT 值显示不清都去复查,带来的就是医疗费用大幅度上升,很多人检查出来没有问题就会认为医院过度医疗,所以制订规范的人如果认为 NT 值对筛查意义更大,就会要求必须要复查,如果他认为复查的成本太大,就暂时没有要求进行复查,规范是在变动过程中的。我院的医师在培训时,没有要求 NT 值显示不清就要求复查,如果 NT 值显示异常肯定要复查的,但现在只是显示不清,如果复查后有可能还是显示不清。在怀孕 11—13 周检查才有意义,既然鉴定专家称要求检查 NT 值,这对于医院来说只是增加了患者的费用,也不保证一定能检查出来。我医院也会吸取教训,以后凡是 NT 值不清就要求来复查,故我方认可鉴定结论。鉴定结论称医院的诊疗措施只是对患儿的缺陷性出生存在因果关系,医院的过失对造成原告丧失知情权和选择权有关,与患儿的自身畸形无关,也就是说我方即便弥补了相关过失,患儿的畸形也是存在的,只是侵犯了原告的知情权和选择权。在法律上讲构成侵权需要构成因果关系,既然患儿的畸形不是由我医院的诊疗行为造成的,是由其自身因素造成的,相关的治疗费、分娩费、死亡赔偿金等与此没有因果关系,这属于患儿的自身疾病。医院的过失只是侵害了原告的知情权和选择权。根据相关的案例只是对原告在精神上给予一定的抚慰。综上,请求法院依照鉴定结论明确的责任比例和相应的法律规定做出合理的裁判。

诉讼过程中,经张×、吴×申请本院委托北京中衡司法鉴定所对张×孕期、产前的检查行为是否存在过错及如果存在过错,医疗过错行为与张×之子吴的缺陷性出生之间是否存在因果关系,如存在因果关系,明确责任程度进行了鉴定。北京××司法鉴定所做出(2015)临床鉴字第 076 号法医临床鉴定意见书,分析说明如下:……关于武装警察部队××医院院对被鉴定人诊疗行为的评价如下。

(1)医方在对被鉴定人之母进行产前检查过程中,没有按照糖尿病合并妊娠的规范进行胎儿先心病超声筛查,存在过错。妊娠糖尿病合并妊娠早孕期血糖水平异常的孕妇容易导致胎儿畸形,包括胎儿心脏畸形,对于该类孕妇除孕期需要严密监测血糖水平外,还应在怀孕 3 个月(即孕 $11-13^{+6}$ 周)进行 NT 检查,孕中期 24—26 周进行胎儿超声心动检查以除外胎儿心脏畸形。NT 是胎儿颈部透明带厚度的英文缩写,常规情况下,孕妇在孕 11—13 周检查 B 超,明确胎儿颈部透明带厚度是早期筛查胎儿染色体疾病和先天性心脏病的有效手段。由于 NT 检查具有时限性,超过孕周将无法检测,因此在进行 NT 检查过程中,如果由于胎儿体位的原因无法获得满意的结果,需要再次复查。被鉴定人之母与 2014 年 8 月 27 日孕 $12^{+3}$ 周初次就诊,次日经血液化验指标确认为糖尿病合并妊娠,说明从早孕期开始被鉴定人已经存在血糖水平异常的情况,为胎儿心脏发育异常高危孕妇。当天进行 NT 检查时 B 超提示 NT 显示不清,但 B 超报告上没有建议复查,临床医师也没有关注到 NT 检查不清的结果,错过了早期胎儿心脏病筛查机会。在孕 $22^+$ 周医方仅是常规进行孕中期 B 超筛查,并没有安排被鉴定人接受胎儿超声心动图的检查,错过了再次筛查胎儿心脏畸形的机会,导致了患有复杂性先心病新生儿出生,医方存在过错。

(2)被鉴定人先天性肛门闭锁、先天性直肠尿道瘘、尿道下裂、右前臂畸形不在产前必须筛出的范畴,医学技术对软组织畸形诊断存在局限性。根据医方产前检查记录,医方嘱被鉴定人之母定期返诊检查,监督血糖水平并提供必要指导。孕期共进行常规超声检查 5 次,5 次检查结果除最后一次发现羊水过少外,其余未见异常描述。超声检查属于影像学检查,具有一定的局限性,与检查仪器的敏感性、检查者技术、受检者腹壁厚度、胎儿体位、羊水量多少等多种因素有关,目前的医学条件下还不能在产前诊断出胎儿所有畸形。产前超声诊疗规范中规定:筛查机构必须筛查出下列疾病:包括无脑儿、脑脊膜膨出、严重脑积水、严重开放性脊柱裂、严重腹壁缺损及内脏外翻、单腔心、致命性软骨发育不良及成骨不全。被鉴定人生后存在的先天性肛门闭锁、先天性直肠尿道瘘、尿道下裂、右前臂畸形等问题均不在产前必须筛出的范畴。故医方产前对以上畸形难以诊断。

(3)关于武装警察部队××医院医疗行为与被鉴定人损害后果的因果关系分析:被鉴定人之母于孕 $12^{+3}$ 周初次就诊,确认为糖尿病合并妊娠,B 超检查提示:NT 显示不清,之后没有复查。在孕 $22^+$ 周时医方仅进行常规 B 超筛查,没有对胎儿进行超声心动图的检查,被鉴定人出生后确诊为复杂型先天性心脏病并伴有先天性肛门闭锁、先天性直肠尿道瘘、尿道下裂、右前臂畸形。后因开腹探查,肠粘连松解,横结肠造口术等,术后呼吸、循环衰竭死亡。医方在对被鉴定人之母的诊疗过程中,存在糖尿病合并妊娠胎儿先天性心脏病筛查 2 次漏检问题,使被鉴定人丧失了产前获得诊断的机会,被鉴定人之父母丧失了产前对胎儿可能存在畸形的知情权和选择权。目前的医学条件还不能在产前诊断出胎儿所有畸形。被鉴定人生后存在的多项先天性缺陷均不在产前必须筛出的范畴,医方产前检查对以上畸形难以诊断。综合考虑,医方诊疗过程中的过错,对被鉴定人的缺陷性出生有一定责任。

武警部队××医院在对被鉴定人之母的诊疗过程中存在过错,与被鉴定人的缺陷性出生存在次要因果关系。张×、吴×与武警总医院对司法鉴定意见均予以认可。判决如下:①武警部队××医院于本判决生效后七日内赔偿张×医疗费 3416.78 元、伙食补助费 80 元、营养费 80 元、吴×医疗费 4197.76 元及丧葬费 1200 元。②武警部队××医院于本判决生效后 7 日内赔偿张×、吴×精神损害抚慰金 80 000 元。

**【损害启示】**

(1)糖尿病合并妊娠早孕期血糖水平异常的孕妇容易导致胎儿畸形,包括胎儿心脏畸形,对于该类孕妇除孕期需要严密监测血糖水平外,还应在怀孕 3 个月(即孕 $11-13^{+6}$ 周)进行 NT 检查,孕中期 24—26 周进行胎儿超声心动检查以除外胎儿心脏畸形。

(2)孕妇在孕 11—13 周检查 B 超,明确胎儿颈部透明带厚度是早期筛查胎儿染色体疾病和先天性心脏病的有效手段。由于 NT 检查具有时限性,超过孕周将无法检测,因此在进行 NT 检查过程中,如果由于胎儿体位的原因无法获得满意的结果,需要再次复查。B 超报告上要建议复查。

(3)孕 $22^+$ 周是常规进行孕中期 B 超筛查,必要时必须安排胎儿超声心动的检查,对于 NT 有显示不清或异常时尤其很重要。

(4)筛查机构必须筛查出下列疾病:包括无脑儿、脑脊膜膨出、严重脑积水、严重开放性脊柱裂、严重腹壁缺损及内脏外翻、单腔心、致命性软骨发育不良及成骨不全。

(田春芳)

## 十五、产前四维彩超未能检出先天性心脏病损害启示

**【病情摘要】**

2015 年 6 月,李某怀孕 6 个月时经医师建议到医院做四维彩超检查。超声显示:心脏位于胸腔内,四腔心观十字结构存在,房室大小比例未见异常,左右心室流出道可见。不排除非典型穿隔血流。超声提示:中孕单活胎,建议定期复查。2015 年 10 月婴儿出生,发现其心脏有杂音,有时吃奶呛咳,经医院检查发现存在严重的先天性心脏病,立即入住医院做室间隔缺损修补术+房间隔缺损修补术,术后病情恢复,切口愈合好。

**【法院处理】**

婴儿出院后,李某认为做四维彩超的医院存在过错,协商赔偿事宜未果,诉至法院,法院某司法鉴定所进行鉴定:产前彩超检查的医疗行为是否存在过错;医院过错与患有先心病的婴儿出生之间是否有因果关系及参与度;先心病的伤残等级;护理期限及人数。

某司法鉴定所鉴定意见:①医院产前彩超检查的医疗行为存在过失,过失与患有先天性心脏病的婴儿出生存在一定因果关系,参与度拟以 1%～10% 为宜;②间隔缺损术后伤残程度为 8 级;③护理期限自住院之日起为 90～120 日,建议护理人数 1 人;④未构成护理依赖。

本案经法院审理最终判决医院赔偿医疗费、护理费、残疾赔偿金、精神抚慰金等共计 6 万余元。

**【损害启示】**

根据人民卫生出版社出版的第 9 版《儿科学》中先天性心脏病的内容精要,结合本例分析如下。

(1)第 9 版《儿科学》中先天性心脏病章节中认为:先天性心脏病是胚胎期心脏及大血管发育异常所致的先天性畸形,是儿童最常见的心脏病,发病率在活产新生儿中为 6‰～10‰。如未经治疗,约 1/3 的患儿在生后 1 年内可因严重缺氧、心力衰竭、肺炎等严重并发症而死亡。近年来,先天性心脏病的微创介入治疗,如动脉导管未闭、房间隔缺损和室间隔缺损封堵术,瓣

膜狭窄和血管狭窄球囊扩张术、支架植入术等,已广泛应用于先天性心脏病的治疗。心脏外科手术方面,体外循环、深低温麻醉下心脏直视手术的发展及带瓣管道的使用使手术成功率不断提高,先天性心脏病的预后已大为改观。

(2)结合本例,产检时超声显示:心脏位于胸腔内,四腔心观十字结构存在,房室大小比例未见异常,左右心室流出道可见的报告导致了结果的损害。

(田春芳)

## 十六、多次B超未发现法洛四联症胎儿,面临多次手术治疗损害启示

**【病情摘要】**

原告胡某某怀孕后在某医院进行例行孕检,未发现其腹中胎儿异常,后胡某某生育一女胡小某,经医院检查发现患有严重先天性心脏病,需要多次手术治疗,现已花医疗费20余万元。胡某某夫妇认为孕检医院存在过错,使其丧失了优生优育选择权,故诉至某人民法院,要求该医院赔偿各项损失共计40余万元。经诊断,胡小某的病情为先天性心脏病,法洛四联症。

**【法院处理】**

案件审理过程中,原告胡某某夫妇申请司法鉴定。该鉴定机构认为,按照目前超声技术水平,产前的常规B超检查发现法洛四联症在客观上有一定的难度,且羊水的多少、胎儿体位等因素增加了筛查的难度。同时按照国家卫生部的规定,法洛四联症不属于常规要筛查或诊断的疾病。但医院对胡小某的损害仅起到轻微作用,故确定鉴定机构认定医院存在过错,过错参与度为1%～20%。

该医院对鉴定结论提出异议,并要求鉴定人员出庭,此时已距原告立案近一年,为节省当事人的诉讼成本,法官积极为双方进行协调,最终双方达成协议,医院一次性赔偿胡某某夫妇各项损失共计80 000元,医院也及时履行付款义务。

**【损害启示】**

根据人民卫生出版社出版的第9版《儿科学》中先天性心脏病的内容精要,结合本例分析如下。

(1)第9版《儿科学》中先天性心脏病章节中认为:法洛四联症是最常见的青紫型先天性心脏病,约占所有先天性心脏病的12%。1888年,法国医师详细描述了该病的病理改变及临床表现,故而得名。25%为右位主动脉弓;还可合并其他心血管畸形,如左上腔静脉残留、冠状动脉异常、房间隔缺损、动脉导管未闭、肺动脉瓣缺如等。

(2)按照目前超声技术水平,产前的常规B超检查发现法洛四联症在客观上有一定的难度,且羊水的多少、胎儿体位等因素增加了筛查的难度,同时按照国家卫生部的规定,法洛四联症不属于常规要筛查或诊断的疾病。但医院对胡小某的损害仅起到轻微作用,故确定鉴定机构认定医院存在过错,过错参与度为1%～20%。

(田春芳)

# 十七、B超示胎儿正常，出生却左前臂缺失损害启示

## 【病情摘要】

2010年9月唐某怀孕，此后原告葛某定期带唐某到被告处进行孕期检查，在怀孕6个月（2011年2月19日）、8个月（2011年4月28日）时到被告处做了2次四维彩超，被医师告知胎儿健康无异常。2011年5月份胎儿即将生产前原告到被告处又做了1次产前彩超，医师说胎儿健康，可以顺利生产，然而胎儿出生后才发现孩子前左臂缺失。原告认为，从司法鉴定结论上看，作为医疗机构的被告应当能够利用四维彩超检测出胎儿是否存在先天体表畸形及先天性疾病，但是被告却没有检测出来。正是由于被告的过错，导致唐某畸形胎儿的出生（葛××），造成巨大的精神痛苦，将为孩子支出比正常的孩子多得多的巨额经济支出。而且因为被告未检出胎儿身体上有畸形的过错，使其作为一个畸形胎儿、作为终身残疾之人出生。综上，请求人民法院判令被告赔偿残疾赔偿金107 801.20元、鉴定费9000元、交通费1000元、残疾辅助器具1 151 500元、辅助器具维护费269 050元、精神抚慰金100 000元、律师代理费10 000元。计1 648 351.20元的70%，为1 153 845.84元，并承担诉讼费用。

## 【法院处理】

被告某医院辩称，本案应当属于医疗服务合同纠纷，原告选择法律关系错误。无论是医疗服务合同纠纷还是医疗损害赔偿纠纷，唐某在检查过程中针对四肢部分被告知的内容是因胎儿体位可见部分肢体切面，并非所说胎儿健康、无异常。同时被告也明确提醒原告超声检查受胎儿体位、孕周和羊水等影响，并不能筛查出所有的胎儿畸形。被告以报告单形式如实告知被告检查结果，履行了医疗机构的全部义务，不存在任何诊疗过错。先天性肢体缺失并非被告的诊疗行为所致。无论医院如何诊疗，先天性的肢体缺失状态不会改变。

葛××出生是其父母的最终选择，并非被告人所决定，被告不可能对胎儿的健康做出确认和担保，同样不可能在此情形下做出终止妊娠的建议或决定。生命高于一切，医院唯一能做的就是如实告知已知可见的事实，在这之后葛××的出生与否决定权在其父母，与被告无因果关系。本案并无损害结果存在。葛××的肢体缺如是先天形成的，结果追究原因应当在其父母先天遗传基因影响，不存在后天形成损害结果的问题。对任何人而言都不会错误地认为让葛××出生赋予其生存权利是一种过错，是一种损害。既然无损害结果就不存在损害赔偿问题，原告的诉请就不能成立。

唐某的诉请赔偿项目缺乏法律依据，计算标准错误，数额过高。本案葛××肢体残疾属于先天形成，其自身不具有诉讼主体资格事实已经被四平市中级人民法院生效判决确定。所以专属于葛××本人的残疾赔偿金、精神抚慰金等请求没有法律依据，法院不能保护。另外，残疾赔偿金是对残疾人因残疾导致收入减少而进行的补偿，本案葛××现在还不满5周岁，根本没有任何收入而言，不存在因残疾减少收入问题，据此分析被告也无须赔偿。另外，精神抚慰金数额在本地区一级伤残等级全责赔偿数额也不会超过5000元。6级伤残最多为30 000元，请求数额明显过高。残疾辅助器具及维护费用缺乏法律依据、方法和标准错误，费用数额明显过高，甚至明显高于被告在某中院选择鉴定时鉴定结论中确定的数额，明显不合理，对不合理的部分不应保护。婚姻法第二十一条规定，父母对子女有抚养教育的义务；子女对父母有赡养的扶助的义务。父母不履行抚养义务时，未成年的或不能独立生活的子女，有要求父母给付抚

养费的权利。根据该法条的规定,父母只有义务对未成年子女,或不能独立的子女进行抚养和给付义务。就本案而言,尚不能确定葛××18 周岁成年后不能独立生活,或者无生活来源需要父母抚养的事实。葛××虽然先天残疾,但其自身成年仍有参加维持生活的责任和义务,其无权不劳而获仅靠父母抚养。唐某请求按 73 岁作为计算残疾辅助器具及维护费用年限标准明显不合理,只有保护葛××18 周岁之前的损失数额。鉴定费、律师代理费应当根据原告诉讼请求被保护的程度给予适当保护。交通费用明显过高,应说明其合理性。过错比例按 70% 过高,法院不能支持。综上,被告的诊疗行为不存在过错(已经以报告单的如实告知),也未造成任何损害结果(缺如婴儿系先天形成),其诊疗行为与唐生出缺陷婴儿无关(系原告父母选择),被告不应承担任何赔偿责任,请法院依法驳回原告的诉讼请求。

根据本院确认的某司法鉴定意见书鉴定意见:①某医院对唐某怀孕期间的诊断过程存在医疗过错。②某医院在导致唐某生下畸形儿葛××存在因果关系。③某医院在导致医唐某生下畸形儿的责任参与度为主要责任。④被鉴定人葛左上肢自关节下以远缺如符合 6 级伤残。⑤被鉴定人葛×需安装假肢,其费用参照辅助器具配置机构的意见,按普通适用型假肢的费用计算。辅助器具有更换周期和赔偿周期参照配置机构的意见确定。⑥被鉴定人葛××现不宜评定护理依赖,可以确认被告某医院在医疗诊断过程中存在医疗过错。

综上,依据《中华人民共和国侵权责任法》第六条、第十六条、第二十二条、第五十七条之规定,经审委会讨论决定,判决如下:①被告某医院于本判决生效后赔偿原告葛交通费、鉴定费、精神损害赔偿金计 119 600.00 元;②驳回原告其他诉讼请求。

**【损害启示】**

根据人民卫生出版社出版的第 9 版《妇产科学》中产科影像检查认为:妊娠中期的超声检查(20—24 周)骨骼应查到双臂、双手、双脚、双足的连接关系。本例没有发现左上肢的异常,诊断过程存在医疗过错损害。

(田春芳)

## 十八、产检 B 超未发现唇裂畸形损害启示

**【病情摘要】**

自怀孕以来,宋某每月都要到某妇幼保健院进行产检,结果均为胎儿发育良好,未发现异常。2014 年 1 月 16 日,宋某分娩后发现婴儿唇裂。宋某夫妇认为,医院在产检中未发现唇裂,致使胎儿错误出生,要求医院赔偿精神损害抚慰金 50 000 元。医院辩称:宋某怀孕进行产前超声检查,未发现胎儿有致死性大畸形,婴儿出生后唇裂不属于 6 大类畸形筛查范畴。

**【法院处理】**

法院审理认为,超声检查不能查出所有的胎儿畸形,但医疗机构有义务向被检查者予以必要说明。医院未履行告知义务,致使宋某夫妇精神受到损害,应当赔偿精神损害抚慰金。法院最终做出上述判决。判决被告某妇幼保健院赔偿原告宋某夫妇精神损害抚慰金 10 000 元。

**【损害启示】**

(1)《产前超声检查指南》提出了各类产前超声检查的适应证、检查内容及存留图像的要求。不按照规范的要求实施检查属于主观过错,图像上已经显示了异常却未发现属于技术能力不足。主观过错和技术能力不足均应当承担责任。按照规范的要求实施检查、图像上也未

显示异常,但是仍然发生了漏诊,这样的漏诊不需要承担责任。有些畸形的检出率很低,如国内外文献报道单纯腭裂的产前超声检出率为 0～1.4%,但是检出率低不是医方免责的理由,医方不存在过错才是免责的前提。

(2)一般产前超声检查(Ⅰ级)主要进行胎儿主要生长参数的检查,不进行胎儿解剖结构的检查,不进行胎儿畸形的筛查。若检查医师发现胎儿异常,超声报告需做出具体说明,并转诊或建议系统产前超声检查(Ⅲ级)。常规产前超声检查(Ⅱ级)主要初步筛查 6 大类畸形:无脑儿、严重脑膨出、严重开放性脊柱裂、严重胸腹壁缺损伴内脏外翻、单腔心、致死性软骨发育不良。因胎位、羊水过少、母体因素等影响,超声检查并不能很好地显示时,超声报告需做出说明。所有孕妇,尤其是一般产前超声检查(Ⅰ级)或常规产前超声检查(Ⅱ级)发现或疑诊胎儿畸形、有胎儿畸形高危因素者均应当进行系统产前超声检查(Ⅲ级)。Ⅲ级超声检查针对胎儿解剖结构需要检查以下内容:胎儿头颅:观察颅骨强回声环,观察颅内重要结构:大脑半球、脑中线、侧脑室、丘脑、小脑半球、小脑蚓部、颅后窝池。胎儿颜面部:观察上唇皮肤的连续性。胎儿颈部:观察胎儿颈部有无包块、皮肤水肿。胎儿胸部:观察胎儿双肺、心脏位置。胎儿心脏:显示并观察胎儿心脏四腔心切面、左室流出道切面、右室流出道切面。怀疑胎儿心脏大血管畸形者,建议进行针对性产前超声检查(Ⅳ级产前超声检查中的胎儿超声心动图检查)。胎儿腹部:观察腹壁、肝、胃、双肾、膀胱、脐带腹壁入口。胎儿脊柱:通过脊柱矢状切面观察脊柱,必要时可加做脊柱冠状切面及横切面。胎儿四肢:观察双侧肱骨,双侧尺骨、桡骨,双侧股骨,双侧胫骨、腓骨。当一次超声检查难以完成所有要求检查的内容,应告知孕妇并在检查报告上提示,建议复查或转诊。针对性产前超声检查(Ⅳ级)是针对胎儿、孕妇特殊问题进行特定目的的检查,如胎儿超声心动图检查、胎儿神经系统检查、胎儿肢体检查、胎儿颜面部检查等。

(3)产前超声检查有 3 个重要时间段,11—13$^{+6}$ 周、孕 20—24 周、28—34 周,尽量在这三个时间段内或者接近这三个时间段时进行产前超声检查。

(田春芳)

# 十九、产检 B 超未查出右足马蹄内翻畸形损害启示

## 【病情摘要】

2014 年 5 月 6 日,杨某怀孕 18$^{+5}$ 周,照例到常德市某医院进行产前检查,该医院为杨某建立了产前检查手册。杨某怀孕第 22 周,医院医师对杨某进行 B 超检查,四维彩色超声检查报告单中的超声提示,宫内妊娠 22 周,ROA 活胎,胎儿右足声像改变疑足内翻,但此处病历有涂改,并把打印在报告单上的"复查"二字用笔删去。2014 年 8 月 11 日怀孕 32$^{+4}$ 周,杨某第三次产检时四维彩色超声检查报告单中的超声提示,宫内妊娠 32$^{+4}$ 周,LOA 活胎,胎儿右足声像改变疑足内翻,胎盘功能Ⅱ级,羊水稍多,建议:遗传咨询。杨某又咨询了当日接诊的医师,医师也未提示产妇复查等。2014 年 10 月 8 日,杨某因分娩入住该医院,于 2014 年 10 月 9 日娩出一女婴。体查:外观发育见双手并指,束带畸形,右足马蹄内翻畸形,右足第 2、3、4 趾并趾,短趾畸形。因杨某在住院期间将孕产妇保健手册交给医师保管,出院时发现在该保健手册的右上方出现一行"胎儿右足疑足内翻,已告知其风险"字样,既无医师签名,也无时间日期,便找医院理论未果,诉至法院。

**【法院处理】**

经法院二审查明,常德市某医院是经核准登记准予执业的非营利性医疗机构,诊疗科目包括妇产科:妇科专业、产科专业、计划生育专业;医学影像科:超声诊断专业等,不包括产前诊断。法院二审认为,本案中杨某在怀孕期间先后多次到常德市某医院进行产前检查,并为其建立了《湖南省孕产妇保健手册》。其间进行了 2 次 B 超检查,均出具了四维彩色超声检查报告单。经湖南省人民医院司法鉴定中心鉴定认为:①医院的诊疗过程清楚,诊断明确。②医院没有尽到充分的告知义务。③本例新生儿手足畸形的发生不是医院的医疗行为所致,两者之间没有因果关系;医方在 2 次超声检查提示疑胎儿有足内翻畸形的情况下,未采取相应措施进一步明确,或告知到具有产前诊断资质的医院进行检查,导致胎儿失去在分娩之前被确诊手足畸形的可能,在一定程度上影响孕妇的生育选择。因此,应依法认定不具有产前诊断资质的常德市某医院在彩色 B 超高度怀疑胎儿有足内翻畸形的情况下,对杨某诊疗过程中的医疗行为存在过错,因为医院的医疗过错,杨某丧失了优生优育选择权,产下先天畸形的婴儿,不仅孩子本人要面对终身畸形的痛苦,杨某也将付出比抚养正常孩子更多的精力和财力。虽然,婴儿的先天性畸形与基因遗传和一些非基因遗传因素有关,杨某在医院出具的四维彩色超声检查报告单提示后,本应高度谨慎,但又忽视其可能,其自身亦有一定过错。故此,根据本案的客观存在及各方的过错行为,酌定常德市某医院与杨某各自承担 50% 的民事责任。二审法院遂据此判决常德市某医院于本判决生效之日起七日内一次性赔偿杨某的各项损失 388 707.50 元。

**【损害启示】**

(1)产前检查是指医疗机构为孕妇提供一系列的医疗和护理建议和措施。大多数人都知道孕期定期进行产前检查,是保证孕妇胎儿健康必不可少的手段。但很多人不知道的是,不是所有的妇产科医院都有产前诊断的资质,一定要选择有资质的医院进行产前诊断,以免造成无法挽回的悲剧。

(2)超声检查受制于超声技术的局限性,受到仪器设备的性能、医师的技术能力、产妇的母体因素、胎儿的胎位等多方面因素的影响,各种因素单独或者协同作用会影响到检查结果的准确性。为了规范产前超声检查,中国医师协会超声医师分会制订了《产前超声检查指南》,对从事产前超声检查医师的资质、仪器设备提出要求,并对各阶段产前超声检查的时机、适应证、内容进行了规范。

(3)超声检查如同一个“筛子”,能够筛选出异常的胎儿,但是“筛子”也有疏密之分,筛选的结果就会有差异。根据《指南》的规范,产前超声检查分为四级:一般产前超声检查,亦称Ⅰ级产前超声检查;常规产前超声检查,亦称Ⅱ级产前超声检查,系统产前超声检查,亦称Ⅲ级产前超声检查,针对性产前超声检查,亦称Ⅳ级产前超声检查。这四级产前超声检查就像四种疏密不同的“筛子”,检出率自然有差别。并不是每一个胎儿都要用最细密的“筛子”来筛查,并不是每一个器官都要进行详细的超声扫描,这样做对绝大多数健康胎儿无益。正常的产前超声检查仅仅进行Ⅰ级、Ⅱ级、Ⅲ级的检查,当Ⅰ级、Ⅱ级、Ⅲ级检查发现或疑诊胎儿异常,有胎儿异常的高危因素、母体血生化检验异常的方进行Ⅳ级超声检查(即针对性产前超声检查)。针对性产前超声检查对某种疾病的检出率要高于Ⅰ级、Ⅱ级、Ⅲ级超声检查。

(田春芳)

## 二十、B超未发现胎儿有残疾,生下一个左前臂缺失的男婴损害启示

**【病情摘要】**

王×于1998年婚后怀孕,定期到被告处进行孕期检查。由于被告为王×做B超检查时,并未发现胎儿有残疾,致使王×生下一个左前臂缺失的残疾男婴,有关部门做了该男婴为5级残疾的鉴定。于是原告将被告诉至人民法院,要求被告赔偿80 000元。

**【法院处理】**

人民法院的审理与判决:①针对被告提出的根据目前医疗设备状况,做B超时不能发现胎儿左前臂缺失的辩解,人民法院向有关专家进行了咨询。专家认为:在用B超对胎儿进行其上肢缺陷的观察与胎儿在母体内的姿势及胎儿活动情况,B超仪器性能,医师读片能力,观察时间长短有关。若胎儿姿势较好或检查时间适当延长,待胎儿活动上肢位置变化时,是能够发现胎儿左前臂缺失的。依据专家意见可以认定被告在对胎儿进行B超检查时疏忽大意,未做认真仔细观察,未发现胎儿左前臂缺失,是有过错的。②原告就被告承担残疾儿童赔偿金、残疾补助费80 000元无据。因为残疾儿的残疾与被告的过错没有因果关系,所以被告不存在在母体中发育中形成的残疾承担赔偿责任。③由于被告的过错,使原告未能在发现胎儿左臂缺失时及时终止妊娠而生下残疾儿,这给原告造成精神损失。故判决被告给代原告张×、王×精神损失赔偿人民币4000元。④案件受理费、公告费共计人民币2060元,由两原告和被告各承担人民币1030元。

**【损害启示】**

(1)B超引发的纠纷近年来明显增多,风险越来越大,要求医师在行B超检查时认真仔细地观察,按顺序进行,排除胎儿的大体畸形。

(2)B超可以发现的大体畸形有:①神经系统,无脑儿、脑积水、小头畸形、脊柱裂及脑脊膜膨出。②消化系统,脐部肠膨出、内脏翻出、肠道闭锁及巨结肠等。③泌尿系统,肾积水、多囊肾及巨膀胱、尿道梗阻。④其他畸形,短肢畸形、连体畸形、先天性心脏病等。

# 第十篇

# 助产士与新生儿篇

# 第一章

# 助产士误诊剖析与损害启示

## 一、狭窄环肛诊误诊为宫颈口剖析

**【病情摘要】**

患者,女,27 岁。入院诊断:孕 38 周,胎位 ROA,孕$_2$产$_1$,先天性心脏病。于 2:30 进入分娩室,肛诊体格检查:宫口开大 2cm,胎膜未破,先露部棘上,7:15 阴道检查宫口开大 4cm,直至 17:30 肛诊宫口开大 5cm,先露棘上 1cm。20:00 阴道检查,宫口开全,先露棘下 1cm,阴道的中部有一瘢痕狭窄环,坚韧,直径约 7cm,胎头顶部位于狭窄环上,造成梗阻性分娩。发现产道异常后以剖宫产结束分娩,防止了心衰的产生。

**【误诊剖析】**

本例宫口开大 4cm 时,内诊的宫口是真实的宫口,当宫口继续开大时,肛诊检查宫口的大小是阴道狭窄的大小,而不是宫口的大小。本例误诊主要原因是在临产观察中只注意骨产道异常而忽略了软产道狭窄,因而误将瘢痕狭窄环当作宫口,没有观察到第二产程开始时间以致延长第二产程却未能及时结束分娩,有可能发生胎儿宫内窒息,有并发症的产妇可发生心衰和子痫。故强调正确检查宫口情况,对指导产妇的处理是极为重要的。

(田春芳)

## 二、胎儿口肛诊时误诊为宫颈口剖析

**【病情摘要】**

患者,女,30 岁。入院诊断:妊娠 42 周,孕$_1$产$_0$,胎位 LOA。因预产期已到而入院,入院后 6 小时开始规律宫缩,先露部未入盆。肛诊:宫颈管消失,宫口未开,胎膜未破,先露部头。24:00 在病房肛诊一次,宫口开大 4cm,先露为头。同时入分娩室并立即内诊,宫口开全,颏先露,胎心 150 次/分,宫缩增强变频,30 分钟后自然分娩。

**【误诊剖析】**

本例肛诊时将宫口已经开全的产妇,当成宫口开大 4cm,误将胎儿口当成宫颈口,推迟了进分娩室的时间,产妇第一产程和第二产程前段是在病房度过的,不能及时发现产妇和胎儿的急剧变化。其外,助产士肛诊时还应注意误查宫口小为大的情况。

(1)羊水过多,胎胞较大检查不到宫口边缘误认为宫口开全。

(2)低位水囊引产时,膨大水囊当成胎胞,误认为宫口开全。

（3）初产妇宫颈管消失，宫口未开将膨大的子宫颈管当成先露部，误认为开全。

（4）悬垂腹、尖腹的产妇，宫口偏向骶骨岬，肛诊时不易触到宫口，误将膨大部分子宫下部当成子宫开全。

（田春芳）

## 三、肛诊阴道上段横隔误诊为羊膜囊教训剖析

**【病情摘要】**

患者，女，40 岁，孕$_1$产$_0$，妊娠 40 周临产收住院。查体：宫高剑突下 3 横指，胎位右枕前，胎心音 130 次/分，头先露已固定，宫口开大一指尖，先露棘平，羊水未破。从规律宫缩开始到宫口开全情况正常，但宫口开全两个多小时胎头仍不下降，产妇屏气向下用力时，阴道有少量羊水流出，即行阴道检查，发现为阴道上段横隔，羊水积聚在横隔以上无法流畅，肛查误诊为羊膜囊。因横隔较厚，位置较高，家属盼子心切，不愿试产，急行剖宫产术。术后母子平安出院。

**【误诊剖析】**

（1）对该产妇没有按高危妊娠护理。首先，询问病史不详细。患者原发不孕 21 年，一年前曾在外院以原发不孕、宫颈短、颈口小而做过扩宫口术，术后 3 个月受孕。当时将横隔上小孔误诊为宫口，术后扩大了横隔小孔有利精子通过而受孕。其次，产程延长原因没有及时查清，单纯认为高龄初产，产程长是可以的。

（2）肛查不细，只查宫颈口扩张程度，不注意宫颈周围情况，将横隔以上聚积之羊水误诊为羊膜囊。

（3）该产妇由于阴道横隔阻挡，临产前无见红现象。

（田春芳）

## 四、脐带单道结扎后出血致新生儿死亡剖析

**【病情摘要】**

患儿，男，系刚刚剖宫产儿，体重 3900g，Apgar 评分 10 分。术者将新生儿交台下助产士处理脐带。据了解，助产士采用粗棉线结扎一道即断脐，留脐带残端长约 1cm 后即将新生儿转入婴儿室，当时新生儿一般情况好，心率 140 次/分，脐部无出血。1 小时后护士巡视新生儿，见其面色红，哭声响。又过 1 小时护士检查新生儿心率 124 次/分，面色较苍白，但未打开包布检查脐带。半小时后发现面色不见好转，打开婴儿包布发现脐部大量出血，出血量估计 200ml 左右，心率 94 次/分，呼吸微弱，结扎线松松地套在残存的过短脐带上，完全丧失作用。由于脐带断端仅结扎一道，故结扎线一松造成活动性脐带出血。立即用止血钳夹脐带残端止血，同时进行人工呼吸、气管插管加压给氧，开放静脉输血输液，心内注射小三联、强心药等抢救，终因失血性休克并发休克肺，急性左心衰竭，肾衰竭，弥漫性血管内凝血而于次日死亡。

**【教训剖析】**

脐带是一条外表光滑呈螺旋状的索状物，含 2 条动脉及 1 条静脉。脐带处理的好坏与胎儿生命息息相关，如脐带出血占全身血量的 1/3 时，就会发生休克。新生儿脐带结扎法，若用粗棉线结扎要求双道，活结结扎第一道，死结结扎第二道。国内多数学者认为：难产儿采用粗

棉线结扎法,可以便于脐静脉注射,抢救新生儿;而正常产儿采用气门芯结扎法较方便。本例在操作中未按常规扎紧两道粗棉线,同时脐带残端又留得过短,严重违反操作常规,当经过2～3小时后脐带内的水分减少,脐带的直径缩小,粗棉线即可松解,造成脐带残端血管的开放性出血,导致新生儿死亡。

(田春芳)

## 五、脐带帽勒紧脐轮致脐轮感染坏死教训剖析

**【病情摘要】**

患儿,男,24天。以发热待查来院就诊。查体:体温39℃,白细胞$15×10^9$/L,中性粒细胞0.90。心肺无异常,腹部检查发现脐带帽仍未脱落,脐周围有一直径6cm大的肿块。打开脐带帽见脐带早已脱落,脐轮周围红肿,有脓液渗出。究其原因系脐带帽上的绳结扎时不小心扎住了脐轮,引起缺血坏死感染。随即进行脐根清创处理,每天换药,配合大剂量的抗生素,7天后治愈。

**【教训剖析】**

(1)处理脐带时要注意,残端至少留1cm。

(2)脐带帽不能做得过大,直径4cm×5cm即可。

(3)生后注意了解脐部情况,及时检查。

(4)出院时,如果婴儿脐带仍未脱落又不到1周,可叮嘱其家属,如1周后脐带仍未脱落,或发现脐部红肿渗出时,应及时就医。

(田春芳)

## 六、抢救新生儿时药物误入脐动脉教训剖析

**【病情摘要】**

患儿,头位分娩,因第二产程延长,产后新生儿窒息,Apgar评分6分,立即抢救并同时脐静脉注射小三联及5％碳酸氢钠10ml。5分钟后Apgar评分10分。生后第二天发现婴儿右臀部明显肿胀,质硬,逐渐由红变成暗紫色,皮肤破溃,下肢活动受限。治疗数日,皮肤破溃面积逐渐扩大,约占臀部的1/3,深达骨膜,后转上级医院治疗。现患儿已5岁,能行走,但右侧臀部及下肢比对侧细,右臀有凹陷,活动自如。

**【教训剖析】**

药物经脐静脉注入后,通过肝入下腔静脉,使药物得到稀释,对血管内膜影响不大。如药物浓度过高或碱性药误入脐动脉时,因得不到稀释,直接刺激动脉血管内膜,引起内膜的急性肿胀,造成栓塞,致使供血组织缺血坏死,严重者导致死亡。因此,在抢救新生儿窒息时,经脐静脉注药时,切勿注入脐动脉内,以免给患儿造成终身痛苦。

(田春芳)

## 七、碳酸氢钠抢救新生儿窒息致碱中毒教训剖析

**【病情摘要】**

患儿 42 孕周胎头吸引器助产分娩,无宫内窘迫。生后 1 分钟 Apgar 评分 3 分,行新生儿复苏术,脐静脉注射葡萄糖酸钙 5ml,5％碳酸氢钠 6ml。5 分钟后心搏恢复,皮肤转红,7 分钟后有自主呼吸,10 分钟后呼吸心搏正常,即出现双眼球震颤,面肌轻度抽动,刺激后不哭,面色发绀。按颅内出血治疗后不见好转,仍有间断四肢抽搐,口角发绀,经对症处理 3 天后好转。

**【教训剖析】**

在注射碳酸氢钠时浓度较高,速度较快,以致患儿在短时间内出现神经兴奋性增高,手足搐搦等临床表现,为急性碱中毒引起的。纠正酸中毒是临床上新生儿窒息的处理原则之一,但要掌握适应证、用法和用量。从本例教训看:检查产前产时无明显的宫内窘迫现象时,产后新生儿窒息即产生代谢性酸中毒的可能性极小。因此,在抢救时应重点放在清理好呼吸道,尽快建立良好通气,可不使用碱性药物。应用碱性药物要注意浓度和注射速度。碱性药物急速进入体内可引起血管收缩而致脑缺氧,重者还可出现脑出血,待体内碱性药物清除后,症状即消失。

（田春芳）

## 八、助产士经验不足致女婴外阴严重损伤损害启示

**【病情摘要】**

某女,24 岁,1985 年 11 月 17 日 9:00,以孕 38 周、阵发性腹痛 4 小时收入某乡卫生院待产。在妇产科当班的是卫生学校毕业才 3 个月的见习妇幼医士。12:00 产妇阴道口先露粉红色胎体,未见头发。当班医师依据 5 次产前检查均为头位,认为该胎儿系脑积水或无脑儿可能,考虑破水助产。随即向家属征求意见:此儿是怪胎、穿颅助产可以减轻产妇负担。家属表示:既然是怪胎,只要产妇好就行。该医师就在胎儿先露部位用剪刀剪了 3 刀。分娩过程顺利,随着产程进展发现胎儿是臀位,经助产自然娩出一女婴。但该女婴会阴部损伤严重,局部肿胀发黑。当班医师认为该儿已无用了,未做脐带消毒包扎等常规处理,也不给新生儿采取保暖措施。并数次对家属说:孩子是怪胎,甩掉算了,将来或许生个儿子多好呢。家长不忍心,2 个小时后产妇回病房时将该婴带回。次日上午,另一妇产科医师上班后检查发现婴儿本身无病,会阴部损伤严重,即送省某医院。经检查,该婴儿大小阴唇部分裂伤,阴道前后两侧壁全部裂开,处女膜破裂,肛门破裂,会阴部裂口延伸至左侧腹股沟处。经医治,基本痊愈出院。

**【医学评析】**

严重的道德缺陷。在接产过程中主观臆断,不请示上级医师,将一个正常胎儿误认为脑积水、无脑儿,擅自施行破坏性手术,致使胎儿产下后仍固执己见,不给新生儿做脐带常规消毒包扎处理,不采取保暖措施。这种无视生命的不道德行为是不能容忍的。生命是宝贵的、神圣的。当一个婴儿呱呱坠地后,他(她)的生命就得到社会的承认,受到法律的保护。本案从表面看,似由缺乏临床经验、业务技术水平低所致,而分析整个过程可以看到,该医师存在着不给婴儿做常规的行为处理,无异于扼杀一个新生命,这不仅仅是不道德的,而且是违法的。医务人

员在接产过程中判断失误,导致处置不当。一般来说,疾病诊断应依据详尽的病史资料,仔细的体格检查和必要的辅助检查,然后加以认真思考分析,才能做出诊断,切忌想当然,人云亦云。产妇虽然做过5次产前检查均为头位,但据此就断定分娩时的胎位是头位,这种思维方法是不科学的。在整个怀孕过程中,胎位是呈动态变化的。入盆后的胎位一般来说是固定的了,但检查时触诊的质量和检查者的经验又直接影响到诊断的正确性。严谨求实的医德修养要求医务人员在诊疗工作中精心检查、细心观察,防止误诊误治。如遇个人不能明确诊断时,应向有经验的医务人员请教或提出会诊,绝不能采取轻率态度鲁莽从事。患者的利益高于一切,救死扶伤、对患者生命负责,这是医务人员必须遵循的道德原则。本案例反映了卫生院管理上的缺陷。

**【损害启示】**

(1)注意区分臀位和头位:①在宫底部触到圆而硬、按压时有浮球感的头,胎心在脐左(或右)上方最清楚。②阴道检查应了解宫口扩张程度及有无脐带脱垂,若胎膜已破必须和面部鉴别清楚。若为胎臀,可触及肛门与两坐骨结节连线在一条直线上,手指放入肛门内有环状括约肌收缩感,取出手指可见有粪便;若为颜面,口与两颧骨突出点呈三角形,手指放入口内可触及齿龈和弓状的下颌骨。③若触及胎足时应与胎手相鉴别,胎足趾短而平齐,且有足跟,胎手指长,指端不平齐。

(2)不能过分依靠产检资料,不做详细检查就下结论:因为在整个怀孕过程中,胎位是呈动态变化的,尤其是羊水过多时,胎位是变化不断的,直到胎头入盆。

(田春芳)

## 九、分娩男婴在急救中意外误伤阴茎损害启示

**【病情摘要】**

8月11日4:20某产妇在医院足月分娩,因男婴吸入羊水窒息及产妇会阴撕裂,院方对该母子进行紧急抢救。男婴的父母称,就是在抢救后他们发现孩子阴茎上有伤,伤口在阴茎冠状沟后,一看就是被剪刀剪伤了。随后,医院分3针将男婴阴茎上的伤口缝合。8月19日拆线后他们发现孩子的伤口凸凹不平,于是担心孩子长大后阴茎不能正常勃起,对孩子今后的性生活和生育功能有影响。事发后,产妇自称全家精神受极大伤害,故向医院索赔550 000元追讨精神损失和孩子的性权利补偿。

**【法院处理】**

因医患双方仍未就赔偿金额达成协议,男婴父母亲戚再次前往医院讨说法。男婴生殖器上有明显伤痕,其父母对孩子的伤口表示气愤和担忧。男婴父亲钟先生说,最担心的就是儿子能不能给家族传宗接代。健康男婴足月分娩,如何造成婴儿生殖器受伤?医院院长说,医护人员手术中意外伤害婴儿生殖器事故确实十分罕见,但是不是被剪刀剪伤仍需进一步调查。事件发生后,院方经调查发现,男婴出生时吸入羊水有生命危险,产妇会阴撕裂,医护人员在紧急抢救过程中,误伤小儿的生殖器,对此医院愿意承担责任,欲赔偿患者30 000元。发生后,医院积极救治确保产妇和婴儿顺利康复。但是产妇及其家人却向医院索赔100万元,后经协商,产妇仍坚持索赔550 000万元,这一点医院做不到。

男婴受损的生殖器是否真的能彻底治好?万一长大后不能生育该找谁负责?对男婴家属

的疑问,称经过咨询深圳有关专家,医院认为男婴阴茎损伤的仅是表层皮肤,并不会对勃起及生殖功能产生影响。医院不能百分之百保证男婴长大后生育不出问题,但是万一出问题,患者仍可向医院追讨赔偿。对于医院方的道歉,男婴父母称,事件后一家人的精神都受损伤,所以将通过法律途径向医院追讨 550 000 万元赔偿。

**【损害启示】**

(1)剖宫产术引起胎儿损伤为 4 级医疗事故,分娩后引起的胎儿损伤也是不应该的。

(2)在为男胎儿断脐时一定要注意区分是脐带,还是生殖器。患有近视的助产士要戴上眼镜操作,保证断脐无误,不损伤生殖器。

(田春芳)

## 十、住院孕妇私自回家发生急产,致胎儿左肱骨骨折损害启示

**【病情摘要】**

2002 年 5 月 1 日,兴文县某镇某村民肖某到某中心卫生院待产住入医院后,肖某及其陪护人员在未经医院人员同意的情况下擅自离开医院。次日 5:00,肖某病情发生变化,随即回医院处求治,经医院妇产科医生检查发现,胎儿已入盆。在分娩过程中由于肖某分娩困难,致使胎儿窒息。医护人员随即采取紧急措施,使肖某得以分娩,但造成肖某左肱骨骨折和出现肖某出生后身体引起不良反应,经诊断为:左肱骨骨折和败血症、缺氧缺血性脑病、新生儿窒息、化脓性脑炎。后经治疗病情好转出院,兴文县某中心卫生院垫付治疗费、交通费等 9430 元。

**【法院处理】**

兴文县某中心卫生院向法院提出要求司法鉴定,经宜宾节某人民法院鉴定为:原告肖某的孩子左肱骨骨折已达 10 级伤残,骨折与兴文县某中心卫生院的医疗行为有因果关系,但不属于医疗事故;胎儿的败血症、缺氧缺血性脑病经治疗已治愈。上述急病多系羊水因素、产程异常等原因造成,无证据显示与兴文县某中心卫生院的医疗行为有关。

法院审理认为,肖某在未经医院医护人员同意下擅自离开医院,失去了医师观察产程并实施手术的良机。医师在肖某难产的紧急情况下助产分娩,造成胎儿左肱骨骨折,不属于医疗事故,但应承担无过错赔偿责任。胎儿的败血症、缺氧缺血性脑病,经治疗已治愈,兴文县某中心卫生院垫付治疗费、交通费等 9430 元不再赔偿。依照《中华人民共和国民法通则》有关规定,经法院进行公开审理,依法做出由兴文县某中心卫生院承担无过错赔偿责任,赔偿肖某伤残补助金、精神损害抚慰金 17 528 元,案件诉讼费按责分担的一审判决。

**【本案启示】**

(1)患者入院即和医院形成合同关系,一般不能准许回家,离开医院的时间内的产妇医护人员无法观察产程,无法听胎心变化,发生异常,引发纠纷,医院常被动。

(2)在未经医院医护人员同意下擅自离开医院,应在病历中如实记录,以备不测,但发生纠纷,医院承担无过错赔偿责任。

(田春芳)

## 十一、助产士顺产接生致女婴前臂骨折损害启示

**【病情摘要】**

2002年9月25日,王××在宜宾县某镇卫生院生下一女婴。刚生下不久,王××的家属发现女婴左手异常,第二天便找到该卫生院负责人进行交涉,随后将女婴送到宜宾县某医院治疗。经诊断为左前臂骨折,整个治疗共用去医疗费用1109.91元。王××就医疗费用的支付问题与某镇卫生院协商未果后,将其诉讼到宜宾县人民法院。

**【法院处理】**

在案件审理过程中,原告和被告接受了法院的调解,法院决定由被告宜宾县某镇卫生院赔偿原告女婴及其家属医疗费、护理费、交通费等共计6000元,案件受理费由双方共同承担。对于法院调节双方均表示接受。

**【损害启示】**

(1)顺产接生胎头娩出,娩出前臂时要牵拉头,让其自然娩出,不可暴力牵拉前臂。

(2)复合位娩出头与手时,要把手先放回,不可用力外拉前臂,以免导致骨折。

(田春芳)

## 十二、助产士接生时新生儿头部落地,20年后因脑萎缩索赔损害启示

**【病情摘要】**

时间追溯到20年前的1989年,小健的母亲在某区医院分娩,由于医务人员的过错,导致小健的头触地。事故发生后,小健被留在医院住院了7个月又14天。1990年小健出院时,医院承诺在小健3岁以前,因分娩时颅脑外伤引起的后遗症,由医院承担,院长还写了书面承诺。其后,小健父母一直留意着儿子的情况,18年过去了,小健没有表现出大问题。直到2008年参加高考,小健出现头痛、昏厥,在高考三次模拟考试期间表现愈加强烈,父母以为他是压力太大。高考结束后,小健跟随父母到省人民医院进行心理治疗,但病情没有缓解。2009年7月,小健在某医学院第一附属医院进行磁共振检查,确诊为轻度脑萎缩。小健母亲说,医师已经明确告诉他们,这是颅脑损伤的后遗症,于是在2011年7月小健及其父母向海珠区法院起诉,请求判决医院赔偿后续治疗费76 000元。

**【法院处理】**

一审法院认为,小健基于1989年发生的医疗损害行为起诉,应在20年诉讼时效内提出,但事发已超过20年,违反法院受理民事案件的法律规定,遂判决驳回诉讼请求。小健母亲不服提起上诉。该案二审在某市中院进行,小健的母亲和代理律师出庭。庭审过程围绕两个焦点,即小健主张的颅脑损伤后遗症与被告医院的行为是否有因果关系,小健索赔医疗费等是否已经超过诉讼时效。

脑萎缩是否接生不当后遗症?原告:小健头部绝对未受过其他伤。小健母亲在庭上表示,儿子在3岁前没有什么异常,而且医师当时向他们打包票,说"会治疗好的,没问题"。其母亲

回忆,当时我公公婆婆是不给我带(孩子)回家的,说这个小孩不要了,是我坚持要带回家的。小健母说,小健在 18 岁前,他们夫妻俩都很保护儿子,一有什么小病都会往医院里带,都不让他得大病,而且学校的足球、拳击运动我都不会给他参加。法官问小健是否头部受到其他外伤时,小健母亲说,绝对没有,我连骑单车都不给他学。不仅如此,儿子在情感上也不曾受到刺激。被告:不能排除没有受到其他伤害。医院方代理人则指出,根据 2009 年小健随父亲到医院咨询的门诊病历,描述提到(小健)儿童期间晚上睡觉口里要咬住一条毛巾,甚至将毛巾盖住右脸才能入睡。行动古怪,下肢常不自主抖动,弓背行走。少年时不合群,人际关系紧张,幼稚容易冲动,说话不合时宜,不考虑环境。该代理人认为,由此可见小健此前已经有一些异常。院方曾向医调委申请鉴定,但由于事发距今时间过长,遭到拒绝。其认为,不能排除小健受到其他伤害。

20 年后索赔是否超过诉讼时效?原告:索赔后续治疗费。小健的代理律师指出,小健并不是 20 年内都没有向医院提出过赔偿要求。律师认为,被告医院承担赔偿责任的方式,不一定是支付赔偿金,也可以是免费提供治疗。小健曾在该院住院 7 个多月,此次是要求赔偿后续治疗费,只需在实际后果发生后 2 年内提出即可。被告:原告已过诉讼时效。医院方则认为,根据最高院司法解释,器官功能恢复训练所必要的康复费、适当的整容费及其他后续治疗费,赔偿权利人可以待实际发生后另行起诉。另行起诉,即说明之前已经有过一次诉讼。2008 年 7 月小健已确诊轻度脑萎缩,2009 年又到其他医院就诊,却拖到 2011 年 12 月才进行诉讼,既不是后续治疗费索赔,也超过 20 年时效。

**【损害启示】**

根据人民卫生出版社出版的第 9 版《妇产科学》中产力异常的内容精要,结合本例分析如下。

(1)第 9 版《妇产科学》中产力异常章节中认为:协调性子宫收缩过强子宫收缩的节律性、对称性及极性均正常,仅子宫收缩力过强、过频。若产道无阻力,产程常短暂,初产妇总产程 < 3 小时分娩,称为急产。若存在产道梗阻或瘢痕子宫,宫缩过强可发生病理缩复环,甚至子宫破裂。对产程及母儿影响:①对产妇的影响协调性子宫收缩过强可致急产,易造成软产道裂伤,甚至子宫破裂。不协调性子宫收缩过强形成子宫痉挛性狭窄环或强直性子宫收缩时,可导致产程异常、胎盘嵌顿、产后出血、产褥感染及手术产的概率增加。②对胎儿的影响子宫收缩过强使子宫胎盘血流减少,子宫痉挛性狭窄环使产程延长,均易发生胎儿窘迫、新生儿窒息,甚至死亡。胎儿娩出过快,胎儿在产道内压力解除过快,致使新生儿颅内出血。接产准备不充分,新生儿易发生感染、骨折及外伤。

(2)结合本例发生接生时外伤,导致母亲在医院分娩时,由于接生不当,导致头部跌落在地,住院长达 7 个多月。之后发现脑萎缩,均与接生有关,应吸取教训。应积极预防急产发生,抱新生儿不能失手落地。

(田春芳)

## 十三、无肩难产征象,分娩时强拉胎儿,导致头肩分离臂丛神经受损启示

**【病情摘要】**

2010 年 10 月 31 日 9:00,产妇王某入住被告的妇产科分娩。分娩过程中胎儿不能顺利出

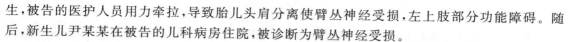

生,被告的医护人员用力牵拉,导致胎儿头肩分离使臂丛神经受损,左上肢部分功能障碍。随后,新生儿尹某某在被告的儿科病房住院,被诊断为臂丛神经受损。

**【法院处理】**

2011年3月27日,原告新生儿尹某某的法定代理人向法院起诉,要求被告赔偿原告医疗费、鉴定费、残疾生活补助费、继续治疗费等费用共计220 910元。同时申请对被告的医疗行为是否存在过错、被告的医疗行为与原告的损害结果是否有因果关系、原告的伤残等级及护理程度进行鉴定。法院委托江西省医学会进行鉴定。2011年6月16日,江西省医学会做出江西医鉴(2011)39号医疗事故技术鉴定书,认为被告在为产妇王某接生过程中存在以下过失行为:①对产妇身高、胎儿体重估计不足:产前检查不规范,孕35$^{+2}$周(2007年10月7日)B超检查示胎儿双顶径9.1 cm,股骨长7.1 cm,入院后未进行复查,按上述B超结果估算胎儿大小是不准确的。②产程观察及接生方法不当:根据产程记录中宫缩情况、头盆关系判断及娩肩手法,专家组认为产程未延长,从医患双方在会上陈述,并无肩难产征象,但根据当时宫缩情况,胎儿是不可能顺利出生的,医方在助产过程中,必有一暴力牵拉,导致头肩分离使臂丛神经受损,医方以上过失违反了产科技术操作常规,与新生儿左臂丛神经损伤存在直接因果关系,故专家组一致认为:本起医疗事故争议构成医疗事故;原告左臂丛神经损伤所引起的左上肢部分功能障碍,主要因医方医疗过失造成。结论为本起医疗事故争议属于3级丙等医疗事故,医方承担主要责任。

一审法院经审理认为,产妇王某在被告处住院分娩,分娩过程中原告左臂丛神经受到损伤。经江西省医学会做出(2011)第39号鉴定认定构成3级丙等医疗事故,原告左臂丛神经损伤所引起的左上肢部分功能障碍,主要因医方医疗过失造成,且该过失行为与原告左臂丛神经损伤存在直接因果关系,被告应承担主要责任即90%。故做出上述判决。

**【损害启示】**

(1)根据该患者病例摘要,考虑该患者肩难产致臂丛神经损伤。根据人民卫生出版社第9版《妇产科学》202页,肩难产有其高危因素,当高危因素存在时,应密切注意。

(2)超过50%的肩难产发生于正常体重新生儿,因此肩难产预测及预防较困难,其对母儿均有较大危害,新生儿臂丛神经损伤最为常见。因此,当肩难产发生时,需注意请求援助、会阴侧切、屈大腿法、耻骨上加压法、旋肩法等,当高危因素存在时可适当放宽剖宫产指征。结合本例,并无肩难产征象,根据当时宫缩情况,胎儿是不可能顺利出生的,医方在助产过程中,暴力牵拉,导致头肩分离使臂丛神经受损,违反了产科技术操作常规,与新生儿左臂丛神经损伤存在直接因果关系。

(吕发辉)

# 十四、分娩后出院发现阴道内棉花和纱布残留损害启示

**【病情摘要】**

2013年5月31日,原告由于怀孕需要分娩住进了××州人民医院妇产科。2013年6月3日生下一名男婴,由于是顺产所以原告2013年6月5日就出院了。可是没想到的是原告感觉下体疼痛难忍,发现原告下体有大量的棉花和纱布。后来原告丈夫急忙将原告送到被告医院进行治疗,经过几天的治疗才恢复。请求判令被告赔偿原告50 000元。

**【法院处理】**

被告××州人民医院口头辩称，被告对原告提出的法律关系认可，对原告陈述的事实认可，对于原告的诉求，至今被告未看到任何计算依据和法律依据。

综合各方诉辩主张，双方当事人存在以下争议。①被告的医疗行为是否对原告造成一定的损害？②被告是否应该赔偿原告诉请的 50 000 元损失？为证实其主张，原告云××向本院提供出院记录、住院清单、病员日常医疗服务项目明细清单一组，欲证明原告与被告之间的医疗关系和原告住院的情况。

被告质证认为对证据认可。

被告××州人民医院为证明其答辩事由，向本院提供住院档案和病例 1 组，欲证明原告 2 次入院治疗的客观情况、收费情况及原始记录。

原告质证认为对于证据的真实性认可，原告确实 2 次住院，是否与卫生局的档案一致，原告方无法确认。

本院认为，原被告双方举证均来源合法、内容真实，能够证实本案相关事实及当事人主张，本院予以确认。

根据庭审举证、质证和认证，本院确认如下法律事实：2013 年 5 月 31 日，原告云××怀孕待产入住被告××州人民医院妇产科，并于 6 月 3 日顺产一名男婴，当月 5 日出院。出院后原告感觉下体异常不适，检查后发现自己下体有大量的棉花和纱布。6 月 8 日，原告再次入住被告处进行治疗，当月 13 日康复出院，产生费用 672.8 元已由被告负担。

本院认为，本案原告作为生产、哺乳特殊时期的女性，理应得到来自医疗服务机构的合理治疗，而被告作为医疗服务机构，提供的医疗服务存有瑕疵，给患者造成了损害后果，依法应当承担赔偿责任。虽然原告经治疗后已痊愈，但被告的行为还是给原告造成了肉体和精神上的痛苦。基于缓解医患矛盾，创建和谐的医患关系，对原告主张被告赔偿其精神抚慰金的诉请，本院予以支持。但原告方诉请金额过高，综合考虑原告方损害后果、被告方获利情况及本地平均生活水平，酌情支持被告赔偿原告 5000 元。

综上，依照《中华人民共和国侵权责任法》第五十四条、《最高人民法院关于确定民事侵权精神损害赔偿责任若干问题的解释》第八条第二款、第十条之规定，判决如下：被告××州人民医院于本判决生效之日起十日内赔偿原告精神抚慰金 5000 元。

**【损害启示】**

根据中华人民共和国《侵权责任法》及《执业医师法》中的有关规定及内容精要，结合本例分析：该人民医院在为原告提供分娩服务时，未对原告提供力所能及的医疗服务。提供的医疗服务存有瑕疵，给患者造成了肉体和精神上的痛苦，存在过错。医院应对原告受到损害的后果与其医疗过错行为有因果关系承担责任。

（黄志行）

## 十五、助产士对宫缩乏力认识不足，未及时处理，发生产妇植物状态损害启示

**【病情摘要】**

丈夫阿成（化名）满怀期待在医院迎接新生命的到来，没料到等来的却是死胎和永睡不醒

的妻子。看着变成植物状态的妻子,还有那未出世便夭折的婴孩,阿成伤心欲绝,一纸诉状将医院告上法院。近日,东莞市第三人民法院审理了此案,认为医院存在一定过错,判令医院赔偿阿成一家近 70 万元。

2017 年 7 月 20 日,阿成带着妻子李莉(化名)满怀欣喜入住某医院妇产科,准备迎接新生命的到来。次日 0:00 李莉出现了生产征兆,4:12 上产床接生,4:15 李莉突然出现烦躁、气急、意识不清,呼之不应等症状,医院立即紧急抢救。更为可怕的是,4:20 李莉呼吸、心搏骤停。4:43 又恢复自主呼吸。6:27 胎吸助产娩出一死男婴,重 4300g。7:40 为挽救李莉生命,医院实施子宫全切除手术,术后李莉仍意识不清,有自主呼吸,转 ICU 进一步抢救。之后分别转东莞市人民医院、南方医院、武警部队总医院救治,李莉却仍然无法苏醒。

**【法院处理】**

经司法鉴定,李莉处于植物状态,构成 1 级伤残。丈夫阿成诉至法院,要求医院赔偿后续医疗费 2 700 000 元、后续护理费约 1 400 000 元、精神抚慰金 800 000 元等各项赔偿共计 6 000 000 元。

李莉家属认为,医院存在处置不当、违反规章制度和诊疗护理常规的行为,对李莉昏迷、胎儿死亡的结果具有主观过错和不可推卸的责任。而医院方则认为不存在医疗过错行为,医院已尽力救治,李某的植物状态是疾病的自然转归,医院无须对此承担赔偿责任。东莞市第三人民法院认为,医院助产士存在对宫缩乏力观察记录不规范,不到位,对宫缩乏力认识不足,在出现异常情况时没有及时请示医师积极处理,未尽到充分注意义务。助理医师在羊水栓塞抢救过程中违反《执业医师法》的相关规定独自下医嘱。在分娩记录中记载使用了缩宫素,却没有在其他病历资料中记载缩宫素的使用情况,存在遗漏记录的过失行为。根据《中华人民共和国侵权责任法》第五十四条患者在诊疗活动中受到损害,医疗机构及其医务人员有过错的,由医疗机构承担赔偿责任的规定,故法院认定医院存有过错,推定医院的上述医疗过错与李莉处于植物状态的损害结果之间存在因果关系,医院应当承担赔偿责任。

但鉴于羊水栓塞并发症死亡率高达 80% 以上,是目前临床上难以防范或避免的分娩并发症,医院在李莉发生羊水栓塞后做到及时、恰当抢救,已经尽全力挽回生命。法院综合考虑以上情况,认定医院承担 70% 的赔偿责任,根据法律相关规定,判令医院赔偿李莉近 70 万元。

**【损害启示】**

子宫收缩乏力包括协调性和不协调性宫缩乏力,根据情况使用不同方法处理,故产程中需仔细观察宫缩情况。该例医方对宫缩乏力认识不足、病例文书书写不规范、医疗法规掌握不足为主要原因。故临床工作中需注意产程的异常,及时找出原因并纠正,同时做好病例书写工作,熟悉医疗法规。

(吕发辉)

# 第二章

# 产科新生儿的误诊剖析与损害启示

## 一、脐疝误为脐带增厚断脐致肠管损伤剖析

【病情摘要】

患儿,男,体重 3000g,生后 Apgar 评分 10 分。以生后 3 小时,脐部肿物并腹胀、呕吐 1 小时为主诉就诊。追问分娩史,患儿分娩后发现脐带根部增粗,结扎断脐后发现脐带内有肠管切断。考虑断脐致肠管损伤。遂转小儿外科行手术探查,脐带基底部皮缘做圆形切口,剪开囊膜,发现误切除回肠末端和回盲部肠管,行回-升结肠吻合术,结扎脐动、静脉及脐尿管,剪除囊膜,修补缺损后痊愈出院。

【误诊剖析】

脐疝又称小型脐膨出,是腹内脏器通过脐腹壁缺损连同腹膜一起向外突出于脐带根部。腹壁缺损直径在 1cm 时,脐膨出仅在脐带根部,在囊内仅有部分肠襻,易误诊为脐带增厚,断脐时将肠管一并钳夹、结扎造成肠管损伤,出现肠梗阻症状。故在分娩后发现患儿脐带根部增粗膨大,应用手挤压其内有无可复性肿物,除外脐疝方可离断结扎;如发现已有肠管损伤,应即刻用无菌纱布覆盖,尽早转小儿外科手术根治,千万不可送婴儿室观察。

(田春芳)

## 二、新生儿假死误诊为真正死亡的教训剖析

【病情摘要】

患儿,男,早产儿,在当地乡医院行臀位牵引分娩。出生后有呼吸、心搏,但微弱,以新生儿重度窒息,抢救无效,认为呼吸心搏停止,新生儿死亡,交给家属处理。1 小时后家属发现患儿胸前微弱活动,急抱患儿给助产士与医师看,检查患儿面色苍白,呼吸缓慢,心搏微弱可闻,复作抢救 2 小时,无效死亡。

【误诊剖析】

本例教训是对新生儿假死和真正死亡辨别不清,引起家属对医师及助产士的误会。假死是脑缺氧的结果,表现在人体主要生理功能(心搏、呼吸)处于极微弱状态,此时只有在进行特殊而细致的诊查(心电图、超声心脏检查)时,才可见极微弱心搏和呼吸活动。真正死亡是脑先死亡,随后才有呼吸、心搏停止,此时不是脑缺氧,而是脑损害发生了不可逆变化。临床医师在实际工作中常以体温、呼吸、脉搏、血压 4 项作为生命体征。根据真正死亡的定义对停止呼吸

和听不到心搏后,也要观察至少 5 分钟再判定是否已死亡,此时常伴有瞳孔散大,肛门括约肌松弛表现。

（田春芳）

## 三、产后新生儿进行遗传疾病筛查,地址写错损害启示

**【病情摘要】**

原告李××、陈××系夫妻关系,2014 年 2 月 23 日原告陈××到被告某医院助产,次日进行剖宫术产下一名女婴（取名李某某）。在住院期间,某医院的医师在征得两原告同意后对该女婴进行新生儿遗传疾病筛查,向两原告发了 01729697 号某省新生儿遗传疾病筛查血样采集卡 1 张,告知两原告在 1 个月以后按该卡号上网查询或等待医院通知筛查结果。时间届满后,两原告经上网查询,其采集卡上所登记的地址是某县坡脚镇山东乡的血样采集结果,与两原告地址不符。双方为此发生纠纷,两原告向一审法院提起诉讼,要求被告赔偿其经济损失和精神抚慰金 50 000 元。

**【法院处理】**

本案在诉讼过程中,两原告申请对新生儿李某某进行亲子鉴定,经某司法鉴定中心鉴定做出（2014）678 号鉴定意见书,确认李某某与两原告属于生物学父母关系。

原审法院认为:被告某医院对原告李××、陈××的婴儿在新生儿疾病筛查血样采集卡上地址登记错误的事实属实,被告均认可无异议,其行为给两原告身心造成了一定的伤害,并给两原告因进行亲子鉴定发生了实际经济损失,故被告某医院应承担相应的民事赔偿责任。鉴于被告某医院在诊疗的其他环节均无过错,根据被告的过错行为给两原告造成的经济损失、精神损害程度等因素予以酌情判赔。依照《中华人民共和国侵权责任法》第六条、第十五条第（六）项、第二十二条、第五十四条及《中华人民共和国民事诉讼法》第六十四条之规定,判决:①被告某医院于本判决生效之日起 20 日内赔偿原告李××、陈××的经济损失和精神抚慰金共计 15 000 元;②驳回原告李××、陈××的其他诉讼请求。案件受理费 1050 元,减半收取 525 元,由原告李××、陈××负担 325 元,由被告某医院负担 200 元。

一审判决宣判后,原告李××、陈××及被告某医院均不服,均向本院提起上诉。李××、陈××上诉请求:依法撤销原判,判令被上诉人承担因未能给新生儿做疾病筛查而赔偿上诉人精神抚慰金及经济损失 50 000 元,一切诉讼费由被上诉人承担。主要事实和理由:原判认定事实不清。原判认定被告某医院对原告李××、陈××的婴儿在新生儿疾病筛查血样采集卡上地址登记错误的事实属实,被告均认可无异议。上诉人认为,该案的争议焦点是被上诉人是否按国家相关规定,给上诉人的新生儿做了疾病筛查,是否还可以做疾病筛查,而不仅仅是血样采集卡地址登记错误那么简单。因为首先,上诉人向一审法院提交的 7 组证据,证实了国家对新生儿疾病筛查已经做了十分详细的规定,同时也证实了被上诉人没有按该规定履行义务,被上诉人存在过错。这 7 组证据,被上诉人除对脐带血保存认为与本案无关外,其余均认可,足以说明被上诉人没有给上诉人的新生儿做疾病筛查;其次,被上诉人一审向法庭提交了一份新生儿出生登记表以证实已对新生儿做了疾病筛查,这明显与事实不符,该表只能证实新生儿在被上诉人医院出生,不能证实已对新生儿做了疾病筛查,如果确实做了疾病筛查,又怎么会与血样采集卡登记的内容不相符呢?综上两点充分说明被上诉人没有给上诉人的新生儿做疾

病筛查。同时根据规定,不能给新生儿做疾病筛查的事实已经不可逆转,这必然导致上诉人对新生儿可能存在的风险丧失了知情权及采取相应弥补的机会,所以对新生儿做疾病筛查的重要性可想而知。作为新生儿的父母提心吊胆的抚育新生儿,精神上必然造成损害。原判只认定了血样采集卡地址登记错误,而避开了被上诉人没有给做疾病筛查这一实质问题属认定事实不清。关于赔偿问题。根据我国《新生儿疾病筛查管理办法》等规定,对新生儿的适宜采血时间为出生后 72 小时后,7 日之内,足以说明超过该时限采血是没有生物学意义的,也就是说在发现被上诉人没有对新生儿做疾病筛查时,已经是不可逆转、无法补救了。结果就是上诉人无时无刻不在为新生儿丧失筛查存在的可能风险提心吊胆过日子,也丧失了相应的知情权,多少钱的赔偿也是不过分的,多少钱的赔偿也不能最终实质上解决问题,上诉人要求 50 000 元的精神损害赔偿比起新生儿的一生来说是微不足道的,唯愿新生儿没有筛查范围的疾病,赔偿也只是给新生儿父母一点点物质安慰,也是按法律规定维护自身权益。一审除对做亲子鉴定产生的费用外,仅判决赔偿上诉人 10 738 元精神抚慰金过低。

上诉人某医院以上诉理由兼为答辩意见,某医院上诉请求:撤销原判,依法改判,一切诉讼费由被上诉人承担。主要事实及理由:①陈××住院期间,上诉人提供的诊疗、护理服务均不存在过错,更没有给被上诉人及新生儿造成损害,所以一审判令上诉人赔偿精神抚慰金没有法律依据;②本案新生儿遗传疾病筛查卡,被上诉人的信息中只有地址录入错误,其他信息:姓名、住院号、床号、性别、联系电话、年龄等均是正确的,完全系笔误;③新生儿遗传疾病筛查系国家提供的免费项目,完全系公益性性质,是国家优生政策下的一项具体措施,在征得家属同意后实行,并不是上诉人必须提供的诊疗服务,上诉人在其间没有收取任何费用,国家也没有给上诉人补助任何费用;④被上诉人对地址提出质疑后,上诉人已将新生儿出生后我院采取的及时为新生儿带上手圈、脚圈,用带有床号、姓名的包被包裹新生儿等一系列预防措施告知了被上诉人,在现有条件下,这些措施已足以预防新生儿被换错的可能。综上,上诉人为被上诉人提供的诊疗、护理措施不存在过错,只是录入信息时地址录入错误,系笔误,此笔误不会给被上诉人造成损害。其次,诊疗、护理活动极为繁杂,医师除了必须完成具体的诊疗、护理行为外,还必须完成记录,出现一些笔误在所难免。因此,一审判决不当,请求二审法院给予改判。

综合诉辩双方的主张,本案二审争议的焦点问题是:某医院的行为是否给李××、陈××造成经济损失及精神损害? 某医院是否应承担赔偿责任?

经询问,上诉人李××、陈××对一审认定的事实无异议,但认为一审漏认了其为了本案先后上某市进行亲子鉴定支出费用 4262 元的事实;上诉人某医院对一审认定的法律事实无异议。

二审中,双方当事人均未提交新证据。

李××、陈××与××州医院均同意为新生儿进行遗传疾病筛查后,李××、陈××根据某医院提供的卡号上网查询结果时,该结果单上显示的信息为:采血单位"某医院产科"、新生儿性别女、居住地址某县坡脚镇山东乡、检验结论 TSH 正常 PKU 正常、筛查中心某省新生儿疾病筛查中心,李××、陈××根据以上信息能够确认是其新生儿的唯一性信息即为居住地址,但该地址不是李××、陈××的居住地址,故李××、陈××完全有理由怀疑该结果不是其新生儿的或者新生儿换错了,在经亲子鉴定后确认了新生儿与李××、陈××的生物学父母关系,排除了换错的可能,由此产生的鉴定费等相关费用应当由××州医院承担。

某医院仅提交一份其自制的《新生儿出生登记表》不能证实其提供的卡号查询到的结果就

是李××、陈××新生儿筛查的结果,李××、陈××丧失了对其新生儿是否患有新生儿遗传疾病筛查里包含的疾病的及早知情权,给李××、陈××带来了一定的精神损害,某医院应当承担相应的赔偿责任;同时,新生儿遗传疾病筛查虽然有时限,但并不具有唯一性,即新生儿是否患有遗传疾病筛查里包含的疾病还可通过其他途径如新生儿成长中出现的状况来进行诊治,故一审判决确定经济损失及精神抚慰金为 15 000 元并无不当。

驳回上诉,维持原判。

**【损害启示】**

本例是医院发生的低级错误。新生儿疾病筛查血样采集卡上地址登记时发生张冠李戴的错误,没有进行第二次认真核对,其行为给两原告身心造成了一定的伤害,并给两原告因进行亲子鉴定发生了实际经济损失,故被告某医院应承担相应的民事赔偿责任。

（田春芳）

## 四、分娩过程中操作不当及出生后延误诊断、治疗高胆红素血症损害启示

**【病情摘要】**

2012 年 8 月 5 日,原告母亲战某因怀孕 38 周,阵发性下腹痛约 4 小时,到被告处入院。当日,经阴道会阴侧切、产钳助产分娩原告,Apgar 评分为 1 分钟 10 分、5 分钟 10 分,无发绀,无呼吸困难,无兴奋抽搐,不存在新生儿缺血缺氧性脑病。原告出生后胆红素测定:8 月 8 日为 10.8mg/dl,8 月 9 日为 12.1mg/dl,8 月 10 日晨经皮黄疸指数为 21.2mg/dl,转入重危室,监护治疗。当日,转入某大学白求恩第一医院,临床诊断为高间接胆红素血症、急性胆红素脑病、新生儿颅内出血、新生儿败血症、关节炎、贫血、压力性紫癜,给予换血、光疗褪黄、营养神经、对症治疗。原告出生后 3 个月仍不会竖头、翻身,再次到某大学白求恩第一医院就诊,检查提示胆红素脑病,诊断为脑性瘫痪,入院给予综合性康复治疗至今,现原告仍落后于同龄儿童运动发育水平。

**【法院处理】**

原告出生后,胆红素处于高水平,被告没有密切观察病情变化,未完善黄疸相关检查,未及时发现与治疗原告高胆红素血症,存在延误诊断及治疗的医疗过失行为。原告为自然分娩产钳助产,产后评分 10 分为满分,属正常新生儿,不存在新生儿缺血缺氧性脑病,其产后颅内出血为被告产钳助娩操作不当导致,被告在分娩过程中存在医疗过失行为。综上,原告脑瘫主要为急性胆红素脑病及颅内出血所致,系被告在分娩过程中操作不当及出生后延误诊断及治疗其高胆红素血症导致,被告上述医疗过失行为与原告目前脑性瘫痪后果之间存在主要因果关系。原告起诉至法院后,申请鉴定:①被告的诊疗行为过程中是否存在过错行为;②被告的过错行为与程某脑瘫的损害后果是否具有因果关系;③被告的过错参与程度是多少;④被告的过错行为对原告程某的损害是否构成伤残等级,如果构成伤残等级应评定为几级;⑤原告程某的护理依赖程度是多少;⑥残疾辅助器具费用进行评定;⑦后续康复治疗费(除基本医疗费用外)。法院委托正达司法鉴定中心进行鉴定,鉴定意见为:①市妇产医院在对程某的医疗行为中存在过错;②市妇产医院的医疗过错行为与程某的脑瘫后果存在因果关系;③市妇产医院的

医疗过错行为在导致程某脑瘫后果中承担对等责任；④程某目前状态可评定 3 级伤残；⑤程某目前需大部分护理依赖；⑥程某的残疾辅助器具费用参照辅助器具配制机构的意见确定相应的合理费用。法院委托大众司法鉴定所鉴定程某除基本医疗费用外的康复治疗费用，鉴定意见为：程某需 8000～9000 元/月（约 10 个月为 1 个疗程），共 4～6 个疗程。本次康复治疗后可依据患儿病情情况，是否需康复及其费用再行鉴定。程某依据鉴定，请求法院判令：被告赔偿原告医疗费 126 232.28 元、护理费 110 679.36 元、住院伙食补助费 89 200 元、交通费 8011.50 元、住宿费 201 270 元、复印费 1420 元、伤残赔偿金 371 485.12 元、康复治疗费 166 205 元、残疾辅助器具费 5149 元、后续治疗费 570 000 元、护理依赖费 724 627.20 元，以上合计 2 370 470.10 元，按照责任比例 50% 为 1 185 235.05 元，鉴定费为 23 460 元，精神损害赔偿金为 100 000 元，以上合计为 1 308 695.05 元，因原告在被告处借款 190 000 元，故原告主张赔偿数额为 1 118 695.05 元。

被告市妇产医院辩称：此次医疗事故，经市医学会、省医学会两级机构进行鉴定，最终结论为程某医疗事故构成 2 级乙等医疗事故，医方承担次要责任。医院认为应围绕省医学会出具鉴定意见为基础。对于原告自行委托的鉴定，应经人民法院统一委托后做出的鉴定结论才能作为定案依据。关于原告请求的项目和数额均提出异议，意见为：对于原告主张的医疗费用中应予以扣除非治疗脑瘫和农合报销部分，以实际支出的医疗费用为主；对于原告主张的护理费、护理依赖费用、住院伙食补助费、伤残赔偿金等需以 2015 年省人身损害赔偿标准进行计算；关于原告主张的护理依赖费用 724 627.20 元，正达司法鉴定中心出具鉴定意见无法认定，不适宜评定护理依赖，该项请求于法无据；关于程某主张的康复治疗费用 166 205 元，与本案无关，不属于因医疗损害赔偿产生的费用；关于程某主张的后续治疗费 570 000 元，该项费用与博信司法鉴定中心鉴定意见存在严重矛盾，医院申请大众司法鉴定中心接受质询，如支持该项费用，则不应支持残疾赔偿金，且伤残情况和等级会有所变化；关于程某主张的住宿费，无合理性和合法性，住宿费是指人身损害案件伤残者确有必要到外地就医、配置残具、参加事故处理人员等所需的住宿费，其标准按照伤害发生地国家机关工作人员的出差住宿标准计算，凭据支付。住宿费不包括受害人住院支出的床费，此项费用已被医疗费所涵盖，也不包括受害人或其亲属与亲友的费用，显然原告无法提供合理的住宿票据，以房屋租赁合同充当住宿费无法律依据，该项诉请费用为 1 人费用；残疾辅助器具费 5149 元，原告主张的残疾辅助器具费用合理性、必要性，需鉴定结论，排除奢侈型，适用普通型以实际使用需要为主；交通费 8011.50 元，以患者发生的合理性、必要性支出为准；关于程某主张的精神损害赔偿金 100 000 元，按照每级伤残等级 5000 元，原告三级伤残应为 40 000 元；关于程某主张的复印费 1420 元，按实际支出为准。关于大众司法鉴定中心出具的鉴定意见，缺少事实依据，采用未经质证的证据作鉴定，明显程序违法，该鉴定系法院委托所做鉴定应根据法院转送材料进行鉴定，而大众司法鉴定中心摘抄未经双方质证的津科鉴定中心的鉴定意见，显然大众司法鉴定中心的鉴定意见违反法律程序，无科学依据，不能作为定案的依据，医院申请对此重新申请鉴定。根据原告的现状，年龄尚小，正达司法鉴定中心也给出明确意见，患儿现在不适宜给出护理依赖程度、伤残等级。其后期补充也明确说明只是现在的状态，原告主张康复费用，很明显与残疾赔偿金相矛盾，如根据患儿的生长及康复情况，现在给出伤残赔偿金、护理依赖费用是不具有合理性、合法性的，显然现在的伤残情况、护理依赖是不具有科学性及客观性，请求法院不予支持。

被告市妇产医院质证意见：对证据①无异议；对证据②应该扣除不合理用药及医保和大病

保险予以报销部分;对证据③去往北京的费用应予以扣除;对证据④对津科司法鉴定中心的鉴定意见系原告自行委托,不予采信,对正达司法鉴定中心和大众司法鉴定中心出具的鉴定意见均有异议;对证据⑤均是由原告申请鉴定,应由原告负担;对证据⑥真实性有异议,且不属于赔偿范围;对证据⑦有异议,不属于赔偿范围;对证据⑧无异议;对证据⑨儿童鞋发票与本案无关,而其购买的矫正器及康复器材没有医嘱,更没有鉴定意见,不属于合理支出的赔偿范围;对证据⑩不具有合理性、合法性,不属于赔偿范围;对证据⑪无医嘱及鉴定意见,不属于必要、合理支出,不予以赔偿;对证据⑫与本案无关联性,不予以赔偿。

本院针对上述证据,综合分析评判如下:原告所举证据,真实性予以确认;对证据④,因津科司法鉴定中心所做鉴定系原告起诉之前,被告有异议,后原告申请法院重新委托鉴定,本院对津科司法鉴定中心出具鉴定意见不予采信,对于正达司法鉴定中心和大众司法鉴定中心出具的鉴定意见均系法院委托,被告有异议,但未提供充分证据予以反驳,故本院对于2份鉴定意见予以采信;对证据⑤中,津科司法鉴定中心鉴定费不予采信,对于正达司法鉴定中心和大众司法鉴定中心所出具的鉴定费票据予以采信;对证据⑥和⑪,不属于原告进行康复治疗的必要、合理性支出,故不予以采信;对证据⑦,不属于原告必要、合理性支出,故不予以采信;对证据⑧,真实性予以确认。被告所举证据①,因原告起诉后申请法院另行委托鉴定机构进行司法鉴定,故本院对证据①不予采信;对证据②,原告无异议,且其来源合法、内容真实、对本案有证明力,故予以采信;对证据③,原告有异议,但未提供充分的证据予以推翻,故本院予以采信。

另查明:正达司法鉴定中心吉正司鉴中心(2015)法临鉴字第F0528号司法鉴定意见书,出具鉴定意见为:①市妇产医院在对程某的医疗行为中存在过错;②市妇产医院的医疗过错行为与程某的脑瘫后果存在因果关系;③市妇产医院的医疗过错行为在导致程某的脑瘫后果中承担对等责任;④程某的残疾辅助器具费用参照辅助器具配置机构的意见确定相应的合理费用。2015年11月6日,正达司法鉴定中心出具补充说明函,载明:我中心出具的吉正司鉴中心(2015)法临鉴字第F0528号程某司法鉴定意见书,关于被鉴定人程某的伤残等级及护理依赖鉴定,申请方申请对被鉴定人目前状态进行伤残等级及护理依赖评定。根据我中心对被鉴定人的检查,并结合被鉴定人脑瘫的损伤基础,被鉴定人程某目前存在的脑瘫后遗症状,根据GB18667-2002《道路交通事故受伤人员伤残评定》标准中4.3.1.d之规定,被鉴定人程某目前状态可评定3级伤残;根据GB/T31147-2014《人身损害护理依赖程度评定》标准之规定,程某目前需大部分护理依赖。

另查明:博信司法鉴定中心(2015)临鉴字第F040号司法鉴定意见书,出具鉴定意见为:程某在住院期间的康复治疗均是脑瘫所必要的康复治疗方法,不存在不合理用药,均予以支持。治疗脑瘫所用药物产生的药费符合和《医疗事故处理条例》第五十条(一)医疗费的规定。可行脑瘫后续康复治疗,其医疗费用可按目前医疗费标准予以支持每月500元,每年总计6000元。

另查明:大众司法鉴定所吉大司鉴所(2016)法临鉴字第115号鉴定意见书,出具鉴定意见为:被鉴定人程某需8000~9000元/月(约10个月为1个疗程),共4~6个疗程。本次康复治疗后可依据患儿病情情况,是否需要康复及其费用再行鉴定。

本院认为:《中华人民共和国侵权责任法》第五十四条规定:患者在诊疗活动中受到损害,医疗机构及其医务人员有过错的,由医疗机构承担赔偿责任。本案中,因被告市妇产医院的过错造成程某伤害,经正达司法鉴定中心鉴定:市妇产医院在对程某的医疗行为中存在过错且过错行为与程某的脑瘫后果存在因果关系,院方过错参与度为 50%,故被告应按照责任比例承担赔偿责任。对于原告主张的赔偿项目和数额的问题:①关于原告主张的医疗费用:原告门诊费用为 18 818.37 元,根据原告提供的门诊费票据核算共计为 10 043.55 元,被告对该费用有异议,异议数额为 7103 元,原告同意予以扣除,故本院支持原告门诊医药费为 2940.55 元;原告另提供的门诊费票据 61 张都为票据副联,因原告未向本院提交完整的票据,故本院对该部门诊费用不予支持。原告主张住院医疗费用为 107 413.91 元,根据原告提供的证据核算,现实际发生费用为 102 397.41 元,故本院予以支持 102 397.41 元。②关于原告主张的护理费:根据原告提供的证据其实际住院 886 天,原告主张住院期间护理费按照 1 人护理结合其实际住院天数计算,考虑原告年龄尚小,结合其病情,需要护理的实际情况,本院支持原告护理费 109 934.88 元(886 天×124.08 元);关于定残后护理费,根据鉴定意见原告为大部分护理依赖,原告现在年龄尚小,现在进行康复治疗,随着年龄的增长及康复治疗情况,原告身体状况也许会有所变化,故暂支持 5 年,即 124.08 元×365 天×5 年×80% = 181 156.80 元,5 年后待发生,可另行主张权利。③关于原告主张的住院伙食补助费:原告实际住院天数为 886 天,故本院支持 88 600 元(886 天×100 元)。④关于原告主张的交通费和住宿费的问题:原告的法定代理人原居住地为蛟河市,考虑到原告在大学第一医院住院多次住院的实际情况,本院酌定支持原告交通费 6000 元;关于原告主张去北京做矫正鞋发生的住宿费 270 元,考虑到北京做矫正鞋的实际情况,且该费用系实际支出,本院予以支持。⑤关于原告主张租房费用:201 000 元并非原告治疗和康复过程中的必要支出,本院不予支持。⑥关于原告主张的复印费 1420 元:根据原告提供的票据实际支出系 1570 元,但原告仅主张 1420 元,本院予以支持。⑦关于原告主张的残疾赔偿金:根据鉴定意见原告构成 3 级伤残,残疾赔偿金为 23 217.82 元×20 年×80% = 371 485.12 元。⑧关于原告主张的康复治疗期:因原告从 2012 年至一审辩论终结前多次在大学第一医院住院进行康复治疗,原告主张的补课费非必要费用,故本院不予支持。⑨关于原告主张的残疾辅助器具费用 5149 元:通过原告庭审中提供的票据 2015 年 11 月 21 日在长春欧亚商都购买的童鞋,不能证明系残疾器具,故本院支持原告残疾辅助器具费用为 4750 元。⑩关于原告主张的后续治疗费用:原告现在年龄尚小,现在实际进行康复治疗,随着年龄的增长及康复情况,原告身体状况也许会有所变化,故暂支持 5 年,根据鉴定意见 500/月,本院支持后续治疗费用的基本医疗费用为 500/月×12 个月×5 年 = 30 000 元。康复费用根据鉴定意见原告需 8000～9000 元/月(约 10 个月为 1 个疗程),共 4～6 个疗程,考虑原告实际情况,酌定按每月 8500 元计算,即 8500 元×10 个月×6 个疗程 = 510 000 元,至于 6 个疗程后原告是否需要康复及其费用多少可另行解决。综上,列入赔偿的项目和数额为:医疗费 105 337.96 元、护理费 291 091.68 元、住院伙食补助费 88 600 元、交通费 6000 元、住宿费 270 元、复印费 1420 元、残疾赔偿金 371 485.12 元、残疾器具费 4750 元、后续治疗费 540 000 元,共计 1 408 954.76 元,按照责任比例被告应承担 704 477.38 元。原告主张精神损害赔偿金 100 000 元,因被告市妇产医院的过错行为给原告身体上、生活上和精神上造成了一定的伤害,故对原告主张精神损害赔偿金的诉讼请求予以支持;但原告主张数额过高,结合院方的过错程度,本院酌定支持 40 000 元。依照《中华人民共和国侵权责任法》第六条、第十六条、第二十二条、第五十四条,《最高人民法院关于适用〈中华人民共和国民事诉讼法〉的解释》第九十条的规定,判决如下。

　　被告市妇产医院于本判决生效之日起七日内赔偿原告医疗费、护理费、住院伙食补助费、交通费、住宿费、复印费、残疾赔偿金、残疾器具费、后续治疗费等各项经济损失 704 477.38 元（即 1 408 954.76 元×50％），扣除已支付 190 000 元，还应支付 514 477.38 元；被告市妇产医院于本判决生效之日起 5 日内赔偿原告精神损害赔偿金 40 000 元；驳回原告其他诉讼请求。

**【损害启示】**

根据人民卫生出版社出版的第 9 版《儿科学》中新生儿黄疸的内容精要，结合本例分析：对于新生儿黄疸可分为生理性及病理性黄疸，对于新生儿黄疸应该及时处理，避免胆红素脑病发生。新生儿出生后 24 小时内胆红素即升高，且呈进行性升高，故考虑病理性黄疸可能，应及时转新生儿科救治，该院在对患儿的医疗行为中存在过错；综上，医院应对原告受到损害的后果与其医疗过错行为有因果关系承担责任。

（黄志行）

## 五、出生男婴被偷，医院赔偿 30 000 元损害启示

**【病情摘要】**

近日，曾引起社会广泛关注的江苏沭阳出生男婴被偷案，在沭阳县人民法院审结，医院赔偿原告赵某某夫妇 3 万余元。

2004 年 5 月 16 日凌晨，沭阳县农民赵某某、刘某夫妇刚出生 4 天的男婴在医院被人偷走。在与医院协商未果的情况下，同年 7 月一纸诉状将医院告上法庭。

**【法院处理】**

沭阳法院经过 2 次公开开庭审理，查清事实后认为，被告镇医院作为医疗机构缺乏有效的管理措施，事发时值班医师和护士均未履行相应的工作职责，违反了国家的有关规定。由于其管理上存在瑕疵，在有人假扮护士情况下未能及时发现和处理，是造成男婴被偷的原因之一，医院应承担相应的民事责任。原告赵某某、刘某夫妇作为男婴的法定监护人，疏忽大意，缺乏必要的防范意识，是导致男婴被偷的主要原因，其自身应承担主要责任。赵某某、刘某夫妇丢失幼子后，身心遭受创伤，精神受到一定损害，被告镇医院应根据自身过错及责任，并结合当地的生活水平和被告的经济收入状况，酌情支付精神抚慰金。沭阳法院依法判决被告镇医院酌情赔偿原告赵某某、刘某夫妇住院费、医疗费、误工费、护理费、交通费等经济损失 1000 元，赔偿精神抚慰金 30 000 元，合计 31 000 元。一审判决后，双方均未上诉，该案判决已生效。

目前，公安机关仍在对该案进行刑事侦查。

**【损害启示】**

为提高医疗质量，保障患者生命安全，医疗机构在产科爱婴区所有通道应设置 24 小时保安值守，严格核查进出人员。

（田春芳）

## 六、剖宫产术后新生儿发生低血糖处理不及时，致婴儿痉挛症损害启示

**【病情摘要】**

2014 年 9 月 25 日，李某母亲黄文琴因妊娠 28 周出现血压升高就诊于某市人民医院，于 9

月 26 日诊断胎儿(李某)胎心波动不良,在医师建议下行急诊剖宫手术,术后李某低血糖一直未得到及时纠正。2015 年 4 月,发现李某智力、运动发育迟缓,每日多次出现成串点头-拥抱动作,于华西附二院、北京儿童医院等多家医院就诊,确诊李某为婴儿痉挛症。

**【法院处理】**

某市人民医院在手术期处理、低血糖处理上责任心缺乏、技术失误等因素导致李某缺血缺氧性脑病发生,对李某患婴儿痉挛症存在不可推卸的责任。原、被告共同委托某市法医学会司法鉴定对其进行了相关鉴定,该鉴定所出具鉴定意见认为某市人民医院的诊疗行为与李某的损害后果存在间接因果关系。

某市人民医院辩称,对某市法医学会司法鉴定所的鉴定意见无异议,院方责任程度轻微,过错参与度为 10%,并申请本院要求某市法医学会司法鉴定所对过错参与度进行说明。认为李某主张的各项费用过高。

根据当事人陈述和审理查明确认的证据,本院认定如下事实:李某母亲黄某于 2014 年 9 月 26 日在某市人民医院行剖宫产手术,生下李某,出生后出现低血糖。2015 年,李某被确诊为婴儿痉挛症,原、被告共同委托重庆市法医学会司法鉴定所对市人民医院在对李某进行诊疗时是否存在过错进行了鉴定,鉴定意见认为某市人民医院的诊疗行为与李某的损害后果存在间接因果关系。

本案的事实和实际诉争的法律关系为医疗损害责任,适用人格权纠纷案由不当,根据《最高人民法院关于印发修改后的〈民事案件案由规定〉的通知》第三条第五项关于当事人起诉的法律关系与实际诉争的法律关系不一致,人民法院结案时应当根据法庭查明的当事人之间实际存在的法律关系的性质,相应变更案件的案由的规定,依法将本案案由变更为医疗损害责任纠纷。

某市人民医院在对李某诊疗过程中存在过错,且其过错参与度为 20%,某市人民医院应承担李某合理损失中 20% 的赔偿责任。

综上,本院对李某的部分诉讼请求予以支持。《中华人民共和国侵权责任法》第六条第一款、第十六条、第五十四条,《最高人民法院关于审理人身损害赔偿案件适用法律若干问题的解释》第十七条第一款、第十九条、第二十一条第一款第二款、第二十二条、第二十三条、第二十四条、第二十六条和《最高人民法院关于适用〈中华人民共和国民事诉讼法〉的解释》第九十条规定,判决如下:被告某市人民医院自本判决生效之日起十日内赔偿原告李某住院医疗费、检查康复费、药费(含生酮治疗费)、长腿矫形支具费、交通费、住院期间护理费、住院期间伙食补助费共计 10 865.17 元;驳回原告李某的其他诉讼请求。

**【损害启示】**

根据人民卫生出版社出版的第 9 版《儿科学》中新生儿低血糖和高血糖的内容精要,结合本例分析如下。

(1)第 9 版《儿科学》中新生儿低血糖和高血糖认为:我国新生儿低血糖诊断标准是血糖＜2.2mmol/L(40mg/dl)。新生儿低血糖有暂时性或持续性之分。

①暂时性低血糖:指低血糖持续时间较短,一般不超过新生儿期。糖原储备是新生儿出生后 1 小时内能量的主要来源。糖原储备主要在妊娠的最后 4～8 周,因此早产儿和 SGA 能量储备会受到不同程度的影响,且胎龄越小,糖原储备越少,而出生后所需能量又相对较高,糖异生途径中的酶活力也低。此外,宫内窘迫也可减少糖原储备。即使是足月儿,由于出生后 24

小时内糖原异生的某些关键酶发育不成熟,如生后喂养延迟至 6~8 小时,将有 30% 的新生儿血糖降至 1.78mmol/L(50mg/dl)以下,10% 降至 1.67mmol/L(30mg/dl)以下。葡萄糖消耗增加应激状态下,如窒息、严重感染等,儿茶酚胺分泌增加,血中高血糖素、皮质醇类物质水平增高,血糖增高,继之糖原大量消耗,血糖水平下降。无氧酵解使葡萄糖利用增多,也可引起低血糖。低体温、先天性心脏病等,常由于热量摄入不足,葡萄糖利用增加,可致低血糖。

②持续性低血糖:指低血糖持续至婴儿或儿童期。先天性高胰岛素血症主要与基因缺陷有关。内分泌缺陷先天性垂体功能低下、先天性肾上腺皮质增生症、高血糖素及生长激素缺乏等代谢性疾病(如中链酰基辅酶 A 脱氢酶缺乏),氨基酸代谢缺陷(如支链氨基酸代谢障碍、亮氨酸代谢缺陷等)。

(2)结合本例,新生儿低血糖发病越早,血中葡萄糖数值越低,存在时间越长,越易造成智力低下、脑瘫等中枢神经系统的永久性损害。如果延误诊断,治疗不及时,也可导致死亡。新生儿低血糖最多见于患糖尿病的母亲所生的小儿。因为小儿在出生前一直处在母亲体内血糖较高的环境中,以致胰岛细胞代偿性增生。出生后,小儿体内胰岛素仍处于亢进状态,故于生后数小时内,小儿血糖急剧下降。另外,早产儿、双胎、体重极低的新生儿肝内肝糖原贮存量都较少,如不提前喂奶,易发生低血糖。患重病的小儿葡萄糖消耗增加,易致低血糖。此外,有些遗传性疾病也可引起低血糖。新生儿低血糖症状多在出生后 24~72 小时出现,患糖尿病的母亲所生小儿在生后几小时即可出现低血糖症状。开始患儿出现面色苍白,出汗较多,软弱无力,哭吵要吃奶等。如低血糖不能及时纠正,可出现嗜睡、抽搐、昏迷、呼吸增快、呼吸暂时停止等严重表现。因为新生儿低血糖存在时间越长,越易影响小儿智力,所以母亲要尽早给小儿喂奶,不能吃奶者要静脉补充葡萄糖,防止发生低血糖。对患糖尿病的母亲所生小儿及双胎、早产、体重极低、患重病的小儿要定时查血中葡萄糖数值,如果血糖<2.2mmol/L,不等出现症状就要开始治疗,可以喂食葡萄糖。出现症状时,应静脉补充葡萄糖,直至血糖稳定在 2.2mmol/L 以上。

本例是由于没有及时动态监测血糖,及时转儿科治疗低血糖,导致诊疗行为与李某的损害后果存在间接因果关系。

(田春芳)

## 七、试管婴儿臀位剖宫产,发生新生儿脓疱疮,产科病历记录不到位,因肺组织发育不全死亡损害启示

**【病情摘要】**

2014 年 4 月 20 日,原告到某妇幼保健院住院待产,入院诊断:珍贵儿,$36^{-1}$ 周妊娠 $G_1P_0$,胎方位 LSA。2014 年 5 月 10 日经剖宫产术分娩一女婴。2014 年 5 月 14 日新生儿主因皮肤脓疱 2 天收入儿科住院诊治,5 月 16 日死亡。

**【法院处理】**

某司法科学证据鉴定中心鉴定,2015 年 7 月 26 日该鉴定中心出具鉴定意见书,说明新生儿死亡后经尸体解剖病理诊断:肺组织发育不全;多脏器淤血水肿改变。依据病历记录及尸检资料,对新生儿死因和医院诊疗行为分析说明如下。

（1）关于新生儿死因

①尸体解剖病理检查是医学确定疾病诊断和死因的金标准。新生儿的尸检报告记载左肺体积小，镜下见肺组织发育不良，部分肺不张等，提示新生儿肺组织发育不全，可引起新生儿出生后窒息（肺功能障碍），并发展至呼吸衰竭。尸检资料未见有奶液进入呼吸系统引起的病理改变。

②病历记录孕妇是经辅助生殖技术妊娠，在妊娠1～3个月时有先兆流产病情，在妊娠35周余时有先兆早产病情，结合医学研究认为试管婴儿在围生期并发症和死亡发生率方面相对高于自然受孕儿，与妊娠胎数、分娩时机和方式、父母不孕原因、生殖技术等多因素有关。

③病历记录新生儿出生时胎龄39周，出生时Apgar评分正常，出生后身体各项指标符合足月儿特点；但新生儿出生后出现脓疱疮病情，其皮肤感染病情、黄疸发生时间和2014年5月15日胆红素指标需考虑病理性黄疸，上述病情在新生儿原有组织发育不全的情况下，可对肺功能障碍起到诱发、加重作用。

④病历记录2014年5月16日3:45新生儿突然出现面色发绀，呼吸、心搏停止，经心肺复苏抢救，新生儿一度出现心搏，但呼吸一直未能回复，也反映以呼吸衰竭为主的临床特点。综上所述，依据病历记录孕妇妊娠、分娩及新生儿出生后病情特点，结合尸检的病理诊断，新生儿符合在原有肺组织发育不全情况下，受到皮肤感染、黄疸病情影响，诱发肺功能障碍，最终因呼吸衰竭致多脏器功能障碍而死亡的医学特点。

（2）关于某妇幼保健院诊疗行为

①产科诊疗：依据病历记录孕妇妊娠情况、入院产科检查、超声所示等，医院入院初步诊断具有医学依据。孕妇入院时为妊娠$36^{-1}$周，尚未足月，医院给予监测胎儿情况、观察病情变化符合医学规范。试管婴儿属于珍贵儿情况，结合胎方位为臀位，医院在孕妇达足月妊娠后，择期实施剖宫产术结束妊娠符合医学规范。需说明的是，剖宫产术不是正常生理分娩方式，由于缺乏宫缩，儿茶酚胺和肾上腺皮质激素的应激反应较弱，影响肺表面活性物质生成，结合新生儿系试管婴儿，故对于剖宫产术后围生期期间，医院应加强对新生儿情况的观察。新生儿出生后为母婴同室，产科病历显示每日均有对新生儿情况观察，在2014年5月14日之前新生儿一般情况良好，在2014年5月14日儿科查房时发现新生儿脓疱疮转儿科治疗，产科医嘱中未见针对新生儿脓疱疮和黄疸的检查、治疗记载；儿科病历记载新生儿父亲陈述病史，2天前出现皮肤脓疱，伴皮肤黄染，经皮测黄疸指数，予以皮肤护理及口服退黄药物治疗。鉴于产科病历记载儿科查房时发现新生儿脓疱疮，以及儿科入院查体见右侧耳后、颈部及双侧腋窝处数枚米粒大小脓疱，部分已破溃特点，本次鉴定认为在2014年5月14日新生儿应已发生皮肤感染，反映新生儿免疫力低，看护人员对患儿的生活照顾欠佳，也提示产科对新生儿情况观察方面均存在不足，对尽早诊治病情，防范对肺功能不良影响方面不利。

②儿科诊疗方面：2014年5月14日患儿转入儿科治疗，给予新生儿抗感染、退黄、皮肤护理等治疗符合医学规范。尽管有学者观点新生儿早期可不进行药敏实验，但医嘱中未见青霉素皮试记载不符合医学规范。此外，医院在完善血清胆红素检查，进行血气分析了解是否存在缺氧，以及纠正缺氧保护肝酶活性等方面存在不足，反映对病理性黄疸治疗方面存在不足。在2014年5月16日3:45新生儿出现病情变化，医院给予心肺复苏符合医学抢救原则。

综上所述，依据病历记录和尸检报告，新生儿符合在原有肺组织发育不全情况下，受到皮肤感染、黄疸病情影响，诱发肺功能障碍，最终因呼吸衰竭致多脏器功能障碍而死亡的医学特点。妇幼保健院在对孕妇新生儿的诊疗过程中,产科在分娩时机和方式方面符合医学规范,但未能结合试管婴儿、剖宫产术分娩的特点,对新生儿情况观察方面存在不足;儿科在完善血清胆红素、血气分析检查,以及纠正缺氧治疗方面(对此医院未能进行血气分析检查、对医院举证新生儿血样情况不利)存在不足。表明医院的诊疗工作存在医疗过错,未能及时、有效治疗新生儿脓疱疮、黄疸病情,对尽可能防范肺功能障碍具有不利影响,与新生儿死亡结果具有一定因果关系。此外,儿科医嘱中未见青霉素皮试记载,也存在医疗过错,但与新生儿死亡无关。原告为此支出鉴定费 15 000 元。2015 年 11 月 30 日,该鉴定中心出具法《关于鉴定意见书补充说明函》上载,本案鉴定人认为该案件因果关系程度评定需要考虑的因素有:①新生儿的尸检报告记载左肺体积小,镜下见肺组织发育不良,部分肺不张等,提示新生儿肺组织发育不全,存在出生后受到不良因素影响引发新生儿出生后窒息(肺功能障碍)病情发生发展的病理基础。②新生儿为试管婴儿,在医学理论和实践中围生期并发症和死亡发生率相对高于自然受孕婴儿。③医疗过错;④医疗水准。基于以上因素的分析,本次鉴定认为:医院医疗过错与新生儿死亡结果的因果关系程度,从法医学立场分析介于次要与共同因果关系之间范围。某市司法鉴定协会《关于办理医疗过失司法鉴定案件的若干意见》规定,C 级损害后果主要由其他因素造成,医疗过失行为起次要作用。D 级损害后果由医疗过失行为和其他因素共同造成。划分等级理论系数值(%)责任程度参与度系数值(%),C25 次要 20～40;D50 共同 40～60。原告要求被告按此意见承担 60% 的责任;被告要求被告按此意见承担 20%～30% 的责任。

经本院委托某北京法源司法科学证据鉴定中心鉴定,被告医疗过错与新生儿死亡结果的因果关系程度,从法医学立场分析介于次要与共同因果关系之间范围,根据某市司法鉴定协会《关于办理医疗过失司法鉴定案件的若干意见》的规定,被告承担 40% 的责任为宜。

关于原告主张的赔偿项目及数额问题,原告医疗费 1341.7 元。原告方要求按城镇居民标准计算死亡赔偿金,原告提交的证据能够证明在城市居住一年以上,对原告提交的证据予以采信,死亡赔偿金为 584 440 元(29 222 元×20 年)。原告方其他合理损失,丧葬费 23 193 元、鉴定费 15 000 元、尸体解剖鉴定费 3500 元。原告要求赔偿交通费 837 元(火车票 717 元、出租费 120 元),酌定为 800 元,以上共计 628 274.7 元,被告按比例赔偿原告 251 309.88 元(628 274.7 元×40%)。原告要求赔偿精神损害抚慰金 100 000 元,因被告在本案中医疗过错介于次要与共同因果关系之间,且不存在故意侵权行为,故精神损害抚慰金酌定为 20 000 元,该抚慰金由被告全额赔偿,不再按 40% 的比例赔偿。据此,依照《中华人民共和国侵权责任法》第五十四条及《最高人民法院关于审理人身损害赔偿案件适用法律若干问题的解释》第十七条、第十八条、第十九条、第二十二条、第二十七条、第二十九条之规定,判决如下:被告某妇幼保健院赔偿原告医疗费、死亡赔偿金、丧葬费、鉴定费、交通费、尸体解剖鉴定费、精神损害抚慰金共计 271 309.88 元,限判决生效后 10 日内付清。

**【损害启示】**

(1)《中华人民共和国侵权责任法》第五十四条规定:患者在诊疗活动中受到损害,医疗机构及其医务人员有过错的,由医疗机构承担赔偿责任。产科病历、新生儿病历的记录是非常重要的,如果有异常,没有记录,只要有损害结果必须赔偿。

(2)结合本例,在 2014 年 5 月 14 日儿科查房时发现新生儿脓疱疮转儿科治疗,产科医嘱中未见针对新生儿脓疱疮和黄疸的检查、治疗记载;儿科病历记载新生儿父亲陈述病史,2 天前出现皮肤脓疱,伴皮肤黄染,经皮测黄疸指数,予以皮肤护理及口服退黄药物治疗。鉴于产科病历记载儿科查房时发现新生儿脓疱疮,以及儿科入院查体见右侧耳后、颈部及双侧腋窝处数枚米粒大小脓疱,部分已破溃特点。记录存在不足,对尽早诊治病情,防范对肺功能不良影响方面不利。上述病情在新生儿原有组织发育不全的情况下,可对肺功能障碍起到诱发、加重作用,有损害结果必须赔偿,而且是 40%,270 000 元,教训太深刻了。

(田春芳)

## 八、顺产后 23 小时,新生儿发生节段性小肠黏膜及黏膜下出血,导致失血性休克死亡损害启示

**【病情摘要】**

2009 年,李女士在医院产前检查始终正常。2010 年 2 月 21 日李女士入住该院待产,产科入院记录记载"孕期平顺"。当月 25 日李女士顺产生下一女婴。婴儿出生后,医院工作人员告知李女士婴儿各项指标均正常,同时在李女士的住院病案里也记载婴儿评分好。但婴儿在出生 23 小时后死亡。后经鉴定,死亡原因为节段性小肠黏膜及黏膜下出血,导致失血性休克死亡。

**【法院处理】**

李女士起诉到一审法院称,医院未能及时发现并采取妥当的治疗措施救治新生儿,也未能按照医疗、诊疗规范对新生儿及时进行监护、护理,最终导致新生儿死亡。据此,要求医院赔偿医疗费、死亡赔偿金、精神抚慰金等各项费用共计 45.8 万余元。医院辩称,李女士之女临床表现不典型,且病情进展较快,死亡是受目前医疗水平限制所致,医院的诊疗行为没有过错,故不同意李女士诉讼请求。

一审法院审理中,经李女士申请,鉴定机构鉴定认为,医院在对李女士之女的诊疗行为中存在新生儿娩出后监护不力的不当,该不当在李女士之女死亡结果中起到部分作用,建议参与度考虑为 50%左右。一审法院经审理判决后,医院不服,上诉至二中院。

二中院经审理认为,鉴定结论具有证明力,对李女士主张的医疗费、鉴定费等数额均按 50%的比例计算赔偿数额。一审法院酌定的精神损害抚慰金,亦无不当,应予维持。据此,做出上述判决。

**【损害启示】**

(1)新生儿节段性小肠黏膜及黏膜下出血的发病原因是新生儿胃酸分泌少,胃肠动力差,蛋白酶活性低,消化道黏膜通透性高,消化吸收和局部免疫反应低下。因此,在感染、肠壁缺血缺氧、不适当的喂养等致病因素作用下易导致肠道损伤引发,较常见的细菌有大肠埃希菌、梭状芽孢杆菌、铜绿假单胞菌、沙门菌、克雷伯杆菌、产气荚膜杆菌等。围生期窒息、严重心肺疾病、严重呼吸暂停等应激情况下,机体血液重新分配,此时肠道血流可减少至正常的 35%～50%,如缺血持续存在或缺血后再灌注发生,则可引起肠黏膜损伤。主要改变为回肠远端及近端升结肠肠腔充气,黏膜呈斑片状或大片坏死,肠壁不同程度积气、出血及坏死。严重时肠壁全层坏死和穿孔。90%发生在早产儿,大多于生后 2～12 天发病,同时伴有肠壁积气和门静脉积气者死亡率高达 86%。初起时常有发热或体温不升、呼吸暂停、心动过缓、嗜睡等非特异性全身表现,随后可出现不同程度的呕吐、腹胀、腹泻及血便;查体可见肠型、腹壁发红,腹部压

痛,右下腹包块,肠鸣音减弱或消失。严重者常并发败血症、肠穿孔和腹膜炎等。因此,血气分析、大便潜血、大便培养、血常规血培养及 DIC 筛查和确诊试验等对病情判定均十分重要。同时具备以下三项确诊:①全身中毒表现:如体温不稳、面色苍白、呼吸不规则和心动过缓等。②胃肠道表现:胃滞留、呕吐、肉眼血便、腹胀及肠鸣音消失。③腹部 X 线表现:肠梗阻和肠壁积气。处理原则主要是禁食、胃肠减压、抗感染、营养支持。必要时抗休克或手术治疗。疑似患儿禁食 3 天,确诊病例 7～10 天,重症 14 天或更长。待临床情况好转,腹胀消失,大便潜血转阴后可逐渐恢复饮食。恢复喂养要从水开始,再喂糖水、稀释奶,根据病情逐步增加稀释奶浓度。

(2)结合本例,主要是对新生儿发生节段性小肠黏膜及黏膜下出血的早期识别不到位,如果有三个特征全身中毒表现,胃肠道表现,腹部 X 线表现,要加以重视。

(田春芳)

## 九、新生儿接种乙型肝炎疫苗,未告知疫苗的禁忌、不良反应及注意事项后死亡损害启示

**【病情摘要】**

原告刘某、孔某系夫妻关系,二人育有一儿孔小某,于 2011 年 9 月 30 日出生,同日接种乙型肝炎疫苗,被告某县坡乡卫生院是某县卫生局指定的疫苗接种单位,其聘用的赵某和文某无医师执业证或执业医师助理证,但这两位工作人员经某县卫生局培训并考试合格,颁发预防接种资格证书和预防接种上岗证。乙肝疫苗属国家规划第一类疫苗。2011 年 11 月 9 日下午,原告带着一个多月大的孔小某到被告处接种第二针乙型肝炎疫苗,被告未告知接种疫苗的品种、作用、禁忌、不良反应及注意事项,也未询问受种者的健康状况及是否有接种禁忌记录,便为孔小某接种了疫苗。2011 年 11 月 11 日 4:00 孔小某死亡,同日 7:00 原告把孔小某的尸体埋葬。据查,给孔小某接种的疫苗有效期为 2013 年 3 月 7 日,全县 2011 年共用 9926 支,某县坡乡卫生院用 485 支,2011 年 11 月 9 日使用同一批号乙型肝炎疫苗为 5 名儿童接种,均无不良反应。

**【法院处理】**

2011 年 11 月 11 日 10 时,原告的亲戚孔某向坡乡派出所报案,同日中午县疾病预防控制中心到发生地调查。12 日,市、县调查组到某县进行了调查。在调查过程中,调查组根据原告的陈述分析认为孔小某的死亡不是接种乙型肝炎疫苗造成,原告及其亲戚对调查组的分析结论不认同,调查组提出进行尸检,原告的亲戚孔某与调查组进行洽谈,同意进行尸体解剖,并联系原告,但一直未找到原告,无法进行尸体检验。

一审法院审理后认为,被告某县坡乡卫生院是依法成立的卫生医疗机构,是某县卫生局指定的疫苗接种单位,具有预防接种的相应资质,对此双方均无异议。双方争议的是被告的工作人员赵某和文某是否有相应资质,预防接种也是诊疗活动,根据国务院的《疫苗流通和预防接种管理条例》第二十一条的规定,接种单位应当具备条件之一是具有经县级人民政府卫生主管部门组织的预防接种专业培训并考试合格的执业医师、执业助理医师、护士或乡村医师。被告聘用的赵某和文某虽无医师执业证,但经县级卫生行政主管部门培训并考试合格,颁发预防接

种上岗证书,因此赵某和文某从事接种疫苗工作不属无证行医。原告提出根据《中华人民共和国侵权责任法》第五十八条的规定推定被告有过错的主张不能成立。

双方对接种第二针乙型肝炎疫苗的免疫程序、疫苗使用指导原则和接种方案无异议,但对被告是否告知接种疫苗的品种、作用、禁忌、不良反应、注意事项及询问受种者的健康状况,以及是否有接种禁忌存有争议,对被告是否履行告知和询问义务的举证责任在被告方,现被告未能提供证据证明被告已履行了告知和询问义务,因此被告对此有过错。

孔小某是因疫苗接种异常反应致死,还是因被告的工作人员违反预防接种工作规范、疫苗免疫程序、疫苗使用指导原则和接种方案致死,或是其他原因致死,现已无法确定,原告在调查组要求进行尸检时不配合,导致无法进行尸体检验,造成无法确定孔小某的死亡原因,根据《医疗事故条例》第十八条的规定,原告应对无法判定孔小某死因承担责任,原告有责任提供尸体以便进行尸检,但原告未提供尸体,导致孔小某的死因无法通过尸检予以认定,原告应承担举证不能的法律后果。据此,一审法院依照《中华人民共和国侵权责任法》第五十四条及《中华人民共和国民事诉讼法》第六十四条第一款的规定,判决驳回原告刘某、孔某的诉讼请求。

原告不服一审判决,上诉至二审法院。卫生院工作人员在为婴儿孔小某注射疫苗过程中,没有证据证明已告知婴儿父母接种疫苗的品种、作用、禁忌、不良反应、注意事项及询问受种者的健康状况,以及是否有接种禁忌记录,卫生院工作人员对此有过错,应承担相应的责任。但鉴于卫生院在该案中的过错行为属于一般过错,故对婴儿父母的损失,应承担20%的责任。二审法院最终判决由卫生院承担20%的赔偿责任,赔偿死亡婴儿的父母24 483.29元。

## 【损害启示】

(1)根据《疫苗流通和预防接种管理条例》要求:医疗卫生人员在实施接种前,应当告知受种者或者其监护人所接种疫苗的品种、作用、禁忌、不良反应及注意事项,询问受种者的健康状况及是否有接种禁忌等情况,并如实记录告知和询问情况。

(2)结合本例,卫生院工作人员在为孔小某注射疫苗过程中,没有证据证明已告知婴儿父母接种疫苗的品种、作用、禁忌、不良反应、注意事项及询问受种者的健康状况,以及是否有接种禁忌记录,卫生院工作人员对此有过错,应承担相应的责任。

(田春芳)

## 十、医师对羊水Ⅲ度浑浊认识不够,致新生儿大脑严重缺氧损害启示

### 【病情摘要】

新生儿刘某2012年7月在河南省内黄县某县级医院顺利诞生后,医生说羊水Ⅲ度浑浊,但并未做任何检查。而刘某自出生后一直啼哭十多个小时,并伴有呼吸困难,家人数次向医师求助均被告知一切正常。第二天经检查,医师认为婴儿呼吸道严重感染,并下病危通知,建议转院治疗。立即送往市医院后,该院当即下了病危通知书,认为肺部严重感染,吸入极度浑浊羊水而致。由于患者大脑严重缺氧,造成患儿终身残疾。家人无法承受心理上的打击,一纸诉

状将该县级医院告到河南省内黄县人民法院,要求赔偿各项损失 60 000 元。

**【法院处理】**

被告医院辩称,医院医务人员已尽到了诊疗义务和告知义务,整个过程没有违反操作规定,没有过失过错行为,不应承担赔偿责任。

某县人民法院依法审理了刘某诉某县级医院医疗损害赔偿纠纷一案。在诉讼中,被告申请司法鉴定,并由法大法庭科学技术鉴定研究所于 2013 年 8 月出具了司法鉴定意见书。

法院认为,双发之间已形成了医患关系,被告未尽到充分的注意义务,且在原告出生后缺乏警惕意识,观察、处理疏忽,存在过错,该过错与原告的损害后果有一定的因果关系。依照《中华人民共和国侵权责任法》《中华人民共和国民法通则》《最高人民法院关于审理人身损害案件适用法律若干问题的解释》及《中华人民共和国民事诉讼法》相关法律规定,判决被告黄县某县级医院赔偿刘某各项物质性损失共计人民币 19 836.12 元。

**【损害启示】**

根据人民卫生出版社出版的第 9 版《妇产科学》中胎儿窘迫和《儿科学》的胎粪吸入综合征内容精要,结合本例分析如下。

(1)第 9 版《妇产科学》中胎儿窘迫章节中认为:胎儿可在宫内排出胎粪,尽管胎儿宫内缺氧可能促发胎儿排出胎粪,但影响胎粪排出最主要的因素是孕周,孕周越大羊水胎粪污染的概率越高,某些高危因素也会增加胎粪排出的概率,如妊娠期肝内胆汁淤积症。10%～20% 的分娩中会出现羊水胎粪污染,羊水中胎粪污染不是胎儿窘迫的征象。依据胎粪污染的程度不同,羊水污染分Ⅲ度Ⅰ度浅绿色,Ⅱ度黄绿色、浑浊;Ⅲ度稠厚、呈棕黄色。出现羊水胎粪污染时,可考虑连续电子胎心监护,如果胎心监护正常,不需要进行特殊处理;如果胎心监护异常,存在宫内缺氧情况,会引起胎粪吸入综合征,造成不良胎儿结局。

第 9 版《儿科学》的胎粪吸入综合征章节中认为:胎粪吸入综合征或称胎粪吸入性肺炎,是由于胎儿在宫内或产时吸入混有胎粪的羊水而导致,以呼吸道机械性阻塞及肺组织化学性炎症为病理特征,生后即出现呼吸窘迫,易并发肺动脉高压和肺气漏。多见于足月儿或过期产儿。分娩时羊水胎粪污染的发生率为 8%～25%,其中约 5% 发生。当胎儿在宫内或分娩过程中缺氧,肠道及皮肤血流量减少,迷走神经兴奋,肠壁缺血,肠蠕动增快,导致肛门括约肌松弛而排出胎粪。与此同时,缺氧使胎儿产生呼吸运动将胎粪吸入气管内或肺内,或在胎儿娩出建立有效呼吸后,将其吸入肺内。MAS 发生率与胎龄有关,如胎龄＞42 周,发生率＞30%;胎龄＜37 周,发生率＜2%;胎龄不足 34 周者极少有羊水胎粪污染的情况发生。积极防治胎儿宫内窘迫和产时窒息。对羊水混有胎粪,在胎儿肩和胸部尚未娩出前,清理鼻腔和口咽部胎粪,目前不被推荐。通过评估,如新生儿有活力(有活力定义呼吸规则,肌张力好,心率＞100 次/分)可进行观察不需气管插管吸引;如无活力,建议气管插管,将胎粪吸出。在气道胎粪吸出前,通常不应进行正压通气。

(2)结合本例,医院对在羊水Ⅲ度浑浊对新生儿的影响认识不够,未做任何检查。让出生后一直啼哭十多个小时,并伴有呼吸困难,家人数次向医师求助均被告知一切正常,出生后缺乏羊水Ⅲ度浑浊警惕意识,观察、处理疏忽,存在过错。

(田春芳)

## 十一、未测量体温，接种卡介苗后发生新生儿败血症、凝血功能障碍等损害启示

**【病情摘要】**

原告颜某甲诉称，2015 年 12 月 2 日上午，原告的外婆根据被告的电话通知，带原告去被告处接种疫苗。在接种疫苗前，明确告知接种医师，原告已存在感冒咳嗽症状，并询问是否可以接种，医师仅目测了一下原告，没有采取量体温等检查措施，就直接注射了疫苗。注射疫苗的当天晚上，原告病情恶化，高热不退，呼吸困难，被送入某医科大学附属儿童医院住院治疗。诊断为新生儿肺炎、新生儿败血症、凝血功能障碍、听力损害，产生医疗费 13 332.69 元。

原告认为，被告在接种前没有告知原告监护人接种疫苗的名称、作用、注意事项、禁忌、不良反应，也没有针对原告出现的病症采取相关的检查措施，造成原告接种疫苗后病情加重并住院治疗，引发了新生儿肺炎、败血症等病症，产生了医疗费等损失。被告未履行告知义务和合理的诊疗义务，存在过错，应当承担民事责任。特请求法院判令被告赔偿原告住院医疗费 13 332.69 元，并赔偿原告精神损失费 5000 元。

被告辩称，原告到我中心是来接种疫苗的，不是来就医的。国家预防接种服务规范也只是要求接种工作人员在接种疫苗前，询问受种者的健康状况及是否有接种禁忌，没有要求必须测量体温或做其他相关的临床医学检查。原告在接种卡介苗时，我中心的工作人员向当天所有来接种疫苗的新生儿家长集中交代了此次接种疫苗的名称、作用、不良反应和注意事项，在征得家长同意后，所有新生儿依次排队接种。当接种到原告时，工作人员再次询问受种者的健康状况及是否有接种禁忌证时，其外婆只是说原告偶尔咳嗽，工作人员问是否发热，外婆说没有。我中心的接种工作人员在观察原告无明显急性严重疾病后，按照预防接种的相关工作规范，给原告接种了卡介苗。接种完毕，原告在我中心留观了半个小时。期间，原告无任何不适，原告的外婆也未反映有不良情况，遂离开了我中心。我中心工作人员依法依规开展预防接种工作，处置并无不当。原告所患新生儿肺炎、新生儿败血症、凝血功能障碍、听力损害？的病因是金黄色葡萄球菌感染，不是接种卡介苗引起的，该疾病不属于接种卡介苗的禁忌证，更不属于卡介苗的不良反应。原告病情加重是疾病本身所致，与我中心接种的卡介苗没有因果关系，不属于预防接种异常反应；故我中心没有任何过错，请法院驳回原告的诉讼请求。

**【法院处理】**

经审理查明，颜某甲于 2015 年 11 月 21 日在某北大阳光医院出生，出生后接种了乙型肝炎疫苗。2015 年 12 月 2 日 10:00，根据某卫生中心的通知，颜某甲的外婆带其前往接种疫苗。接种前，接种工作人员向此次接种的所有新生儿家长集中交代了接种疫苗的名称、作用、不良反应和注意事项。顺次接种到颜某甲时，接种工作人员询问颜某甲的健康状况，答：感冒了，偶尔咳嗽。接种工作人员又问是否发热，答，没有。随后，接种工作人员简单观察了一下即给颜某甲接种了卡介苗。接种后，颜某甲在中心留观半个小时，无明显不适，亦未出现任何不良反应。遂带颜某甲离开了卫生中心。

2015 年 12 月 3 日 6:21 颜某甲出现阵发性咳嗽，呈进行性加重，伴痰鸣较剧烈，伴有吐奶、呛奶、吐沫，伴有激惹、尖叫。颜某甲父母遂将其送至某医科大学附属儿童医院进行治疗。

急诊以新生儿肺炎、新生儿败血症？颅内感染？收治住院。入院后,颜某甲父母述颜某甲有阵阵可疑双目向上凝视,入院前半天出现发热,具体温度未测,入院后测体温 39.9℃。医院给予颜某甲抗感染、物理降温、吸痰、保持呼吸畅通、止血等对症治疗,住院 8 天,于 2015 年 12 月 11 日出院。出院诊断:新生儿肺炎、新生儿败血症、凝血功能障碍、听力损害,共产生住院医疗费 13 332.69 元。

某卫生中心将上述事件报告给江北区卫生和计划生育委员会,江北区卫生和计划生育委员会要求江北区疾病预防控制中心组织召开预防接种异常反应调查诊断会,对此事件进行调查诊断。2016 年 4 月 7 日,江北区疾病预防控制中心组织专家组成员召开调查诊断会,于 4 月 17 日出具预防接种异常反应调查诊断书[渝江北异诊(2016)01 号],调查诊断结论为:受种者接种卡介苗后所患疾病的临床诊断为新生儿肺炎、新生儿败血症、凝血功能障碍、听力损害与预防接种没有因果关系,不属于预防接种异常反应,属偶合症。

以上事实,有颜某甲的出生医学证明、住院病案资料、住院医疗费发票、预防接种异常反应调查诊断书、预防接种证、当事人陈述等证据在卷佐证,并经庭审质证,足以认定。

本院认为,根据国家卫生部制订的《国家基本公共卫生服务规范(2011 年版)》中《预防接种服务规范》的规定,接种工作人员在接种前,只需询问受种者的健康状况及是否有接种禁忌等,而没有要求必须进行测量体温等临床医疗服务。某卫生中心在给颜某甲接种前,已按预防接种的操作规范询问了颜某甲的健康状况,包括是否发热。而颜某甲举示的现有证据不能证明某卫生中心的接种工作人员违反预防接种操作规范,故某卫生中心在对颜某甲的接种过程中不存在过错。

卡介苗的接种禁忌:患结核病;发热、患急性或严重慢性疾病;免疫功能异常者;进行性神经系统疾病者及皮肤病患者;对疫苗的任何成分过敏者。而颜某甲的监护人所述感冒咳嗽不是接种卡介苗的禁忌证。江北区疾病预防控制中心出具的《预防接种异常反应调查诊断书》也表明颜某甲接种卡介苗后所患疾病与预防接种没有因果关系,不属于预防接种异常反应,属偶合症。而偶合症是指接种时,接种对象正处于某种疾病的潜伏期或者前驱期未被发现,接种后却偶然巧合发病,其发生与疫苗本身无关。不论接种与否,这种疾病都必将发生,与预防接种无因果关系。

综上所述,颜某甲举示的证据不能证明某卫生中心在对颜某甲的接种过程中存在医疗过错,也不能证明医疗行为与颜某甲患病住院之间存在因果关系,故颜某甲应当承担举证不能的责任,对其诉讼请求,本院不予支持。依照《中华人民共和国侵权责任法》第五十四条、第五十七条的规定,判决如下:驳回颜某甲的诉讼请求。

**【损害启示】**

根据人民卫生出版社第 9 版《儿科学》新生儿计划免疫中有关内容精要、中华人民共和国《侵权责任法》及《执业医师法》中的有关规定及内容精要,结合本例分析如下。

该卫生中心在为原告提预防接种服务时,符合规定、规范,无违规操作,原告亦无法提供有效证明被告的接种服务存在违法过错行为。该院在对患儿的医疗行为中不存在过错,对原告受到损害的后果与其医疗过错行为无因果关系,无须承担责任。

(黄志行)

## 十二、剖宫产儿第二天发生呛奶窒息死亡损害启示

**【病情摘要】**

原告吴××于 2013 年 12 月 3 日 9:40 入被告××市第二人民医院准备待产,13:05 被告对原告吴××进行剖宫产手术,胎儿娩出时间为 13:17,新生儿 Apgar 评分为 10 分。12 月 3 日 15:10、12 月 4 日 9:30、12 月 4 日 18:00,新生儿记录显示新生儿各项检测均正常。但 12 月 4 日 20:20 原告发现婴儿出现异常,经被告进行抢救,于 21:15 宣告临床死亡。经××大学法医鉴定中心鉴定,新生儿符合因羊水吸入性肺炎导致急性呼吸功能阻碍死亡。

**【法院处理】**

原告吴××分娩之前,经过多次检查,胎儿各项生理指示显示正常。但由于被告的失职导致原告吴××分娩的新生儿产生呛奶,且未发现,并对新生儿 Apgar 评分为 10 分。在原告吴××的新生儿出生后的多次检查过程中,被告存在严重失职行为,未能及时发现羊水吸入性肺炎这一病因,以致错失救治的最佳时机,最终导致新生儿抢救无效死亡的严重后果。

原告认为,是由于被告未履行职责及失职、未及时发现新生儿羊水吸入性肺炎、在发现婴儿出现异常时未能采取最佳治疗方案、延误病情,导致原告吴××新生的婴儿病情加重,最终导致新生儿抢救无效死亡的严重后果。

2016 年 7 月 26 日,原告在第 1 次开庭审理中以在诉讼期间产生司法鉴定费 13 300 元为由,向本院申请增加诉讼请求,请求:判令被告向原告支付(××医科大学)司法鉴定费 13 300 元。

被告××市第二人民医院答辩称。

(1)被答辩人新生婴儿羊水吸入性肺炎并非答辩人失职行为所导致

①患者尸检报告为羊水吸入性肺炎导致急性呼吸功能障碍死亡。根据上述,羊水吸入有两个途径:宫内,产时。当时剖宫产指征明确,术中按剖宫产手术常规操作,娩出胎头后医师手挤、橡皮球吸方式清除和吸出胎儿口腔及鼻腔中的羊水,吸净后才牵拉出胎儿,接婴护士接过新生儿后使用小儿电动吸痰器用一次性吸痰管吸净胃内羊水。胎儿娩出后自然啼哭,Apgar 评分 10 分,羊水清,所以不存在剖宫产时大量羊水未吸净。

②新生儿肺泡内存在肺液(包括羊水)是正常的。足月分娩时胎儿肺液 30~35ml/kg,经产道挤压后 1/3~1/2 肺液由口鼻排出,其余的肺液在建立呼吸后由肺间质内毛细血管及淋巴管吸收。选择性剖宫产儿由于缺乏产道的挤压和自然分娩过程中所形成的促进肺液清除的肺部微环境,会导致肺液吸收延迟,引起新生儿暂时性呼吸困难。

(2)答辩人对新生婴儿出现的症状及时进行按规定诊治

①患儿出生后直到病情突然变化(死亡前)30 余小时内一般状况良好,无发热、呼吸困难、青紫、吐奶、哭闹不安等吸入性肺炎表现,根据新生儿护理记录及医生查房记录可证实。

②因患者出生时羊水清,娩出后自然啼哭,Apgar 评分 10 分,答辩人按正常新生儿护理。母婴同室,多次查房询问患儿吃奶、大小便等一般情况时家属均诉无异常,患者死亡发生在母婴同室时间。

③新生儿家属 2013 年 12 月 4 日 20:00 诉新生儿面色、唇色发绀。查体:全身发绀,无呼吸、心搏。患儿病情变化突然,答辩人及时进行了正确的抢救措施。抢救过程中在患者气管及

口腔吸出乳汁5ml,大量乳汁吸入可导致新生儿窒息死亡。在众多的生后吸入性肺炎中,胃内容物(奶液)的吸入最为常见。临床表现为患儿有突然青紫、窒息或呛咳史,在复苏过程中有呼吸道吸出胃内容物的证据。

(3)答辩人在新生婴儿病发时已及时采取的最佳治疗方案

①羊水吸入综合征是指在宫内或分娩过程中吸入较多量羊水,一般指羊水未被污染。常见于宫内窘迫,臀位产,巨大儿等,临床经过较轻,预后较好,如发生炎症反应,称为羊水吸入性肺炎。

②以对症治疗为主,保持呼吸道通畅,有缺氧表现者给予吸氧。

③事发当时患儿呼吸心搏已经停止,我们按新生儿复苏抢救流程对其进行了吸痰、吸氧、气管插管、气囊辅助人工呼吸、心外按压等一系列抢救措施,并建立静脉通道,立即请内儿科医师参加抢救,使用了一系列药物治疗,抢救55分钟无效才宣布死亡。

综合上述,我们认为患者羊水吸入性肺炎非答辩人技术原因人为造成,答辩人已按诊疗规范对新生儿做了相关检查和治疗,患儿死亡与答辩人诊疗措施无明确因果关系,请求人民法院依法做出处理。

本院依原告申请委托××医科大学司法鉴定中心鉴定的鉴定意见书1份9页,证明××市第二人民医院对吴××及其婴儿的诊疗过程中存在过失,其过失行为导致吴××婴儿死亡后果中的原因力大小属同等因素,参与度拟41%～60%。

原告对本院依其申请委托××医科大学司法鉴定中心鉴定的鉴定意见书的质证意见:对鉴定意见书认定吴××婴儿是因呛奶窒息死亡的结果没有异议,结合被告在2014年4月16日提交的书面答辩状的答辩意见可以证实被告是属于诊症错误,其答辩意见主要是围绕羊水吸入综合征对症治疗展开,而不涉及呛奶诊断的问题,因此被告是犯了一个严重的低级错误。同意司法鉴定意见书认定医方的过失行为与新生儿的死亡之间存在因果关系,但是应当由院方承担100%的责任而不是同等的因素。原告认为,司法鉴定意见书中以考虑医方为基层医院,医疗技术水平相对较低,临床实践经验有限,医务人员知识储备及技术能力不足,对突发状况的现场急救及应急能力差为由,减免被告的部分责任,据而综合评定认定新生儿自身因素与医方的过失行为在新生儿死亡后果属于同等参与因素,认为医方的过失行为在新生儿死亡后果中的原因力大小属于同等因素,参与度拟41%～60%的鉴定结论与客观事实不符。

分析说明袒护医院,鉴定书已经认定医院存在诸多过错,并且和新生儿死亡的损害后果之间存在的因果关系。但鉴定人员竟然将本属于被告自身原因作为其减负其部分责任的依据,据而将原因力大小定为同等因素,偏袒之心太过明显,有失公正。

对原告来说,原告在分娩之前,通过办理正式手续入住被告住院部。从被告接收原告之日起,双方已经产生医疗服务合同的法律关系。根据该合同关系,原告有接受专业医疗服务的权利,该服务不因该医疗机构属于市级或镇级、三甲或二甲而有所区别。若然被告如鉴定意见所言的医方为基层医院,医疗技术水平相对较低,临床实践经验有限,医务人员知识储备及技术能力不足,对突发状况的现场急救及应急能力差的情况,其理应书面提醒原告有选择的权利;或若如其不具备医疗设施、设备或相应专业医疗专业技术人员时,亦应当告知原告前往上一级或其他医院就诊。但被告并未拒绝原告入住亦未向原告告知其不具备处理突发、应急问题的能力。在此情况下,被告在履行医疗服务合同过程中所出现的过错,应当承担100%的赔偿责任。

因此,虽然司法鉴定意见书认为被告属于同等因素,参与度拟 41%～60%。但在认定被告的责任时,理应在综合考虑被告在本案中的过错程度及所造成的损害后果等相关情况进行综合判断。就本案而言,新生儿呛奶属于正常的生理现象,如若出现该情况时,被告抢救及时、手段正确,其完全可以避免新生儿死亡的结果。但由于如司法鉴定意见书所言,被告存在上述诸多的失误,而最终导致新生儿抢救无效死亡的结果,两者之间存在直接因果关系,被告对新生儿的死亡,应当承担 100%的赔偿责任。

被告对本院依原告申请委托××医科大学司法鉴定中心鉴定的鉴定意见书的质证意见:对鉴定书中认定新生儿因呛奶死亡的结果我方认可。对因果关系有异议。我方认为应由原告承担责任,因为涉及两方面的因素,一是新生儿的自身条件,二是呛奶窒息发生在母婴同室期间。在这个过程中不排除原告方对新生儿照料不到位导致呛奶。另外,根据病历显示新生儿家属在 2013 年 12 月 4 日 20:20 向医方诉婴儿出现异常时,婴儿已经无呼吸,这证明在母婴同室期间原告方没有及时发现婴儿异常情况导致,其向医方反映情况时已出现无呼吸无心搏的状况。针对原告刚才陈述的质证意见,被告在抢救过程中不存在诊症错误,根据病历显示医方当时已考虑到呛奶窒息,并进行针对性抢救。至于被告方之前提交的答辩意见,是针对原告起诉所主张的死因所作出的答辩,去证明被告不存在过错的行为,并与其陈述的因果关系无关,因此被告之前的答辩不能被原告方歪曲成诊断错误。原告提出诊症错误,我们是根据原告的起诉答辩,我方已在答辩状提到原告新生儿是呛奶死亡的,不存在诊断错误。

经审理查明,2013 年 12 月 3 日 9:40 原告吴××因怀孕入住被告××市第二人民医院准备待产,13:17 通过剖宫产手术产下一男婴,新生儿 Apgar 评分为 10 分。新生儿出生后与原告吴××同室,由原告吴××的丈夫即本案原告司××和其亲属负责以配方奶粉喂养。至 12 月 4 日 18:00,新生儿各项检测均正常。当天 20:20 原告(新生儿家属)发现新生儿出现面色、唇色发绀,告知被告医护人员,经被告进行抢救,从婴儿气管内吸出黄色黏稠奶液 5ml,抢救至 21:15 宣告临床死亡。

2013 年 12 月 7 日,××大学法医鉴定中心受理广东省××市卫生监督所的委托,鉴定吴××之子的死因,并于 2014 年 1 月 24 日出具司法鉴定意见书。原告支付了鉴定费 10 500 元中的 5250 元。

2016 年 4 月 15 日,××医科大学司法鉴定中心受理本院的委托,鉴定××市第二人民医院对吴××及其婴儿的医疗行为是否存在过失;如有过失,其过失与吴××婴儿的死亡后果是否存在因果关系;过失参与程度。2016 年 6 月 12 日出具医疗损害鉴定意见书。分析认为,吴××婴(儿)系呛奶窒息死亡。医方对突发新生儿窒息的抢救不得力,应急措施不足,肌内注射肾上腺素给药途径不当,存在过失行为。鉴定意见:××市第二人民医院在对吴××及其婴儿的诊疗过程中存在过失,其过失行为在吴××婴儿死亡后果中的原因力大小属同等因素,参与度拟 41%～60%。原告支付了医疗损害鉴定费 13 300 元。

本院认为,本案是医疗损害责任纠纷。原告吴××因怀孕入住被告医院待产,并通过剖宫产产下一男婴。当原告的婴儿出现异常后,经被告抢救无效死亡。原告婴儿的死亡原因虽经××大学法医鉴定中心鉴定为符合羊水吸入性肺炎导致急性呼吸功能障碍死亡,但并未对责任进行认定。在诉讼中,本院依原告申请委托了××医科大学司法鉴定中心对医疗行为过失、因果关系、过失参与程度进行鉴定。××医科大学司法鉴定中心分析认为,吴××婴(儿)系呛奶窒息死亡。医方对突发新生儿窒息的抢救不得力,应急措施不足,肌内注射肾上腺素给药途径不当,存在过失行为。鉴定意见:××市第二人民医院在对吴××及其婴儿的诊疗过程中存在过失,其过失行为在吴××婴儿死亡后果中的原因力大小属同等因素,参与度拟41%~60%。然而2份鉴定意见书对导致吴××婴儿死亡的原因不同,但××医科大学司法鉴定中心的鉴定意见理据相对充足一些,分析吴××之子的死因更加合理。因此,本院采纳××医科大学司法鉴定中心的鉴定意见,被告对吴××婴儿死亡存在过错,应承担相应的民事责任。原告产下婴儿后是母婴同室的,由原告的丈夫即本案原告司××和亲属负责喂养,从原告(家属)发现婴儿异常之前,婴儿各方面是正常的,但发现婴儿异常后,被告从婴儿气管吸出5ml乳汁,乳汁进入气管应是喂养不当造成的,是造成婴儿伤害的致因,原告对婴儿的死亡也存在过错,亦应承担相应的民事责任。根据××医科大学司法鉴定中心的鉴定意见,双方均有责任,被告要承担的责任为50%,原告自负50%的责任。因此,原告诉死亡赔偿金、丧葬费、精神损害抚慰金、司法鉴定费、处理丧葬事误工费和交通费等损失符合法律规定。

判决如下:①被告××市第二人民医院于本判决发生法律效力之日起10日内赔偿348 088.10元(含精神损害抚慰金25 000元)给原告司××、吴××。②驳回原告司××、吴××的其他诉讼请求。

**【损害启示】**

(1)窒息新生儿应立即按新生儿窒息复苏流程进行复苏抢救,熟练掌握各种抢救药品的使用方法及抢救流程,同时做好医疗文书记录。医务人员要谨记医疗文书一定由要当班医师或护士翔实、及时记录或抢救后补记,禁止涂改,伪造病历。

(2)新生儿母婴同室应加强宣教、指导喂养及勤巡视观察,及早发现异常、及早处理,避免不良结局的发生。

(程丽琴)

# 十三、剖宫产体温过低儿用增温热水袋时漏水烫伤损害启示

**【病情摘要】**

×××和丈夫都是湖南长沙的农民,到广州来打工。今年3月29日,怀孕快42周的×××来到广州某医院,医生检查胎儿宫内窘迫缺氧,马上要剖宫产。3月29日15:30,×××动手术生下了一个健康的女婴,重3400g。母女进了爱婴区住下,母亲昏睡,小婴儿在小床上。护士给小婴儿量体温,只有35.8℃,手脚冰凉,就用包被包好小婴儿,并用热水袋为小婴儿增温,水温50℃。不久,小婴儿哭闹不止,护士交班时发现,婴儿床已经湿透,婴儿背部的热水袋漏水。婴儿的头部、背部被烫伤,部分皮肤呈紫红色,起皱,还有小水疱,生命垂危。经会诊后当晚送到广州市某医院抢救。婴儿的腰部、背部、臀部、大腿、头部都有二度至三度的烫伤,占全身面积的19.5%。婴儿每天就趴在重症监护室里,经过一个多月的抢救,扛着满背的瘢痕5月20日出院了。

**【调解处理】**

孩子的父母认为,广州某医院必须为女儿受伤负责,他们提出是该院护理人员对新生婴儿护理不当,造成了他们巨大的伤害和痛苦,无论这属不属于医疗事故,医院方都有过错,要求医院支付孩子后续治疗费用、可能致残所带来的生活费、护理费、精神损失费等,提出了500 000元的赔偿。已经为孩子支付了在某医院所有医疗费的广州某某医院答复他们时表示,他们的

新生儿护理没有违反治疗护理常规,不是每个新生儿保暖都需要入温箱,热水袋保暖是教科书上明示的,他们也一直有在用,当时护士使用热水袋时,检查过热水袋没有漏水,并把热水袋放在包被的外边。事情发生后,他们也积极地处理。他们强调,如果是他们应该负的责任他们会负的,但热水袋怎么漏水的原因不明,这件事要经过调查、鉴定等分清责任。那个热水袋医院方已经进行封存,并由专人保管。双方就赔偿几次协商未果后,准备上法庭由法官来分责任定赔偿。

**【损害启示】**

父母为给新生儿防寒保暖而使用热水袋,如果不做好防护措施,热水袋与新生儿靠得太近或者温度太高,时间稍长就会造成新生儿皮肤烫伤。另外,给新生儿洗澡时,家长没有注意到新生儿的皮肤幼嫩,测量水温以成年人的手感为依据,以致因水温过高使新生儿烫伤。

(田春芳)

## 十四、出生 6 天男婴在洗澡时发生二度烫伤损害启示

**【病情摘要】**

4 月 19 日下午,郑州市民吴某因为临产住进了郑州市某医院妇产科,当天顺利生下了一个 3000g 的小男孩,这可乐坏了一家人。可是欢乐没持续几天,小宝宝就出了意外。据吴某讲,孩子出生后每天早晨都由一护士抱去洗澡。4 月 25 日早晨,小宝宝被一护士抱去洗澡,一个小时后孩子被送回来,护士没说什么就走了。过了一会儿,她为小孩子换尿布,谁知打开小被子时宝宝的两脚都像是烫伤起的疱,左腿内侧都是红红的。吴某清楚记得小宝宝抱走前,腿和脚都白生生的呀!于是,吴某让家人将护士叫来询问情况,护士称给孩子洗澡时的水温是调好的,不可能烫着孩子,由于吴对这种解释不认可,妇产科值班医师叫来了本院一皮肤科医师检查后,说是孩子自身起的疱疹或皮炎。为了确诊,在该科护士长的陪同下,小宝宝当天下午被家人送到了郑州市某分院小儿烧伤科,经过检查,小宝宝被初步确诊为二度烫伤,烧伤科医师建议住院治疗。中午来到郑州市某分院小儿烧伤科,出生刚 7 天的小宝宝孤零零地躺在病床上,两只小腿都被厚厚的纱布包着。病历上写着轻度烫伤,烫伤面积 4%。

**【调解处理】**

就此事采访了郑州市某医院妇产科主任,据她讲,发生这样的事情医院也觉得很意外,因为按照他们给孩子洗澡的程序,发生烫伤的可能性很小。不过妇产科主任表示:对于此事,他们一直是抱着积极的态度去解决的,这两天科室专门派护士在某分院照顾小宝宝,住院的费用也是市某医院垫付的。但孩子到底是不是烫伤,他们希望等到烧伤科专家会诊后再说。

**【损害启示】**

(1)由于新生儿皮肤的结构与成年人不完全相同,所以烫伤后没有明显水疱形成,仅仅为表面红肿,所以家长很难觉察,而非烧伤专科医师也很容易误诊。

(2)成年人,尤其是老年人皮肤的感觉比新生儿迟钝,所以用手试过水温不烫,但其实温度已经足以烫伤新生儿。提醒家长,给新生儿洗澡最好不要过分相信自己的双手,测试水温应该使用温度计。

(田春芳)

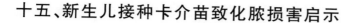

# 十五、新生儿接种卡介苗致化脓损害启示

**【病情摘要】**

×××于 2002 年 2 月 14 日在康平县某医院出生,于当日 15:30 进行了乙型肝炎疫苗和卡介苗接种,随即出院。在三个月时间里,×××的母亲发现其左上臂三角肌处有蛋黄大小的肿块,触之质地较硬并有痛觉。后到某医院就诊,没有做出明确诊断。之后到康平县结核病防治所就诊,初步确认为卡介苗接种事故,并转诊到沈阳市疾病预防控制中心进一步确认,经该中心介绍到沈阳市某医院住院治疗。2002 年 11 月 20 日,×××接种处瘢痕愈合出院。

**【法院处理】**

此事经有关专家鉴定,×××的右上臂三角肌肉的局部化脓性炎症反应为卡介苗预防接种事故。原告×××的母亲将康平县某医院告上了法庭,要求承担医疗费、交通费、护理费、误工费等共计 50 889.15 元,并赔偿精神抚慰金 100 000 元。

**【损害启示】**

(1)我国国家卫生部规定儿童免疫程序:要求 1 岁以内的儿童完成卡介苗、脊髓灰质炎活疫苗、麻疹疫苗、百白破三联制剂等 4 种生物制品的基础免疫以预防相应 6 种病,以后按时加强免疫,以确保 7 岁以下儿童获得可靠的免疫。同时规定,接种卡介苗必须按量皮内注射,严禁皮下或肌内注射。接种含有吸附剂的制品后四周内同臂不能接种卡介苗。接种卡介苗后四周内同臂不能接种其他疫苗。

(2)皮上划痕用苗不能皮内注射:根据医学教材记载,卡介苗接种后一般无全身反应,如发热等。接种后 2~3 日皮肤可呈红色,但无肿块可触及,数日后即自行消退,无须处理,这是非特异性反应。但如果在接种后 3~4 周,接种处溃疡尚未收口且溃疡较深,直径在 0.5cm 以上,腋下淋巴结肿大直径超过 1.0cm 或伴皮色变红,有脓疡形成或溃破,就可能是出现了卡介苗接种后的强反应。皮上划痕用苗误注入皮内可引起全身反应及较强烈的局部反应,尤其是误将皮上划痕卡介苗做皮内苗超量 150 倍的接种反应更为强烈,往往初时可伴高热,局部可形成冷脓疡或溃破或伴有继发感染。这也是最多见的事故情形之一。此外,错将疫苗超量接种皮下也往往发生严重反应。这两种情况都可能导致严重事故。

(田春芳)

# 第十一篇

# 产科相关篇

# 第一章

# 病历纠纷的损害启示

一、高龄孕妇剖宫产后第二天发生肺动脉血栓栓塞并发小脑扁桃体疝死亡,医院封存病历不规范被鉴定机构退回启示

**【病情摘要】**

原告之妻游某云,于 2014 年 6 月 3 日 9:00 住某保健院进行剖宫产手术。病历记载,术前体检无异常,几次血检、尿检、血凝四项检查均正常。16:30 进行手术,18:15 结束,新生儿评分 10 分,术程顺利。术毕安返病房(见病历记载)。6 月 4 日 14:20,(即术后 22 小时)遵医嘱将患者扶下床时突然晕倒死亡。经尸检结论为肺动脉栓塞并发小脑扁桃体疝。请教尸检的某教授,告知产生这种病的主要原因有三点:血管损伤,凝血因子过多,血流缓慢。据此,详细查看了病历,请教咨询了专家教授。原告认为,患者的肺栓塞不是游某自身的凝血因子突然大量产生造成的,而是医院的侵权责任,不仅不注入抗凝药,反而短时间内注入超剂量的会产生凝血因子的地塞米松注射液,从而凝血,造成肺栓塞。事实有四点:①在术前小结中,明知有发生静脉血栓并发症的可能,又是高龄产妇,应按常规性的抗凝治疗,被告没有使用抗凝药。②在没有异常的情况下,短时间内超剂量使用地塞米松注射液。患者 6 月 3 日 18:15 从手术室出来到 24:00 的 5 小时 45 分钟内,除手术时注入 4 支外,又连续注入了 10 支×5mg 的地塞米松注射液,共 14 支。明显违反了说明书禁忌中提到血栓症不宜用,医嘱中又提到有静脉血栓,却还超剂量用,必然增加血液浓度和凝血因子,降低患者对凝血因子的抵抗力和免疫力,以至出现了说明书中用药不当会出现的各种症状(详见附地塞米松说明书)。与游某云死后尸检体表、解剖、组织病理学诊断中的症状完全相同(详见尸检报告)。③术前检查患者属高龄产妇,体胖,中度贫血,血红蛋白低,又疑巨大儿,医嘱要补血,按手术指征指标也应适度补血,医院没有这样做。④诊疗不规范,字迹潦草难认,漏记、不记、少记较多,存心不让患者和家属知道,使之无从配合治疗。失职失责,入院护理评估单姓名栏等大部分项目空白。药物注射记录 3 张,均无药名、注射量,内含单位、用法、间隔时间均是空的,输液巡视单在患者死亡后护士当面揉毁一张,被发现后补了一张,时间不符。⑤有损毁、修改、补写、增减病历之嫌。以上四点是造成原告妻子术后血栓栓塞死亡的主要侵权责任(附四项对照表)。依据《中华人民共和国侵权责任法》第七章第五十四条、第五十五条、第五十七条之规定,被告必须承担侵权赔偿责任。综上所述:判令被告责任赔偿 387 536.5 元。诉讼费由被告承担。另关于原告诉某保健院医患纠纷变更诉讼请求情况一案的说明:原告 2014 年 8 月 6 日诉某保健医患纠纷一案,起诉时赔偿

标准是按江西省 2014 年赔偿标准计算的,由于案情复杂至今还未结案,江西省 2015 年赔偿标准已公布施行,原告认为,赔偿费用在判决书下达之前应按判决时的赔偿标准计算较为公平,因此特向贵院申请变更诉请,从原来的 387 536.50 元变更为 459 660.55 元,请准许。具体赔偿数额如下:医疗费 2324.55 元;丧葬费:21 791 元;死亡赔偿金 10 117×20＝202 340 元;护理费 100×2＝200 元;小孩抚养费 7548 元×18÷2＝67 932 元;精神抚慰金 50 000 元;被抚养人生活费:父亲 7548 元×(20－3)÷3＝42 772 元;母亲 7548 元×(20－2)÷3＝45 288 元;大儿子大学教育费(现大一)15 142 元×3÷2＝22 713 元;受害人家属办理丧葬误工费 4300 元;共计人民币 459 660.55 元。

**【法院处理】**

被告辩称,某市人民法院送达的原告诉答辩人医疗损害责任纠纷一案的起诉书已收悉,现依据事实和法律答辩如下。

1. 答辩人对游某云的医疗行为符合诊疗规范

2014 年 6 月 3 日 9:20,游某云因"孕$_3$产$_1$孕 41$^{+1}$ 周"到答辩人处住院分娩,既往史无特殊病史,无药物过敏史,曾于 2008 年在东莞行卵巢囊肿切除术。答辩人医务人员按诊疗规范对游某进行了必要的、完备的相关检查。检查报告显示:游某云心电图检查正常,凝血四项检查正常,血常规检查除中度贫血外其余均正常;产科检查发现胎儿可能是巨大儿,宫高 38cm,腹围 104cm,估计胎儿大小约 4152g,胎方位头位(枕左横位),胎心音正常,宫缩无,胎头高浮,B 超示宫内晚期妊娠,头位,单活胎,脐带绕颈 2 圈。答辩人医务人员告知游某及其家属,游某云为高龄孕妇(现年 42 岁),有中度贫血,新生儿有可能是巨大儿? 胎头高浮,未入盆,B 超示脐带绕颈 2 圈,阴道试产有一定风险,如胎儿窘迫、产程不顺利难产转手术,肩难产的可能等。游某及其家属表示其年龄大,怕耐受不了阴道试产,才选择今日来答辩人处做手术的。答辩人医务人员告知其手术是有创伤和风险的,如麻醉意外、术中术后出血、羊水栓塞、静脉血栓、术后感染等,游某云及其家属表示理解,仍坚决要求今日手术,并在手术知情同意书上签字。2014 年 6 月 3 日 16:30 在腰硬联合麻醉下行剖宫产术,取出一活男婴,阿氏评分 10 分,体重 3400kg。助娩出胎盘胎膜后,因游某诉有些胸闷,考虑有羊水栓塞的可能,立即嘱麻醉师予地塞米松 20mg 静脉注射,抗过敏治疗后,游某云无明显不适。术中出血不多,约 250ml,手术顺利,术后生命体征平稳,阴道出血不多,为了观察产妇可能出现的羊水栓塞的不典型表现(如术后几小时才出现大量的阴道出血),医嘱给予计阴道出血量、密切监测生命体征。术后第一天(6 月 4 日)8:00 查房时,产妇生命体征平稳,神清,精神良好,腹部切口敷料干燥,宫缩好,阴道少许血性恶露,无异味,留置导尿管通畅,尿色清,嘱拔尿管后尽早下床活动,促进血液循环,防止静脉血栓。6 月 4 日 14:20 拔除导尿管,游某云其丈夫在帮其起床穿衣服时突然晕倒,见产妇半坐地上,口唇面色青紫、四肢抽搐、牙关紧闭、喉间痰鸣、神志不清、呼之不应,医务人员立即给予平卧位,查体心音低钝,节律弱,无脉搏,叹息样呼吸,血压 50/30mmHg,腹部切口敷料干燥,阴道出血少,给予吸痰,气囊面罩正压人工呼吸,胸外心脏按压,比例为 30:2。14:21 给予林格液 500ml 静脉点滴,地西泮注射液 10mg 静脉推注。14:22 5% 葡萄糖氯化钠液 500ml 静脉点滴,阿托品注射液 0.5mg 静脉推注。14:23 肾上腺素 1mg 静脉推注。查体:无心率,无脉搏,无血压,急查血糖、电解质,并立即请求会诊,心电监护,本市人民医院急诊科某主治医师、某副主任医师参加抢救,14:28 肾上腺素 1mg 静脉推注,查心率,心电监护心率 0,血氧 0,无自主呼吸,脉搏 0,血压 0。14:35 肾上腺素 2mg 静脉推注。14:50 心电监护示心率 0,血氧

0,无自主呼吸,脉搏0,血压0。继续胸外心脏按压,持续气管插管下正压通气,15:05肾上腺素2mg静脉推注。15:30心电监护示心率0,血氧0,无自主呼吸,脉搏0,血压0。双侧瞳孔散大,宣布死亡,抢救时间2014年6月4日14:20~15:30。

从以上事实可以看出,答辩人对游某云的入院分娩接诊规范、检查全面、诊断明确、治疗得当;并进行了详细的医患沟通,充分告知了游某及其家属剖宫产术相关风险,尽到了告知义务。在游某云突然晕倒时,及时积极组织抢救,且抢救措施完全符合急救要求。可见,答辩人对游某的医疗行为完全符合诊疗规范。只叹医务人员是人不是神,无回天之力,答辩人已经尽力了,却无法挽回游某的生命。

2. 答辩人对游某云的诊疗行为不存在任何过错

(1)游某的临床表现不属于常规性抗凝治疗的适应证:游某云因孕$_3$产$_1$孕$41^{+1}$周到答辩人处住院分娩,自诉既往史无特殊病史,无药物过敏史,经术前检查显示:游某云心电图检查正常,凝血四项检查正常,血常规检查除中度贫血外其余正常;其自入我院分娩至突然晕倒前,没有出现呼吸困难、胸痛、咯血等肺血栓症状,亦未出现患肢肿胀、疼痛或压痛等深静脉血栓的症状,并且游某剖宫产术后可能会发生术后出血问题,因此在游某云没有出现需抗凝治疗的适应证的情况下,答辩人医务人员是不会考虑,也不能考虑对其进行常规性抗凝治疗,否则医务人员就违反了诊疗规范。

根据最新的第8版内科教科书记载,只有易栓症妇女妊娠期的才考虑预防性抗凝治疗。而本案中游某云虽然是高龄产妇,体型偏胖,但既往身体健康,无此家族史、无血栓发病史、无特殊疾病史,既不属于遗传性易栓症,也不属于获得性易栓症妇女,故不需考虑预防性抗凝治疗。

此外,答辩人医务人员在术前小结中提到术后可能发生的静脉血栓等并发症,是答辩人医务人员在术前按诊疗规范和国家卫生部有关手术并发症的规定应尽到的告知义务;这不能证明答辩人医务人员明知游某云在术后一定会发生静脉血栓的并发症,更不能证明答辩人医务人员必须对游某云进行常规性抗凝治疗。对是否会发生静脉血栓并发症,是否需要进行常规性抗凝治疗,必须根据产妇的临床表现(症状)及既往病史来判断确定,本案中游某云自入我院分娩至突然晕倒前,均未出现静脉血栓并发症的征兆,又无血栓既往病史,因此医务人员不可能、不应该、不需要对游某云进行预防性、常规性抗凝治疗。并且,为了尽量预防静脉血栓,医务人员叮嘱产妇及其家属术后6小时在床上适当活动,拔尿管后尽早下床活动,医务人员已按照诊疗规范采取了应当采取的预防静脉血栓的措施。

上述事实充分说明:答辩人未对游某云进行预防性、常规性抗凝治疗不构成过错。

(2)游某云的术中表现静脉注射地塞米松20mg并无不当:2014年6月3日16:30在腰硬联合麻醉下行剖宫产术,术中取出一活男婴,阿氏评分10分,体重3400g。助娩出胎盘胎膜后,因游某诉有些胸闷,考虑有羊水栓塞的可能,立即嘱麻醉师予地塞米松20mg静脉注射。抗过敏治疗后,游某无明显不适,且胸闷症状消失,疗效明显。医务人员给游某云静脉注射地塞米松20mg主要是为了预防和阻止羊水栓塞的发生,并基于以下四种情况。

①游某云在术中自诉有些胸闷,考虑有羊水栓塞的征兆,为有效预防和阻止羊水栓塞的发生,应静脉注射地塞米松。

②根据诊疗规范及临床实际,为有效预防和阻止羊水栓塞的发生,对可能发生羊水栓塞的三个条件(即羊膜腔内压力增高、胎膜破裂、有开放的血管)的产妇,应静脉注射地塞米松。本

案中须对游某行剖宫产术,前述发生羊水栓塞的三个条件均可能出现,故对游某应静脉注射地塞米松。

③发生羊水栓塞后果凶险,一旦发生羊水栓塞(即分娩过程中的羊水进入母体血循环),就会引起急性肺栓塞,过敏性休克等严重分娩并发症,危及产妇的生命,且抢救效果不佳。故为防止不良后果的发生,根据游某云的手术方案和其术中临床症状,应静脉注射地塞米松。

④游某云既往身体健康,无特殊病史(即无高血压病史、糖尿病史、肝肾心脏疾病史、肺结核病史、胃与十二指肠溃疡病史、血栓性疾病史等),无药物过敏史,入院检查除中度贫血外,肝功能、肾功能均正常,心电图正常,不属于地塞米松禁忌证范畴。故对游某静脉注射地塞米松不会产生任何不良后果。所以,答辩人医务人员根据游某术中的临床表现,给游某静脉注射20mg地塞米松完全符合医疗规范,是为有效预防和阻止羊水栓塞的发生,并无不当。

(3)游某云的术前检查结果说明其没有需要输血的指征:游某云术前检查虽然血红蛋白是81g/L,但国家规定的输血的指征是:当血红蛋白≤60g/L,接近预产期或短期内需要剖宫产者,才需少量多次输血,即使给予输血的产妇,其输血后手术前的血红蛋白的指征也只需达到80g/L即可。故此游某云不符合输血标准,不需术前输血。术中术后出血不多,产妇生命体征平稳,亦没有必要在术中或术后进行输血。

3. 答辩人的医疗行为与游某云的死亡后果之间不存在因果关系

某学院医学院医疗事故争议尸检报告书对游某的尸检结论为:肺动脉栓塞症并发小脑扁桃体疝。这足以证明游某的死亡与答辩人的医疗行为之间不存在因果关系。现从以下三个方面阐述。

(1)本案事实充分证明答辩人对游某云的治疗及抢救均符合诊疗规范,用药和治疗及抢救均无不当,答辩人的医疗行为不存在任何过错。

(2)答辩人医务人员对游某云行剖宫产术的术中、术后均没有使用止血药,可见游某云血栓的形成与答辩人的医疗行为没有因果关系。

(3)游某云病因隐匿,在术中术后均无静脉血栓临床表现(症状),但却发病突然,病势急骤,故答辩人医务人员无法在短时间内判断其有栓塞症,且栓塞面积大,导致病情进展迅速,无法控制,答辩人全院上下虽努力抢救,最终无能为力,无法挽回游某云的生命。可见,游某云的死亡是其自身体质原因导致肺栓塞死亡,且发病突然,病情凶险,无法逆转所致。与答辩人的医疗行为没有因果关系。

据医学文献记载:肺血栓和深静脉血栓的发病率较高,病死率亦高,已经构成了世界性的重要医疗保健问题。在美国因静脉血栓栓塞症死亡的年病例数超过29万。欧盟国家因此死亡的年病例数超过54万。目前国内外尚无行之有效的治疗及抢救办法。

4. 答辩人需要说明的问题

关于答辩人药房清单中有14支地塞米松(5mg/支)记账收费的问题,确属答辩人护理人员工作失误,病房护士与手术室护士沟通不到位,衔接出了差错,导致记账收费错误,将手术室所需备用的药品错误记账收费在游某云的药品缴费清单中。当时情况是病房护士根据游某云需进行剖宫术的情况,记账收费4支地塞米松放在手术室,但未告知手术室的护士,后因游某云在术中使用了4支地塞米松,手术室又一时没有了地塞米松(地塞米松属手术室常用备用药品)备用,故手术室的护士又错误地在游某云住院账户上记账收费了10支地塞米松放在手术室备用。又因当日14:20后全体医务人员忙于紧急抢救游某云,使常规下午上班应核对电脑记账收费的护士,未进行核对,从而使 10 支地塞米松错误的记败收费在游某云住院账户上。事发后,答辩人本可以自行退款纠账,但考虑到为尊重事实真相,故答辩人没有自行进行退款纠账,现 10 支地塞米松仍存放在手术室备用药品中待处理。

原告在起诉状中陈述:药物注射记录单 3 张均无药名、注射量,内含单位、用法、间隔时间均是空的,与事实不符,答辩人请求法庭在举证质证中认真审核该 3 张药物注射记录单。事实上 3 张药物注射记录单中明确填写了药名、注射量,内含单位及用法,只是由于药物注射记录单上眉栏空间小,不好填写,所以才将上述药名等内客填写在单据上较大空白处,以便于查对。再说,药物注射记录单只是护士为了工作便利,而转抄的长期医嘱用药的单据,不进入病历档案,亦无须保存,对本案审理没有实际意义。

5. 原告诉请缺乏法律依据

(1)被扶养人生活费无诉讼主体,原告对于其子女及游某云的父母的被扶养人生活费不具有诉请的主体资格,且游某的父母都为农村户口,按城镇居民标准计算被扶养人生活费无法律依据。

(2)护理费、精神抚慰金诉请过高,适用标准错误。

(3)原告诉请的上大学教育费没有任何法律依据,请法院依法予以驳回。

综上所述,本案的事实和证据充分证明:答辩人对游某云的医疗行为符合诊疗规范,不存在任何过错,游某云的死亡与答辩人的医疗行为不存在因果关系,因此答辩人请求法院公正执法,依法判决,驳回原告对答辩人提出的全部诉讼请求,依法保护医疗机构的合法利益。

本院查明

经审理查明,原告妻子游某云于 2014 年 6 月 3 日 9:00 入住高安市某保健院进行剖宫产手术,16:30 进行手术,18:15 结束,术毕安上病房。次日游某云 14:20 下床时突然晕倒死亡。经尸检结论为肺动脉栓塞并发小脑扁桃体疝。在本案审理过程中,经当事人申请法医鉴定,2016 年 3 月 8 日司法部司法鉴定科学技术研究所司法鉴定中心制发退卷函,认为根据《司法鉴定程序通则》第十六条第二款之规定,决定不予受理;本院司法技术室于 2016 年 3 月 10 日依照《最高人民法院对外委托鉴定、评估、拍卖等管理规定》第四十条第(四)项有关"具有下列情形之一的,应当终结对外委托……其他情况致使委托事项无法进行的……"之规定,终结本案对外委托程序。2016 年 4 月 12 日被告方向本院提交再次鉴定申请书。

另查明,依据有关法律规定,原告方的损失计人民币 432 647.55 元,具体赔偿事项如下:医疗费 2324.55 元;丧葬费:21 791 元;死亡赔偿金 10 117×20=202 340 元;护理费 100×2=200 元;小孩抚养费 7548 元×18÷2=67 932 元;精神抚慰金:50 000 元;被抚养人生活费:父亲 7548 元×(20-3)÷3=42 772 元;母亲 7548 元×(20-2)÷3=45 288 元。被告方在诉前预先给付原告赔偿款计人民币 40 000 元整。

本院认为,因被告方封存病历材料不规范,导致在本案审理过程中当事人提出的司法鉴定申请遭到鉴定机构做出不予受理决定,依照《中华人民共和国侵权责任法》第五十八条第(一)项的规定,推定作为医疗机构的本案被告方有过错,承担主要责任;患者游某云系高龄产妇,也构成产生其损害后果的原因力,依照《中华人民共和国侵权责任法》第二十六条的规定,承担次要责任;具体责任划分,由原告承担其损失的 30%,由被告承担其损失的 70%。原告的其他诉讼请求,因举证不充分,本院不予支持。综上,为维护当事人合法权益,保障社会经济秩序,依照《中华人民共和国民法通则》第八十四条、第九十八条、第一百〇六条第二款、第一百一十九条、《中华人民共和国侵权责任法》第二条、第三条、第六条第一款、第十五条、第十六条、第二十条、第二十二条、第二十五条、第二十六条及《中华人民共和国民事诉讼法》第一百四十二条、第一百四十四条的规定,判决如下:原告的各项损失合计人民币 432 647.55 元,由其自己承担30%,计人民币 129 794.27 元;由被告某保健院承担70%,计人民币 302 853.28 元,扣除被告预先支付给原告的款项 40 000 元,余款合计人民币 262 853.28 元,限被告于本判决书生效之日起三日内支付给原告方。驳回原告的其他诉讼请求。

**【损害启示】**

依据《急性肺栓塞诊断与治疗中国专家共识(2015 年)》进行分析。

(1)肺栓塞是由内源或外源性栓子阻塞肺动脉引起肺循环和右心功能障碍的临床综合征,包括肺血栓栓塞、脂肪栓塞、羊水栓塞、空气栓塞、肿瘤栓塞等。肺血栓栓塞症(PTE)是最常见的急性肺栓塞类型,由来自静脉系统或右心的血栓阻塞肺动脉或其分支所致,以肺循环和呼吸功能障碍为主要病理生理特征和临床表现,占急性肺栓塞的绝大多数,通常所称的急性肺栓塞即 PTE。深静脉血栓(DVT)是引起 PTE 的主要血栓来源,DVT 多发于下肢或骨盆深静脉,脱落后随血流循环进入肺动脉及其分支,PTE 常为 DVT 的并发症。静脉血栓栓塞症(VTE)由于 PTE 与 DVT 在发病机制上存在相互关联,是同一疾病病程中两个不同阶段的临床表现,因此统称为 VTE。

(2)急性肺栓塞可没有症状,经偶然发现确诊,部分患者首发表现为猝死。

(3)症状缺乏特异性,表现取决于栓子的大小、数量、栓塞的部位及患者是否存在心、肺等器官的基础疾病。多数患者因呼吸困难、胸痛、先兆晕厥、晕厥和(或)咯血而疑诊为急性肺栓塞。胸痛是急性肺栓塞的常见症状,多因远端肺栓塞引起的胸膜刺激所致。中央型急性肺栓塞胸痛表现可类似典型心绞痛,多因右心室缺血所致,需与急性冠状脉综合征(ACS)或主动脉夹层鉴别。呼吸困难在中央型急性肺栓塞患者中急剧而严重,而在小的外周型急性肺栓塞患者中通常短暂且轻微。既往存在心力衰竭或肺部疾病的患者,呼吸困难加重可能是急性肺栓塞的唯一症状。咯血提示肺梗死,多在肺梗死后 24 小时内发生,呈鲜红色,数日内发生可为暗红色。晕厥虽不常见,但无论是否存在血流动力学障碍均可发生,有时是急性肺栓塞的唯一或首发症状。急性肺栓塞也可完全无症状,仅在诊断其他疾病或尸检时意外发现。

(4)主要为呼吸系统和循环系统的体征,特别是呼吸频率增加(>20 次/分)、心率加快(>90 次/分)、血压下降及发绀。低血压和休克罕见,但一旦发生常提示中央型急性肺栓塞和(或)血流动力学储备严重降低。颈静脉充盈或异常搏动提示右心负荷增加。下肢静脉检查发现一侧大腿或小腿周径较对侧大超过 1cm,或下肢静脉曲张,应高度怀疑 VTE。其他呼吸系统体征还包括肺部听诊湿啰音及哮鸣音、胸腔积液等。肺动脉瓣区可出现第 2 心音亢进或分裂,三尖瓣区可闻及收缩期杂音。急性肺栓塞致急性右心负荷加重,可出现肝增大、肝颈静脉反流征和下肢水肿等右心衰竭的体征。

(5)妊娠对急性肺栓塞的临床表现影响不大,但由于妊娠女性常有气促主诉,解读该症状需谨慎。因妊娠末 3 个月时仰卧位的氧分压降低,应在直立体位抽取动脉血气标本。建议采用有效的急性肺栓塞诊断评分法进行诊断评估。为避免不必要的辐射,D-二聚体检测很有必要,阴性结果与非妊娠患者具有相同临床意义,由于整个妊娠期间血浆 D-二聚体水平都会生理性增高,其阳性预测价值有限。如果 D-二聚体结果异常,需行下肢加压超声,发现近端DVT 可进一步证实急性肺栓塞的诊断,提示需抗凝治疗,从而避免不必要的胸部影像学检查。

(6)结合本例,发生低级错误,因被告方封存病例材料不规范,导致在本案审理过程中当事人提出的司法鉴定申请遭到鉴定机构做出"不予受理"决定,推定作为医疗机构的本案被告方有过错,承担主要责任,应吸取教训。

(田春芳)

## 二、母子血型不合溶血病,医师伪造患方姓名,缩宫素使用不当,顺产一脑瘫儿损害启示

**【病情摘要】**

　　向某孕 35 周时,因感身体不适于 2011 年 9 月 1 日入住保健院。入院诊断:母儿血型不合? 脐带异常;慢性胆囊炎并胆囊结石。经保健院治疗后向某母儿血型不合的情况有所好转,于 2011 年 9 月 11 日出院。同年 9 月 21 日,向某再次入住保健院待产。本次被诊断:$G_1P_0$ 宫内孕 $38^{+2}$ 周、LOA、活胎;母儿血型不合? 2011 年 9 月 27 日保健院就实施人工破膜术的相关事项告知向某丈夫关某,关某在《产科处理同意书》中签名。当日 7:35 保健院对向某实施人工破膜术。但之后保健院在未征得其亲属认可的情况下将实施人工破膜术医患谈话时间从 2011 年 9 月 27 日改为 2011 年 9 月 28 日。9 月 28 日 14:10 保健院对向某实施静脉点滴缩宫素促宫颈成熟、引产、催产术,9 月 28 日 15:30 实施会阴切开术,当日 16:17 分娩。新生儿出生时因重度窒息被转入保健院儿科治疗。当即被诊断为新生儿重度窒息复苏后,新生儿肺炎,新生儿呼吸窘迫综合征,新生儿缺氧缺血性脑病,颅内出血? 多器官功能衰竭? 母子血型不合溶血病。2011 年 10 月 2 日,在其病情未见明显好转的情况下,其法定代理人关某签字表明放弃在贵院治疗回家观察、后果自负,并于当天要求出院。出院后新生儿因不适于 2011 年 10 月 5 日再次入住保健院治疗至 2011 年 10 月 15 日出院。出院医嘱第 3 项建议关某新生儿出院后进行高危儿神经发育筛查、血常规、头颅 B 超、CT 或 MRI,必要时进行早干预或行康复治疗。此后,为病情康复,向某带新生儿前往怀化市第一人民医院、怀化市中医院、连云港第三人民医院等进行治疗,其中在保健院前后 2 次住院医疗费及康复费 12 972.61 元;在怀化市第一人民医院住院 5 天医疗费 7534.47 元,在连云港第三人民医院花门诊医疗费 1872 元,在连云港东方康复护理站花康复治疗费用为 8750.3 元;在怀化市中医院住院 20 天,医疗费 5536.19 元,在怀化市怀仁大药房花医药费 1050.7 元、在葫芦岛鑫鑫大药房购置脑瘫康复学步车花辅助器具费 2480 元。各类住院费、门诊费、医药费及康复费用合计 40 196.27 元。关××病情于 2013 年 3 月 18 日经怀化市第一人民医院诊断为:脑瘫;智力低下(重度);轻度漏斗胸。该医院建议其长期康复治疗。

**【法院处理】**

　　诉讼中,经关某申请,本院依法委托某大学司法鉴定中心对下列事项进行鉴定:①对保健院对向某的诊疗及接生时的医疗行为是否存在医疗过错、过错参与程度及该过错与关××的损害后果是否存在因果关系进行研究鉴定。②对关××的损伤进行伤残等级鉴定。③对关××的后续治疗费、护理依赖程度和护理期限及人数进行鉴定。④对 2011 年 9 月 21 日《某妇幼保健院入院医患谈话记录》和《阴道分娩同意书》中"关伟"二字是否为关伟亲笔签名进行笔迹鉴定、对 2011 年 9 月 21 日《某妇幼保健院授权委托书》患者签名"向海青"是否为向海青

本人签名进行笔迹鉴定。

　　2013 年 7 月 23 日,某大学司法鉴定中心做出(2013)文鉴字第 79 号、第 80 号《司法鉴定意见书》各一份,鉴定结论分别为:落款日期为 2011 年 9 月 21 日的《某市妇幼保健院授权委托书》上"向海青"的签字不是向海青本人所写,落款日期为 2011 年 9 月 21 日的《某市妇幼保健院入院医患谈话记录》和《阴道分娩同意书》上"关伟"的签字不是关伟本人所写。

　　2014 年 4 月 22 日某大学司法鉴定中心做出浙大司鉴中心(2014)临鉴(医)字第 193 号司法鉴定意见书。该鉴定意见为:①鉴于关××现仍为婴幼儿,本身就缺乏生活自理能力,需监护人全程陪护,且患儿治疗尚未终结,故暂不宜进行护理依赖等级及伤残等级评定,建议等患儿治疗终结或进入学龄阶段再对护理依赖等级及伤残等级进行评定。②保健院对向某分娩过程中的医疗行为总体上说基本符合产科一般诊疗常规,但也存在缩宫素使用不当、未及时实施手术、第二产程监护不到位等过错,并认为如若某大学司法鉴定中心做出(2013)文鉴字第 79 号、第 80 号司法鉴定意见有效,说明保健院病历书写存在伪造行为,让鉴定机构对整个病历的书写之真实性产生怀疑,违反病历书写基本规定,是严重医疗行为过错。③关××脑瘫的主要原因是因患 ABO 溶血,ABO 溶血是非医疗行为所致,而新生儿窒息也可能促进或加重脑损伤是高危因素之一,加上患儿家属在治疗过程中没有积极配合,在最需要积极治疗的时候却终止了呼吸支持、营养支持及针对黄疸的治疗。综合分析,保健院的医疗行为过错与关××脑瘫之间不存在直接因果关系,仅具间接因果关系,负次要责任,其参与度建议在 20% 左右。④因目前关××需要针对脑进行康复治疗,后续治疗费建议以实际发生治疗费用为准。⑤护理期限在住院时间基础上适当延长,以 100 天为宜,护理人数为 1 人;建议关某所需的营养期限以 300 天为宜。

　　据此,原审法院认为:本案的争议焦点为保健院对关××出生时的医疗行为是否存在医疗过错、该医疗行为与关××损害后果之间是否存在因果关系及医疗过错行为在医疗损害后果中的责任程度的大小。判断医疗机构的医疗行为是否存在过错,基本上依赖于医疗鉴定,而进行医疗鉴定不可或缺的就是患者的住院病历资料。本案经本院委托某大学司法鉴定中心鉴定,落款日期为 2011 年 9 月 21 日的某妇幼保健院授权委托书上"向海青"的签名不是向海青本人所写,落款日期为 2011 年 9 月 21 日的某妇幼保健院入院医患谈话记录和阴道分娩同意书上"关伟"的签名不是关伟本人所写。保健院在审理过程中也认可是医院方填写的患方签名。且在向某住院待产病历产科处理同意书中,保健院在未征得关某同意认可的情况下将实施人工破膜术医患谈话中的落款时间 2011 年 9 月 27 日改为 2011 年 9 月 28 日,故保健院方在对关××病历的书写过程中存在伪造、篡改病历资料的行为。保健院辩称其不存在伪造、篡改关××病历行为及其对关××的诊疗符合相关规程不存在医疗过错的抗辩理由与客观事实不符,本院不予采信。因保健院存在伪造、篡改病历的行为,本院依法推定保健院存在医疗行为过错,保健院应对关××的损失承担侵权赔偿责任。《中华人民共和国侵权责任法》第二十六条规定:"被侵权人对损害的发生也有过错的,可以减轻侵权人的责任。"考虑到关××患××所致,且关××家属在患儿最需治疗的时候放弃治疗要求出院,上述情形可适当减轻保健院的部分赔偿责任。虽然某大学鉴定浙大司鉴中心(2014)临鉴(医)字第 193 号鉴定认为保健院的医疗行为过错与关××脑瘫之间不存在直接因果关系,仅具间接因果关系,负次要责任,其参与度建议在 20% 左右,本院认为因保健院伪造、篡改关××病历的病历资料的行为,且未能对病历中冒充关××法定代理人签名及对实施人工破膜术医患谈话时间的修改进行合理解释,导致患方对关××整个病历的真实性产生怀疑及鉴定医疗过错的依据无法确定,而该鉴定意见是依据保健院伪造、篡改后的病历得出的鉴定结论,如对该因果关系及过错参与程度的鉴定结论予以采信显然对关××极不公平。综合全案,本院认为由保健院承担关××本次事故所致损失的70％的赔偿责任、关××承担自身损失的30％较为公平合理。

关××赔偿项目及赔偿费用:截止本案第一审法庭辩论终结前,关××住院费、门诊费、医药费及康复费用共40 196.27元;护理费13 860元。参照2013—2014年度湖南省道路交通事故人身损害赔偿标准,居民服务和其他服务业的平均收入为36 067元/年,关××住院天数共计40天,依鉴定结论关××护理天数在住院时间上适当延长100日,护理费天数共计140天,故护理费计13 860元;住院伙食补助费1200元(30元/天×40天);营养费9000元(30元/天×300天);鉴定费19 350元。上述项目合计为83 606.27元。对于后续的护理费、康复费等费用,关××可待实际发生或待鉴定机构出具鉴定意见后另行主张权利。

综上,依照《中华人民共和国民法通则》第九十八条、第一百〇六条第二款,《中华人民共和国侵权责任法》第二条、第三条、第六条、第十五条第一款第(六)项、第十六条、第二十六条、第五十四条、第五十八条第(三)项,《最高人民法院关于审理人身损害赔偿案件适用法律若干问题的解释》第十七条第一、二款、第十七条、第十九条、第二十一条、第二十三条、第二十四条之规定,判决:某妇幼保健院于本判决书生效之日起10日内赔偿关某2011年9月28日至2014年6月5日的各项经济损失83 606.27元的70％,计58 524.39元。如果未按本判决第一指定的期间履行给付金钱义务的,应当依照《中华人民共和国民事诉讼法》第二百五十三条之规定,加倍支付迟延履行期间的债务利息。本案案件受理费2300元,由某妇幼保健院负担1263.10元,关××负担1036.90元。

宣判后,保健院上诉称:原审法院认定事实错误。即认定上诉人伪造、篡改病历错误。上诉人对向某2011年9月21日某市妇幼保健院授权委托书、关某同日的某市妇幼保健院医患谈话记录、阴道分娩同意书及同月28日产科处理同意书进行整理和补充完善符合《病历书定基本规范(试行)》第九条的规定。实际破膜术进行的时间也是9月28日。上诉人对被上诉人在一审提供的证据是有异议的。原审法院适用法律不当,对证据审核认定不当。请求撤销原判,改判上诉人对被上诉人的损失不承担赔偿责任。

被上诉方辩称:上诉人伪造病历的事实客观存在。其称伪造行为是对病历的补充完善纯属无稽之谈。原审判决认定事实客观真实,适用法律并无不当。请求驳回上诉,维持原判。

经审理查明:原审法院对本案事实的认定,除破膜术进行的时间以及病历资料不真实的认定外,其余事实属实,与二审查明的事实一致。二审中上诉人提供了两个封存病历的信封,证实被上诉人两次封存病历的时间分别是2012年9月11日和2012年10月17日。对此,被上诉人没有异议。

双方争议更改病历的事实,一审查明向某在2011年9月21日某市妇幼保健院授权委托书、关某同日在某市妇幼保健院医患谈话记录、阴道分娩同意书的签名不是本人签名。但对这三份文书所涉及的内容,被上诉方并没有异议。这三份文书与本案争议的医疗责任也没有因果关系。关某同月28日在产科处理同意书上的签名是关某本人所签,但其中28日的8字有改动痕迹。该产科处理同意书所涉的内容就是进行破膜术。被上诉方认为其签字的时间是27日,破膜术也是27日所做。保健院则认为27日签字后,由于患方不同意做手术,要求继续观察,当日并没有做破膜术,破膜术实际上是28日所做,所以在最终整理病历时改为28日。

被上诉方坚持认为 27 日已做了破膜术,并提供了证言予以证明,但出庭作证的只有张某。张某庭审中证明的事实是:"2011 年 9 月 27 日,我媳妇与向某是同一病房,向某肚子痛,破水了,向某出去了,后又回来了;28 日清早向某到产房去,16:00 小孩生下来了,我跟向某没有亲戚关系。"对于上诉方代理人她如何知道破水了,其答称是听向某和医生讲的。其余病历经二审庭审核实,并没有改动的情形。

本院认为:关于本案向某的病历,除了被上诉人在一审中主张的三份文书签名不是向某、关某自己签名,9 月 28 日的产科处理同意书的时间有争议外,其余病历资料经二审庭审核实,并未发现有虚假记载和篡改的情形。被上诉人也认可病历除破膜术记录的时间有争议外,其余诊疗操作及用药没有不真实的记录。在整个诊疗过程中,保健院对向某"母子血型不合"、对关某患"ABO 溶血"等主要病情的诊疗护理并无不当,其他医疗机构的诊断及鉴定机构的鉴定结论可以佐证。此外,本案医患双方在诊疗过程中及病人出院后到被上诉人封存病历前近一年时间内,双方并没有产生纠纷,据此可以确认医方不存在恶意篡改病历的故意。所以除本案签名有争议的几份文书及破膜术的进行时间外,对其余病历的真实性应当予以确认。

双方有争议的破膜术进行的时间,即 9 月 28 日产科处理同意书的实施时间。被上诉人主张是 9 月 27 日,上诉人主张是 28 日。对此,被上诉方虽然申请了证人张某出庭作证,但张某只证明 27 日听向某与医生讲过破水了的事实,不能确认是手术破水还是自然破水,也不能确认是议论破水还是实质上已破水。张某的证言也只是孤证,提供证言的其他二人因未出庭作证,其证言效力不能确认。所以根据该证言,不能排除 28 日做破膜术的事实。况且谈话时间不等同于手术时间。所以被上诉方主张 9 月 27 日已做破膜手术的依据不足。

本案关于医疗过错参与度的鉴定结论采信的是上诉人主张的 9 月 28 日做破膜术的事实,并据此对上诉人的过错度进行了认定。上诉人的过错在于缩宫素使用不当、未及时实施手术、第二产程监护不到位。其中未及时进行手术应当包含破水后未及时进行剖宫产手术的因素。在其他病历资料没有虚假记载,双方当事人又没有申请重新鉴定,也没有依据证实鉴定结论存在不真实、不科学情形的前提下,对该鉴定结论的证明效力应当予以确认。因本案鉴定是因上诉人自行整理、更换三份病历文书所引起,鉴定费用由上诉人承担比较合理。

本案的损害结果是新生儿关××患脑瘫。脑瘫的原因,根据鉴定及医院的诊断,主要原因是患有"ABO 溶血"所致。上诉人的过错是缩宫素使用不当、未及时实施手术、第二产程监护不到位。上诉人过错所产生的后果是关××出生时出现窒息,促进或加重脑损伤。此外,关××父母也有在最佳治疗时间内放弃治疗的过错。所以,本案的损害原因与损害结果之间呈现多因一果的状态。而导致损害结果的主要原因是关某自身所患"ABO 溶血"。

原审法院认为鉴定机构做出医方过错参与度鉴定依据的病历资料不真实没有充分的理由。在双方当事人没有申请重新鉴定,也没有充分依据证实鉴定结论没有证明效力的情况下,不采信该鉴定结论没有充分的依据和理由。同时,原审法院依据《中华人民共和国侵权责任法》第五十八条的规定,推定上诉人承担百分之 70% 的过错责任显然不当。一是忽视为关××脑瘫的主要原因是其自身患"ABO 溶血"的客观事实。二是忽视了争议的三份病历文书与医疗责任的确定没有实质关联、其他病历并没有被篡改、整个诊疗护理没有违反医疗规范的事实。三是在过错责任划分有明确事实依据的前提下,不按照案件事实划分过错责任而进行过错推定,属适用法律不当。

综上所述,原审法院对本案部分事实认定不清,适用法律不当。上诉人部分上诉理由成

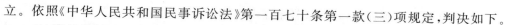

立。依照《中华人民共和国民事诉讼法》第一百七十条第一款(三)项规定,判决如下。

(1)撤销某城区人民法院(2013)怀鹤民一初字第 270 号民事判决。

(2)由某市妇幼保健院对关××的损伤承担 20%的医疗过错责任。

(3)对关××2011 年 9 月 28 日至 2014 年 6 月 5 日已发生的各项经济损失 83 606.27 元,其中鉴定费 19 350 元由某市妇幼保健院承担,其余损失共 64 256.27 元,由某市妇幼保健院赔偿 20%,即 12 851 元,于本判决书生效之日起 10 日内付清。其他损失由关××自负。

如果未按本判决第一指定的期间履行给付金钱义务的,应当依照《中华人民共和国民事诉讼法》第二百五十三条之规定,加倍支付迟延履行期间的债务利息。

一审案件受理费 2300 元,二审案件受理费 1263.10 元,共计 3563.10 元,由关××负担 2850 元,由怀化市妇幼保健院负担 713.10 元。

本判决为终审判决。

**【损害启示】**

(1)患者有损害,因下列情形之一的,推定医疗机构有过错:①违反法律、行政法规、规章及其他有关诊疗规范的规定;②隐匿或者拒绝提供与纠纷有关的病历资料;③伪造、篡改或者销毁病历资料。《中华人民共和国侵权责任法》第二十六条规定:被侵权人对损害的发生也有过错的,可以减轻侵权人的责任。

(2)结合本例,病历的书写过程中存在伪造、篡改病历资料的行为。推定保健院存在医疗行为过错,保健院应对关某的损失承担侵权赔偿责任。

(田春芳)

## 三、剖宫产加一侧卵巢手术,医院病历丢失损害启示

**【病情摘要】**

原告谷于 2002 年 4 月 22 日在被告区中医院做剖宫产手术,原告诉称当时为全麻,对手术情况她一无所知。后来十几年期间,因其想生育二胎,一直未孕。2014 年 12 月 2 日,谷到某市妇幼保健院做彩色超声检查,超声描述右侧卵巢 45mm×29mm,左侧卵巢显示不清。后谷到区中医院找寻其 2002 年做剖宫产手术的病历,但区中医院表示病历已丢失,谷的丈夫曾与病案室的工作人员一起在楼道处堆放的病历中查找,但未找到。谷起诉后申请评残鉴定,因无病历,唐山华北法医鉴定所不予受理。后谷撤回鉴定申请。

**【法院处理】**

原告在被告处诊疗活动中受到损害,医院拒不提供病历资料属于有过错,被告应当承担相应的法律责任,起诉要求被告赔偿原告损失 50 000 元,其他损失待评残后确定,诉讼费由被告承担。

被告辩称,在给原告的诊疗活动中未违反相关诊疗规定,没有过错,不应承担赔偿责任。

经审理查明:原告于 2002 年 12 月生育孩子的出生证明、查找病历的照片、某市妇幼保健院彩色超声报告单可以证实。

本院认为,对原告谷在被告处于 2002 年 4 月行剖宫产手术的事实双方认可,无争议,本院予以确认。但被告不能提供谷的住院病历,导致不能认定谷当年做手术时的情况,谷经检查左侧卵巢显示不清,一直未再怀孕,不能排除与 2002 年 4 月手术之间的因果关系,但以目前的证

据亦不能确认谷现左侧卵巢不存在,超声报告系显示不清。

虽不能推定被告系故意隐匿或者拒绝提供、销毁病历资料,或许因管理不善丢失,但客观上已经造成医院不能提供原告病历的事实,可以推定被告存在过错,应对原告予以相应物质赔偿和精神赔偿,本案原告受到的物质损失较小,更大的是精神损害。虽然本案适用过错推定原则,但因为没有病历而导致不能认定原告左侧卵巢显示不清的原因,使原告产生怀疑不能生育二胎的原因与此有关,留下心理阴影,受到精神伤害。原告要求的误工费和交通费虽未提供证据,但考虑原告曾经到中医院查找病历等,本院酌情予以认定误工费 800 元,交通费 200 元,精神损失费 29 000 元,合计 30 000 元。依照《中华人民共和国侵权责任法》第五十四条、第五十八条、第六十一条、《最高人民法院关于确定民事侵权精神损害赔偿责任若干问题的解释》第十条之规定,判决如下:①某区中医医院赔偿原告谷损失 30 000 元,于本判决生效后十日内履行;②驳回原告的其他诉讼请求。

**【损害启示】**

(1)《中华人民共和国侵权责任法》第六十一条规定,医疗机构及其医务人员应当按照规定填写并妥善保管住院志、医嘱单、检验报告、手术及麻醉记录、病理资料、护理记录、医疗费用等病历资料。患者要求查阅、复制前款规定的病历资料的,医疗机构应当提供。第五十八条规定,患者有损害,因下列情形之一的,推定医疗机构有过错:①隐匿或者拒绝提供与纠纷有关的病历资料;②伪造、篡改或者销毁病历资料。《医疗机构管理条例实施细则》第五十三条规定,医疗机构住院病历的保存期不得少于 30 年。

(2)结合本例,虽不能推定医院系故意隐匿或者拒绝提供、销毁病历资料,或许因管理不善丢失,但客观上已经造成医院不能提供原告病历的事实,可以推定医院存在过错。

(田春芳)

## 四、损害产生,共同封存的病历产科单方启封败诉启示

**【病情摘要】**

2011 年 9 月 6 日,王某某入住××县人民医院妇产科,同日 16:15 行剖宫产术,17:00 手术结束娩出一子黄××。同日 17:00 黄××转入××县人民医院儿科治疗,入院诊断:新生儿吸入性肺炎,呼吸衰竭,缺氧缺血性心肌损害,新生儿缺血缺氧性脑病? 新生儿脑损伤? 同日 18:00,黄××出院。出院诊断:新生儿吸入性肺炎,呼吸衰竭,缺氧缺血性心肌损害,新生儿缺血缺氧性脑病,新生儿脑损伤。黄××出院即由××县人民医院的救护车送到重庆儿童医院治疗。入院诊断:新生儿肺炎,先天性喉喘鸣,HIE? 颅内出血?,心肌损害。同月 12 日,黄××从重庆儿童医院出院。出院诊断:新生儿肺炎,先天性喉喘鸣,抽搐待查:①HIE? 颅内出血? ②遗传性代谢疾病? 低蛋白血症。黄××从重庆儿童医院出院后即到××县人民医院治疗。入院诊断为:新生儿吸入性肺炎,巨细胞病毒感染,低蛋白血症,遗传性代谢疾病? 新生儿脑损伤? 9 月 14 日,黄××的 CT 诊断报告为:上述改变,符合轻度缺血缺氧性脑病表现。2011 年 11 月 6 日,黄××在××县人民医院住院治疗期间死亡。死亡原因:呼吸循环衰竭,新生儿脑损伤,全身多器官功能衰竭,新生儿肺炎,巨细胞病毒感染,低蛋白血症,新生儿贫血,遗传性代谢疾病? 黄××在××县人民医院的医疗费为 68 151.33 元,在重庆儿童医院的医疗费为 10 609.59 元,已由原告分别支付了 3000 元和 10 609.59 元。纠纷发生后,双方当事人

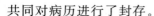

共同对病历进行了封存。

**【法院处理】**

原告黄某、王某某诉称,王某某于 2011 年 9 月 6 日在被告妇产科分娩时,医务人员违反诊疗、护理常规规范,在没有剖宫产指征的情况下,违规对其实施剖宫产术时导致原告之子黄××在 2011 年 9 月 6 日出生后即被送至被告儿科治疗,当天晚上转重庆儿童医院住院治疗,2011 年 9 月 12 日转回被告儿科继续治疗至 11 月 6 日,因医治无效死亡。被告提供的鉴定材料不是双方共同封存的病历,而是被告私自开封后进行了篡改、隐匿伪造的不能反映其医疗行为及过程的真实记录的病历材料,导致鉴定人鉴定时所采依据明显和客观事实不符,从而做出的与本案没有关联的渝法医所(2011)临床 G 鉴字第 61 号司法鉴定意见书。因而,由于被告对王某某实施剖宫产手术及治疗原告之子黄××时存在重大过错,导致黄××发生疾病而进行治疗及其死亡结果出现,给原告带来极大的经济损失,造成严重精神伤害。事故发生后,被告为掩盖真相,逃避责任,伪造、篡改、隐匿、销毁病历资料,违反了相关法律、法规规定。为此,原告请求人民法院判决被告赔偿原告各项损失 445 795.68 元。

被告××县人民医院辩称,原告王某某于 2011 年 9 月 6 日入住我院,并于同日行剖宫产术娩出一子黄××,出生后经我院、重庆儿童医院住院治疗无效于 2011 年 11 月 6 日在我院死亡的基本事实无异议;我院在质证之前对双方共同封存的病历资料单方启封的事实客观存在,但这一过错与本案黄××的死亡后果之间有无因果关系,由人民法院根据本案的客观事实确认;原告方提出的具体诉讼请求的计算方法没有错误,但根据鉴定结论我院在诊治黄××的过程中没有过错,故请求法院判决驳回原告的诉讼请求。

在庭审中,原告提供的病历复印件(编号 29 页上有 2 份病危通知书)为:产科病历 26 页,9 月 6 日的儿科病历 3 页,9 月 12 日至 9 月 29 日儿科病历 15 页,重庆儿童医院病历 1 页。被告提供的病历复印件为:产科病历 44 页,9 月 6 日的儿科病历 10 页,9 月 12~29 日儿科病历 90 页。原告在庭审中称自己所提供的病历即是全部封存的病历,被告则辩称当时封存的病历是被告单位儿科治疗的止于封存日前的病历,产科病历并未封存。2011 年 11 月 8 日,本院委托重庆市法医学会司法鉴定所做医疗损害责任鉴定,其鉴定意见为:××县人民医院在对产妇王某某及其子黄××的医疗行为中无过错。原告认为该司法鉴定意见书的结论建立在被告提交的虚假病历材料的基础之上,应不予认定。被告则认为,在质证之前对双方共同封存的病历资料单方启封的事实客观存在,但这一过错与本案黄××的死亡后果之间有无因果关系,由人民法院根据本案的客观事实确认。

在本案中,双方当事人对病历共同进行了封存的事实无异议,因被告单方对封存的病历进行了启封,导致双方提交给法庭的病历严重不同一,由于封存的病历由被告保存,根据证据规则的规定,被告应对病历封存的范围和内容提供证据予以证明,否则应承担于己不利的责任,现被告未提供证据证明病历封存的范围和内容,因此对被告提供的与原告不相符的病历,只能推定为伪造。因而,根据《中华人民共和国侵权责任法》第五十八条患者有损害,因下列情形之一的,推定医疗机构有过错:伪造、篡改或者销毁病历资料的规定,推定被告在本案中有过错。故根据《中华人民共和国侵权责任法》第五十四条患者在诊疗活动中受到损害,医疗机构及其医务人员有过错的,由医疗机构承担赔偿责任的规定,应由被告承担本案的全部赔偿责任。由于被告擅自将双方共同封存的病历启封,导致鉴定所依据的病历的真实性无法确定,因此对重庆市法医学会司法鉴定所的鉴定结论本院不予采信。原告在本案中的损失为:原告已经支付的黄××的医疗费 13 609.59 元、住院伙食补助费 15 元/天×60 天＝900 元、护理费 22 613 元/年÷365×60 天＝3717.2 元、黄××的死亡赔偿金 17 532 元/年×20 年＝350 640 元、丧葬费 35 326 元/年÷12 月×6 月＝17 663 元、因黄××死亡给原告精神造成了较大的痛苦,本院酌情予以确定精神抚慰金 20 000 元,共计 406 529.79 元。因原告未提供证据证明已经支付了住宿费和交通费,因此对原告要求被告赔偿住宿费和交通费的请求,本院不予支持。据此,根据《中华人民共和国侵权责任法》第五十四条、第五十八条第一款第三项、《最高人民法院关于审理人身损害赔偿案件适用法律若干问题的解释》第十八条、第十九条、第二十一条、第二十二条、第二十三条、第二十七条、第二十九之规定,判决如下:由××县人民医院在本判决生效后 10 日内赔偿黄某、王某某已支付的黄××的医疗费 13 609.59 元、住院伙食补助费 900 元、护理费 3717.2 元、黄××的丧葬费 17 663 元、死亡赔偿金 350 640 元、精神抚慰金 20 000 元,共计 406 529.79 元。驳回王某某的其他诉讼请求。

**【损害启示】**

(1)在没有剖宫产指征的情况下,尽量不施行。

(2)对双方进行了封存的病历,单方不要擅自启封,否则会导致交给法庭的病历严重不同一,承担于己不利的责任。对被告提供的与原告不相符的病历,只能推定为伪造。因而,根据《中华人民共和国侵权责任法》伪造、篡改或者销毁病历资料,医疗机构有过错,有错则全责。

## 五、医院单方解除解封病历导致鉴定无法完成承担全部责任启示

**【病情摘要】**

2010 年 9 月 24 日,文某某的母亲夏某某入住某县妇幼保健院待产。次日 1:20 助娩平产生出男婴文某某。产后诊断:胎儿宫内窘迫,$G_2P_1$ 宫内孕 $38^{+5}$W,LOA,男活婴;新生儿轻度窒息。9 月 25 日 3:05,文某某被转入××院治疗。2010 年 10 月 13 日出院,住院 18 天。出院诊断:新生儿肺炎,新生儿缺氧缺血性脑病(中-重度)、颅内血肿,新生儿败血症,新生儿高胆红素血症,肝功能受损、心肌受损、氮质血症,代谢性酸中毒,新生儿高血糖,低血钾、低血钠、低氯血症,呼吸暂停,产瘤。2010 年 11 月 11 日,文某某入住某省儿童医院进行康复治疗。于 2010 年 12 月 27 日出院,住院 47 天。出院主要诊断:脑损伤综合征,中枢性协调障碍,巨细胞病毒感染,生理性贫血,卵圆孔未闭,急性上呼吸道感染。此后,文某某又多次到某省儿童某某门诊检查或治疗。文某某在某县妇幼保健院、××院及某省儿童某某期间生产及治疗共计花去医疗费 45 346.40 元,其中在某县妇幼保健院生产的花费为 1997.95 元。

**【法院处理】**

文某某认为,目前的症状与某县妇幼保健院及××院医疗行为存在因果关系,要求赔偿。

诉讼中,为了确定医疗机构是否存在医疗过错,某县妇幼保健院书面申请委托医学会进行医疗事故技术鉴定,文某某则申请对外委托司法过错鉴定。在征求医疗机构的意见后,决定对外委某省鉴定中心对××院、某县妇幼保健院在诊疗文某某的医疗行为中是否存在过错、与医疗损害后果是否存在因果关系及过错的参与程度、文某某的伤残等级、后期医疗费用、护理依赖、残疾器具费用进行鉴定。

2011 年 7 月 19 日,在第一次对鉴定材料进行质证过程中,文某某认为某县妇幼保健院已单方面擅自打开了当初医患双方共同封存的病历资料原件,因此认为某县妇幼保健院提供的

病历资料原件已不具有真实性,不能作为鉴定材料使用。某县妇幼保健院辩称,单方打开封存的病历资料只是因为病历保管的需要,并不存在对病历的伪造、篡改等,况且患方在封存病历前已复印了全部的客观病历及部分主观病历,这些复印的病历足以证实某县妇幼保健院医疗行为的全过程,完全可以将与患方复印的病历资料一致的病历资料原件提交鉴定。文某某对此则反驳称,医方并没有将产程图、长期医嘱单、临时医嘱单、护理记录等核心病历资料复印给患方,全部病历封存后某县妇幼保健院又擅自解封,故根据法律规定,某县妇幼保健院保存的病历资料丧失了真实性的基础,不能作为真实的病历资料送交鉴定。另外,患方已经复印的13张病历资料中记载的新生儿评分情况与转院时某县妇幼保健院向××院交接时描述的新生儿评分情况存在不一致的情形。此后,双方又分别于2011年10月25日、2011年11月7日、2012年4月13日对送检材料进行质证,还是共同确认了提交鉴定机构进行鉴定的病历资料。

2012年6月25日,出具(2012)临鉴字第484号法医学鉴定意见书。分析说明:仔细审核现有送检资料,结合相关专家会诊意见,经我中心集体讨论,有以下意见:由于缺乏产程记录等资料,无法判断医院在产程处理等方面是否存在过失。根据提供的部分资料分析新生儿出生时可能吸入羊水而发生窒息。由于缺乏相关资料,无法判断新生儿出生后医院是否采取及时有效的复苏处理……鉴定意见:由于缺乏产程记录等相关病历资料,无法判断某县妇幼保健院对被鉴定人文某某诊疗过程中是否存在过错。进而因果关系,参与度无法确定。根据现有送检病历资料,××院对文某某诊疗过程中未发现存在过错之处。根据提供的部分资料分析新生儿窒息,被鉴定人文某某目前情况与新生儿缺血性脑病存在直接因果关系,与巨细胞病毒感染无因果关系。被鉴定人文某某目前需要康复治疗,后期治疗费用一般8000～10 000/月,一般康复治疗至成年。被鉴定人文某某预后随康复治疗变化较大,故伤残等级及护理依赖需康复治疗终结后再行评定,康复治疗期间需一人陪护。患方为鉴定支付了鉴定费4300元。

证明上述事实的证据有:身份户籍资料、组织机构代码证、病历资料、医药费收据、法医学鉴定意见书、鉴定费发票、当事人陈述等。

原审法院认为:文某某在某县妇幼保健院平产后,因新生儿轻度窒息出院,转至××院治疗,18天后从××院出院,出院诊断为新生儿缺氧缺血性脑病(中-重度)等。因此,文某某与某县妇幼保健院及××院之间均成立了医疗服务合同关系。文某某因新生儿缺血缺氧性脑病需要长期康复治疗,认为某县妇幼保健院和××院在对文某某的出生及治疗中存在过错,要求赔偿。某县妇幼保健院和××院则认为自己没有过错,不应赔偿。现医患双方就医疗机构的医疗行为是否存在过错及医疗机构是否应当赔偿几经协商不成,酿成纠纷,形成诉讼。对此,根据《中华人民共和国民法通则》第一百〇六条第二款公民、法人由于过错侵害国家的、集体的财产,侵害他人财产、人身的,应当承担民事责任。以及《中华人民共和国侵权责任法》第五十四条患者在诊疗活动中受到损害,医疗机构及其医务人员有过错的,由医疗机构承担赔偿责任的规定,医疗机构只应在有过错的情况下才对患者的人身损害承担赔偿责任。文某某为了维权,在事件发生之初就依法要求复印病历资料、封存病历资料。某县妇幼保健院也配合文某某的维权要求,复印了部分病历资料、共同对有关病历资料进行了封存。文某某为了举证证明某县妇幼保健院存在医疗过错,依法申请对外委托司法过错鉴定。在为了鉴定需要双方对已经封存的病历资料的真实性进行质证的过程中,却发生了本已封存的病历资料被某县妇幼保健院以病历保管需要为由的单方解封行为,致使文某某对一直由某县妇幼保健院保管着的病历资料的真实性产生了合理怀疑。文某某从配合法院的工作角度,仍然同意将现有病历资料送交鉴定机构进行鉴定。但双方共同选定的鉴定机构出具的鉴定意见书表明,文某某目前情况与新生儿缺血性脑病存在直接因果关系,与巨细胞病毒感染无因果关系,且由于缺乏产程记录等相关病历资料,无法判断某县妇幼保健院对被鉴定人文某某诊疗过程中是否存在过错,进而因果关系、参与度无法确定⋯⋯由于缺乏相关资料,无法判断新生儿出生后医院是否采取及时有效的复苏处理。至此可以认为,文某某在某县妇幼保健院出生过程中发生了医疗损害后果,而某县妇幼保健院作为专门的妇幼妇产机构,却不能提供产程记录等关键的病历资料,以至于鉴定机构无法做出明确的鉴定结论,因此某县妇幼保健院对这一现状应当是要承担责任的。相反,如果将导致这一现状的责任某某于患方,那么对患方是明显不公平的。因此,根据本案案情及《中华人民共和国侵权责任法》第五十八条第(二)项的规定,推定某县妇幼保健院对文某某的医疗损害后果存在过错,应当承担全部的赔偿责任。至于××院,鉴定结论表明××院的医疗行为与文某某的医疗损害后果没有因果关系,因此××院不应对文某某承担赔偿责任。

综上所述,依照《中华人民共和国民法通则》第一百〇六条第二款、第一百一十九条,《中华人民共和国侵权责任法》第五十八条第(二)项,根据最高人民法院《关于审理人身损害赔偿案件适用法律若干问题的解释》第一条、第十七条第一款、第十八条第一款、第十九条、第二十一条、第二十二条、第二十三条、第二十四条,根据最高人民法院《关于确定民事侵权精神损害赔偿责任若干问题的解释》第一条第一款第(一)项、第八条第二款、第十条的规定,判决如下:某县妇幼保健院在本判决生效之日起五日内赔偿文某某医疗费、营养费、住院伙食补助费、交通费、护理费、精神损害抚慰金、鉴定费、2012 年 11 月 27 日之前的后续治疗费、后续康复治疗期间护理费共计 346 998.45 元;某县妇幼保健院自 2012 年 12 月起至文某某年满 18 周岁止,每月赔偿文某某后续治疗费 8000 元,每年支付一次共 96 000 元,于每年的 12 月 10 日之前付清;某县妇幼保健院自 2012 年 12 月起至文某某年满 18 周岁止,每月赔偿文某某后续康复治疗期间护理费 2400 元,每年支付一次共 28 800 元,于每年的 12 月 10 日之前付清;驳回文某某对××院的诉讼请求;驳回文某某对某县妇幼保健院的其他诉讼请求。本案案件受理费 955 元,由某县妇幼保健院负担。

某县妇幼保健院不服,上诉称:(1)出具的法医学鉴定意见书不能作为定案依据。①在该鉴定意见书上署名的鉴定人不具备鉴定本案关键医学问题的专业知识和从业经历;鉴定人在原审接受质询时提及曾咨询妇产科和康某某的医师,但其咨询时未征询某县妇幼保健院的意见,亦未提供该两科医师的具体情况,且该两科医师不具备司某某定人资质;法医在鉴定时没有咨询新生儿科、儿科、神经内科等相关专家,重要专业鉴定缺失;在对文某某的后期治疗费进行评估时,没有对文某某进行相关的测试,亦未了解其已经进行的康复治疗和费用等情况。②该鉴定意见书认定脑损害与缺血缺氧性脑病之间的因果关系及否定脑损伤与巨细胞病毒感染之间的因果关系过于武断。③该鉴定意见书对文某某后期治疗的必要性、治疗期限、治疗方案、治疗费数额等的认定缺乏依据,不具备科学性。(2)原判决认定解封病历系不真实的病历,以及认定某县妇幼保健院不能提供产程记录等关键病历资料,推定某县妇幼保健院对文某某的损害后果存在过错,并据此认定某县妇幼保健院承担全部的赔偿责任是错误的。(3)原判决对后期治疗费一次性确定,分期支付的判决缺乏事实依据。①文某某没有提交其在 2010 年 12 月 27 日至 2012 年 11 月 27 日之间进行了后期治疗并花费了医疗费的证据,原判决认定某县妇幼保健院需赔偿文某某后期治疗费 184 000 元缺乏事实和法律依据。②原判决判令某县妇幼保健院每年需支付文某某高达 96 000 元的后期治疗费缺乏合理、合法的依据,应采取待实际费用发生后再另案起诉的方式来支付后期治疗费。(4)护理费判决错误,文某某尚处于幼儿期,无论是否患有疾病都需要专人看护,故前期护理费只能判赔住院期间的费用,且文某某自从某省儿童医院出院后未在医院住院进行康复治疗,文某某年满 18 周岁前亦不可能不间断地在医院住院进行康复治疗,因此不宜一次性判决护理费。故请求二审法院依法改判,并由文某某承担二审诉讼费用。

文某某不服,上诉称:原判决判令某县妇幼保健院对文某某的后期治疗费用按年支付是不妥的。根据《最高人民法院关于审理人身损害赔偿案件适用法律若干问题的解释》第三十三条的规定,只有残疾赔偿金、被扶养人生活费、残疾辅助器具费这三个赔偿项目可以适用定期金给付方式支付,后期治疗费及护理费不在此列,且只有在赔偿义务人给付能力不足的情况下才能适用定期金给付的方式,某县妇幼保健院有能力一次性支付文某某的后期治疗费及护理费。根据《最高人民法院关于审理人身损害赔偿案件适用法律若干问题的解释》第十九条的规定,根据医疗证明或者鉴定结论确定必然发生的费用,可以与已经发生的医疗费一并予以赔偿。原判决按照每月 8000 元的标准计算文某某的后期治疗费,每月 2400 元的标准计算护理费偏低。请求二审法院依法改判,并由某县妇幼保健院承担本案一、二审诉讼费用。

本院二审期间,上诉人某县妇幼保健院向本院申请重新鉴定。经审查,《最高人民法院关于民事诉讼证据的若干规定》第二十七条规定:当事人对人民法院委托的鉴定部门做出的鉴定结论有异议申请重新鉴定,提出证据证明存在下列情形之一的,人民法院应予准许:①鉴定机构或者鉴定人员不具备相关的鉴定资格的;②鉴定程某某严重违法的;③鉴定结论明显依据不足的;④经过质证认定不能作为证据使用的其他情形……通过对湘雅司鉴(2012)临鉴字第 484 号法医学鉴定意见书的查证,做出该鉴定意见书的鉴定人均取得了司某某鉴定人执业证,该鉴定机构取得了湖南省司法厅颁布的《司某某鉴定许可证》,其能够进行相关的司某某鉴定;且该司某某定意见书亦不具备其他需重新鉴定的情形,故某县妇幼保健院申请重新鉴定的理由没有法律和事实依据,本院依法不予准许。

本院二审查明的其他事实与原审法院查明的事实一致。

本院认为:《最高人民法院关于民事诉讼证据规则若干规定》第四条规定:下列侵权诉讼,按照以下规则承担举证责任:因医疗行为引起的侵权诉讼,由医疗机构就医疗行为与损害结果之间不存在因果关系及不存在医疗过错承担举证责任。有关法律对侵权诉讼的举证责任有特殊规定的,从其规定。本案中,文某某在损害发生之初即要求复印并封存病历资料,某县妇幼保健院亦复印了部分病历资料给文某某,双方共同对有关病历资料进行了封存。在对鉴定材料进行质证的过程中,某县妇幼保健院以病历保管需要为由对本已封存的病历资料进行了单方解封,使文某某对病历资料的真实性产生了合理怀疑,导致仅有部分病历资料作为鉴定材料提交鉴定机构。根据双方提交的鉴定材料,鉴定中心出具意见:由于缺乏产程记录等资料,无法判断医院在产程处理等方面是否存在过失。根据提供的部分资料分析新生儿出生时可能吸入羊水而发生窒息。由于缺乏相关资料,无法判断新生儿出生后医院是否采取及时有效的复苏处理;由于缺乏产程记录等相关病例资料,无法判断某县妇幼保健院对被鉴定人文某某诊疗过程中是否存在过错,进而因果关系、参与度无法确定;根据提供的部分资料分析新生儿窒息,被鉴定人文某某目前情况与新生儿缺血缺氧性脑病存在直接因果关系,与巨细胞病毒感染无因果关系。根据《最高人民法院关于民事诉讼证据规则若干规定》第四条的规定,应由某县妇幼保健院就其医疗行为与文某某缺血缺氧性脑病的损害结果之间不存在因果关系及不存在医疗过错承担举证责任,现因某县妇幼保健院单方解封病历资料的行为致使不能提供产程记录等关键的病历资料,导致鉴定机构无法鉴定,某县妇幼保健院应承担举证不能的后果。原判决根据《中华人民共和国侵权责任法》第五十八条有关"患者有损害,因下列情形之一的,推定医疗机构有过错:隐匿或者拒绝提供与纠纷有关的病历资料"的规定,推定某县妇幼保健院对文某某的医疗损害后果存在过错,应当承担全部赔偿责任,符合法律规定。故某县妇幼保健院称原判决认定某县妇幼保健院不能提供产程记录等关键病历资料,推定某县妇幼保健院对文某某的损害后果存在过错,并据此认定某县妇幼保健院承担全部的赔偿责任是错误的上诉理由没有法律依据,本院不予采纳。

某县妇幼保健院还因鉴定人的鉴定资质等问题上诉称法医学鉴定意见书不能作为定案依据,以及原判决判赔后期治疗费、护理费不当。经查,湖南省湘雅司某某定中心已取得湖南省司法厅颁发的司某某定许可证,其鉴定人员已取得司某某定人执业证,鉴定人出庭接受了质询,鉴定程序亦无违法之处,故其做出的法医学鉴定意见书可作为定案依据,由该鉴定意见书确定的后期治疗费、护理费等应依法予以支持。

故某县妇幼保健院的该上诉理由不能成立,本院不予采纳。因湖南省湘雅司某某定中心出具的法医学鉴定意见书已确定患儿文某某的后期治疗费及护理费,根据《最高人民法院关于审理人身损害赔偿案件适用法律若干问题的解释》第十九条的规定,综合考虑文某某的治疗、领取费用的便利、某县妇幼保健院的支付能力等因素,本院认为后期治疗费及护理费分为五年领取为宜。

综上,上诉人某县妇幼保健院及文某某的上诉理由均不能成立,本院不予支持。原判决认定事实清楚,适用法律正确,考虑到每年领取后期治疗费和护理费会加重患儿的诉累,故可酌情对后期治疗费和护理费的支付方式予以变更。据此,依照《中华人民共和国民事诉讼法》第一百七十条第一款(二)项之规定,判决如下。

(1)维持某区人民法院(2011)芙民初字第 978 号民事判决第一、四、五项。

(2)变更某区人民法院(2011)芙民初字第 978 号民事判决第二项,即某县妇幼保健院自 2012 年起至文某某年满 18 周岁止,每月赔偿文某某后续治疗费 8000 元,共计 1 520 000 元,该款项分 5 年支付,即从 2014 年至 2018 年止,每年支付 304 000 元,于每年 12 月 10 日之前付清。

(3)变更某区人民法院(2011)芙民初字第 978 号民事判决第三项,即某县妇幼保健院自 2012 年起至文某某年满 18 周岁止,每月赔偿文某某后续康复治疗期间护理费 2400 元,共计 456 000 元,该款项分 5 年支付,即从 2014 年至 2018 年止,每年支付 91 200 元,于每年 12 月 10 日之前付清。

当事人如未按本判决指定的期间履行金钱给付义务,还应当依照《中华人民共和国民事诉讼法》第二百五十三条的规定,加倍支付迟延履行期间的债务利息。

本案一审案件受理费 955 元,二审案件受理费 955 元,由某县妇幼保健院负担 1155 元,由文某某负担 755 元。

本判决为终审判决。

**【损害启示】**

单方解封病历资料的行为致使不能提供产程记录等关键的病历资料,导致鉴定机构无法鉴定,应承担举证不能的后果。

　　结合本例,由于缺乏产程记录等资料,缺乏相关资料,无法判断新生儿出生后医院是否采取及时有效的复苏处理,由于缺乏产程记录等相关病例资料,无法判断保健院对被鉴定人文某某诊疗过程中是否存在过错,进而因果关系、参与度无法确定。根据《最高人民法院关于民事诉讼证据规则若干规定》第四条的规定,应由某县妇幼保健院就其医疗行为与文某某缺血缺氧性脑病的损害结果之间不存在因果关系及不存在医疗过错承担举证责任,现因某县妇幼保健院单方解封病历资料的行为致使不能提供产程记录等关键的病历资料,导致鉴定机构无法鉴定,某县妇幼保健院应承担举证不能的后果。

(田春芳)

## 六、分娩记录不完整,头、手复合位难产严重窒息损害启示

**【病情摘要】**

　　2015 年 3 月 21 日 3:49,原告冯"以停经 9 个月余,阵发性腹痛 1 小时余"为主诉,入被告产科三病房住院待产。冯入院一般状态良好,产科检查见宫口开大 1.5cm,胎膜未破,胎头 $S^{-2}$,超声检查提示胎儿脐带绕颈 1 周。初步诊断:孕$_1$产$_0$孕 $40^{+4}$ 周(核对后)单胎头位临产;脐带绕颈。冯第一产程宫口扩张顺利,胎儿状态平稳。12:40 冯被送入分娩室待产,宫口开全,进入第二产程,胎儿头 $S^{+1}$,胎心 148 次/分。13:36,冯自由体位自然分娩一女活婴。胎儿以头手复合位,脐带绕颈 1 周娩出。14:03 新生儿以生后不哭、无反应、Apgar 1 分钟评 3 分为主诉入新生儿科。初步诊断:新生儿重度窒息,缺氧缺血脑病?医院给予镇静、纠正酸中毒,防治感染,维持水、电解质平衡等治疗。次日新生儿突然出现血氧饱和度下降,心率下降,意识模糊,明显呼吸困难。医院给予抢救治疗,同时告知家属病情,家属拒绝转院,拒绝呼吸机及 CPAP 等抢救设备继续治疗。2015 年 3 月 23 日,患儿瞳孔散大固定,对光反射消失,头颅 CT 提示不除外颅内出血可能,患儿当晚抢救无效死亡。死亡诊断:新生儿重度窒息,新生儿缺氧缺血脑病(重度),新生儿颅内出血,新生儿颅内感染?高血糖症,先天性脑血管畸形?先天性遗传代谢病?呼吸衰竭,先天肺、膈肌畸形?患儿死亡后遗体由医院存放于冰柜,未进行尸体解剖。原告冯于 2015 年 3 月 24 日出院,共计医疗费人民币 5844.5 元。

**【法院处理】**

　　经原告申请,北京某司法科学证据鉴定中心接受委托,对被告医院的诊疗行为是否存在过错,与患儿死亡之间是否存在因果关系进行鉴定。该鉴定中心认为:患者冯因临产到被告医院就诊,医院明确诊断后让患者采用自由体位方式分娩,不违反诊疗原则;但医院产妇分娩记录不完整,对及时发现胎位及难产分娩状况的判断存在不利影响,且在出现头手复合位难产时,未能及时发现及向患方告知转剖宫术或会阴侧切术的可行性,患儿最终分娩出现严重窒息,并医治无效死亡。对此医院主要在第二产程的观察处理过程中存在过错,该过错与患儿死亡结果之间存在一定的因果关系。该鉴定中心于 2015 年 11 月 13 日做出鉴定意见:被告医院主要在第二产程的观察处理过程中存在过错,该过错与患儿死亡结果之间存在一定的因果关系。

　　原审法院认为:①关于被告医院应否承担民事赔偿责任的问题:原告冯入被告医院产科三病房住院待产,入院查体一般状态良好。在分娩过程中被告医院的产妇分娩记录不完整,对及时发现胎位及难产分娩状况的判断存在不利影响,且在出现头手复合位难产时,未能及时发现

及向患方告知转剖宫术或会阴侧切术的可行性,患儿最终分娩出现严重窒息,并医治无效死亡。被告医院对冯的诊疗过程存在医疗过错,其过错是导致新生儿死亡的重要因素之一。被告医院应就该医疗损害给冯造成的损失承担相应的民事赔偿责任。冯在患儿抢救过程中拒绝转院,拒绝呼吸机及 CPAP 等抢救设备继续治疗,此系患儿死亡的另一因素。因患儿死亡后,未进行尸体解剖,对于患儿的死亡原因不能在病理学层面得以明确。综合本案的实际情况,本院确定被告医院承担 80% 的赔偿责任,冯自行承担 20% 的责任。②关于赔偿的项目和标准问题:根据侵权责任法的规定,侵害他人造成人身损害的,应当赔偿医疗费、护理费、交通费等为治疗和康复支出的合理费用;造成死亡的,还应当赔偿丧葬费和死亡赔偿金。赔偿范围及计算标准具体为:医疗费 5844.5 元;住院伙食补助费,参照国家机关工作人员出差伙食补助标准计算,对原告请求的 100 元予以支持;交通费,每天按 10 元标准计算,对原告请求的 20 元予以支持;丧葬费,按照上一年度职工月平均工资标准,以 6 个月总额计算,为 24 555 元(49 110 元/12 个月×6 个月);死亡赔偿金,按照上一年度城镇居民人均可支配收入,按 20 年计算,为 581 640 元(29 082 元×20 年),上述费用共计人民币 612 159.5 元,被告医院赔付 489 727.6 元(612 159.5 元×80%),其余部分由冯自行负担。另外,冯因其新生儿出生后不久即夭折,精神遭受重大打击,其诉求精神损害抚慰金,合法合理,但其请求的 100 000 元数额过高,本院根据本案的实际情况确定为 20 000 元。

原审法院依据依照《中华人民共和国侵权责任法》第六条第一款、第十六条、第二十二条、第二十六条、《最高人民法院关于审理人身损害赔偿案件适用法律若干问题的解释》第十七条、第十八条第一款、《最高人民法院关于确定民事侵权精神损害赔偿责任若干问题的解释》第八条第二款之规定,判决如下:被告市医院于本判决发生法律效力之日起十日内赔偿原告冯医疗费、住院伙食补助费、交通费、丧葬费、死亡赔偿金、精神损害抚慰金合计人民币 509 727.6 元。

被告医院不服,上诉称:原审法院未根据医疗过错程度确定赔偿责任,判决显失公平,既然鉴定机构认为医疗行为过错与损害后果之间存在一定因果关系,那么医方不应承担 80% 赔偿责任。原判医方承担精神损害抚恤金于法无据,根据最高人民法院《关于确定民事侵权精神损害赔偿责任的若干问题解释》规定。精神损害抚慰金即为死亡赔偿金。故请求改判上诉人承担部分赔偿责任。

冯答辩称:一审判决医方承担主要责任的认定客观公平。根据《最高人民法院关于审理人身损害赔偿案件适用法律若干问题的解释》规定,判决上诉人承担精神损害赔偿金于法有据。

本院审理查明事实与原审一致。

本院认为:原审依据鉴定结论,判由被告医院承担主要责任并无不妥,确定 80% 的赔偿比例亦在幅度之内,上诉人请求改判的理由不足。另依据《最高人民法院关于审理人身损害赔偿案件适用法律若干问题的解释》第十八条、第三十一条规定,精神损害赔偿独立于物质损害赔偿,受害人可另行主张,原审根据本案的实际情况酌定为 20 000 元精神损害抚慰金较为合适。综上,依照《中华人民共和国民事诉讼法》第一百七十条第一款第(一)项之规定,判决如下:驳回上诉,维持原判。

**【损害启示】**

根据国家卫生部出版的 2010 版《病例书写基本规范》中的内容精要,结合本例分析如下。

(1)2010 版《病例书写基本规范》中认为:病历书写应及时、准确,且需具有资质的执业医师书写,不得涂改、伪造等,是作为临床诊疗工作的重要依据。

（2）结合本例，该医院的病历当中存在分娩记录不完整，对及时发现胎位及难产分娩状况的判断存在不利影响，且在出现头手复合位难产时，未能及时发现及向患方告知转剖宫术或会阴侧切术的可行性，患儿最终分娩出现严重窒息，并医治无效死亡。被告医院对冯的诊疗过程存在医疗过错，其过错是导致新生儿死亡的重要因素之一。综上，可以认定被告的诊疗过程存在过错。

（黄志行）

# 第二章

# 无证接生的损害启示

## 一、无证产科医师在家中私自接生，孕妇大出血子宫被切损害启示

**【病情摘要】**

孕妇杜女士怀有第三胎宝宝，在李医师私人诊所内进行待产，但产后大出血，几次转院后救治不及时，导致子宫被切，杜女士要求赔偿损失。李医师为某镇卫生院的妇产科医师，在未经过有关机关部门的批准私自在家中经营诊所。某日，杜女士临产，便来到李医师的诊所待产，李医师下班后在自己的诊所内为杜女士接生，但是杜女士产后出现大出血，李医师采取一些止血措施，但大出血未得到有效控制。至2:00李医师陪同杜女士到县医院救治。但县医院医疗条件所限，杜女士不得不转入市第四人民医院住院治疗，杜女士在住院期间其子宫被行切除术，构成7级伤残。杜女士认为，子宫被切除是由于李医师在接生过程中技术处理不当，大出血后没有及时抢救所造成的，遂向法院起诉要求李医师和镇卫生院赔偿损失54 000元。李医师则辩称其在接生过程中没有任何技术上失误，也没有贻误抢救时间，出现大出血是因杜女士自身凝血功能障碍所致。李医师并申请对医疗行为与损害结果之间有无因果关系进行鉴定。

**【法院处理】**

经医学会鉴定认为：①患者在李医师家中分娩，无任何记录及相关资料可供参考，根据病情分析，患者系产后大出血诊断成立。②李医师家中不具备抢救设施，无法进行及时的救治，使杜女士丧失了最佳治疗时机，这是导致其子宫切除的原因之一。镇卫生院对原告的起诉则主张李医师的行为系个人行为，与其院无关，不应承担责任。

法院审理认为，公民的人身权受法律保护。被告李医师未经有权机关批准私设诊所，其行为具有违法性。在产妇出现大出血以后，由于李医师家中不具备抢救设施，丧失了最佳抢救时机，由此造成并扩大了原告的损害后果，李医师的行为与原告的损害后果之间有因果关系，这已被医学会鉴定结论所证明。李医师主张原告凝血功能障碍是出血原因，因无证据证明不予支持。李医师在下班后于家中接生，不属于职务行为，镇卫生院不应承担责任。原告第三次分娩不到正规医院生产，而选择在私人家中具有自冒风险的心理，对损害结果的发生也有过错。最后，判决李医师承担主要责任，赔偿30 000元，其余损失由原告自己负担。判决后，李医师不服，提出上诉，二审判决驳回上诉，维持原判。

**【损害启示】**

(1)什么样的行为才能被认定为是属于医疗事故的条件呢？①医疗事故的行为人，必须是

经过考核和卫生行政机关批准或承认,取得相应资格的各级各类卫生技术人员。因诊疗护理工作乃是群体性的活动,有时构成医疗事故的行为人,也可以是从事医疗管理、后勤服务等工作人员。案件中的李医师是某医院的妇产科医师,符合行为人的性质要求。②医疗事故的行为人必须有诊疗护理工作中的过失。③必须是发生在诊疗护理工作中,也包括为此服务的后勤和管理。④给患者造成危害的结果,必须符合法律规定,即"死亡、残疾、组织器官损伤导致功能障碍的"。不及此程度,不能认定为医疗事故。⑤危害行为和危害结果之间,必须有直接的因果关系,否则不能认定为医疗事故。如果在发生多因一果的情况下,必须具体分析各自原因与作用,慎重判定。

（2）结合本例,李医师由于自己的违法性行为,私自为产妇接生,产妇大出血后延误了最佳的救治时机,从而导致产妇的子宫被切,必须承担损害后果。

（田春芳）

## 二、出院后发现剖宫产手术医院无资质,产妇子宫被切除损害启示

**【病情摘要】**

2013 年 7 月 29 日,徐某因怀孕 39 周待产入住某县某血防站,在徐某体力不支无法正常分娩的情况下,被建议进行剖宫产手术,产下一健康女婴。但术后不久,徐某突然呼吸困难并出现休克症状,经紧急抢救后转院至市人民医院治疗。市人民医院为抢救性命,经徐某家人同意,对徐某施行了子宫切除手术。徐某出院后经了解得知,血防站并无实施剖宫产手术资质,遂要求血防站给予赔偿,双方协商解决未果,徐某则向法院起诉。

**【法院处理】**

一审经鉴定,该血防站无剖宫产手术资质,且医师手术操作不当,检查创面不仔细,违反了手术操作规范,构成三级丙等医疗事故且需承担主要责任,市人民医院符合诊疗常规,与徐某的损害无直接因果关系。且经司法鉴定,徐某因子宫缺失,构成 7 级伤残。故一审法院判决血防站事故承担主要责任,赔偿徐某等各项损失近 140 000 元,徐某和血防站均不服,向上一级中级人民法院提起上诉。

案件审理过程中,双方当事人对该案责任认定问题各执一词,血防站认为徐某自身体质问题也可能导致术后大出血,其自身承担主要责任。徐某认为血防站无手术资质却安排剖宫产手术,存在过错行为,导致医疗事故,血防站应当对此承担全部赔偿责任。考虑到如果直接通过判决的方式审理案件,未必能达到案结事了的效果,于是,承办法官遂从积极解决纠纷角度出发,分别做双方当事人的思想工作,引导双方换位思考,经过多次劝说,血防站表示出积极协商的态度。但是,徐某仍然坚持认为血防站应当承担全部责任。为了尽快妥善解决纠纷,法官再次与徐某沟通,向其说明案情,分析利弊,最终经过法官的努力,徐某逐步消除对立情绪,并最终与血防站达成调解协议,一起医患纠纷就此得以圆满解决。某血防站一次性给付徐某等医疗损害赔偿款 170 000 元,双方纠纷就此了结。

**【损害启示】**

根据国家卫生部《手术分级制度》的内容精要,结合本例分析如下。

（1）手术及有创操作分级手术指各种开放性手术、腔镜手术及麻醉方法（以下统称手术）。依据其技术难度、复杂性和风险度,将手术分为四级,每级别手术都应具有相应资质的医师进

行操作,否则视为违规、违法。

(2)结合本例,剖宫产必须有资质,否则是违法的。徐某事后认为血防站无手术资质却安排剖宫产手术,存在过错行为,导致子宫切除的损害,有因果关系的医疗过错行为,故必承担赔偿责任。

(黄志行)

## 三、非法行医致孕妇大出血身亡,70 岁接生婆一审被判 10 年有期徒刑启示

**【病情摘要】**

现年 70 岁的高某自称是名"接生婆",外发送小传单宣传自己,声称有把握帮孕妇接生。可是,张先生的妻子却在找高某接生后大出血死亡。张先生的妻子已经是第二次怀孕了,第一胎是剖宫产。张先生从高某发的小卡片上知道她是接生婆,听别人说高某曾是卫生院退休的,专门接生,给好几个人接过生。而且高某常在市场附近散步,看见大肚子的妇女就上前给对方发卡片,讲明收费 300 元钱。至于高某是否具有行医资格,张先生并不知道,他也压根儿没有见过高某的行医执照、资格证等。张先生说他曾问过高某对接生有没有把握,高表示有把握。2005 年 12 月 4 日张先生的妻子有生产迹象,于是他打电话给高某,8:05 高某接到张先生电话后来到张先生的租住房内,为其妻子助产接生一女婴后,妻子产后大出血,当人被送往职工医院抢救时,医院诊断为"产后大出血,院前死亡"。

**【法院处理】**

2005 年 12 月 5 日,张先生向警方报案,公安机关遂于当日对该案立案侦查。2013 年 4 月 2 日,公安人员在家中将高某抓获。法院审理查明:高某出生于 1944 年,小学文化。十多年前她就开始在没有注册家庭接生员技术合格证书的情况下,私自替产妇接生,并通过散发写有"专门接生"及电话号码字样的小卡片的方式招揽生意。案件在庭审中,公诉机关认为高某的行为构成非法行医罪,建议对其判处 10 年至 12 年有期徒刑。高某的辩护人提出高没有行医证是事实,但其本意是为了救人而非害人,而且死者在剖宫产生育第一胎后,未间隔 3 年以上就生育第二胎,本身就存在一定的危险性,希望法庭能对高某从轻判处。法院在案件审理期间主持调解,高某与张先生达成调解协议,由高某向张先生赔偿各项经济损失共计 6000 元。

法院在审理后认为,被告人高某未取得医师职业资格证书而非法行医,致就诊人死亡,情节严重,其行为已构成非法行医罪。公诉机关指控的犯罪事实和罪名成立。被告人高某归案后能如实供述所犯罪行,认罪态度较好,可从轻处罚。判决如下:被告人高某犯非法行医罪,判处有期徒刑 10 年,罚金 5000 元。

**【损害启示】**

根据国家卫生部《侵权责任法》及《执业医师法》的内容精要,结合本例分析如下。

(1)手术及有创操作分级手术指各种开放性手术、腔镜手术及麻醉方法(以下统称手术)。依据其技术难度、复杂性和风险度,将手术分为四级,每级别手术都应具有相应资质的医师进行操作,否则视为违规、违法。

(2)结合本例,助产必须有资质,否则是违法的。被告人高某未取得医师职业资格证书而非法行医,致就诊人死亡,情节严重,其行为已构成非法行医罪,故必承担赔偿责任及刑事责任。

(黄志行)

# 第三章

# 其他损害启示

## 一、剖宫产术中出血输血，14 年后体检查出丙肝损害启示

**【病情摘要】**

因产妇陈月（化名）临产在即，到被告某医院妇产科住院分娩，医院在为其实施剖宫产手术过程中给产妇输了血，几天后产妇出院。14 年过去了，一次偶然的体检，陈月竟发现转氨酶升高，吃护肝药无效。随后陈月到这家医院门诊就诊，化验检查后确诊为丙型肝炎。专业机构鉴定为 5 级伤残。一怒之下，陈月将医院告上法庭，要求赔偿损失。

**【法院处理】**

陈月输血前无传染病史，无手术外伤史，即说明陈月输血前没有丙型肝炎等任何传染病史。陈月的亲属曾申请法院向公安户籍部门对病历中的供血者进行调查，发现供血者用的是化名，户籍上没有此人，说明医院供血者登记的姓名信息不真实，医院没有尽到对供血者的基本信息核查登记义务，属于有过错。陈月的亲属认为，医院为陈月输血，是导致陈月患丙型肝炎的唯一途径。

2011 年 11 月，法医临床司法鉴定部门出具司法鉴定意见书，认定陈月患慢性中度丙型肝炎为五级伤残，由于该病必须常年使用肌注干扰素等不良反应很大的药物，导致陈月出现严重脱发、乏力、厌食等一系列并发症，也严重影响了和家人朋友的正常交往，且该病很难治愈，需常年接受治疗，故陈月身心受到了巨大的伤害。2012 年 12 月 4 日陈月一纸诉状将给自己输血的医院告到法院，请求判令被告赔偿其医疗费、误工费、残疾赔偿金等共计 270 000 元。

对此，医院辩称，医院对原告的救护符合诊疗原则，没医疗过错。丙型肝炎传播途径较多，且从输血到感染丙型肝炎时隔 14 年，不能确定是该院的医疗行为造成，期间是否通过其他途径感染，医疗机构举证困难，但确实也无法排除。当年医院采血时对供血者严格化验，丙型肝炎阴性，因此陈月的丙型肝炎与医院输血无因果关系，请求法院依法驳回陈月的诉讼请求。

依据医院的申请，某政法大学司法鉴定中心出具了司法鉴定意见书，认定陈月在输血前和分娩后不久都没有进行丙型肝炎病毒的检测，所以其感染丙型肝炎病毒与医院的输血治疗过程之间的因果关系难以认定。

该案的办案法官了解案件情况后，决定对双方的纠纷进行调解。经过调解，双方同意医院向原告陈月一次性赔付 120 000 元，双方此后就此事无纠纷。至此，一场诉讼得到圆满化解。

**【损害启示】**

（1）丙型肝炎是一种由丙型肝炎病毒感染引起的病毒性肝炎，主要经输血、针刺、吸毒等传

播。丙型肝炎可导致肝慢性炎症坏死和纤维化,部分患者可发展为肝硬化,甚至肝细胞癌。

(2)血站应对供血者的基本信息尽到核查登记义务。

(3)医院应对输血患者,进行输血前和出院前(必要时),进行丙型肝炎病毒的检测。

(田春芳)

## 二、产妇因分娩痛跳楼损害启示

**【病情摘要】**

2017 年 8 月 30 日,产妇马某某入住榆林市某医院妇产科二病区,入院后经医院诊查,产妇各项体征正常,符合自然分娩指征,但 B 超显示胎儿头部偏大,存在难产风险,医师建议剖宫产终止妊娠,但家属选择自然分娩并签字确认。31 日 10:00 该产妇进入待产室待产,产程、产图、产检结果显示产妇和胎儿各项指标均正常。17:50 产妇因疼痛出现烦躁不安,情绪波动较大,两个多小时内先后多次走出待产室与家属交流,后由医务人员劝回。20:00 医护人员发现该产妇从备用手术间窗口坠下,医院立即组织抢救,经抢救后仍无生命体征,经告知家属,同意放弃抢救,于 21:25 宣布临床死亡。后经院方组织有关专家对死亡病例进行讨论,初步诊断为:院前呼吸心搏停止,急性特重型颅脑损伤,全身多处骨折,失血性休克,死胎。

经警方勘查取证、调查走访,初步认定:死者马某某系跳楼自杀身亡,排除他杀。市专家组经过认真调查讨论,初步认为:①该产妇入院诊断明确、产前告知手续完善、诊疗措施合理、抢救过程符合诊疗规范要求。②此次产妇跳楼事件,暴露出了医院相关工作人员防范突发事件的意识不强,监护不到位等问题。据了解,为妥善处理该事件,9 月 7 日市政府召开了专题会议,成立了由市政府分管领导任组长、县政府、市卫计局、公安局负责人为副组长,相关部门单位负责人为成员的"8.31"产妇坠楼事件调查处置领导小组。领导小组下设调查组、舆情组、善后组 3 个工作小组,对坠亡事件依法、依纪、依规进行查处。

**【损害启示】**

(1)医院的责任在于未尽安全保障义务:根据法律规定,医院除了保证自己提供的产品和服务符合安全要求外,还有义务保障在其场所内人员的人身和财产安全。如果医院未尽安全保障义务,需要对产妇的跳楼死亡负部分责任。安全保障义务的责任类型有三:设施、设备未尽安全保障义务之侵权;服务管理未尽安全保障义务之侵权;防范、制止第三人侵权行为未尽安全保障义务的侵权。具体来说,本案中医院有几个可能存在的过错,一是产妇跳楼的备用手术室是否可以安装窗户? 二是如果可以安装窗户,窗户是否可以随意打开? 三是对患者的看护是否到位? 我们一个一个来解决:①关于窗户和开窗:医院手术室在建筑设计时都有统一的标准,某医院妇产科手术室建造的确切时间无法得知。不过,从 2002 年建设部《医院洁净手术部建筑技术规范》(GB50333-2002)的标准来看,某医院的妇产科手术室明显没有达标。该规范中明确,妇产科手术的手术切口为二类切口,应使用一般洁净手术室,而洁净手术室应采用人工照明,不应设外窗,但对Ⅲ、Ⅳ级洁净辅助用房,其净化级别在 100 000 级及其以下的,放宽到可设外窗,但必须是双层密闭的。某医院的妇产科备用手术室不仅安装了外窗,而且没有密闭,产妇居然可以随意打开。因此,在这两个问题上医院较大可能存在过错。②关于对患者的看护:19:10 的病程记录明确记载了产妇拔掉缩宫素静滴离开后被劝回,医嘱要求严密观察产程进展和胎心变化,19:19 的护理记录明确记载产妇再次离开后被劝回,之后的病程记录没有被披露或者也可能没有记载,但我们可以推理出,在这之后医护人员应该对产妇进行更密切的观察才对。同样,《临床技术操作规范(妇产科分册)》也明确,在静滴缩宫素的过程中,要严密观察。因此,如果医护人员无法阻止产妇的自行离开,但至少也要跟着出去以便观察。但非常遗憾的是,产妇从待产室自行走到备用手术室打开窗户跳楼的整个过程居然没有被医护人员发现。在这一点上,医院确实存在过错。③医院未尽充分告知义务:医院提供的这份知情同意书都是格式内容,属于产前沟通,根本无法反映医院在生产中再次对患者进行过告知。病程记录也显示家属谅解意外的时间是 9:40。而 17:00 以后的护理记录提到患者家属多次拒绝剖宫产,根本没有家属签字予以印证。因此,只能认定医院未尽充分告知义务。但是,在没有证实患者因为疼痛不得不选择跳楼自杀之前,该过错与患者跳楼死亡之间无因果关系。

(2)2007 年版《临床技术操作规范(妇产科分册)》明确妊娠晚期引产指征之一是:妊娠达 41 周以上,生化或生物物理监测提示胎儿功能不良或妊娠达 42 周。本案产妇妊娠时间是 41 周以上,但没看到有提示胎儿功能不良的证据,因此不得不怀疑医院的引产指征是否把握正确。其次,该指南同时明确,缩宫素使用过程中要专人护理、专表记录,并要严密观察宫缩强度、频率、持续时间和胎心变化。但是本案中,9:40~19:40 整整 10 个小时的过程中,只有 2 次病程记录,除了一次胎心记录外,根本未记录以上各项观察结果,护理记录也存在同样记录不全的问题,除非医院还有其他专表记录,否则医院至少在缩宫素的使用过程中是存在过错的。但是,在没有证实患者因为疼痛不得不选择跳楼自杀之前,这些过错同样与患者死亡之间没有因果关系。

(3)医院作为一个治病救人的场所,所需要担负起的责任不仅仅是解决患者生理上的痛苦,同时心理上的压力也应当尽到自己的责任。特别是对于妇产科这样一个比较特殊的科室,由于妊娠给孕妇的生理与心理上带来的压力亟须医院重视。

(任俊旭)

# 参 考 文 献

[1] 中华医学妇产科学分会产科学组.孕前和孕期保健指南(2018).中华妇产科杂志,2018,53(1):7-13.

[2] 谢幸,孔北华,段涛.妇产科学.9版.北京:人民卫生出版社,2018:48-223.

[3] 中国医师协会新生儿科医师分会.早产儿治疗用氧和视网膜病变防治指南.发育医学电子杂志.2016 (4):4.

[4] 王卫平,孙锟,常立文.儿科学.9版.北京:人民卫生出版社,2018:86-383.

[5] 中华人民共和国国务院.医疗事故处理条例.2002年2月20日国务院第55次常务会议通过,2002年9 月1日起施行.

[6] 周玮,漆洪波.美国母胎医学会羊水栓塞指南(2016年)要点解读.中国实用妇科与产科杂志,2016,32 (9):864-867.

[7] 中华医学妇产科学分会产科学组.剖宫产手术的专家共识(2014年).中华妇产科杂志,2014,49(10).

[8] 涂杰丰,张茂泽.美国心脏协会(AHA)关于孕妇心脏骤停的科学声明.Circulation,2015,132(8): 1747-1773.

[9] 十一届全国人大常委会.中华人民共和国侵权责任法.2009年12月26日,第十二次会议审议通过, 2010年7月1日起实施.

[10] 中华人民共和国第九届全国人民代表大会常务委员会.执业医师法.第三次会议于1998年6月26日修 订通过,自1999年5月1日起施行.

[11] 中华医学会心血管病学分会肺血管病组.急性肺栓塞诊断与治疗中国专家共识(2015年).中华心血管 病杂志,2016:197-211.

[12] 最高人民法院审判委员会.最高人民法院关于民事诉讼证据规则若干规定.经2001年12月6日第1201 次会议通过,由最高人民法院于2001年12月21日发布,自2002年4月1日起施行.

[13] 中华人民卫生部出版.病例书写基本规范.2010版.卫医发〔2002〕190号.

[14] 中华人民共和国卫生部.手术分级制度.2010年12月制订,2016年4月第二次修订.

[15] 中华人民共和国国务院.疫苗流通和预防接种管理条例.2005年3月24日颁布,2005年6月1日起 实施.

[16] 中国医师协会超声医师分会.产前超声检查指南.2012年6月1日.

[17] 全国人民代表大会.民法通则.1986年4月12日第四次会议修订通过,1987年1月执行.

[18] 中华人民共和国卫生部.医院洁净手术部建筑技术规范.2002年11月26日.